附子扶阳经验集萃

傅文录　编著

火神派扶阳第一要药
扶阳医学用药当附子

北方联合出版传媒（集团）股份有限公司
辽宁科学技术出版社

图书在版编目（CIP）数据

附子扶阳经验集萃 / 傅文录编著. -- 沈阳：辽宁
科学技术出版社，2025. 6. -- ISBN 978-7-5591-4130-9

Ⅰ. R282.71

中国国家版本馆 CIP 数据核字第 2025507A14 号

出版发行：辽宁科学技术出版社
　　　　　（地址：沈阳市和平区十一纬路 25 号　邮编：110003）
印　刷　者：新乡市豫北印务有限公司
幅面尺寸：170 mm×240 mm
印　　张：22
插　　页：8
字　　数：420 千字
出版时间：2025 年 6 月第 1 版
印刷时间：2025 年 6 月第 1 次印刷
责任编辑：丁　一
封面设计：刘冰宇
版式设计：袁　舒
责任校对：康　倩

书　　号：ISBN 978-7-5591-4130-9
定　　价：88.00 元

联系电话：024-23284363
邮购热线：024-23284502
http://www.lnkj.com.cn

前 言

《火神派扶阳第一要药：附子》与《扶阳要药论附子》两书出版已10余年，目前仍然受到火神派扶阳医家、爱好者及各界人士的关注。随着时间的推移和附子理论研究与临床实践的不断深入，我发现附子在目前的应用过程中，有很多的问题需要进一步明确。因此，在上述两书出版之后，仍需要更多的信息与知识补充，以便为火神派扶阳医家应用好附子提供更多的有用信息与资料，为附子应用提供更多的古今应用经验与指导，编写本书目的就是想解决上述问题，希望能够对临床附子应用及研究提供有益的参考。

本书分为上下两篇内容，上篇为基础与研究。第一章是附子的产地与炮制，分为附子概论、种植现况、炮制现况、药典标准、附子品种与质量五部分内容。第二章是附子的功用与主治，分为性味归经、功用主治、现代药理、药物毒性、毒性研究五部分内容。第三章是附子应用方法，分为用量用法、用药宜忌、各家经验、关于去麻问题、热药反映须知、附子无干姜不热、附子毒性的认识、附子的合理应用八部分内容。第四章是附子的中毒与救治，内容详尽实用。第五章介绍的是乌头的种植、炮制和应用等内容。第六章是关于天雄的研究与应用。下篇是医论与临床应用。第一章介绍了张仲景应用附子的经验。第二章是历代医家论述与应用。第三章是当代医家应用经验。第四章是扶阳医家应用经验。书中有附子、川乌、天雄等多张插图，特别是书后附有不同产地附子与不同时期的彩图，为认识附子提供了良好的视觉感知。

本书详尽地叙述了与附子有关的历史、现代种植和应用，特别是详细介绍了火神派扶阳医家的独到认识与用法，可谓是集附子古今研究与应用之大成，可以为理论与临床研究者提供详细的参考资料与应用方法。在本书编著的过程中，我得到了云南省吴氏家族第四代传人吴文笛老师的亲赠资料，还有天津中医药研究的顾石松老中医的亲赠资料，这些资料为本书的内容平添了几分光彩。非常感谢诸位老师的帮助与支持。

本书纳入众多火神派扶阳医家的医案，由于其所应用附子的经验与方法不同，附子来源与产地不同，每位医家应用附子煎服的方法也不同，为了安全起见，请读者一定采取谨慎的态度，千万不要轻易应用大剂量的附子，特别是生附子的应用，如果没有把握不要轻易试用，在有充分的把握之后，方能应用好大剂量的附子。我的体会是，除宽水久煎之外，就是要在煎好附子并确认药液没有麻味后，再与余下的药物同煎，这样才更为安全。为了安全起见，我们现在积极倡导应用电子压力锅煮附子（与群药共煮的方法），时长达 2 小时，而且是群药同煎，方便安全、省时省力、效果更好，经过近 10 年的大力推广，临床反馈未见任何毒性出现或发生。我们一贯主张"先安全，后取效"，特别是小剂量附子能取效时，不要轻易应用大剂量附子，只要是辨识为阳虚（阴证）的患者，附子剂量大小都能得到良效，只是时间长短的问题。"以三阴之方，治三阴病，虽失不远"（我的心悟），最终达到扶阳治病的目的。

在本书的编撰过程中，引用了不少专家学者的研究成果、医论及网络资料，特此表示衷心的感谢！

由于我手中资料有限，临床经验不够丰富，加之学识水平有限，书中难免有疏漏之处，还望火神派扶阳医家、爱好者及各界人士在阅读本书的过程中，指正不当或错误之处，以便在日后进行修改。

傅文录

2023 年 10 月于驻马店驿城区

目　录

上篇　基础与研究

下篇　医论与临床应用

上篇　基础与研究

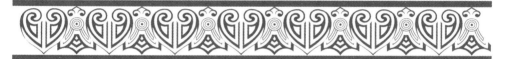

第一章　附子的产地与炮制

第一节　附子概论

　　附子,别名乌头、堇、茛、独白草、鸳鸯菊、鹅儿花、铁花、五毒、乌喙、奚毒、即子、鸡毒、毒公、耿子、川乌头等。

　　附子为毛茛科乌头属植物乌头 *Aconitum carmichaeli* Debx.（又名卡氏乌头）茎基粗短匍匐茎上所长出的侧生块根。植物的母根叫作乌头,为镇痉剂,治风痹和风湿神经痛。侧根（子根）入药,叫附子 *Radix Aconiti Lateralis Preparata*,有回阳、逐冷、祛风湿的作用。附子始载于《神农本草经》。陶弘景谓:"乌头与附子同根。"李时珍谓:"附乌头而生者为附子,如子附母也。"现代文献记载附子仍是由主根上的侧根膨大而成的。附子的药用历史悠久,从古代到现代,将附子用为组方的有很多,其药用开始记载于《神农本草经》《金匮要略》《伤寒论》,其中的很多方剂中都含有附子,以后历代本草书中大多有附子的记载,在《中华人民共和国药典》（以下简称《中国药典》）及原卫生部标准 1~19 册中,含有乌头类的中成药制剂（扣除重复品种）共约 400 种,所占比重很大。由于附子具有众多的药效,一直以来受到人们关注,需求量较大。附子主要有效成分为生物碱,其中以乌头碱（aconitine）、次乌头碱（hypaconitine）和中乌头碱（mesaconitine）等为主要成分,具有抗炎、镇痛、强心、抗心律失常、降血糖、抗癌等主要药理作用且具有毒性,作用于心血管系统与神经系统,有回阳救逆、补火助阳、散寒除湿的功效。

　　乌头适应性强,对气候要求不严,具有耐寒与耐阴湿的特点,主产区包括四川地区（如江油、平武、绵阳、安县、布拖等）、陕西地区（如城固、鄂县、勉县、南郑、汉中等）和云南地区（如丽江的玉龙、宁蒗及大理等）,其产量占全国总产量的 90% 以上,是国家确定的附子商品生产基地,产品销往全国各地并出口国外。此外,湖北、湖南、贵州、重庆、河北、河南等地也有栽培。附子的全国道地药材最大适宜产地是四川江油。该地区已有上千年的栽培历史,在国内外享有很高的盛誉。

　　详细记载附子种植的书是宋代的《本草图经》,书中描述的就是四川江油栽种的附子,其始于宋代以前,历史悠久,得天独厚。因土壤气候适宜种植,又有传统栽培技术和独特的加工工艺,所以江油特产的盐附子和附片可谓是道地药材。近年来,国内外虽有很多地区引种附子,但由于受地理条件限制、栽培技术和制作工艺等诸多因素的影响，其质量、疗效均较江油附子稍有逊色。江油附子历史悠久，乃驰名中外的道地药材。新中国成立前，在江油附子市街的附片局，石牌面上有一副对联写道："裕国通商，回阳返本。"由此可见，附子主产于四川江油市（中坝），即道地药材川附子的产地。这里生产和加工附子历史悠久、资源丰富、质量优良、疗效显著、驰名中外，故而日本医药界有人称赞"中坝附子有起死回生之功"。

附子虽说具有起死回生之效，却有一定的毒性，特别是未经加工炮制的附子具有一定的毒性。因此，附子是一味具有"生死"两方面作用的药物。近代著名医家恽铁樵曾说过："附子为最有用亦最难用的药物。"

清末民初，四川开创出一支"火神派"，领军人物就是郑钦安。郑钦安（1804—1901 年），名寿全，四川邛莱人，师从名医刘沅（止唐），清道光（1821—1851 年）年间悬壶于成都。其师刘沅非以善用附子见长，郑钦安"识用精微过其师"。其治疗先以阴阳辨证，只要是阴证，无论何病，概投以附子、干姜之类，效如桴鼓之应。郑钦安因临证善用姜、桂、附等大辛大热之药，量大而准，治愈了不少群医束手之大症、重症，时人颂为"郑火神"或"姜附先生"，誉及云、贵、川数省，声名冠于一时。以下有 1 例病案为证。

清末光绪年间，成都府知府朱大人的夫人患吐血病已 1 年有余，成都府属的16 个州县纷纷推荐当地名医来为夫人治病。他们或认为夫人的病是血热妄行，或认为是阴虚火旺，逼血外溢。结果愈治愈坏。经人推荐，知府请名医郑钦安来府诊视。当日郑钦安诊治，见夫人面容苍白，虽是夏至季节，床上还铺着皮毡，盖着丝绵大被，显得十分怕冷。察舌质淡红，苔白腻。诊视完毕。郑钦安处方：制附片四两，炮干姜四两，炙甘草二两。朱知府看到处方后，竟然瞠目结舌，此方干姜附子都是大热之药，且量大超常，治此等吐血重症，焉有不惊之理。熟料，夫人服药之后，自觉周身凉爽，胸口舒畅，吐血竟然止住了，而且吃了两小碗稀饭，病入坦途，由此而愈。朱知府为表谢意，特赠郑钦安金匾一块，上书"医宗仲景"四字。

由此病案我们可见郑钦安火神派的特色，即"郑火神"擅用温热药为一炉火。郑钦安曾自誉为"姜附先生"，世人称之为"郑火神"。近代及近些年，人们称郑钦安为火神派领袖人物，即扶阳学派创始人。

20 多年以来，由于郑钦安扶阳学术思想受到广泛的传播，特别是中华中医药学会自 2007 年起连续举办的全国性扶阳论坛大会，对于火神派扶阳医学学术思想的宣传与应用起到了极大的推动作用，使附子的研究与应用得到人们的广泛关注。

第二节 种植现况

一、主要种植区域

目前国内生产附子的基地主要集中在四个地区。

（一）四川省江油市

1969 年，江油市种植附子 5933 亩（1 亩 = 666.67m²），达到历史最高峰。21 世纪以来，江油市附子由常年种植 3000~4000 亩逐渐下滑，2009 年仅种植 1200 余亩。2021 年附子种植规模 3400 余亩，2022 年附子种植面积已经增加到 4700 亩左右。随着国家政策的扶植，附子种植面积正逐步增长。

（二）陕西省汉中市

2009 年，陕西省汉中市城固县栽培附子 5800 亩，勉县种植附子 2000 多亩。"汉中附子"也于 2010 年初获国家地理标志，其保护范围涵盖汉中市南郑县、勉县、城固县、洋县、西乡县、宁强县、汉台区等 7 个县区。2018 年汉中种植附子 1.969 万亩（主产区南郑为 1.888 万亩）。2021 年陕西汉中地区（主产区南郑）种植附子面积仍然在 1.7 万亩左右。

（三）四川省凉山州布拖县

近几年来，凉山州布拖县提出打造"中国附子第一县"的目标，在火烈、补洛、乐安、西溪河等乡镇建立了 4 个附子基地。在 2009 年，全县实际种植附子近 6500 亩。2021 年附子种植面积基本稳定在以往的数目上。

（四）云南省禄劝县及其他县地区

2009 年，云南省禄劝县提出在巩固现有附子种植 3000 亩的基础上，继续扩大种植面积，从 2015 年起禄劝已建成以草乌、附子等为重点的中药材规模化及规范化种植基地，使中药材种植面积达 3 万亩。2021 年，云南省除禄劝县以外，其栽培地还有玉龙、永胜、宁蒗、宾川、云龙、香格里拉、维西等地，据调查可知，其栽培附子面积目前已远超江油，位列首位。

二、附子产量情况

（一）附子每亩年产量

附子一年的亩产量为 500~750kg。附子一般生长的温度是 15~16℃，即使在 −10℃的情况下，附子也能生长。在适合的温度条件下，附子的亩产量可达 550~600kg。附子不耐高温，一旦温度超过了 37℃，附子的生长就会受到影响，亩产量就会减少至 450~500kg。

附子喜欢在潮湿的环境中生长，附子适合的土壤含水量为 80%左右，这种条件下附子的亩产量为 500~600kg。

附子如果生长在过分潮湿的环境下，就会因积水导致根茎腐烂，附子的产量就会减为 430~460kg。同样的附子喜欢在光照充足的地区生长，这样环境下生长的附子亩产量最高可以达 700~750kg，如果在光照不够充足的条件下，附子的亩产量只能在 500~530kg。

（二）全国附子主产区产量

据 2021 年 7 月 19 日粗略统计，江油附子年产约 2000 吨，占全国总产量的 20% 左右，占全国出口量近 100%。2021 年，据有关资料显示，汉中年产鲜附子 6000 余吨，产量占全国总产量的 65%。主要出口到韩国和日本等一些东南亚国家，年出口量约为 500 吨。2020 年，根据好医生集团公司研究报告，布拖县能够达到年加工附子 4000 吨。2021 年，云南省禄劝县及其他地区年产附子 10000 吨以上，成为全国最大的附子出产地。

（三）全国其他附子产区产量

除上述四个主要产区外，全国各省其他地区也出产附子，虽不是大面积种植，但保守估计也在 1000 吨左右。

三、附子的种植

（一）种植与分布

目前，国内因附子种植技术的推广，全国各地都有种植附子者，但仍然以四川、陕西为主，特别是产于四川者为最优，并被称为道地产品，故有"川附子"之称。药用附子则以四川江油为道地基点县。

除四川江油的传统道地产地外，由于附子市场需求不断扩大，利益可观，各地纷纷引种，但真正形成规模的只有四川西昌、陕西汉中、云南禄劝等地。西昌产区是近年来发展起来的一个附子产区，主要以布托为中心，向周边辐射，这一地区平均海拔在 2800m 以上，年均气温为 10~15℃，气候冷凉，作为附子种苗"乌药"的产地非常适宜，若栽培附子，则附子生长较缓慢，块根成熟收获期将推迟到 10 月下旬，此时主根川乌已经中空干瘪，与江油产附子、川乌有明显区别。

陕西汉中产区种植附子的历史已有 200 余年，种植区主要分布在沿汉江两岸平川区的城固、南郑、勉县、洋县、西乡一带，种苗多于立冬后栽种，7 月中旬采收。

现在除四川江油县等为附子的传统产区外，全国还有陕西、贵州、湖南、湖北、甘肃、云南、广西、江西、安徽等省的 336 个县市为附子适宜产区，适宜产区面积总和为 294 057.69km²。野生品种分布于辽宁、河南、山东、陕西、甘肃、江苏、安徽、江西、福建、湖南、湖北、贵州、广西、云南等地。现代应用的附子主要为人工种植栽培品，野生品种很少入药。

（二）种植特点

目前附子药材生产形成了四川江油、布拖和陕西、云南四大产区。四川江油为附子公认的道地产区，主要种植于河西、青莲、西屏和彰明，种植历史有1300多年，其土壤、气候类型特殊，一直沿用传统打顶、刨根等精耕细作模式，一般6月下旬（夏至后）开始采挖，大田采挖割去地上部分，应用专用采挖工具采挖后运回加工场地，人工摘下附子，去除须根后直接售卖鲜品。其产品以附子数目少、个头大、形态佳、粉性足、品质优而著称。

四川布拖、陕西、云南等地近年来大量栽种附子，种植模式粗放，规模远超江油道地产区。其中陕西汉中为附子的传统产区，主产区有城固、南郑、勉县等，一般7—8月采挖，附子个头比较小。布拖县为附子的主产区之一，主要分布于火烈乡、乐安乡、补络乡、补尔乡和觉撒乡等，常年种植面积在1万亩左右，一般在9—10月采收，附子个头中等。云南附子近年来发展势头迅猛，占全国附子总产量的一半以上，整个滇西地区大部分县都产附子，以大理宾川县、云龙县、丽江玉龙县和维西县产量较大，一般在10—11月采收。其产品以数目多、个头小为主要特征。

（三）地道产品

由于附子的药用价值较高，故而自古就开始进行人工栽培，虽然多种书籍都有记载，但确切的种植记载要数《本草图经》记录得最完善了。

《本草图经》云："乌头、乌喙生朗陵山谷；天雄生少室山谷；附子、侧子生键为山谷及广汉，今并出蜀土。然四品都是一种所产，其种出于龙州。种之法，冬至前先将肥腴陆田耕五七遍，以猪粪粪之，然后布种，逐月耘籽，至次年八月后方成。其苗高三四尺已来，茎作四棱，叶如艾，花紫碧色作穗，实小，紫黑色如桑椹。本只种附子一物，至成熟后，有此四物，收时仍一处造酿方成。酿之法，先于六月内踏造大、小麦曲，至收采前半月，预先用大麦煮成粥，后将上件曲造醋候熟，淋去糟。其醋不用太酸，酸则以水解之。便将所收附子等去根须，于新洁瓮内淹浸七日。每日搅一遍，日足捞出，以弥疏筛摊之，令生白衣，后向慢风日中晒之百十日，以透干为度，若猛日晒则皱而皮不附肉。其长三二寸者为天雄，割削附子傍尖芽角为侧子，附子之绝小者，亦名为侧子，元种者母为乌头，其余大小者皆为附子，以八角者为上，如方药要用，须炮令裂去皮脐使之。绵州彰明县多种之，惟赤水一乡者最佳。然收采时月与《本经》所说不同，盖今时所种如此，其内地所出者与此殊别，今亦稀用。谨按《本经》冬采为附子，春采为乌头，而《广雅》云，奚毒，附子也。一岁为侧子，二岁为乌喙，三岁为附子，四岁为乌头，五岁为天雄。今一年种之，便有此五物，岂今人种莳之法，用力倍至，故尔繁盛也。虽然，药力当缓于岁久者耳。"

从栽培种植附子来看，江油产附子最符合缪希雍在《本草经疏》中认为附子"既禀地二之火气，兼得乎天之热气以生"的论点。当地根据附子种苗生长期喜凉爽、怕高温，有一定耐寒性的特点，选择在冬至前几日进行移苗，中医认为此节气处于一阳生，一阳来复之际，处于阳气初生阶段，而相对应植物生长发育情况来说，此时移苗，幼苗发育整齐，块根生长快、个头大，易于成活；而根据块根生育期喜温润、怕干旱和高温多湿的习性，在夏至前几日进行采收，中医认为此节气处于阳气渐长、阴气渐消之际、阳气旺盛阶段，此时由于高温影响，子根发育渐次停止，正是子根最为肥大的时候，适宜采收。因而，种植在四川江油的附子为最佳道地产品（图1-1、图1-2）。

（四）附子与地域

种附子于地，其当年旁生者为附子，其原种之附子则成为乌头矣。若种后不旁生附子，惟原种之附子不断长大，如蒜之独头无瓣者，名谓之天雄，为其力不旁溢，故其温补之力更大而独能称雄也，而其种根则称为乌头。附子的种植，是需要移苗的，江油有"江油附子龙安种"，目的是防止附子近亲繁殖。大家都知道，种植药材要讲究道地，也就是说附子生产在这个地方得天独厚，或得地独厚。道指天，地指地，天时地利所成之物，才被称为道地或地道。天道是指附子种植的地方高寒、潮湿、阴凉，地道是指白天与夜晚温度相差达20~30℃。因为种植的处所不同，而药物所汲取自然界天地之精华的差异相当大，故而药物品味相差悬殊。为什么四川江油产的附子与川乌举世闻名呢？笔者曾经在2017年6月份的江油之行中（图1-3），再次感受到了江油附子的不同凡响之处，江油与附子这个"盖世英雄"的诞生有着天造地设的因缘。

首先是地理特色。江油附子的产地在四川省江油市境内。县志对江油的介绍大致如下：它位于四川盆地西北部，强烈地震带位于龙门山脉的东南方向，以平坝和丘陵地貌为主，常年气候温和，雨水充沛。涪江缓缓流经此处，此地还是中国火药之乡所在地。"强烈地震带""火药之乡"这些字眼对我们意味着什么呢？这是关于地震缘由的认知，学者黄靖研究认为：西周时代，阳伯父便指出地震乃"阳伏而不能出，阴迫而不能蒸"所致。"阴阳者，天地之道也，万物之纲纪，变化之父母，生杀之本始，神明之府也"（《黄帝内经》）。天地阴阳之间的相互作用是万物生成和变化的肇始。那么"阳伏阴迫"意味着什么？它意味着阴阳本有的升降出入运动发生了严重的阻碍。由于阴气的紧密束缚压迫，阳的升发运动受阻，伏而不能出，当阳的蓄积达到了极限，最后会以"地震"的形式挣脱阴的束缚，并释放能量，使阴阳升降出入运动达到某种平衡。不言而喻，龙门山脉属于强烈地震带，其地下蓄积着大量的能量，真真正正就是一片热土，甚至这里的石头都能被点燃。四大发明之一的火药，原材料硝石大部分就源自这里。江油境内至今尚存不少硝洞遗址，古代制硝工艺流程依然保存完好。这样的地理特色，天然赋予了江油附子阳气十足的土壤环境。为什么说附子与川乌有热呢？这就是地产天成所致。

　　种植的地域不同，药物所汲取自然界天地之精华的差异也相当大，为什么在四川出产的附子最好？确切地说，盛产于四川江油地区的最好呢？这还要从地理位置说起：四川位于我国的西南，而江油又位于四川省的西南，可以说四川江油位于我国正宗的西南方位。西南方位，在《周易》八卦里分为先后天，先天八卦，它是乾南、坤北、东离、西坎，即乾、坤、坎、离居四正位，即天（乾）、地（坤）、水（坎）、火（离）居四正位。于北位上，坤土居之，这是先天的格局。在后天的世界里，先天的格局一打破，天左转，地右转，这就形成了后天世界。在后天世界里，四正位上是一个什么样的布局呢？离南、坎北、震东、兑西。而坤土到哪里去了呢？它排到了后天八卦里的西南方位，也就是说坤土的位置跑到了西南方位，相对应于四川省的江油地区。因此，四川江油位于后天八卦里坤土最丰厚的地方，《易经》中说坤土"厚德载物"，坤土最厚的地方，汲取天地精华最丰富。附子就种植在承受地之精华最丰厚的地方——四川西南方位的江油。另外人们把四川称为"天府之国"，而附子不仅生长在天府之国，还生长在天府的西南方位，这些都是天地关系所形成的。

　　说到附子的种植，我们有"择良辰吉日"的传统说法，对于附子来说，种植时间更有讲究。因为是人工栽培，所以要考虑天地的时间问题。讲附子为什么要说这些道理呢？众所周知，冬至一阳生，夏至一阴长。那么冬至到夏至是一个什么样的概念呢？冬至一阳生，一阳来复之际，到夏至阳旺至极点，也就是说，冬至到夏至这个阶段是阳气渐长，阴气渐消。中国有句俗话说："吃了冬至饭，一天长一线。"一天长一线是指白天在一天一天地增长，其实就是阳气在一天一天地增长，因为白天属阳，白天时间长了，阳气自然渐长了。而附子的种植和移苗的时间在冬至，收成的时间是夏至。可想而知，附子种植在这个阳长阴消的季节里，在这块肥沃、厚德载物的坤土之中，附子的阳气是不是也在因阳气蓄积而渐长呢？附子的道地，附子的地道，道地地道就在这个种、这个收的时间上。由此可知，生长在四川江油的附子，的确是天时、地利、人和三者全占了，故而江油产的附子是最佳的道地产品。现代人工种植附子的方法不仅更为科学，而且是规范化的作业，更有利于附子的收成与品质。

（五）植物形态特征

　　附子母根为川乌头，主根为乌头，子根为附子。乌头为多年生草本植物，株高 60~120cm。块根通常 2 个连生，呈纺锤形、倒卵形，外皮为黑褐色；栽培品种的侧根（子根）甚肥大，直径达 5cm。茎直立或稍倾斜，下部光滑无毛，上部散生贴伏柔毛。叶互生，革质，有柄；叶片卵圆形，宽 5~12cm，3 裂几达基部，两侧裂片再 2 裂，中央裂片呈菱状楔形，先端再 3 浅裂，裂片边缘有粗齿或缺刻。总状圆锥花序，花序轴有贴伏的柔毛；萼片 5，蓝紫色，外被微柔毛，上萼片呈盔形，长 15~18mm，宽约 20mm，侧萼片近圆形；花瓣 2，无毛；雄蕊多数，花丝下半部扩张成宽线形的翅；心皮 3~5 个，离生，密被灰黄色的短绒毛。蓇葖果长圆形，具横脉，花柱宿存，芒尖状。花期 6~7 个月。果期 7~8 个月。附子花形态及附子植物和形态见图 1-4、图 1-5。

（六）环境条件

附子喜阳光充足、温暖湿润的气候，常栽培于土层深厚肥沃、土质疏松、灌溉便利的砂壤土或紫色土中，紫色土的产量较高。或选择阳光充足、地势平坦、土层深厚、疏松、肥沃、排水良好又有灌溉条件的绵砂、细砂土壤，黏土或低洼积水地区不易栽种。忌连作，一般需隔 3~4 年再栽种，可以安排水稻、玉米、小麦、蔬菜为前茬作物。乌头野生品常生长于富含腐殖质的棕色森林土中，半野生于紫色土、黑棕色油沙土、黄泥土等中。黏土不宜种植。栽培的乌头（附子的母根）需与玉米等高秆作物间作。

五、附子栽培

附子栽培采用块根无性繁殖方式。为了彰显地道产品，本书以江油种植附子为标准进行介绍。

（一）附子种苗品种

（1）川药 1 号（南瓜叶型），叶大，近圆形，与南瓜的叶子相似，块根较大，呈圆锥形，加工率高，耐肥，晚熟，高产，但抗病力较差，平均亩产在 750kg 以上，较稳定。

（2）川药 6 号（丝瓜叶型），茎粗壮，节较密，茎生叶大，深绿色，三全裂，块根呈纺锤形，较抗病，亩产一般在 450kg。

（3）川药 5 号，叶厚坚纸质，叶面黄绿色，无光泽，叶三深裂，块根呈圆球形，平均亩产为 360kg 左右。

（二）繁殖材料的培育

栽种附子新用块根，被称为乌药。一般都在海拔较高的山区培育，提供平地作栽培地。在海拔较低的坝区，只种 1~2 年，一般在每年 11 月上旬（立冬前）挖出乌药，选出较大的侧生块根作为平地栽培的种栽，而小的块根仍在原地种植。

（三）选地整地

最好选水稻田，这样灌、排水方便。在水稻收获后，即进行翻晒，耕耙 2~4 次，直至土坷充分细碎，整好地后，作畦，畦宽 60~66cm，沟宽 26.5cm，畦上种附子 2 行。或是选土层深厚、疏松、肥沃的土壤，一般前茬最好为水稻田。在水稻收割后，放干田水，使它充分熟化，增加肥力。从大雪开始，犁深 20~30cm，三犁三耙，务必使土块细碎、松软。10 月下旬（霜降），每亩地施厩肥或堆肥 4000~5000kg 作底肥，按宽 1.2m（包括排灌沟）作畦，畦面宽 1m，将过磷酸钙 50kg、菜饼 50kg 碎细混合撒入畦面，搅拌均匀，拉耙定距。

（四）栽种

栽培时间一般在冬至前后，在畦面开穴，行距 20cm，株距 16~17cm，每穴栽一个附子种栽，芽头向上。栽完即行盖土 6~10cm。种前先要选种根，块根按大小可分三级，以 100 个块根为单位，一级重 2kg，二级重 0.75~1.75kg，三级重 0.25~0.5kg，一级和三级多用作乌头种根，二级块根用作附子种根，每亩用块根 11000~12000 个，重 130~150kg，凡是块根皮上带黑疤，有水旋病及伤口和病虫害的块根，不可作种。种根挖出后，放在背风阴凉的地方摊开（厚约 6cm）晾 7~15 天，使皮层水分稍干一些就可栽种。

11 月中上旬（立冬后）在畦中按顺序以株行距 15cm×18cm、窝深 12cm 稳苗入坑栽成 3 行，后覆土 9cm 厚，成鱼背形以利于排水（图 1-6、图 1-7）。在栽种时每隔 10 株间可多栽 1 块根，以利补苗，确保丰产。

（五）间套作

附子栽完后，随即在畦的一面套种莴苣，每隔 50cm 种一穴。翌年 4 月底或 5 月初莴苣收获后套种玉米，株距 1m，每穴留苗 2 株，种在畦的向阳面，可给附子遮阴。或者可在两侧套种胡萝卜，翌年 2 月收获萝卜，并修根后套种玉米，收获玉米又可栽结球甘蓝（包心白菜）。

（六）田间管理

其主要措施是修根，第 1 次在 4 月上旬，苗高 13~20cm 时进行，第 2 次修根在 5 月中旬。修根方法：用小铁铲将附子根周围的泥土轻轻地挖开，现出母根及附子，一般多留靠近沟边上较大的而且是相对位置的 2 个附子，特大的壮苗可留 3 个，瘦苗只留 1 个，其余的用小刀除去。在第 1 次修根后 1 周开始去顶摘芽，根据品种的不同和植株生长快慢，去顶 2~3 次。时间在 4 月底至 5 月初。做法为用竹签轻轻切去茎尖，每株保留叶子 6~8 片。

（七）病虫害防治

其主要病害有白绢病和根结线虫病，如虫害有地老虎、蝼蛄和蛴螬等地下害虫。针对这些特异性虫害，采用低毒无害化环保药物，或以生物治虫手段，以保证附子药物质量与品质。

第三节　炮制现况

由于生附子是有毒性的，故古往今来关于附子的炮制方法有很多，并且目前已经形成比较规范的炮制方法，本书中仍然采用最为经典的江油附子炮制方法进行介绍，而其他地域的炮制方法大多是借鉴江油及药典上的炮制方法。

一、采收时间

附子采收的时间，由于地域不同其采收的时间有显著的差别，这与附子生长和质量密切相关。四川江油地区，过去大多于第 2 年小暑至大暑之间收获，现在由于工艺、机械烘烤技术、冷藏室等的改进升级，江油附子采收时间多数固定在夏至后的 1 周左右，此时进行快速集中采收，然后快速冷藏或烘干等，炮制时间已经缩短了很多。陕西于大暑至立秋收获，即 10 月份采收。四川凉山及云南禄劝县等山区于 10—11 月收获。采收时挖起全株，抖去泥沙，摘下附子，去掉须根，即泥附子。同时砍下母根，晒干即为川乌（图 1-8~图 1-11）。

二、规范炮制

这个工艺方法仍然是采用江油传统的附子炮制方法。

（一）炮附片（炮天雄）

传统工艺：将附子或附片在特制的烤炉里用热土煨烤而成。现代工艺：将附子或附片在工业微波炉里烘烤而成（图 1-12、图 1-13）。

（二）白附片、黄附片、黑顺片等

（1）浸泡流程。传统工艺：用童便或盐或胆巴浸泡，用流水（一般是河水或溪水）冲洗几日，无咸味即可。现代工艺：用胆巴浸泡，在水槽中漂洗 1~3 次，甚至未经漂洗也可。

（2）蒸、煮流程。①白附片。传统工艺：将浸泡和漂洗后的附子放在蒸笼中，九蒸九晒后去皮开片，出产的白附片晶莹剔透，用手掰断后，断面如玻璃断面一般（图 1-14、图 1-15）。用口尝之，有淡淡麻味而绝无咸、苦、涩味。现代工艺：将浸泡和漂洗后的附子放在工业蒸箱中，高温高压蒸制一次，去皮开片而成。②黄附片。传统工艺：将浸泡和漂洗后的附子，并同甘草、栀子、红花、姜黄、牙皂等煮透心后，去皮开片并点上四点红印而成，出产的黄附片黄澄透亮。现代工艺：将浸泡和漂洗后的附片去皮开片后，在食用黄色颜料中蒸煮，并印上一红色五角星（历史遗留下来）而成，成品毫无通透感。③黑顺片（黑附片）。传统工艺：将浸泡和漂洗后的附子开片，并拌上红糖、菜油，在烤炉中用文火烤制而成。黑顺片一般不去皮，色泽红黄但仍剔透。现代工艺：将浸泡和漂洗后的附子开片，在食用黑色颜料中蒸煮而成。

三、江油炮制方法

由于附子有剧毒，故采收后 24 小时内应放入胆水（制食盐的副产品，主要成分为氯化镁）内浸渍以防腐烂，同时可消除毒性。不同制品应采用不同的加工方法。

（一）白附片

选用较大或中等大小的泥附子加工而成（图 1–16）。

洗泥：将泥附子置清水中洗净，并去掉残留须根。

泡胆：按每 100kg 附子用胆巴 45kg 和清水（河水、井水等淡水）25kg 的比例，制成"花水"盛入缸内，将洗好的附子放入其中浸泡 7 天以上，并每天上下翻动 1 次。附子以外表皮色黄亮，体呈松软状为度。若浸泡时间过长则附子会变硬；若附子露出水面，则应增加"老水"（泡过附子的胆水），没有"老水"可增加胆水。泡后的附子被称为胆附子。

煮附子：先将"老水"倒入锅内煮沸，然后将胆附子倒入锅内，以"老水"淹没附子为度，一般煮 15~20 分钟，上下翻动 1 次，以煮过心为止，捞起倒入缸内，再用清水和"老水"各半浸泡 1 天，称冰附子。

剥皮：捞起冰附子，剥去外皮，用清水和白水（漂过附片的水）各半混合，浸泡 1 夜，中间搅动 1 次。

切片：捞起剥皮后浸泡过的附子，纵切成 2~3mm 厚的薄片，复入清水缸内浸泡 48 小时，换水后再浸泡 12 小时，捞起即可蒸片。如遇雨天，可以不换水，延长浸泡时间即可。

蒸片：捞起浸泡好的附片，放到竹制或木制大蒸笼内，待蒸气上顶后，再蒸 1 小时即可。

晒片：将蒸好的附片摊放竹簟上曝晒。晒时片张应铺均匀，不能重叠，晒至附片表面水分消失，以片张卷角时为度。

熏片：附片晒干后密闭，用硫黄熏，直至附片发白为止，然后晒至全干。每制 100kg 白附子，需 370kg 泥附子（图 1–17）。

（二）黑顺片

选用较小的泥附子加工而成。其洗泥、泡胆、煮附子均同白附片的加工方法。将煮后浸泡好的附子捞起，用刀连皮顺切成 2~5mm 的薄片，放入清水中漂 48 小时，捞起。将红糖（每 100kg 附片用红糖 0.5kg）炒汁后倒入缸内，溶于清水中，然后将漂好的附片倒入缸内浸染 1 夜（冬天可适当延长浸染时间），染成茶色。捞起浸染附片，装入蒸笼内连续蒸 11~12 小时。以片张表面起油面，有光泽为度。蒸片火力要均匀不停歇。将蒸后的附片摊放在烤片簟子上，用木炭或焦炭火烤，并不停地翻动附片，半干时，按大小摆好，再烤至八成干。然后将烤片折叠放在炕上，用文火围闭烘烤至全干（晴天可晒干），即成黑顺片（图 1–18、图 1–19）。烘炕为建造在室内呈长条形的炕，高 60cm、宽 1m、长 3.4m（炕的长短和宽窄应与烤片折子相适应），炕内烧木炭火。每制 100kg 成品约需 350kg 泥附子。

（三）盐附子

盐附子选用较大且均匀的泥附子加工而成。加工方法：每 100kg 附子用胆巴

40kg，清水 30kg，食盐 20~30kg（第 1 次加工用盐 30kg，第 2 年用原有盐胆水加盐 20kg），混合溶解于水中，将洗好的附子倒入缸内浸泡 3 天以上。

吊水：又叫澄水。捞起泡胆附子，装竹筐内，将水吊干，再倒入原缸内浸泡，如此每天 1 次，连续 3 次。每次都必须把缸内盐水搅匀后再倒入附子。

晒短水：捞起吊水后的附子，摊在竹簧上曝晒，待附子表皮稍干，再倒入原缸，每天 1 次，连续 3 次。

晒半水：捞起晒过短水的附子，摊放竹簧上曝晒 4~5 个小时，再倒入原缸内浸泡，每次另加 5kg 胆水。每天 1 次，连续 3 次。

晒长水：捞起晒过半水的附子，铺在竹簧上曝晒 1 天，待附子表面出现食盐结晶时，趁热倒入饱和的盐水缸内，使其吸收盐分，至表面有盐粒为止。

烧水：捞起晒过长水的附子，并将缸内盐水舀入锅内，每锅另加胆巴 20kg，煮沸。然后将附子倒入缸内，再将未溶食盐盖在面上，将煮沸的盐胆水倒入缸内，浸泡 2 天 2 夜（冬季浸泡 1 天 1 夜），使盐水结晶，捞起滴干水分，即成盐附子。每 100kg 泥附子可制作 120kg 盐附子（图 1-20、图 1-21）。

附子加工品除盐附子、黑顺片（包括顺扒片）、白附片外，尚有熟片（包括熟尾）、黄附片、卦片、刨片、生附片等多种品类。

（四）无胆巴附片

由于现代工艺技术、大型冷藏室、大型烘干设备，以及现代自动化设备分清、冲洗、分拣、切片等的应用，加之针对胆巴毒性的认识，目前江油很多炮制方法中，已经不采用直接胆巴水浸泡的方式，而是采用直接洗净、切片、烘烤一条龙的工艺流程，避免了胆巴的毒性问题。而对于当时无法及时加工的附子，也采用冷藏的方法，为加工提供足够的时间保证。

目前临床上所需要的附片是无胆巴的蒸附片与炮附子，其炮制方法如下。

（1）蒸附片（图 1-22）。采用切片后的生附片，直接上蒸笼蒸 2 个小时，并且把蒸笼上蒸气中的附子蒸出液，烘烤时再把这些附子蒸液浇在上面，因为这里面都是附子中的有用成分。

（2）炮附片（图 1-23）。采用机械炒花生的设备，把炒锅中的沙子炒热后，将干燥的生附片放入里面翻炒，直至将附片炒至里外微微发黄，中间没有白芯时，即为炮附片。

当然，这些炮制方法随着机械设备的改进与更新，都可以达到炮制目的，减少人工劳力的投入，保证工艺流程的科学性与规范性。

第四节　药典标准

2020 年《中国药典》关于附子的炮制与应用的内容如下。

（1）选择个大、均匀的泥附子，洗净后浸入胆巴的水溶液中过夜，再加入食盐继续浸泡，每日取出晒晾，并逐渐延长晒晾时间，直至附子表面出现大量结晶盐粒（盐霜）、质地变硬为止，习称"盐附子"。

（2）取泥附子，按大小分别洗净，浸入胆巴的水溶液中数日，连同浸液煮至透心，捞出，水漂，纵切成厚约0.5cm的片，再用水浸漂，用调色液使附片染成浓茶色，取出，蒸至出现油面、光泽后，烘至半干，再晒干或继续烘干，习称"黑顺片"。

（3）选择大小均匀的泥附子，洗净，浸入胆巴的水溶液中数日，连同浸液煮至透心，捞出，剥去外皮，纵切成厚约0.3cm的片，用水浸漂，取出，蒸透，晒干，习称"白附片"。

【性状】盐附子。其呈圆锥形，长4~7cm，直径3~5cm。表面为灰黑色，被盐霜，顶端有凹陷的芽痕，周围有瘤状突起的支根或支根痕。个体重，横切面呈灰褐色，可见充满盐霜的小空隙和多角形形成层环纹，环纹内侧导管束排列不整齐。气微，味咸而麻，刺舌。

黑顺片。其为纵切片，上宽下窄，长1.7~5cm，宽0.9~3cm，厚0.2~0.5cm。外皮为黑褐色，切面为暗黄色，油润具光泽，呈半透明状，并有纵向导管束。质硬而脆，断面为角质样。气微，味淡。

白附片。无外皮，黄白色，半透明，厚约0.3cm。

【鉴别】取本品粉末2g，加氨试液3mL润湿，加乙醚25mL，超声处理30分钟，滤过，滤液挥干，残渣加二氯甲烷0.5mL使之溶解，作为供试品溶液。另取苯甲酰新乌头原碱对照品、苯甲酰乌头原碱对照品、苯甲酰次乌头原碱对照品，加异丙醇-二氯甲烷（1∶1）混合溶液制成每毫升各含1mg的混合溶液，作为对照品溶液（单酯型生物碱）。再取新乌头碱对照品、次乌头碱对照品、乌头碱对照品，加异丙醇-二氯甲烷（1∶1）混合溶液制成每毫升各含1mg的混合溶液，作为对照品溶液（双酯型生物碱）。照薄层色谱法（通则0502）试验，吸取供试品溶液和对照品溶液各5~10μL，分别点于同一硅胶G薄层板上，以正己烷-乙酸乙酯-甲醇（6.4∶3.6∶1）为展开剂，置于氨蒸气饱和20分钟的展开缸内，展开，取出，晾干，喷以稀碘化铋钾试液。供试品色谱中，盐附子在与新乌头碱对照品、次乌头碱对照品和乌头碱对照品色谱相应的位置上，显相同颜色的斑点；黑顺片或白附片在与苯甲酰新乌头原碱对照品、苯甲酰乌头原碱对照品、苯甲酰次乌头原碱对照品色谱相应的位置上，显相同颜色的斑点。

【检查】水分不得过15.0%（通则0832第二法）。双酯型生物碱照【含量测定】项下色谱条件、供试品溶液的制备方法试验。对照品溶液的制备：取新乌头碱对照品、次乌头碱对照品、乌头碱对照品适量，精密称定，加异丙醇-二氯甲烷（1∶1）混合溶液制成每毫升各含5μg对照品的混合溶液，即得。测定法：分别精密吸取上述对照品溶液与【含量测定】项下供试品溶液各10μL，注入液相色谱仪，测定，即得。本品含双酯型生物碱，以新乌头碱（$C_{33}H_{45}NO_{11}$）、次乌头碱（$C_{33}H_{45}NO_{10}$）和乌头碱（$C_{34}H_{47}NO_{11}$）的总量计，不得过 0.020%。

【含量测定】照高效液相色谱法（通则 0512）测定。色谱条件与系统适用性试验以十八烷基硅烷键合硅胶为填充剂；以乙腈-四氢呋喃（25：15）为流动相 A，以 0.1mol/L 醋酸铵溶液（每 1000mL 加冰醋酸 0.5mL）为流动相 B，按表 1 中的规定进行梯度洗脱，检测波长为 235nm。理论板数按苯甲酰新乌头原碱峰计算应不低于 3000。

表 1　高效液相色谱法流动相梯度

时间（分钟）	流动相（A%）	流动相（B%）
0~48	15→26	85→74
48~48.1	26→35	74→65
48.1~58	35	65
58.1~65	35→15	65→85

对照品溶液的制备：取苯甲酰新乌头原碱对照品、苯甲酰乌头原碱对照品、苯甲酰次乌头原碱对照品适量，精密称定，加异丙醇-二氯甲烷（1：1）混合溶液制成每毫升各含 10μg 的混合溶液，即得。供试品溶液的制备：取本品粉末（过三号筛）约 2g，精密称定，置于具塞锥形瓶中，加氨试液 3mL，精密加入异丙醇-乙酸乙酯（1：1）混合溶液 50mL，称定重量，超声处理（功率 300W，频率 40kHz，水温在 25℃以下）30 分钟，放冷，再称定重量，用异丙醇-乙酸乙酯（1：1）混合溶液补足减失的重量，摇匀，滤过。精密量取续滤液 25mL，40℃以下减压回收溶剂至干，残渣精密加入异丙醇-二氯甲烷（1：1）混合溶液 3mL 溶解，滤过，取续滤液，即得。测定法：分别精密吸取对照品溶液与供试品溶液各 10μl，注入液相色谱仪，测定，即得。本品按干燥品计算，含苯甲酰新乌头原碱（$C_{31}H_{43}NO_{10}$）、苯甲酰乌头原碱（$C_{32}H_{45}NO_{10}$）和苯甲酰次乌头原碱（$C_{31}H_{43}NO_9$）的总量，不得少于 0.010%。

【炮制】饮片。附片（黑顺片、白附片）直接入药。

【检查】总灰分不得过 6.0%（通则 2302）。酸不溶性灰分不得过 1.0%（通则 2302）。

【性状】【鉴别】【检查】（水分双酯型生物碱）【含量测定】同药材。

（1）淡附片。取盐附子，用清水浸漂，每日换水 2~3 次，至盐分漂尽，与甘草、黑豆加水共煮透心，至切开后口尝无麻舌感时，取出，除去甘草、黑豆，切薄片，晒干。每 100kg 盐附子用甘草 5kg、黑豆 10kg。

【性状】本品呈纵切片，上宽下窄，长 1.7~5cm，宽 0.9~3cm，厚 0.2~0.5cm。外皮为褐色。切面为褐色，呈半透明状，有纵向导管束。质硬，断面呈角质样。气微，味淡，口尝无麻舌感。

【检查】双酯型生物碱同药材，含双酯型生物碱，以新乌头碱（$C_{33}H_{45}NO_{11}$）、次乌头碱（$C_{33}H_{45}NO_{10}$）和乌头碱（$C_{34}H_{47}NO_{11}$）的总量计，不得过 0.010%。总灰分不得过 7.0%（通则 2302）。酸不溶性灰分不得过 1.0%（通则 2302）。

【鉴别】【检查】（水分）【含量测定】同药材。

（2）炮附片。取附片，照炒法（通则 0213）用砂烫至鼓起并微变色。

【性状】本品形如黑顺片或白附片，表面鼓起呈黄棕色，质松脆。气微，味淡。

【鉴别】【检查】同附片。

【性味与归经】辛、甘，大热；有毒。归心、肾、脾经。

【功能与主治】回阳救逆，补火助阳，散寒止痛。用于亡阳虚脱，肢冷脉微，心阳不足，胸痹心痛，虚寒吐泻，脘腹冷痛，肾阳虚衰，阳痿宫冷，阴寒水肿，阳虚外感，寒湿痹痛。

【用法与用量】3~15g，先煎，久煎。

【注意】孕妇慎用；不宜与半夏、瓜蒌、瓜蒌子、瓜蒌皮、天花粉、川贝母、浙贝母、平贝母、伊贝母、湖北贝母、白蔹、白及同用。

【贮藏】盐附子。密闭，置阴凉干燥处；黑顺片及白附片置干燥处，防潮。

注：盐附子仅做【性状】检测。

第五节　附子品种与质量

由于全国附子的种植区域面积很大，造成附子的品种与质量差别较大，这给临床应用附子带来了一定的困难。因为不同产区所产的附子在基因、生态环境、栽种技术、生育周期、种收时间、加工方法、炮制工艺等各方面存在显著的差异，必然导致产品外观性状、产量、指标性成分含量及药效表现显著差异。目前市场流通环节附子药材及炮制品质量不稳定，该问题已成为临床应用与毒性药材安全用药的难题。

根据我们多年的临床应用附子经验，并通过与种植附子、经销附子的厂家多年的交流沟通，我们初步认为，附子的作用仍然以江油地道附子为参照标准，江油附子个头大、临床应用作用显著。云南附子个头没有江油附子大，但其作用却比江油作用强。布拖县附子的个头比云南省产区的大，但是比江油产区附子稍小，其临床作用比江油附子弱。陕西等地区所产附子个头都比较小，其作用与布拖县附子差不多。这些只是我们临床应用中的看法，有待于专门人员研究进一步论证，才能得出最终研究结果，以供临床上参考。

第二章 附子的功用与主治

在古代研究的基础上，同时结合近代的研究与应用，使我们对附子的性味归经与主治的认识与应用更加的深刻与广泛。这为临床合理应用附子提供了很好的参考与借鉴。

第一节 性味归经

一、传统认识

（1）《神农本草经》：味辛，温。

（2）《吴普本草》：岐伯、雷公：甘，有毒。李氏：苦，有毒，大温。

（3）《名医别录》：甘，大热，有大毒。

（4）《本草正》：腌者大咸，性大热，有毒。

（5）《汤液本草》：入手少阳三焦、命门之剂，浮中沉，无所不至。附子味辛大热，为阳中之阳，故行而不止。

（6）《药鉴》：味辛性热，有大毒，气味俱厚，浮也，阳中之阴也。

（7）《景岳全书》：气味辛甘，腌者大咸，性大热，阳中之阳也，有毒。

（8）《本草经解》：入足厥阴肝经、足少阴肾经、手太阴肺经。

（9）《本草再新》：入心、肝、肾三经。

（10）《本草经疏》：附子全禀地中火土燥烈之气，而兼得乎天之热气，故其性味皆大辛大热，微兼甘苦，而有大毒，气厚味薄，阳中之阴，降多升少，浮中沉，无所不至……入手厥阴、命门、手少阳，兼入足少阴、太阴经，亦可入足太阳。

（11）《本草备要》：辛甘有毒，大热纯阳。其性浮而不沉，其用走而不守，通行十二经，无所不至。

（12）《本经逢原》：附子气味俱厚而辛烈，能通行十二经无所不至。

（13）《本草经解要》：附子气温大热。温则禀天春和之木气，入足厥阴肝经；大热则禀纯阳炎烈之火气，入足少阴肾经……味辛而有大毒，得地西方燥酷之金味，入手太阴肺经。气味俱厚，阳也。

（14）《本草经百种录》：凡有毒之药，性寒者少，性热者多。

（15）《本草求真》：附子味辛大热，纯阳有毒，其性走而不守。通行十二经，无所不至。

（16）《本草经读》：附子味辛气温，火性迅发，无所不到。

（17）《本草害利》：甘辛热，入脾胃，通行诸经。

（18）《本草便读》：附子甘辛大温，有毒。

（19）《本草思辨录》：附子为温少阴专药。

（20）《本草正义》：附子本是辛温大热，其性善走，故为通行十二经纯阳之要药。

（21）《医学衷中参西录》：附子、肉桂，皆气味辛热，能补助元阳，然至元阳将绝，或浮越脱陷之时，则宜用附子而不宜用肉桂。诚以附子但味厚，肉桂则气味俱厚，补益之中实兼有走散之力，非救危扶颠之大药。

二、现代观点

辛、甘，热，有毒。归心、脾、肾经。

第二节　功用主治

一、传统认识

（1）《神农本草经》：主风寒咳逆邪气，温中，破癥坚积聚，血瘕，寒湿痿躄，拘挛膝痛，不能行走。

（2）《名医别录》：主治脚疼冷弱，腰脊风寒，心腹冷痛，霍乱转筋，下痢赤白，坚肌骨，强阴，又堕胎，为百药长。

（3）《药类法象》：其性走而不守，亦能除肾中寒甚。以白术为佐，谓之术附汤，除寒湿之圣药也。温药中少加之，通行诸经，引用药也。及治经闭。

（4）《药性赋》：其性浮而不沉，其用走而不息，除六腑之沉寒，补三阴之厥逆。

（5）《汤液本草》：通行诸经引用药。

（6）《伤寒蕴要》：附子，乃阴证要药，凡伤寒传变三阴及中寒夹阴，虽身大热而脉沉者必用之，或厥冷腹痛，脉沉细，甚则唇青囊缩者，急须用之，有退阴回阳之力，起死回生之功。

（7）《医学正传》：附子禀雄壮之质，有斩关夺将之气，能引补气药行十二经，以追复散失之元阳；引补血药入血分，以滋养不足之真阴；引发散药开腠理，以驱逐在表之风寒；引温暖药达下焦，以祛除在里之冷湿。

（8）《本草衍义补遗》：附子走而不守，取健悍走下之性以行地黄之滞，可致远。

（9）《本草发挥》：黑附子，其性走而不守，亦能除胸中寒甚……其用有三：

去脏腑沉寒一也，补助阳气不足二也，温暖脾胃三也……非附子不能补下焦之阳虚。

（10）《本草纲目》：乌附毒药，非危病不用，而补药中少加引导，其功甚捷。

（11）《本草正》：附子，因其善走诸经，故曰与酒同功，能除表里沉寒，厥逆寒噤，温中强阴，暖五脏，回阳气，格阳喉痹，阳虚二便不通及妇人经寒不调，小儿慢惊等证。大能引火归元，制伏虚热，善助参、芪成功，尤赞术、地建效，无论表证里证，但脉细无神，气虚无热者所当急用。

（12）《本草经疏》：其性走而不守，得甘草则性缓，得肉桂则补命门……附子既禀地二之火气，兼得天之热气以生，是阴阳凑合，无非火热为性，气味皆然，毒可知已。论其性质之所能，乃退阴寒、益阳火，兼除寒湿之要药；引补气血药入命门，益相火之上剂。

（13）《本草蒙筌》：气因浮中有沉，功专走而不守。凡和群家，可使通行诸经，以为引导佐使之剂也……治内伤证，纵身表热甚而气虚脉细者，正宜速入。经云：温能除大热是也。

（14）《本草乘雅》：故附子司显明（显明，阳明也），主润宗筋，束骨而利机关也。显明阳虚，则宗筋纵，致踒躄拘挛，膝痛不能行步矣。

（15）《药鉴》：其性浮而不沉，其用走而不守。除六腑之沉寒，补三阴之厥逆……血药用之，行经而能补血。气药用之，行经而能补气。

（16）《景岳全书》：其性浮中有沉，走而不守。因其善诸经，故曰与酒同功……大能引火归元，制伏虚热，善助参芪成功，尤赞术地建效。无论表证里证，但脉细无神，气虚无冗，所当急用。

（17）《本草备要》：大燥回阳，补肾命火，逐风寒湿……其性浮而不沉，其用走而不守，通行十二经，无所不至。能引补气药以复散失之元阳，引补血药以滋不足之真阴，引发散药开腠理，以逐在表之风寒，同干姜、桂枝温经散寒发汗。引温暖药达下焦，以祛在里之寒湿。能引火下行。

（18）《本草逢原》：附子气味俱厚而辛烈，能通行十二经，无所不至……附子为阴证要药，凡伤寒阴证厥逆，直中三阴，及中寒夹阴，虽身热而脉沉细，或浮虚无力者，非此不治。或厥冷腹痛，脉沉细，甚则唇青囊缩者，急须生附以峻温散之。

（19）《本草求真》：补命火，逐冷厥……通行十二经，无所不至，为补先天命门真火第一要剂。凡一切沉寒痼冷之症，用此无不奏效。

（20）《得配本草》：主六腑沉寒，回三阴厥逆。雄壮悍烈之性，斩关夺门之气。

（21）《神农本草经读》：附子味辛气温，火性迅发，无所不到，故为回阳救逆第一品药……大意上而心肺，下而肝肾，中而脾胃，以及血肉筋骨营卫，因寒湿而病者，无有不宜，即阳气不足，寒自内生，大汗大泻，大喘中风卒倒等症，亦必仗此大气大力之品，方可挽回……物性之偏处则毒，偏而于无可加处则大毒，因"大毒"二字，知附子之温为至极，辛为至极也。

（22）《神农本草经百种录》：凡有毒之药，性寒者少，性热者多。寒性和缓，热性峻速，入于血气之中，刚暴驳烈，性发不支，脏腑娇柔之物，岂能无害，故须审慎用之。

（23）《本草求真》：为补先天命门真火第一要剂，凡一切沉寒痼冷之症，用此无不奏效。

（24）《本草经读》：无所不到，故为回阳救逆第一品药。

（25）《本草害利》：补元阳，益气力，坚筋骨。治心腹冷痛，寒湿痿躄，足膝瘫痪，坚癥瘕积……益火之源，以消阴翳。禀雄壮之质，有斩关之能。

（26）《本草新编》：无经不达，走而不守，但可为臣使，佐群药通行诸经，以斩关夺门，而不可恃之安抚镇静也。去四肢厥逆，祛五脏阴寒，暖脚膝而健筋骨，温脾胃而通腰肾，真夺命之灵丹，回春之仙药也……附子之妙，正取其有毒也。斩关而入，夺门而进，非藉其刚烈之毒气，何能祛除阴寒之毒哉。夫天下至热者，阳毒也，至寒者，阴毒也。人感阴寒之气，往往至手足一身之青黑而死，正感阴毒之深也。阴毒非阳毒不能祛，而阳毒非附子不胜任。以毒治毒，而毒不留，故一祛寒而阳回，是附子正有毒以祛毒，非无毒以治有毒也……盖附子大热之品也，入于阳药之中者，所以救一时之急；入于阴药之中者，所以治久滞之痼。凡阳虚之证，宜用阳药救之，故附子可多用以出奇；阴虚之病，宜用阳药养之，故附子可少用以济胜。阳得阴而功速，阴得阳而功迟，各有妙用也。

（27）《本草分经》：其性浮多沉少，其用走而不守，通行十二经，无所不至……附子为温少阴专药，凡少阴病之宜温者，固取效甚捷。

（28）《本草思辨录》：凡少阴病之宜温者，固取效甚捷。

（29）《本草正义》：附子，本是辛温大热，其性善走，故为通行十二经纯阳之要药。外则达皮毛而除表寒，里则达下元而温痼冷，彻内彻外，凡三焦经络，诸脏诸腑，果有真寒，无可不治。

（30）《医学衷中参西录》：附子味辛，性大热，为补元阳之主药，其力能升能降，能内达能外散，凡凝寒锢冷之结于脏腑、着于筋骨、痹于经络血脉者，皆能开之、通之。而温通之中，又大具收敛之力，故治汗多亡阳，肠冷泄泻，下焦阳虚阴走，精寒自遗，论者谓善补命门相火，而服之能使心脉跳动加速，是于君相二火皆能大有补益也。

（31）《大同药物学》：附子补命门，增进体温，鼓舞细胞，唤起全身一切机构能力。即此元阳充蔚，一气所贯注，反之全身气化病变，均可以此治疗，故

《别录》谓附子为百药之长。然就药理方面言，为百药之长，而生理方面言，并为生命之根。从来注家又多以附子为攻药，不知附子非攻药，而只为温药。为温为攻，实际犹差一黍。非曰不攻，温之即所以攻之也，亦如附子非表药，气不能鼓而外出者，借此则可以表。附子非利尿药，气不能化而下达者，借此则可以利。且气不能统摄者，可借此变发汗为止汗，气不能吸含者，可借此变利尿为止尿。甚至肠冷风秘，温之即所以下之，阳格烦躁，温之即所以摄之。其回阳救逆，镇痉回苏，原具功用，更无论已。但药有正面，有反面，力大则利大，利大则害大。

（32）《卢氏本经药物阐述》：附子大辛大温大毒，至刚至烈，且刚中有柔，能内能外，能上能下，为药品中最大一个英雄也。

二、现代观点：回阳救逆，助阳补火，散寒止痛

附子现代主要应用于治疗亡阳证、阳虚阳痿、宫冷不孕不育、阳虚久泻久痢、阳虚水肿、阴黄证、阳虚外感风寒、寒痹证、虚寒性头痛证、胸痹证、虚寒腹痛便秘、虚寒痛经等 12 种病证。

三、各家观点

1. 吴荣祖：吴佩衡教授之嫡孙吴荣祖认为：附子通行十二经，应谓人身手足三阴三阳，其外而皮肤肌肉，内而五脏六腑、筋骨骨髓，当无所不贱，查阅本草诸书，药性能有如此广博者，鲜也，正出于此，古代医家从长期之临床实践中观察记述了附子这一药理特征；且附子入命门、三焦，补下焦元阳，其性走而不守；鉴于命门真阳在人体阴阳动态平衡中的重要性，三焦通达内外，维系上下，又如命门之别使；附子—命门—三焦的联系，决定了中药附子施治于临床，其药理作用及适应证的广泛性，故前人谓附子"通行十二经"。

2. 史瑞锋：史瑞锋等统计了从《神农本草经》到《得配本草》的历代本草类著作，看出在历代本草中，附子的应用非常广泛，其列举治疗病证达到 206 个，与《神农本草经》记载的 7 个翻了近 5 番之多，这是中医理论的发展与一千多年来的临床实践相互融合的结果。其对上述 206 个病证进行辨别总结，主要范围是痛证约占 18%（38 个）；寒证约占 15%（32 个）；风证约占 15%（31 个）；热、肿、渴、呕吐、烦躁表现约占 14%（30 个）；痰、湿证约占 11%（23 个）；血证约占 7%（15 个）；其他包括脉证、汗证、痈疽、疔疮、耳聋、喉痹等约占 20%。经过分析，通常在以下几种情况下，可以考虑使用附子：

（1）对虚寒引起的诸症，附子多为主药。

（2）对风、寒、湿三者引起的病证，附子为配用。

（3）少量使用，配伍补益药，附子可作引经用。

（4）对于阴盛格阳、虚阳外越、寒厥、阴厥证，附子用量宜大。

（5）对于阴阳两虚证，于补阴药中酌加附子。

（6）作为外用药使用，附子可治疗某些疑难杂症。

3. 唐雪春：唐雪春等对附子临床应用进行了调查，并对486篇文献资料进行分析，附子的当代临床应用主要有以下几个特点：

（1）中医证型：486篇文献中有309篇有明确的中医辨证分型，主要为阳虚证（占63.6%），少数为感受寒邪之证（寒能伤阳）。阳虚证中，以肾阳虚、脾肾阳虚和脾阳虚为主，分别占16.88%、8.23%和7.0%。

（2）病证构成：486篇文献中应用附子最多的疾病是循环系统疾病，共有105篇文献（占21.6%）报道，主要包括病态窦房结综合征、缓慢型心律失常、各类心力衰竭等。其次是消化系统疾病，共有92篇文献（占18.93%），主要包括慢性胃炎、慢性腹泻、溃疡性结肠炎等。另外还应用于呼吸系统（哮喘）、泌尿系统（肾炎、慢性肾衰）等。

（3）处方构成：用附子的经方以麻黄附子细辛汤为最多，有143篇文献（占29.2%），其次是附子理中汤，有39篇文献（占8.02%），再次是桂枝加附子汤，共33篇文献（占6.79%）。其余的是大黄附子汤、薏苡附子败酱散、附子汤、甘草附子汤、附子泻心汤、真武汤等。自拟方有94篇，占19.34%。

4. 曹小玉：曹小玉等分析了1990年以来附子研究文献后发现，附子治疗疾病的病证涉及内、妇、外、儿各种疾病80多种，主要用来治疗心力衰竭、心律失常、阳虚、腹泻、痹证、病态窦房结综合征、厥证、感染性休克等疾病。

5. 黄煌：总结附子的当代应用规律，《方药传真》一书调查了330位当代名医，其中擅长应用附子者达38位，涉及全国各地的专家。附子所治西医病证近70种，主要为内科（59.7%）、外科（16.4%）、妇科（16.4%）疾病，以及部分皮肤科和五官科疾病。

内科疾病主要有风湿性关节炎、类风湿关节炎、强直性脊柱炎、心源性动脉栓塞、冠心病心绞痛、病态窦房结综合征、风湿性心脏病、心力衰竭、心动过缓、房室传导阻滞、休克、低血压、高血压、肺源性心脏病、支气管哮喘、肺炎、心包积液、胸水、肝硬化腹水、慢性肾炎、肾病综合征、肾功能不全、慢性胃炎、消化性溃疡、胃肠功能紊乱、慢性肠炎、慢性过敏性结肠炎、虚寒腹痛、便秘、血证、甲状腺功能减退、再生障碍性贫血、癌性疼痛、咯血、蛔厥证、虚人感冒等。

外科疾病主要有男子不育、性功能低下、阳痿、血栓闭塞性脉管炎、动脉硬化性闭塞症、雷诺病、腰椎退行性病变、阑尾炎、肌肉劳损、寒型痈肿等。

妇科疾病主要有痛经、闭经、月经不调、带下、崩漏、不孕症、妊娠恶阻、产后自汗盗汗、产后血崩、子宫脱垂、慢性盆腔炎等。

其他有系统性硬皮病、慢性咽炎、复发性口腔溃疡等。

附子的用药指征，该书概括为以下 7 点：

（1）寒冷：主要表现为四肢厥冷、全身冰冷、患处有冷感、背恶寒或鼻准凉、喜暖恶寒、面色苍白、肤白指青等。

（2）疼痛：关节疼痛、肢体疼痛、心绞痛、胃脘痛、腹痛、腰腹疼痛等，或剧痛，或酸痛，或隐痛，或夜间疼痛，痛时有冷感，遇冷更甚，温之按之则舒。

（3）水肿：肢体、面部或全身水肿，腹水，尿少，伴四肢厥冷等阳虚证候者。

（4）阳虚征象：面色㿠白虚浮，声音低怯，倦怠无力，精神萎靡，恶寒蜷卧，易于出汗，口中不渴，腰膝酸软，完谷不化，尿少，或尿多不禁，阳痿遗精，带下清稀量多，体温低（36℃）。

（5）亡阳证：冷汗淋漓，汗出不止，心慌喘憋，神疲欲寐，形寒肢厥，血压下降，脉微欲绝。

（6）舌脉：舌质胖、淡、嫩红或淡紫，舌边有齿痕，苔白滑，或滑润白腻，或薄白而润，脉弦紧，或迟，或迟缓，或迟缓结代，或迟细，或沉迟，或沉弦，或沉细，或沉伏迟缓，或沉而无力，或沉微，或沉而微细，或微弱，或微细，或微细欲绝，或虚大无力，尺脉弱，或左尺独虚，或疾数。

（7）实验室指标：甲状腺功能减退，FT_3、FT_4 降低，STSH 增高，精子数目不足，精液清稀，精子活动度低等。

6. 杨洪涛：天津杨洪涛认为，用附子的指征以舌脉最为关键。

（1）附子证：神疲，面色白，精神萎靡，嗜卧欲寐，畏寒，四肢厥冷，尤其下半身、膝以下清冷；尿清、便溏等。

（2）附子脉：脉微弱，沉伏，细弱，或脉突然浮大而空软无力。其中两尺脉沉细无力为应用附子的鉴定要点。

（3）附子舌象：凡舌淡胖苔薄白或水滑或白腻，边有齿痕，或舌虽暗但舌质较嫩，即舌无热象者，均为附子的使用指征。

7. 曾辅民：四川曾辅民老中医认为，对阳虚患者辨证之关键在一个"无神"上，故而阳虚证要点有如下 10 个方面：

（1）《伤寒论》中所述及有关阳虚阴盛的症状。

（2）少神或无神；脉沉或微或浮大而空。

（3）喜卧懒言，四肢困乏无力，蜷卧恶寒，两足冷。

（4）不耐劳烦，小劳即汗出。

（5）女子带下清稀而冷，不臭不黏，或带下绵绵。

（6）饮食减少，冷物全然不受。

（7）语声低弱，面色白，舌淡，若舌苔色黄，也多津滑润。

（8）唇色清淡或青黑。

（9）满口津液，不思饮水或间有渴者，饮亦不多且喜热饮。

（10）小便清长，大便溏稀或干结。

8.《中华名医方剂大全》：有人对《中华名医方剂大全》中148首治疗痹证方剂进行了统计分析，发现其中119首以温经散寒、祛风除湿、通痹止痛为主立法，用药以附子类应用次数为最多。

9. 张存悌：为了方便起见，张存悌教授以"舌脉神色口气便"六项为纲，将郑钦安阳虚辨诀重新归纳为以下几点：

（1）舌：舌青滑或淡白，满口津液。

（2）脉：脉息无神，浮空或细微无力。

（3）神：其人安静，目瞑蜷卧，声低息短，少气懒言。

（4）色：面色唇口淡白。

（5）口气：口不渴，即渴而喜热饮。

（6）便：二便自利。

同时，张存悌还认为，附子的应用要"专用—单刀直入—滋补掣肘"。郑钦安与张景岳在理论上都重视阳气，但在具体用药上则大相径庭。张景岳温补讲究阴阳互济，熟地与附子常同用，体现阴中求阳；郑钦安则专用姜附等温热之药，讲究单刀直入，不夹阴药。在"阳虚一切病证忌滋阴也"（《医法圆通》）一节中明确表示："凡阳虚之人，多属气衰血盛，无论发何疾病，多缘阴邪为殃，切不可再滋其阴。若更滋其阴，则阴愈盛而阳愈消，每每酿出真阳外越之候，不可不知。"

他认为，扶阳专用温热药物乃是仲景所倡："仲景为立法之祖，于纯阴无阳之证，只用姜、附、草三味，即能起死回生，并不杂一养阴之品，未必仲景不知阴中求阳乎？仲景求阳，在人身坎宫中说法；景岳求阳，在药味养阴里注解。相隔天渊，无人窥破，蒙蔽有年，不忍坐视，故特申言之。"（《医法圆通·卷二》）"今人亦有知得此方者，信之不真，认之不定，即用四逆汤而又加以参、归、熟地，羁绊附子回阳之力，亦不见效。病家等毙，医生束手，自以为用药无差，不知用药之未当甚矣。"（《医理真传卷四》）敬云樵在评点时强调，郑钦安所谓"甘温固元，是姜、附、草，不是参、芪、术，学者不可不知也"（《医法圆通·卷二》）。可谓一语中的。不仅如此，他还认为人参是补阴药而非扶阳之品，"用为补阳回阳，大悖经旨"，与景岳视人参为温阳要药截然不同。"仲景不用参于回阳，而用参于大热亡阴之症以存阴，如人参白虎汤、小柴胡汤之类是也""至于阴盛逼阳于外者，用参实以速其阳亡也"（《医理真传·卷三》）。应该说郑氏这些观点，确实言之有理，持之有据。《古今名医汇粹》"阴病门"也明确表示："用附子、干姜以胜阴复阳者，取飞骑突入重围，使既散之阳望帜争趋。不知此义者，加增药味，和合成汤，反牵制其雄入之势，必至迂缓无功。"与郑氏观点异曲同工。

10. 吴佩衡：火神派的追随者在此基础上又不断地总结出附子的应用指征与方法，且不断地完善这一学术思想体系。如云南的吴佩衡教授就是当代火神派代表人物之一，他总结出的阴证十六字要诀，进一步浓缩了郑钦安的辨证要诀，这就是"身重畏寒，目瞑嗜卧，声低息短，少气懒言"。而在临床中应用之时，吴佩衡教授又简化为抓住"渴喜热饮"或"口气不蒸手"之两大特点。

11. 吴生元：吴佩衡教授之子——吴生元教授认为，阳虚与阴寒证，便是临床应用川附子的适应证。这些内容主要包括 17 个方面：

（1）一般阳虚证：无特殊疾病，平素只表现禀赋虚弱，阳气不足，症见面色少华，少气无力，动则气累多汗，心慌心跳，形寒怕冷，手足不温，精神、体力均感不足，易感风寒，脉沉迟虚弱。

（2）阳虚阴寒证：症见面色苍白或夹青色，恶寒明显，手足厥逆，欲寐无神，畏食酸冷，喜热饮食，口润不渴，腹痛便溏，多尿溺清，或兼见头痛，腹中冷痛，腰膝酸软无力或疼痛，舌质淡夹青色，苔白而滑，脉沉细紧。

（3）虚寒泻利：多属慢性痢疾，消化不良，胃肠神经症及慢性结肠炎之类。症见腹胀，腹中冷痛，喜暖不拒按，大便溏泄或水泻，或时而干湿不调，有时便中兼夹黏液，口淡或口苦，食欲缺乏，不思水饮，畏食酸冷，四肢不温，舌淡苔白腻，脉沉缓细弱。

（4）体虚感冒：身体虚弱，易感风寒。受寒起病即感症见怕冷，头痛身疼，肢体酸痛，或有发热或不见发热，鼻塞，清涕，咳嗽，咽痛，或有自汗，甚者倦怠无力，欲寐无神。

（5）慢性痰饮咳嗽及慢性哮喘：慢性痰饮久咳多痰，病程绵延，或平素哮喘夙疾，时而发作，久病则肺肾气虚（阳虚）者，且用一般止咳平喘药物常不易收效者。

（6）中阳虚弱，中气下陷，发生脱肛、脱疝、子宫下垂等证。

（7）心肾阳虚，头昏失眠，夜卧多梦，头额昏痛，记忆减退。

（8）心阳虚心力衰弱，循环功能不全，症见心慌心跳，气短无力，胁痛跗肿，小便短少等。

（9）风寒湿邪阻遏关节经络，关节肿痛，逢阴雨天尤甚。

（10）妊娠恶阻：多因胃寒气逆，症见吐逆呕哕痰涎清水，厌食油腻，畏寒喜热饮食，面色少华，气短无力，甚或便溏尿频，下肢水肿。

（11）肾虚腰痛，耳鸣，耳聋，滑精、遗精、阳痿或妇女白带。

（12）血寒气滞，肝肾两虚，月经不调；经行常衍期而至，量少色黑有块，经期腰腹坠胀冷痛，或兼见胃寒疼痛，或兼见两胁胀痛，或兼见偏侧头痛、头顶痛，脉沉涩或沉细而紧，舌质淡夹青色，舌尖边有瘀点瘀斑者。

（13）皮肤化脓性感染以及疖疮溃脓久不收口，慢性耳道溢脓而无寒热证时，属气血两亏者。

（14）某些危重病证出现"脱阳""亡阳"等情况。

（15）长期慢性低热属阳虚见证者。

（16）阴寒内盛，阳气太虚以致格阳于外，症见高热不退，面赤发斑，恶寒肢厥，唇焦舌燥，口渴不欲饮或喜烫饮不多，脉虚数无力，下利清谷，脉微欲绝，舌质偏红。

（17）其他，如心力衰竭、心源性休克、冠心病、高血压等。

12. 范中林：四川的范中林先生应用附子注重舌象，他认为凡"舌质淡或淡红、暗淡，舌体胖或有齿痕，舌苔白腻、灰腻、白滑者"，即"舌无热象者"，均为附子的应用指征。

13. 邵国荣：天津的邵国荣认为，附子的使用标准就是阳虚程度，患者阳虚的程度越深，需用附子的量就越大；阳虚的程度越浅，需用附子的量就越小。

14. 叶树星：天津的叶树星认为，通过对《神农本草经》功用分析，附子大意上而心肺，下而肝肾，中而脾胃，以及血肉筋骨营卫，因寒湿而病者，无有不宜。即阳气不足，寒气内生，大汗、大泻、大喘、大风、卒倒等症，亦必杖此大气大力之品，方可挽回。此《神农本草经》言外之意也。又曰：附子主寒湿，诸家俱能解到，而仲景用之，则化而不可知之谓神。

15. 房铁生：北京的房铁生应用附子的指征有以下5个方面：

（1）望神色：患者神疲乏力，面色㿠白，目光无神。

（2）望形态：患者形体偏胖，肢体水肿，喜静厌动，易疲倦，但欲寐。

（3）口渴与否：患者表现为口不渴，或渴喜热饮。

（4）观二便：小便清长，大便溏薄。

（5）查舌脉：舌质淡红，舌体胖大，边有齿痕，脉沉细或沉迟。

16. 杨世雷：河南濮阳的杨世雷认为，使用附子的指征重点可以概括为3个字，即舌、脉、神。

（1）舌暗淡质润，口淡不渴，渴喜热饮，正如《伤寒论》附子汤条所谓"口中和"。

（2）脉象当为沉微细弱无力，即"脉微细"；若寒邪盛者，脉当沉紧，正所谓"脉硬"。

（3）精神不振，甚则精神萎靡，似睡非睡，睡不实，似醒非醒，醒不清，正所谓"但欲寐"。

17. 王娟：河南郑州的王娟认为，附子的功用有六：一是回阳救逆；二是助阳祛湿；三是通阳止痛；四是辅阳止泻；五是温阳逐水；六是强阳摄阴。临床上大凡属面色苍白，倦怠无力，身寒足冷，精神萎靡，唇色淡白，大便溏泄，小便清长，呼吸微弱，嗜睡自汗，脉来虚沉迟或虚大，舌质淡胖，舌苔白润等阳虚之证，皆可用之。

18. 张文耀：张文耀认为，很多常见的、难治的、逐年增多的慢性病，多属综合性疾病，并非一方一药能够治愈，也非单纯用增强抵抗力之药物能够化解。尤其是身患多种疾病，"属治非宜"的患者，最易感受四季时令之邪而发病。虽然有诸多对症治疗的药物，但由于多种疾病相兼，又经常感冒，病者深感沉疴难愈，医生亦束手无策。这时可在整体方的基础上（整体方以附子为主），加入针对局部病变的药物，随症灵活变化，坚持服用，将显卓效。

19. 顾树祥：云南顾树祥应用附子指征，认为临床上凡是精神萎靡不振，畏寒怕冷，气短懒言，面色无华晦暗，唇口淡白或发青，四肢欠温，易汗多汗，大便溏泄，小便清长，口不渴或渴饮不多而喜热饮；舌质淡，或兼夹青色、胖或边有齿印；苔白、滑、腻；脉沉、迟、细、弱、虚、紧或浮空无根。其中舌象、脉诊的辨证尤其重要，而又以《伤寒论》少阴病提纲"脉沉细，但欲寐"为其关键。

20. 刘元奎：云南刘元奎应用附子，其曾记吴佩衡老中医教诲：附子大辛大热，性禀纯阳，能扶阳救逆，用之得法，有起死回生之妙。凡脉弱无力，人困无神，少气懒言，声低息短，四肢逆冷，手足不温，时时恶寒，舌淡苔白滑，闭目不语，口干不欲饮等阳虚诸证，不拘内外各科，一切证病，无不适宜。

21. 崔新德：陕西崔新德应用附子认为，凡面色淡白无华（或兼夹青色），倦怠无神，少气懒言，动则心慌气短，自汗食少，畏食酸冷，手足厥逆，恶寒蜷卧，喜暖向阳，多重衣被，口不渴或渴喜热饮而不多，舌质淡（或夹青色）、舌淡白滑或白腻，脉象多见沉、细、弱、虚、紧等，均是应用附子指征。

22. 三七生：三七生先生认为，附子的应用在临证时最为关键的是体质的识别，郑钦安在其医书中所列的辨认阳虚的症状，三七生更愿意将之视为体质识别的要证。至于在阳虚证门中所罗列的诸多症状，他认为是在体质证具备的前提下有可能出现的症状，相对于后者而言前者的症状更具有普遍性。临证时每位初诊的患者在决定用附子之前，对其体质或阴阳的识别，他是慎之又慎。确定了体质后，具体方证的确定相对要容易些：一是依据吉益南涯"气""血""水"三者的关系，以确定是否还有血与水的病证，或是气虚气滞症；二是根据六经辨证；三是方证和药证。在其后的治疗中最重要的是确定附子的有效量，有效量的确定离不开有效量证的出现。

23. 笔者：笔者具有多年临床体验，临床上应用附子大凡两条最为重要，这就是"舌淡""脉弱"，不管临床上任何疾病与病证，只要符合"舌淡""脉弱"之两条标准，就是应用附子的指征。这是因为舌脉一致性反映出"舌淡""脉弱"，就是典型的阳虚证之内外表现，故而临床上大举应用附子，多有良效。即使是高热不退，只要在辨证中加用附子，也能取得良效。

24. 彭重善：彭重善跟着卢永定老中医学习了15年左右，善解卢门心法应用附子，卢门认为切脉里证阳虚（左手尺脉按到骨头上、去掉力度，感觉一下手下脉的缓力神），即左手尺脉达不到缓力神者，都是阳虚证，都是应用附子的指征。

25. 郑钦安：郑钦安提及的阴证依据，已故名医何绍奇先生综合郑氏书中阴证的依据，总结了以下13点特征：

（1）少神或无神。

（2）喜卧懒言，四肢困乏无力，或蜷卧恶寒，两足常冷。

（3）不耐劳烦，小劳则汗出。

（4）咳痰清稀，或呕吐清冷痰涎、清水，或清涕自流。

（5）语声低弱。

（6）唇色青淡或青黑。

（7）痛喜揉按。

（8）满口津液，不思茶水，间有渴者，即饮也只喜热饮。

（9）女子白带清淡而冷，不臭不黏。

（10）饮食减少，喜食辛辣煎炒极热之品，冷物全然不受。

（11）小便清长，大便通利。

（12）面白舌淡，即苔色黄也定多润滑。

（13）脉微或浮大而空。

简明扼要地概括为内外二字说：外表上，突出在一个"无神"，凡是"起居、动静、言语、脉息、面色，一切无神"，即是阳气虚衰的阴证。在内部，脉象上呈现出"不足"，"如迟、微、沉、细、濡、弱、短、小之类，皆为不及、为不足、为火虚"，这便是阴盛阳衰之证。

郑钦安为什么要强调辨识阴证呢？阴证之形成，当然最重要的是体质，或者说禀赋素体阳虚，正如他常说的"凡久病与禀赋不足之人"。此外，与饮食劳倦、房事不节也有关。还有一个不可忽视的因素，便是医者不识阴阳，不分体质，对素体阳虚者既病之后滥用、误用、多用、久用寒凉滋腻，更伤其不足或虚衰之阳。特别是医源性损伤阳气在当代更为广泛，长期使用抗生素、激素、输液等医源性损阳气的例子比比皆是，而过度地使用寒凉药物，或汗、吐、下法，误治、失治，以及祛邪过度均可损伤阳气。若失于及时的治疗，延误病机，也可能导致疾病的深入而损阳气。如外感表证，未能及时正确地治疗，有可能内传入里、损阳伤正。另外，若用祛邪之法，亦必须把握尺度，以保护阳气。汗、吐、下法不可过度，以免损伤阳气。因此，郑钦安说："目下世人，畏附子、干姜，不啻砒毒，即有当服附子，而亦不肯服者，不胜屈指矣。嗟呼！阴阳不明，医门坏极。喜清凉而恶辛温，无怪乎阴盛阳衰矣。"（《医法圆通·卷二》）故而，这才有火神派扶阳理念之产生，并且日益倡明。

26. 郤庆：郤庆等调查得出：上海中西医结合医院 2016 年一年的门诊处方中含附子的处方涉及针灸科、脉管病科、传统医学科等 12 个科室，且 98% 的处方符合《中国药典》；特别是到了三伏天与三九天的时候，应用附子的处方最多最频繁，因为夏季温补阳气、驱邪散寒，冬天补火助阳、扶正祛邪。虽然附子有毒性，但其临床作用非常广泛，其回阳救逆、散寒止痛的疗效确切，对于阳虚等证及用于外用与内服等多系统疾病都有良好的效果。

从上可以看出火神派扶阳医家应用附子的主治范围，其论述的内容极为丰富，但大都不超出郑钦安所既定的阳虚证辨证范围。

郑钦安认定阳虚是应用附子的重要指征，而判断阳虚证自有一套标准。这就是《医理真传·卷一》中辨认一切阳虚证法，他说："阳虚病，其人必面色、唇口青白无神，目瞑蜷卧，声低息短，少气懒言，身重畏寒，口吐清水，饮食无味，舌青滑，或黑润青白色、淡黄润滑色，满口津液，不思水饮，即饮亦喜热汤，二便自利，脉浮空，细微无力，自汗肢冷，爪甲青，腹痛囊缩，种种病形，皆是阳虚的真面目，用药自当扶阳抑阴。"

与此同时，郑钦安还认为："无论一切上中下诸病，不问男女老幼，但见舌青，满口津液，脉息无神，其人安静，唇口淡白，口不渴，即渴而喜热饮，二便自利者……一切诸症，一概不究。"（《医理真传·卷四》）这些都是应用附子的指征或主治，由此而倡导大剂量应用附子，这可以说是对附子应用的一大发展，使附子的应用达到了巅峰状态。

火神派和扶阳医学人物以及学习追随者众多，应用附子的指征虽说各一，但都不离郑钦安的阴证辨证思路与方法，也就是洞悉阳虚之本源，防微杜渐，并非是到了少阴病"脉微细，但欲寐"（《伤寒论》）的阶段才考虑上附子，而是从扶阳理念着手，"病在阴者，扶阳抑阴；病在阳者，用阳化阴"（《扶阳讲记》），临证确是"但见一证便是，不必悉具"（《伤寒论》），就是抓住自己认为阳虚阴盛之蛛丝马迹，而起用大剂附子，由此而形成了一个应用附子的火神派及扶阳医学学术思想体系。

第三节　现代药理

一、化学成分

附子的化学成分主要为有剧毒的二萜双脂类生物碱，次乌头碱（hypaconitine）、乌头碱（aconitine）、新乌头碱（mesaconitine）、塔拉弟胺（talatisamine）、川乌碱甲（ChuanWu-Base A）和川乌碱乙［（ChuanWu-Base B，又叫卡米查林（carmichaeline）］。其作用于心脏的物质，还有毒性较强的阿替新（atisines）、氨基酚（aminophenols）及去甲基乌药碱（demethylcoclaurine）。

二、药理作用

药理作用主要有以下 11 个方面：

1. 强心。附子有明显的强心作用。熟附片煎剂 2.5% 0.1mL 或 5% 0.1mL 对离体蛙心均显示强心作用，尤其在心功能不全时该作用更为显著。当浓度增至 20% 0.1mL 时，可使心脏停搏于收缩期，出现严重的中毒作用，经实验证实其剧毒成分是乌头碱。乌头碱可使离体或在位蛙心出现短暂的强心作用，随即转入抑制，心收缩力减弱，心律失常，最后发生心跳停止等毒性作用。乌头碱水解产物乌头原碱的毒性仅为原生物碱的 1/4000～1/2000，无明显强心作用。生附子浸出液因含大量乌头碱，故对心肌有明显毒性作用。其所含的消旋去甲基乌药碱具有强心作用。

附子煎剂对离体哺乳动物心脏，不仅显示心肌收缩力加强、收缩幅度增加，且频率加快。附子注射液能对抗垂体后叶素所致的各种不同类型的心律失常。附子的强心成分，去甲基乌药碱有对抗缓慢型心律失常的作用。

从附子中提取的去甲乌药碱（DMC）是附子强心的主要成分，氯化甲基多巴胺、去甲猪毛菜碱也有强心作用。去甲乌药碱正性肌力作用显著，在浓度降低至 9～10g/mL 时，对蟾蜍离体心脏仍有强心作用。去甲乌药碱正性肌力作用呈量效关系，在 10～9～5×10～8g/mL 范围内，可使心收缩幅度增加 22%～98%，心排出量增加 15%～80%。麻醉犬和豚鼠静脉滴注去甲乌药碱每分钟 2μg/kg，可使收缩期左心室内压力（LVP）分别上升 12% 和 58%，左心室内压力上升的最大速率（dp/dt max）分别增加 73% 和 26%。静脉滴注戊巴比妥钠，或用 N2 饱和的灌流液灌注，均可形成急性实验性心力衰竭动物模型，去甲乌药碱可使衰竭心脏收缩幅度恢复正常。由此可见，去甲乌药碱对离体和在体心脏，正常和衰竭心脏，均具有明显的强心作用。

目前研究认为，去甲乌药碱是 β 受体部分激动剂，其强心作用与兴奋 β 受体有关。

2. 对血管和血压的影响。附子有扩张血管，增加血流，改善血液循环作用。附子注射液或去甲乌药碱静脉注射有明显扩张血管作用，均可使麻醉犬心排出量、冠状动脉血流量增加。脑血流量及股动脉血流量明显增加，血管阻力降低，此作用可被普萘洛尔所阻滞。

附子对血压的影响既有升压又有降压作用，与其所含成分有关。研究证明，去甲乌药碱是降压的有效成分，具有兴奋 β 受体及阻断 α 受体的双重作用，氯化

甲基多巴胺为 α 受体激动剂，去甲猪毛菜碱对 β 受体和 α 受体均有兴奋作用，二者是升压作用的有效成分。

3. 抗休克。心肾阳衰证所见的四肢厥冷，脉微欲绝，与现代医学的休克相似。所以附子回阳救逆之功效主要是以强心抗休克作用为基础。附子及其复方制剂，如参附汤、四逆汤，对失血性休克、内毒素性休克、心源性休克及肠系膜上动脉夹闭性休克等均能提高平均动脉压，延长其存活时间及存活百分率。对内毒素休克犬能明显改善每搏输出量、心排血量和心脏指数。对缺氧性、血栓闭塞性休克等亦有明显保护作用。抗休克的有效成分除与其强心的有效成分去甲乌药碱相关外，去甲猪毛菜碱对 β 受体和 α 受体均有兴奋作用，能兴奋心脏，加快心率，收缩血管，升高血压；氯化甲基多巴胺为 α 受体激动剂，亦有强心升压作用。

由此可见，附子的抗休克作用，与强心、收缩血管、升高血压以及扩张血管和改善循环等作用有关。

4. 抗心律失常。附子有显著的抗缓慢型心律失常作用。去甲乌药碱对维拉帕米所致小鼠缓慢型心律失常有明显防治作用，能改善房室传导，加快心率，恢复窦性心律。对甲醛所致家兔窦房结功能低下症有一定的治疗作用，使窦房结与房室结功能趋于正常，ST 段及 T 波恢复正常。另外，附子正丁醇、乙醇及水提物均对氯仿所致小鼠室颤有预防作用。附子水溶性部分可对抗乌头碱所致大鼠心律失常，其中尤以水提物作用最为明显。以上说明附子对心肌电生理有不同影响，可能与所含不同成分有关。

但附子剂量过大，可导致心律失常，应引起注意。

5. 心肌保护作用。附子注射液静脉注射，能显著对抗垂体后叶素所引起的大鼠急性实验性心肌缺血，对心电图 ST 段升高有抑制作用。去甲乌药碱具有扩张冠状动脉和增加心肌营养性血流量的作用，附子抗心肌缺血作用可能与增加心肌血氧供应有关。大鼠在冰水应激状态下，因内源性儿茶酚胺分泌增加而导致血小板聚集，并引起心肌损伤。附子水煎剂能对抗此种应激性损伤，对心肌有保护作用。

6. 抗寒冷、提高耐缺氧能力。附子冷浸液和水煎液均能抑制寒冷引起的鸡和大鼠的体温下降，延长生存时间，减少死亡数。此作用与附子强心、扩张血管、增加血流量等作用有关。50%附子注射液腹腔注射，能显著提高小鼠对常压缺氧的耐受能力，延长小鼠在缺氧条件下的存活时间，提示其对心、脑有保护作用。

7. 抗炎、镇痛。附子煎剂对急性炎症模型有明显抑制作用。附子煎剂对巴豆油所致小鼠耳部炎症，对甲醛、蛋清、组胺、角叉菜等所致大鼠足跖肿胀均有显著抑制作用。乌头碱类生物碱也有抗炎作用。

附子的抗炎作用可能是通过多途径实现的。附子可使动物肾上腺中维生素 C 和胆固醇含量减少，尿中 17-羟类固醇增加，血中嗜酸性粒细胞降低，碱性磷酸酶和肝糖原增加。

进一步用放射免疫法观察到，腹腔注射乌头碱，可使大鼠下丘脑促肾上腺皮质激素释放激素（CRH）含量呈剂量依赖性增高。

以上说明附子是通过兴奋下丘脑-垂体-肾上腺皮质系统发挥抗炎作用的。用免疫组织化学法可见下丘脑室旁核 CRH 神经细胞及正中隆起神经纤维明显增多加深。提示附子增强肾上腺皮质系统的作用，可能是通过兴奋下丘脑 CRH 神经细胞所致。

另有实验发现，动物切除双侧肾上腺后，附子仍有抗炎作用，说明附子除兴奋垂体-肾上腺皮质系统外，本身可能还具有皮质激素样作用。

生附子及乌头碱能抑制醋酸所致的小鼠扭体反应。生附子能明显提高小鼠尾根部加压致痛法的痛阈值。附子液腹腔注射和附子水煎醇沉液对热刺激所致的小鼠疼痛有显著的镇痛作用。乌头碱是附子所含的双酯型二萜生物碱，既是毒性成分，又是有镇痛作用的有效成分。

8. 对阴虚、阳虚证动物模型的影响。研究表明，阴虚证表现为交感神经-β受体-cAMP 系统功能偏亢；阳虚证表现为副交感神经-M 受体-cGMP 系统功能偏亢。对甲状腺功能减退阳虚证模型动物，附子能减少 M 受体数量，降低 cGMP 系统反应性，使之趋于正常。而对甲亢和氢化可的松所致的阴虚证模型动物，附子可使 β 受体数量增加，cAMP 系统的反应性进一步升高。所以，附子可使阴虚证进一步恶化，使阳虚证得到改善。

另外，虚寒证时内分泌和交感神经系统的功能均处于低下的状态，其脑中去甲肾上腺素（NA）和多巴胺（DA）的含量降低，5-HT 的含量升高。而附子可使脑中的 NA、DA 和 5-HT 的含量呈反向变化，提示附子还可通过对中枢神经递质的影响来调整机体到平衡状态，这在一定程度上从分子水平角度阐明了附子的助阳机制。

9. 对消化系统的影响。附子煎剂可抑制胃排空，但却能兴奋离体空肠使之进行自发性收缩活动，因而具有胆碱样、组胺样作用。生附子、乌头碱对大鼠离体回肠肌有收缩作用，此作用可被阿托品阻断，故可能与兴奋胆碱能神经系统有关。附子水煎剂还能抑制小鼠水浸应激性和大鼠盐酸损伤性胃溃疡的形成。

10. 抗肿瘤作用。研究表明，附子从对 HL-60 细胞的影响、诱导肿瘤细胞凋亡、对肿瘤坏死因子的影响三方面，表现出明显的抗肿瘤作用。

11. 抗衰老作用。附子能提高老年大鼠血清总抗氧化能力（TAA）及红细胞超氧化物歧化酶（SOD）的活性，降低脑组织脂褐素（LPF）和肝组织丙二醛（MDA）含量，增加心肌组织 Na^+-K^+-ATP 酶的活性，还可改善肝细胞膜脂流动性。实验证实，附子可显著增加老龄大鼠抗氧化酶活性和总抗氧化能力，降低自由基代谢产物的含量，提高组织膜中酶的活性，改善细胞膜脂的流动性，表明附子可提高机体抗自由基能力，减少质脂过氧化，从而保障细胞膜的完整和功能，起到延缓衰老的作用。同时还发现，炮附子对胸腺与性腺都有较大的影响，它不仅能增强免疫功能，而且与性功能的作用有关。更有实验表明，附子的有效成分乌头碱能促进正常大鼠下丘脑促肾上腺皮质激素释放激素（CHR）的合成与分泌，并认为乌头碱作用于下丘脑的机制，可能与兴奋中枢儿茶酚胺系统有关。

12. 镇静与麻醉作用。①镇静：生附子能抑制小鼠自发活动，延长环己巴比妥所致的小鼠睡眠时间。②局麻：附子能刺激局部皮肤，使皮肤黏膜的感觉神经末梢呈兴奋现象，产生瘙痒与灼热感，继之麻醉，丧失知觉。

叶光祖研究文献总结出，附子目前所知的共有 9 种作用：①对心脏与血管的作用包括强心、抗心律失常、心肌保护、对血管等的作用。②镇痛抗炎作用包括镇痛作用与机制、抗炎作用与机制等。③免疫作用。④抗衰老作用。⑤抗肿瘤作用。⑥降低胆固醇。⑦对肾功能的影响。⑧对糖尿病的影响。⑨其他作用，如增加抗寒作用、抗腹泻作用、抗过敏作用、平喘作用等。

三、体内过程

以急性毒性为指标测得腹腔注射附子煎剂为药动学符合二室动力学模型，分布相半衰期为 1.15 小时，消除相半衰期为 17 小时，血药浓度-时间曲线下面积（AUC）为每小时 142.7g/kg。

四、药代动力学

附子水煎醇沉液（1mL＝2g 生药）其抗炎药效半衰期（大鼠灌胃给药）ED_{50} 为 3.41±1.18；ED_{50}+L_{95}（g/kg）为 2.21±0.71；6 小时药效存留率 Rf 为 0.60；抗炎效应的半衰期为 8.11 小时。补量法测定附子的体存量，从体存量的经时性变化，判断药物在体内的衰减模式，并计算表现药代动力学参数。结果符合二室动力学模型，附子的消除相半衰期为 17.0 小时。

第四节　药物毒性

附子有毒这是事实，附子救人于危难，能起死回生也是事实。问题是在于我们如何认识这个问题，药之本性在毒，无毒则不成药。附子有毒，惟有毒才能治病，才能愈沉疴顽疾；附子有效，惟有效，才使用两千余年而经久不衰，并被今古名医所推崇。利用其毒性以治病，发挥其特长以疗疾，医之道也。

如《淮南子》中所说："天下之物，莫凶于鸡毒（乌头），然而良医囊而藏之所用也，良医以活人。"主要在于我们是如何思考、如何应用的。《孙子兵法》云："知己知彼，百战不殆。"我们既然要应用好附子，就应该充分认识附子的毒副反应，以使我们有备无患、化害为利。因此，多了解一些附子药理与毒性机制，就显得非常重要。

一、毒性实验

附子毒性因受多种因素的影响而有很大的差异，如产地、采收加工、炮制、水煎时间等，凡影响附子乌头碱类生物碱含量的因素均可影响其毒性。乌头碱给小鼠灌服、皮下注射、腹腔注射或静注的 LD_{50}（小动物半数致死量）为 1.8mg/kg、0.295mg/kg、0.3 ~ 0.38mg/kg、0.12 ~ 0.27mg/kg，大鼠静注的最小致死量为 0.102mg/kg，蛙、兔、豚鼠的 LD_{50} 分别为 0.075 ~ 1.65mg/kg、0.04 ~ 0.05mg/kg 和 0.06 ~ 0.12mg/kg。中乌头碱小鼠灌服、皮下注射、腹腔注射和静注的 LD_{50} 分别为 1.9mg/kg、0.2 ~ 0.26mg/kg、0.21 ~ 0.30mg/kg 和 0.1 ~ 0.13mg/kg，而次乌头碱则分别是 5.8mg/kg、1.19mg/kg、1.10mg/kg 和 0.47mg/kg。

研究表明，附子基础毒性作用大小与模型动物证候类型密切相关，提示病证动物模型在附子毒性研究中具有重要意义。不同煎煮时间、给药剂量及炮制方法的附子对病证动物模型基础毒性大小也存在较大的差异，提示在附子毒性研究中应注意综合因素的影响。

梁如圣等研究不同证候应用附子后产生的毒性差异。采用实验检测大鼠血清中乌头类生物碱的含量的方法，可以反映其在大鼠体内的蓄积程度，从而推断乌头类生物碱对大鼠的毒性大小。实验的结果表明，阳虚模型服用附子后体内乌头碱基本无蓄积，而阴虚模型则有一定程度的乌头碱蓄积，说明阴虚模型使用附子后较阳虚模型更容易出现毒副作用。综合各组大鼠一般状态的情况可以说明，中药的毒性在一定条件下是辨证存在的，只要合理用药、正确用药，可以避免或减少其毒性。

二、药毒成分

附子中含有多种乌头碱类化合物，具有较强的毒性，尤其表现为心脏的毒性。其水解后形成的乌头原碱类，毒性大大降低。煎煮块根 4 小时后，其双酯二萜类生物碱含量下降。苯甲酰基乌头原碱类含量升高，按生药计，其 LD_{50} 提高 10 ~ 100 倍。3-乙酰乌头有胚胎毒性，并减少鼠精子数量。

大剂量的粗制剂生物碱可导致多种动物全身性呼吸麻痹，呼吸停止先于循环紊乱。中毒量腹腔注射时，小鼠扭体反应剧烈，随后，大鼠、小鼠均有大量分泌唾液、腹泻的现象，后期有发绀、呼吸浅慢、呼吸困难等现象。也可见四肢肌肉松弛，死前阵发抽搐。

乌头碱类结构属二萜类生物碱，具有箭毒样作用，即阻断神经-肌肉接头传导，且具有乌头碱样作用，表现为心律失常、血压下降、体温降低、呼吸抑制，肌肉麻痹和中枢神经紊乱等。

生附子含乌头碱、次乌头碱、中乌头碱等；乌头中除含有上述生物碱外，还含有塔拉弟胺、川乌碱甲及川乌碱乙。乌头碱水解后变为毒性较小的苯甲酰乌头胺，继续水解则生成乌头原碱，其毒性为乌头碱的1/2000。附子经炮制后，生物碱含量减少（表2），其毒性亦大为降低（表3），此外，从附子中提得消旋去甲乌药碱、去甲鹿尾草碱及氯化甲基多巴胺等活性成分。生川乌含醚溶性生物碱含量约为0.599%，盐附子0.15%，黑附片及白附片0.05%。生附子尚含有类脂质。附子及其各种成分的毒性见表4。

表2 炮制前后附子中生物碱含量的变化

品种	总碱（%）	分别测定		
		中乌头碱（%）	乌头碱（%）	次乌头碱（%）
生附子（原料）	1.34	0.033	0.004	0.120
白附片	0.14	—**	—	0.001
熟附片	0.20	<0.001	—	0.001
黑顺片	0.23	<0.001	—	0.001
黄顺片	0.18	0.007	0.002	0.010
盐附子	0.22	0.008	0.002	0.010
胆附子	0.18	0.003	0.001	0.008
胆水浸生附子	0.33	0.015	0.004	0.003

＊＊：无法检测出

表3 附子在炮制前后生物碱含量及毒性变化

制剂	总生物碱（%）	LD_{50} 生药 g/kg（小鼠）（半数致死剂量）＊		
		灌胃	腹腔注射	静脉注射
未炮制附子	0.82~1.56	5.49	0.71	0.49
炮制后附子	0.12~0.29	161	11.5	2.8

＊半数致死量：某毒性物质使受试生物死亡一半所需的绝对量。

表4 附子及其各种成分的毒性

名称	小鼠 LD_{50}（mg/kg）			
	灌胃	皮下注射	腹腔注射	静脉注射
乌头碱	1.8	—	0.31	—
中乌头碱	1.9	0.27~0.31	0.20~0.30	0.12
次乌头碱	5.8	0.20~0.26	1.10	0.10~0.13
去甲乌药碱	3350	1.19	800	0.47
熟附片煎剂	1742	—	8516	58.9

　　附子和乌头误食或用药不慎引起中毒者并不少见。附子的毒性主要是由乌头碱类生物碱所引起，乌头碱的致死量为 3~4mg，人口服乌头碱 0.2mg 即可中毒。中毒症状为恶心、呕吐、腹痛、腹泻、头晕眼花、口舌及四肢全身发麻、畏寒，继之瞳孔放大，视觉模糊，呼吸困难，手足抽搐，躁动，大小便失禁，血压及体温下降，心电图表现为心率变慢、房性、室性期前收缩和心动过速，及至心室颤动。附子中毒的心电图与乌头碱中毒相似。附子、干姜、甘草组成的四逆汤比附子单用毒性大为降低，小鼠口服的 LD_{50} 为 71.78g/kg。

　　附子中毒主要表现在对神经与心脏的损害。研究表明，大剂量的附子（30g 以上）应用，中毒反应为 11.7%，其中鼻衄为 2%，舌、指、全身发麻为 9.3%。

三、药（毒）理学

　　附子（未加工生品）小鼠口服 LD_{50} 为 5.49g/kg，静脉注射为 0.49g/kg。加工后附子小鼠口服 LD_{50} 为 161g/kg，静脉注射为 2.8g/kg。熟附片煎剂小鼠口服和静脉注射的 LD_{50} 分别为 17.42g/kg 和 3.516g/kg。附子水煎醇沉液 1 次腹腔注射的小鼠 LD_{50} 为 26.30g/kg。去甲乌药碱小鼠静脉注射 LD_{50} 为 58.9mg/kg，腹腔注射为 300mg/kg，口服为 3.35g/kg。双酯型和单酯型三萜类生物碱是其毒性主要成分。乌头碱的主要毒性是抑制呼吸及引起心律失常，对心脏的毒性作用是通过兴奋中枢和对心脏的直接作用所引起的。

四、毒性机制

　　附子的毒性机制极为复杂，目前认为附子所含乌头碱的毒性作用机制为以下几点：对迷走神经具有强烈的作用；对中枢神经系统先兴奋后抑制，严重者尚可致休克；对周围神经先兴奋后麻痹。而乌头碱对心脏的毒性最为明显，其机制一是兴奋迷走神经，二是直接对心脏的毒性作用。这种心脏毒性通过使 Na^+ 通道开放，加速 Na^+ 内流，促使细胞膜去极化，加速起搏点的自律，形成多源性异位节律，缩短不应期而导致心律失常；另外乌头碱主要毒性是抑制心肌线粒体 4 种呼吸酶的活性，组织缺氧可导致机体处于严重的氧化应激状态，从而激活促凋亡基因，引起细胞凋亡。

　　1. 楼锦英观点。关于附子中毒的机制，楼锦英认为主要是以下 4 个方面：

　　（1）知觉神经与运动神经的麻痹作用。

　　（2）迷走神经的兴奋作用。

　　（3）通过胆碱能神经外周机制，抑制窦房结，引起异位节律。

　　（4）乌头碱能直接作用于心肌细胞。

　　其致死原因多为中枢神经麻痹，呼吸衰竭，心搏骤停而死亡。

　　同时，楼锦英还总结出附子易中毒的 8 个方面的原因：

（1）生用。

（2）用量过大。

（3）几种同类药品合用，毒性叠加。

（4）配伍不当。

（5）煎煮时间不足。

（6）个体差异。

（7）产地不同的品种毒性差别较大。

（8）与酒同用易于中毒。

关于附子、乌头类酒浸剂报道中毒的较多。这是因为乌头碱的亲脂性较强，在乙醇中能被充分溶解，且仍保持原有毒性；酒精又可加速血液循环，直接饮用极不安全，易达中毒量及致死量。因此，服用附子制剂的时候，避免饮酒是防范中毒的重要措施。

多数医家认为附子应先煎 30 分钟以上，如果掌握好辨证、适量、久煎的三大原则，则不会引起中毒。中毒者症状一般多在服药 30 分钟后出现，长者达 1~2 小时。开始见口唇、舌及肢体发麻，继之恶心呕吐，烦躁不安，进而昏迷，四肢及颈部肌肉痉挛，呼吸急促，肢冷脉弱，血压及体温下降，心律不齐，多发性室性早搏。严重者可出现突然死亡。

2. 唐雪春调查。唐雪春等调查并分析了近些年的 486 篇文献，其中有 35 篇（占 7.2%）报道了使用附子后发生不良反应，涉及使用附子的总病例数为 188 例，发生不良反应的例数为 111 例。其主要有以下几个特点：

（1）附子的用法。486 篇文献报道中，以附子煎汤内服者最多，其中有 31 篇（占 6.4%）文献报道了不良反应；10 篇无不良反应；437 篇未提及不良反应。报道附子泡酒服的 4 篇文献中，有 3 篇报道了不良反应，提示可能这种用法容易发生不良反应；其他用法 4 篇中有不良反应的仅为 1 篇。

（2）附子的品种。35 篇报道附子不良反应的文献中，有 7 篇使用的是熟附子（包括黑顺片、制附子、淡附子、盐附子），2 篇用的是生附子，其余大部分（26 篇，占 74.29%）都未说明附子的品种。

（3）煎煮方法与时间。在 35 篇报道附子不良反应的文献中，大部分都未说明附子的煎煮方法（共 21 篇，占 60%），有 9 篇报道附子先煎，5 篇报道附子久煎，但具体的煎煮时间未明确说明。在 35 篇报道附子不良反应的文献中，大部分未说明附子的煎煮时间（共 24 篇，占 68.57%）。11 篇报道了煎煮时间的文献中，煎煮时间在 1 小时内的文献有 10 篇，煎煮时间在 2 小时内的（含 2 小时）文献只有 1 篇。初步提示煎煮时间与不良反应的发生可能呈反比趋势。

（4）临床表现。在 111 例发生不良反应的临床表现中，出现频率较高的是神经系统和心血管系统的症状，如口舌、肢体麻木，头晕头痛，胸闷心悸等。严重的还包括死亡 1 例，脑梗死 1 例，心搏骤停 1 例。

（5）发生的时间。35 篇文献报道中，有 29 篇（占 82.86%）报道了附子发生不良反应的时间。服用附子后最短 5 分钟即发生不良反应，45 例不良反应出现在服用附子后 30 分钟，最长 15 天。考虑可能是药物的累积作用导致的。

（6）其他因素。在 35 篇报道附子不良反应的文献中，初步分析的结论显示，服用附子发生不良反应的影响因素可能与煎药时间不够（占 31.4%）、附子用量过大（占 28.6%）、炮制质量不合格（占 20%）、配伍不当（占 14.3%）、个体因素（占 8.6%）等因素有关。

3. 种植调查分析。以上这些分析观点可以给我们提供更多避免中毒发生的可能性。但是，现在附子的毒性受到很多因素的制约。

（1）生长时间固定且短。附子为多年生草本植物，然而，当附子被人工栽培种植后，在受市场经济巨大影响的今天，附子已成为 1 年生植物，附子的自然生长周期明显缩短。在陕西周至的附子产区看到，9 月份挖采附子，将瘦小的附子留作种子，直接埋在挖完附子的地里，等到来年的 9 月份就可以收获新的附子了，而此母根则作为乌头出售。可见现在市场上的附子生长时间为 1 年，乌头为 2 年。可是野生品种就不同了，其具体的生长时间不定，药效自然差异很大。

（2）品种固定单一。目前家种品种都来源于毛茛科多年生草本植物乌头的侧根。野生乌头的品种非常复杂，但为什么先民们只选择了这一固定的品种，起于何时，是否有国家具体统一规划等问题已不易考证。但从《本草纲目》引用《本草图经》的内容可以看出，至少在宋代，附子的种子来源就是固定的。如颂曰："五者今并出蜀土，都是一种所产，其种出于龙州。"

（3）文献记载家种附子毒性较小。野生乌头较家种栽培的附子毒性更大，这在历代本草著作中都可以看到记载。《本草纲目》在乌头条下载："乌头处处有之，根苗花实并与川乌相同，但此系野生，又无酿造之法，其根外黑内白，皱而枯燥为异尔，然毒则甚也。"野生附子与家种品种的毒性对比，现代药理研究似乎还是盲点，但仅从家种栽培的品系和生长时间上看，毒性影响因素已经明显单一了许多。这种品系单一、种植时间固定的附子药用自然要比野生时间不固定、品系繁多、成分更复杂的乌头就更安全。可见，附子的家种栽培使其毒性从植物源头上明显减少了。

（4）炮制影响。附子有毒，历代本草都对其进行严格的炮制。目前药材市场上的附子均是经炮制后的制附子，各地方法虽有所不同，但基本环节与原理都类似。

4. 药理研究提示。现代药理学研究显示，附子毒性的主要成分为乌头碱及其衍生物，这类双酯型生物碱不稳定，在加热条件下会水解成毒性很小的单酯型生物碱和乌头原碱，进一步可水解为胺醇类生物碱，其毒性仅为乌头碱的 1/4000 ～

1/200。炮制过程中多次的用水浸泡、漂洗、高温水煮、高热爆炒或微波加热等可以充分促其水解。因此国家规定了严格的炮制过程，已将毒性减小到比较安全的范围了。

　　然而乌头碱及其衍生物不仅是其毒性成分，同时又是产生多种药效的分子基础。炮制品中乌头碱及其衍生物的含量，须保证在一定的安全范围内。目前对其有效成分及炮制方法的研究还没有形成定论，所以附子的炮制，往往是以保证安全为目标。这种结果最终使附子毒性下降，同时药效也微不足道了。这可能是导致火神派大剂量应用附子的一个主要原因吧。

　　5. 吴荣祖经验。关于毒性问题，吴荣祖老中医认为，附子使用不当会中毒，特别是对心脏的毒性是造成死亡的原因，最后导致心跳停止而终，这就是乌头碱的作用，叫作双酯生物碱，这个双酯生物碱是附子毒性的主要生物碱，但是双酯生物碱是一个不稳定的生物碱，它可以通过加热水解，去掉一个酯基后水解为苯甲酰乌头碱，它的毒性就只有原来乌头碱的1/200，如果再进一步加热，再去掉一个酯基，就变成了氨基醇类生物碱，又叫作乌头胺，它的毒性就又降到原乌头碱的1/2000，此时对人类不会引起中毒反应了，安全稳定且回阳救逆的功效保存完好，所以附子减毒就是靠加热、水解。

　　6. 张剑秋经验。江苏张剑秋老中医认为，附子引起中毒的原因颇多，如剂量过大，煎煮时间过短，机体对药物的敏感性，加工炮制不规范，服用方法不当等。最常见的中毒原因为煎煮时间过短，只要将附子（张氏常用附子量为30~40g）先煎20分钟，其毒性可大减，这就是"百沸而无毒药"之意。

　　7. 李春桃经验。李春桃统计分析了成都中医药大学附属医院门诊处方，观察研究附片的使用剂型、剂量、疾病证型、中毒反应情况后发现：2003年8月到2007年2月使用附片处方张数为1040张，附片剂量在30~600g，1例达到700g。全部应用的是汤剂，服用时间从半年到2年以上；治疗疾病主要是风湿性关节炎及强直性关节炎；在剂量30g、60g、600g、700g时未出现毒性，在100~350g、500g时分别出现中毒1例，其中严重中毒反应在剂量500g，在较高剂量与较低剂量时无中毒发生。可以看出中毒发生与剂量递增无明显对应关系。中毒的2例，其中1例是煎药时间太短，另1例是附片炮制胆巴盐漂洗未尽导致中毒的。

　　8. 王正龙经验。王正龙认为，中毒开始就是麻，觉得"舌头麻→手麻→腿麻→视物发白"的顺序，他以前轻微中毒的时候，发麻顺序为"脊椎发麻→手麻→腿麻→视物发白"似乎不对，哪里动哪里越麻，其实最容易感觉麻的还是嘴巴，话说多了嘴巴无法闭合，呈"O"状。有一次急性中毒后，他出现了"舌头麻→脊椎麻→手脚麻并想吐"，即使是在全身无法动的时候，也未出现视物发白现象。另外一个发现就是，好像蜂蜜在附子中毒时具有催吐的作用，因为直到第2天时，他一闻到蜂蜜的味道就想吐，不过后来就没事了。

第五节　毒性研究

叶祖光等研究发现，附子的毒性主要集中在 5 个方面：心脏毒性、神经毒性、肾脏毒性、胚胎毒性、消化系统毒性。研究文献最后得出的结果如下：附子主要成分乌头碱对心脏的作用，部分是由于迷走神经的影响，更主要的是直接对心肌的影响，它可使心肌细胞 Na^+ 通道开放，加速 Na^+ 内流，促使细胞膜去极化，提高自律组织反应细胞的自律性，而导致心律失常，引起心室纤维颤动。中毒初期心率减慢，随即由于高度刺激，可突然加快，且心收缩力加强，很快出现心律失常，心收缩力减弱，血压下降，最终则心跳停止。附子中生物碱对心肌细胞 Na^+ 通道的影响研究较为透彻，人们发现其还可以通过影响细胞内 Ca^+ 浓度来影响心肌的收缩力、心率等。对于附子的神经毒性，也有学者开始从细胞分子水平进行机制研究，主要是结神经细胞的抑制性损害。同时，对附子其他毒性研究也越来越多，如胚胎毒性、肾脏毒性，所以对孕妇及肾脏病患者应谨慎用药。此外，有报道证实附子应用具有蓄积效应，长期应用必须遵照医嘱，切勿自行加量。附子在传统中药里占有重要地位，所以研究附子的毒性机制及影响因素对其应用具有重要意义。

第三章　附子应用方法

第一节　用量用法

一、概论

附子的用量，当代教科书《中药学》及《中华人民共和国药典》（2005 年和 2020 年版）都标示出附子用量为 3~15g；药典未说明先煎，教科书上注明先煎 30~60 分钟。

最早而且最为完善的附子用法与用量就体现在《伤寒杂病论》中，张仲景用附子，生者用于回阳救逆，炮者用于温经扶阳、散寒除湿。考仲景时代附子的用量，一般用 1 枚，中等量用 2 枚，最多者用 3 枚，按 1 枚附子 20~30g 计算，最大量可达 90g 左右；若仲景用生附子的话，其量还会更大，因生附子的功用应该是炮制附子量的 2~3 倍之多。

火神派及扶阳医家，大都精研伤寒学术思想，很显然是继承了张仲景扶阳重剂的观点，因而造就了火神派医家大剂量应用附子的特色，特别是火神派扶阳医学领袖郑钦安，其在《医理真传》与《医法圆通》两书之中，不仅用量过两，而且擅用生附子，显然是发扬了仲景学说与用药风范。

火神派及扶阳医学研究学者，其附子的用量，均是有过之而无不及之嫌。如吴佩衡、范中林、唐步祺、卢崇汉等，一般起始量都在 30g 以上，尤以吴佩衡、范中林用量更是惊人，多至 100g、200g、300g，最多用到 500g。更有甚者，李叫老中医一昼夜之间附子用量达 600g 之多，比吴佩衡先生有过之而无不及。

吴佩衡教授之子——吴生元教授认为，附子常用量为 30~60g，病情严重或病势危重者可加量，如用至 100~240g。但他认为用附子并不是量越大越好，原则是以最小剂量达到最大的治疗效果。

但是，四川的王渭川先生认为："然附片必用至 60g 方有疗效。"

总结火神派与扶阳医家及有关其他医家应用附子的经验，笔者认为一般阳虚阴盛者，附子起始量可用 30g，然后可逐渐增加，每服 3 剂，可增加 15g，如 45g、60g、75g、90g，最大量用至 100g 时，一般阳虚重症都能起效，但危急重病患者达 200g 以上才可能取效。如果没有应用这方面经验的医家，还是从小剂量 10g 着手为好，只有慢慢地体会并逐渐加大附子量的认识，才能摸索出适合病家的附子剂量。

附子的用法与用量，各地医家由于积累的经验不同，剂量大小差异也很大，而且应用的方法也多种多样，如沸水泡服的、煎煮散剂、15g或10g与群药同时煎煮者等，均值得研究与总结。

广东毛炜认为，只要用药正确、适合患者病情，哪怕附子剂量超出医书记载几十倍都没有危险。根据文献，既有服用10g小剂量附子1次就出现中毒反应的报道，也有在抢救危重病过程中，24小时内用量超过500g而未出现中毒反应的例子。其实剂量大小与是否中毒没有绝对的正比关系，中毒与否还牵涉到其他多种诱因，而且不同的药典记载的剂量范围也不同，暂没有统一结论。

中医界对附子的用量主要有四种观点：第一种畏附子如虎狼，索性弃用此类药物；第二种认为附子毒性剧烈，应当小剂量使用，如《中药大词典》中附子的用量为3~9g；第三种观点主张根据病情的不同以及个体的差异选择剂量，常用剂量在15~60g；第四种是火神派主张的超大剂量使用附子，特别是在救治心衰等危重症和肿瘤等疑难病症时，使用的剂量更大，起始剂量多在45~75g之间。

导致附子用量差异巨大的其中一个重要原因，是现代对古今剂量换算认识的不同。目前，药典、教科书多认为张仲景所处的东汉时期的1两相当于现代的3g，但据现代一些医史学家的考证，汉代当时的1两应相当于现代的15.625g，两者相差5倍多。而另一个重要原因就是不同学术流派、不同医家之间认识和经验的不同，从而导致附子在用量上的巨大差异。

二、煎煮问题

不管附子如何应用，都牵涉煎煮时间与去毒性的问题，这个问题，对于学习火神派与扶阳医学的医家来说，尤为重要。

既然附子用量一般情况都是比较大的，自然就涉及先煎的问题。这是因为附子有毒，而先煎的目的就是增效减毒，故绝大多数医家都主张先煎、久煎，大剂量应用时尤其如此。附子入药必须先煎1~3小时，这里指水煮沸以后才开始计时，然后再入其他药物同煎，这已经形成为大多数医家的共识。

关于附子先煎或与他药同煎的问题，目前临床上有两种截然相反的意见。

一种是云南、四川的火神派扶阳医家，他们都主张附子先煎去麻味后，与群药同煎，这样临床应用非常安全而且临床疗效显著，笔者也是非常赞成这种主张，并在临床上广泛应用。

另一种对于附子先煎持相反态度的说法，认为附子在仲景时代均未提出先煎的问题，而他们也同样认为附子在危急病情下，不需要先煎，而先煎则降低了药效，对救治危重患者不利。李可老中医就主张这样的观点，他认为病势缓者，附子与他药加冷水同煮用文火慢煎，且可2小时服药1次；而病势危急者，则附子与他药加开水武火急煎，且随煎随喂或鼻饲，24 小时内不分昼夜频频喂服 1~3 剂；按照现代药理研究，附子武火急煎 1 小时，正是其毒性分解的高峰；因此他认为，对于垂死的心衰患者而言，附子的毒性，也正是救命的仙丹；但在煮药的方法上，是附子与炙甘草同煎，炙甘草 60g 足以监制附子的毒性，不必多虑。李可一生用附子超过 500kg 以上，从无一人中毒。

上海的周康也常用附子 120g，且不先煎；因为他曾到药材公司了解情况，附子产地虽不一致，但经过规范化炮制，不仅无毒且有效成分大量丧失，若再先煎，则疗效更加降低，所以他不用先煎且用大剂量附子；虽然他不先煎，但他用附子常与干姜、炙甘草同煎，这样就能很好地减毒。

这种观点从临床上看确实有一定的道理的，也有不少人持有这样的观点。对于这种观点，如果临床医生对当地所用的附子品种了解不够详细，只有通过不断的应用，才能慢慢摸索出符合当时实际的经验，而在不了解附子品质之前，当然还是从小剂量开始为好。黑龙江陈国恒认为小剂量附子（15g 以下）不必先煎，与他药同煎即可，经过临床应用，"未发现中毒现象，而且疗效较好"。就此问题，笔者曾请教陈守义老中医，他认为上述思路是正确的，而且临床也认为 15g 附子不必先煎，笔者为了安全起见，把附子量控制在 10g 以下，也未先煎过，临床疗效的确比较满意。

毛炜在临床中发现，很多市民不懂正确煎煮含附子的中药。这类药一般要先煎附子 1~2 小时。掌握火候有一个诀窍：取一片煎过的附子，咬一口慢慢咀嚼，如果没有口麻的感觉，表明煎煮火候到了，这时可以放入其他药物，如果仍感觉麻口，则需继续煎煮。因此，很多有经验的中医生通常会在处方中附子这味药的右上角或后面注明先煎、去麻。

另外她还认为，煎煮含有附子的中药一般耗时较长，有些市民煮药时发现水干就中途加冷水。这样可能增加附子的毒性，应属大忌。煎药前应充分估计好水量，一次性加够；如果中途发现水快煎干，应该先关火，待药冷却后再加入适量冷水，然后重新开始煎煮、计时；即使中途加水，也一定要加开水。

三、关于生附子

关于生附子的临床应用谈的都比较少，为什么呢？一是因为市场上根本就买不到，二是生附子毒很大，导致临床诸多医院的大夫"谈虎色变"。《中国药典》上根本就没有提到生附子，但是，在研究附子毒性与药物作用的时候，大多数是采用的生附子，而很少用到制附子，也就是说药理研究与临床应用严重脱节。河北的康素刚等研究张仲景应用生附子的规律中发现，通脉四逆汤系列处方是生附子为 1 枚，为 20~30g，并且多是当患者出现阴盛格阳、阴阳离决证时采用；认为急重症选用生附子，以其性猛烈，以斩关夺将、力挽狂澜之势，能回阳救逆，逆转病势，以取速效；临床应用生附子时要善用、慎用、不必禁用，也不可滥用。其实，生附子的应用还是比较常见的，如治疗肿瘤癌症、痹症疼痛等病症，用好确实是有起死回生之效果。

广东陈务华等研究应用生附子，取得了很好的临床效果：生附子起始剂量是15~30g，根据病情需要，最大剂量曾用120g，且使用生附子的患者超过300例以上，除1例因煎煮时间短出现中毒反应外，其他均取得良好的治疗效果。总结认为要严格辨证、掌握好适用证；辨证为三阴伏寒患者要从小剂量15g开始，逐渐增加剂量，以知为度；煎煮时间在2.5小时以上，每天分2~3次以上服用，基本安全。

广东黄运东等研究应用生附子，其2年内住院患者共使用生附子364.2kg，平均每月使用生附子15.1kg，当处方中含有生附子时，均要求笔者所在医院药房煎煮至以药液口尝无麻舌感或微有麻舌感为度，一般均要求煎煮2个小时以上，生附子剂量越大煎煮时间越长，15g到150g时煎煮时间从2小时到5小时，超过150g时煎煮5小时以上，以口尝无麻舌为度。经2年住院患者系统观察安全有效，未出现过中毒反应。

四、实验研究

陈金月等应用动物实验表明，附子大剂量单用毒性较大，与甘草配伍后可减小毒性，但剂量大，仍有可能导致中毒，临床应用大剂量附子，每剂最好不要超过75g。魏引平等应用动物实验表明，附子饮片呈角质而坚硬，较难煎透，沸水煎煮可提高水对饮片的浸透程度，加快乌头碱的溶出，而饮片在浸润透心后煎煮，乌头碱溶出最快；证明了传统热水先煎附子的方法是有科学依据；但考虑到目前药材市场的不规范和附子一般在40分钟后才能润透的特点，所以附子宜加热水煎煮40分钟以上，或直接煎煮50分钟以上为宜；因临床上实际煎药时间多为30~60分钟，由此而提示，附子在入汤剂时，若煎煮时间足够长的话，可考虑不必先煎。

第二节　用药宜忌

一、传统认识

（1）《本草经集注》：地胆为之使。恶蜈蚣。畏防风、甘草、黄芪、人参、乌韭、大豆。

（2）《名医别录》：又堕胎。

（3）《品汇精要》：妊娠不可服。

（4）《本草纲目》：畏绿豆、乌韭、童溲、犀角。忌豉、稷米。得蜀椒、食盐，下达命门。

（5）《本草汇言》：若病阴虚内热，或阳极似阴之证，误用之，祸不旋踵。

（6）《本草经疏》：病属阴虚及诸火热，无关阳弱，亦非阴寒，法所均忌……若非阴寒、寒湿，阳虚气弱之病，而误用之于阴虚内热、血液衰少、伤寒温病、热病阳厥等症，靡不立毙。

（7）《本草蒙筌》：反半夏、瓜蒌，暨贝母、白及、白蔹。

（8）《本草备要》：畏人参、黄芪、甘草、防风、犀角、绿豆、童便，反贝母、半夏、白及、白蔹。

（9）《神农本草经集注》：俗方每用附子，皆须甘草、人参、生姜相配者，正制其毒故也。

（10）《本草崇原》：附子不可服，服之必发狂，而九窍流血；服之必发火，而痈毒顿生；服之必烂五脏，今年服之，明年毒发。

（11）《神农本草经百种录》：凡有毒之药，性寒者少，性热者多。寒性和缓，热性峻速，入于血气之中，刚暴驳烈，性发不支，脏腑娇柔之物，岂能无害，故须审慎用之。但热之有毒者，速而易见；而寒之有毒者，缓而观察，尤所当慎也。

（12）《本草分经》：误服祸不旋踵。中其毒者黄连、犀角、甘草煎汤解之，或用澄清黄土水亦可。

（13）《本草正义》：非敢孟浪从事，实缘物理之真，自有非此不可之势。若用生附，或兼用乌头、草乌，终嫌毒气太烈，非敢操必胜之券矣。

（14）《名中医论方药》：凡属阳热实证、阴虚证、阴虚内热或阴虚阳亢证、真热假寒证者均应忌用，误用会加重病情或出现咽痛、烦躁、眩晕、吐血、衄血等不良反应；孕妇忌用。还有医家提出，阳强者不宜使用；因使用激素引起的口渴、烦热等假热证候不应作为用药禁忌证。

二、现代观点

临床上是凡阴虚阳盛，真热假寒及孕妇均当禁服。

三、配伍禁忌

当代《中药学》教科书及《中华人民共和国药典》2005 与 2020 年版，均有认为附子不宜与半夏、瓜蒌、贝母、白及、白蔹同用，并认为附子与乌头同一体，既然是"半蒌贝蔹及攻乌"，那么，理所当然也包括附子。这些说法虽然有一定的道理，但与十八反上所说仍然有差异，我们还是保留一些古人的认识为好，现代药理学认为附子与乌头药理基本一致，但古人毕竟是分为两种药物，而且功效作用及主治范围有很明显的差别，古人经过千年的临床观察与研究，现代的药理学研究未必都是正确的。

已故名医何绍奇先生认为，古有乌头反半夏、瓜蒌、贝母、白及、白蔹之说，为"十八反"的一组药，但没有说半夏、瓜蒌等反附子。川乌系附子的母头，但这是两味药，如说附子也反半夏、瓜蒌等，便是"株连"了。何况乌头半夏同用，在医圣张仲景已开先河。半夏与附子同用的机会很多，何绍奇说可以举出古今100个以上的医案医方来作证。有一次他处方里半夏、附子同用，某药店的药工一看处方，大为不屑，说这是哪儿的江湖医生开的方，连常识都不懂。他听了，不生气，只是苦笑。当代名医姜春华、朱良春、颜德馨诸位先生都曾郑重地撰文驳斥过半夏反附子之说，我们不妨找来看看。

四、附子与半夏配伍研究

附子、半夏相伍，最早见于《金匮要略》，其在腹满寒疝宿食病篇所列附子粳米汤，乃仲景为治疗寒邪内阻，阴寒湿浊上犯出现以腹中雷鸣疼痛，胸胁逆满呕吐之证而设。方中附子一枚炮用，乃大辛大热之品，大补不足之元阳，散阴寒之气，使阳气回升，阴寒湿浊之邪自然消散。半夏半升，其性辛苦而温，辛开苦降，燥湿化浊，降逆和胃，助附子除阴寒湿浊之邪。两者相合，有君臣相辅相成之意。如此融温阳散寒、化浊燥湿、降逆和胃为一体，成为治疗元阳不足，寒浊内盛，痰湿内蕴，胃气不和的绝佳搭配。原方佐以甘草、大枣、粳米缓中补虚，以扶助胃气，且可缓解附子的毒性。此药历代医家多有应用，李时珍在《本草纲目》附子条附方中引载："胃冷有痰，脾弱呕吐。生附子、半夏各两钱，姜十片，水两盏，煎七分，空心温服。一方：并炮热，加木香五分。"此处是该药对的典型应用。张仲景被称为医圣，其著作《伤寒杂病论》历来为中医学者奉为圭臬。其所列方只要辨证无误，疗效都非常肯定。可见两者相互配伍，必然有其深意。李时珍亦是中医史上少有的大家，将其列在附方中以示后人，亦说明两者配伍疗效肯定。前后二者所用疾病病机一致，组方固定，对于疗效自然也不容置疑。可见称此为药对理不为过。

附子与半夏配伍之药对，此药对历代医家应用较常见，如唐代孙思邈《备急千金要方》之大五饮丸、半夏汤、附子五积散都用到此药对；宋代《太平惠民和剂局方》中十四味建中汤，以治劳损、形体羸瘦、短气嗜卧、头痛、胃痛、咳喘吐痰、手足冷、夜卧汗多、惊悸、小腹拘急、大便滑利、小便频数等症，即以附子配半夏，功在温阳化饮，建中化痰；其他如宋代《圣济总录》之大半夏丸，明代陶节庵《伤寒六书》之回阳救急汤，王肯堂《证治准绳》之小半夏汤；清代张璐《张氏医通》之附子散，《河间六书》之大白劳丸等。近现代的应用也不少见，如近代名医《丁甘仁医案》中以附子配半夏者就有50多处，其治疗病种达 10 余种，包括痰饮、疝气、中风、伤寒、肿胀、痢疾、哮喘、痹证等。所举医家应用疾病虽有出入，但基本病机都有"寒"和"痰"的共性。以上所列包括汉代张仲景《金匮要略》和李时珍《本草纲目》，它们都属中医史上的名家或国家修订本草，虽明知相反而用之，足证其利大于弊，疗效非凡。

　　当代国家药典之所以认为附子与半夏相反，是源于《神农本草经》的乌头反半夏之说，而附子来源于川乌头的子根，既然乌头反半夏，附子与半夏相反似乎成立。但逻辑上的成立却与历史事实完全不符，这似乎说明事实并非如此简单。

　　历代本草对附子是否反半夏的记载如下：《神农本草经》是中药配伍七情相反理论的奠基之作，所谓十八反歌诀，亦是后人对此书记载的相反药物的总结。乌头反半夏即来源于此书的诸药制使篇。此书附子与乌头并列，在乌头制使条下明确记载反半夏，而半夏条下亦记载反乌头，但同篇的附子条下却没有记载反半夏。可以看出，《神农本草经》认为乌头与附子不是同一药物，两者的七情相反不能等同看待。《本草纲目》中的记载也是附子与乌头并列，将川乌附子在同一条目下论述，通篇没有提到附子与半夏相反，而且在其附方中记载了附子与半夏同用治疗胃冷有痰的简效方。更可贵的是，在附子与乌头条目将两者进行了反复的区别。认为附子是家种栽培品种，历史久远，品种固定单一，川乌是附子之母，七情配伍与附子一致，仅药效略有不同。而乌头专指野生乌头，其类别繁多，没有经过驯养修治，与附子、川乌完全不同，毒性更甚。并在乌头条下专门记载反半夏、瓜蒌、贝母、白蔹、白及。而乌头通篇亦没有与半夏相伍而用的记载；有人考历家本草，对两者相反得出以下结论：附子条下记载反半夏的著作有《本草从新》和《本经逢原》。《本草从新》中只记载附子反半夏，而未谈及草乌是否反半夏。《本经逢原》对所有相反药的记载极不一致，如川乌、附子只反半夏，草乌则未提及是否反半夏，且附子反半夏是否有确凿的临床案例，亦未见记载。其余许多重要的本草及现代中药著作，对附子均未提出相反者。考《本草备要》亦是类似，只在附子条下言反半夏，草乌条则只字不提，对附子、川乌、草乌的分类亦没有《本草纲目》全面细致。

　　以上可以看出，作为中药学最为经典和权威的《神农本草经》与《本草纲目》，并没有将附子与半夏作为相反的配伍看待，而诸多本草亦是有相同的观点。极少数的相反记载是何原因已不好考究，但基本上可以肯定，两者配伍不作为常规禁忌，附子与半夏相伍不属于相反的常规范畴。

　　附子与半夏配伍不仅不相反，反而使疗效突出。这是因为，中药相反的本质为两种药物同时使用时，患者出现了表现比较剧烈的反应，其反应程度是单个药物所不能达到的，其中的具体反应理当包括治疗作用与副作用，当然也可能包括现代医学的毒性反应。这是药物的共性，一般来说，所有药物都具有治疗作用与副作用，是集两者于一体的双刃剑。中药不同于西药，有诸多的类似于食品或本身就是食品的植物药材。《神农本草经》将其分为上中下三品，所谓上药养生、中药养性、下药除病，下品一般毒副作用较大，不宜长期服用。古人在长期的医疗实践中发现两种药物同时应用时，会出现明显的副反应，其治疗作用存在，但副作用可能使其出现了其他不适；或者毒副反应非常剧烈，使大多患者根本不能耐受，使得治疗效果不能发挥，出现了与治疗目的或意愿完全相反的结果，古人称这类配伍为相反。野生乌头与半夏均属下品，其本身的偏性就很强，中医治病以偏纠偏，即利用药物的阴阳寒热属性的多少来纠正人体出现的各种不协调状态。因此，偏性很强的附子半夏配伍不仅可能会产生副作用，而且其治疗效应也必然更强。

附子与乌头均属于毛茛科植物，附子为此科乌头的子根，属家种栽培品种；乌头则主要是此科北乌头的块根，为野生品种。两者的现代药理研究显示所含的成分类似，都含有乌头类生物碱，其强心、升压、抗炎、镇痛等药效物质基础基本一致。所以，两者在植物渊源上存在着内在的联系。这种野生的乌头与半夏相反，历代医家认识一致，因此将与乌头同源的附子和半夏配伍，其相反的属性必然存在，但由于附子属于家种品种，而且生长时间较短，又经过适宜的炮制，所以毒副反应表现的可能比较温和，患者可以接受，故此时也就表现为突出的治疗作用了。

附子配伍半夏的实验研究表明：在一般临床用量范围内，半夏配伍川乌、草乌或附子均不会出现毒性增强或疗效降低。范春光等对道地药材附子与半夏有无配伍禁忌作了探讨，其以附子及其炮制品黑顺片与半夏及其制品清半夏制成不同的煎剂，对动物进行急性毒性、心电图及离体心脏实验。结果提示，附子与半夏配伍的毒性作用低于附子单煎剂；急性毒性试验表明，附子的煎剂及其与半夏的混合煎剂，应用剂量为成人常用量的103倍时小白鼠未见毒性反应。万国庆根据药理实验证明，姜半夏与制附子的单煎混合剂及混合煎剂与附子单煎剂相似，两药配伍后没有增毒作用，在常量下可以服用。夏立荣等从姜半夏与附子对小白鼠急性实验结果看，混合煎剂与单煎混合剂的毒性均与制附子单煎剂毒性相仿，认为在常量下两药是可以配伍的。胡剑琴等研究表明，法半夏与附子配伍后与单味煎剂组相比较，小白鼠口服后毒性反应未见加重；对电刺激反应多数无影响。郭桂森指出，在脾虚条件下，珠半夏与附子、川乌合用，不改变附子、川乌及半夏原有的肾上腺皮质样作用，也未见显著的不良作用增强。

半夏反附子，是前人用药经验教训的总结。然而历代医家临床应用实践证明，只要注意防范，如法应用，则可不必禁忌。临床用药及实验研究证实，有些相反中药配伍合用后能够发生特异性的治疗作用。相反药物配伍临床多用于治疗沉疴顽难病证，或是利用相反药物配伍激发猛烈作用达到治疗某些肿瘤、风湿等病的目的，但在实际临床配伍应用中，必须掌握好适应证、配伍比例及注意事宜。相反药物的配伍应用，究竟是"相反者，彼此相忌能各立其功"（清·张志聪），还是"取其性之相反，使自相攻击，以成疏渝决排之功"（《续名医类案》），难以定论。探索附子、半夏等相反中药配伍应用的合理性与规律性，对临床上安全、有效地使用有毒、相反中药乃至扩大其应用范围，对于指导临床用药，具有重要意义，并可为相反中药的更加安全、高效和广泛的运用开辟新途径。

半夏反附子，毕竟是前人教训的总结，出现了毒性，可能指生品鲜品，毒性过大；或炮制不得法，毒性残留；或用量过大，毒性增加；或冷水煎药，时间过短；或药后饮酒，温浴；或季节环境温度过高，使中毒因素增加；抑或个体差异，对两种药物有不良反应等。然而实践证明，只要注意防范，如法应用，不必禁忌。

第三节　各家经验

火神派各地医家在具体应用上，大体有以下观点。

一、吴佩衡经验

云南吴佩衡先生用附子必久煎 3 小时以后试尝，半小时后如果不麻口（尝的是煮熟的附片，而不是尝煎好的药液），才与他药同煎服之；且他用附子特点有三：一是用炮制附子；二是与干姜、上肉桂（研末泡水冲入）配伍使用；三是久煎（大剂量煎 3 个小时以上）。

我们看云南地区医家医案，他们用附子一般都是先用开水煎 3 小时以上，这样做的目的是出于安全考虑。20 世纪 60 年代云南省刚从四川引种附子，加工炮制不得其法，蒸煮不透心，故服附子中毒死亡的事故时常发生，从此以后，用附子难免心有余悸，谈虎色变。故而后来医家为安全起见，大都采用上述的煎煮方法，每每以"开水先煨 4 小时"嘱之又嘱。以吴佩衡先生为代表的云贵医家，都主张附子先煎之时用开水来煮，这样是否合理，很值得我们思考。

笔者曾撰文称吴佩衡教授为火神派重量级人物，这里面就是指他用附子量超乎寻常。在《吴佩衡医案》中，使用附子有 56 案，其中成人 47 案，初诊方附子100g 以上者 22 例；60g 以上者 11 例；30g 以上者 12 例。复诊逐渐加量到 150g者 4 例，加量至 200g 者 5 例，剂量最大者是一名 13 岁儿童，初诊方即用附子250g，后加至每剂 400g，而且昼夜连进 2 剂，合起来就是 800g，终于挽回厥脱重症。

吴佩衡教授擅长超大剂量应用附子，其经验主要归纳为以下 10 个方面：

（1）助阳解表，扶正祛邪，附子用量为 30g，代表方是麻黄附子细辛汤。

（2）益火之源，回阳救逆，附子用量至每日 120g，代表方是四逆汤。

（3）温补脾阳，燥湿运土，附子一般用量为 30~60g，代表方是附桂理中汤。

（4）温阳托毒，活血通滞，附子用量为 60g，代表方是阳和汤。

（5）温经通络，祛风止痛，附子剂量常用为 60g，以乌头煎化裁。

（6）温补阳气，振奋心阳，代表方是附子汤，附子用量为 30~120g。

（7）暖水燥土，温阳止泻，附子用量为 30~60g，代表方是四神丸。

（8）祛痰止咳，温化痰饮，附子常用量为 30~60g，代表方是附子加苓桂术甘汤。

（9）温暖胞宫，调经止痛，附子用量为 30~60g，常以桂枝茯苓丸化裁。

（10）滋养补虚，温通寒结，附子常用量为 60g，以附子理中丸化裁。

二、卢崇汉经验

在四川卢崇汉教授一年开出的 20076 张处方里，用附片的处方一共是 19423 张。在全年的处方里面，它占了 96.8%。这个附片包括了天雄片、黄附片、黑附片、熟附块，都属于制附片。制附片的用量在 60~250g 之间。

在煎煮方法上，《伤寒论》用附子，都没有先煎。但卢崇汉教授的用法，一律先煎，就是附片先煎 2 个小时，这 2 个小时是从煮沸后计时，2 个小时以后，用筷子夹起附片尝一尝，不麻嘴了，就可以放其他药了，一般再煎半个小时就可以了。水要一次性加够，患者实在掌握不了火候，水少了，怎么办呢？一定要加开水，这是头煎。第二煎也是开后半小时，第三煎同第二煎。一般将三道药混合起来分三次服，但一定要温服。

卢崇汉教授认为，现在附子的制作工厂为降低加工成本，增加利润，多使用有毒的化学制剂浸泡附子，从而达到脱皮的目的，这就造成有毒的化学制剂大量残留在附子里。这些残留物对人体是有害的，甚至是致癌的。基于这些问题，所以卢崇汉教授在使用附子时，都给患者交代，附子在煎煮前，用流水浸泡 2 小时后，再煎煮 2 小时。这样可以减少附子里胆巴和化学制剂的残留，这也是不得已而为之。

在服附子等温热药物的时候，卢崇汉教授还认为，忌口也是保证疗效一个必不可少的因素，按照卢门的规矩，服温热药一定要忌口的。忌口有两个方面：一个是绝对忌生冷寒凉，因为附子是扶阳的，所以一切损阳的因素都要把它拿掉，这才能保证疗效；另外一个是忌辛燥，这个也是卢门的一个心法。为什么辛温扶阳要忌辛燥呢？这一点也许不容易理解。这里可以做一个比喻：附子以及其他的辛温扶阳药就像汽油一样，它是动力之源。但是如果你吃了辛燥的东西、煎炒的东西，那就像丢了一个火星到油里面，油马上就会燃起来，就会引起上火，所以辛燥的也要忌。

三、范中林经验

四川范中林先生用附子，少则 30g，多则 60g、120g，甚至更多，为减低毒性以保证安全用药，多久煎 1.5 小时。

在《范中林六经辨证医案选》中，以附子为主的案例计 36 个，初诊方用 30g 者 8 例，用 60g 者 17 例，用 120g 者 10 例，最大剂量用于 11 岁患儿黄某下利虚脱案，初诊附子 120g，复诊加至 150g，半月内累计用附子 6500g，随访 30 年，未见不良反应。

范氏经验："在准确辨证的前提下，还必须严格掌握用药配伍和剂量轻重。附子用量应针对病情恰如其分，并须久煎一个半小时以上。附子无姜不燥，干姜的用量须灵活掌握，在阳虚阴盛而未至四逆，舌质虽淡而不甚，苔虽白而不厚的情况下，干姜可酌情少用；反之可多加，直至与附子等量。甘草的用量不超过附子的一半，大体与干姜相等。"当附子用至 60g 以上时，甘草用量恒用至 30g，推其用意，是为了缓和附子的毒性。

范氏另有"略煎"之法，显示出他对附子药性的熟谙应用。所谓"略煎"，就是改久煎为轻煎，即先煎 20 分钟后，即下其他药物，此举是为了保持附子的峻烈之性，以来应对阴寒重证。不仅反映出范氏有胆有识，而能预告患者服药反应，更见其对生理、病机、方药的深入理解，以及对姜附运用出神入化之程度。

四、唐步祺经验

四川唐步祺理论上推崇郑钦安之学，实践中不仅善于运用郑钦安倡导之法和推荐之方药，并且在其《郑钦安医书阐释》一书中多次说道："多年临床考验，确信其真。"

作为火神派的传人，唐氏自然擅用附子，而且用量之大，自谓："临证数十年来，以善用姜桂附闻于世""对阳虚诸种病症，用姜附少则 30g，多达 250g，从未发生任何副作用，真是药到病除。"乃至人誉为唐火神。

五、王慕尼经验

云南的王慕尼认为，附子的应用剂量可按照年龄分四个等级：2~5 岁用 5g，6~9 岁用 10g，10~15 岁（及 60 岁以上）用 15g，16 岁以上成人用 20g；凡用附子的方剂，附子均与其他药同时下锅，加冷水用中火煎煮 15~20 分钟，即可服第 1 次，以后第 2、第 3、第 4 次的煎服法依然同上。

为了急救方便，王氏认为可先服粉剂，继服汤剂加粉剂。具体步骤：将附片用细砂炒炮，研细粉备用。凡遇身凉脉绝的垂危患者，急将附片粉 5g 开水冲服，与此同时另用复方煎剂回阳固脱，益气救急，这是治疗急证的有效方法。

六、黄煌经验

南京的黄煌认为附子用量在 20~100g 之间方能见效，在他编著的《经方 100 首》中，附子的剂量就是如此设计的。

在附子的煎煮上，他认为如果用于回阳救逆时，则宜久煎，可增效减毒。黄煌的经验是，凡用 10g 附子时，宜先煎 15 分钟；20g 者，则先煎 30 分钟；30g 者，则先煎 45 分钟。即每增加 10g，先煎的时间增加 15 分钟。

附子用于止痛时，煎煮时间不宜过长。有人提出附子煎煮新法，即将附子捣为粗末，开水煎煮 10 分钟以后，尝无麻味即可，煎煮附子的水一定要一次放足，不能中途再添加冷水进去。

七、李可经验

山西火神派扶阳医家的一个共同特点就是以《伤寒论》仲景学术研究为起点，李可老中医也不例外，而且他研究《伤寒论》颇有独到之见。

如在古今用药剂量上的差别，他认为按古今度量衡折算，汉代 1 两为今之 15.625g，1 斤为 250g，则经方的实际剂量，当以原方折半计量为是。明代至今，医家根据"古之一两，约今之一钱"的臆断，使用经方仅为原方的 1/10。并且沿袭至今，悬殊太大，剂量过轻，不堪大任。张仲景《伤寒论》不单是中医学四大经典巨著之一，更是中医学第一部急性热病学专著。东汉末年，寒疫大流行，伤寒的特点，发病急，传变速，故仲景立方剂量大，药简、力专、效宏，方能阻断病势传变，挽救危亡。近代用法，大违仲景立方本义与用药原貌，无疑严重影响了经方临床效用的发挥，阻碍了仲景学说的发展与创新。

方剂能否治病，除了恰中病机，配伍精当，便是特定的剂量。以四逆汤的应用为例：四逆汤乃张仲景急救亡阳危症之峻剂，有斩关夺门、破阴回阳、起死回生之效。原方为炙甘草 2 两、干姜半两、生附子 1 枚（破 8 片），按古今折算，取原方 1/2 量为准，则四逆汤剂量是炙甘草 30g，干姜 23g，制附子 60g（生附子 1 枚，大者 20~30g，假定生附子之药效为制附子之 2 倍以上），而中医《方剂学》中四逆汤之剂量为：附子 5~10g，干姜 6~9g，炙甘草 6g。以这样的轻量，要救生死于顷刻，诚然难矣！无怪乎中医治心衰，十有八九要失败。不是经方不灵，而是我们未能继承仲景先师的衣钵真传。

20 世纪 60 年代中期，李可已对历史上习用的经方剂量发生怀疑，每遇重危急症，如心衰濒死患者，辄用伤寒四逆汤类方的原量投治。主药附子则加一倍、两倍、三倍，破格用药。有 100 多例肺心病、风心病、冠心病及大出血导致的心衰濒死患者，协同西医进行抢救，绝大部分是西医放弃治疗，由李氏单用中药，一剂药附子用到 200g 以上，一昼夜按时连服 3 剂，附子总量达 500g 以上，使这些现代西医院宣布死刑的患者全部起死回生，因此他把此方定名为破格救心汤。

在附子的应用上，李氏更参照《伤寒论》中张仲景与群药共煎的方法，特别是急危患者，他常是武火急煎，随煎、随喂，或鼻饲给药，24 小时内，不分昼夜频频喂用 1~3 剂。李氏治病，常是一剂知，二剂已，闻名遐迩。

对于一些慢性病，附子有时与防风、黑豆、蜂蜜、炙甘草同煎，以消减附子或乌头的毒副作用，但都没有先煎煮。

八、吴荣祖经验

云南的吴荣祖认为，减轻附子的毒性，就是加热、水解。"附子不在制透而在煮透"，这是吴佩衡老先生的经验之说，所以仲景《伤寒论》的四逆汤就是生附子一枚，还提到身体好、耐受强的可以用大的生附子一枚。

吴荣祖在云南用附子就强调一定要煮透，当然不能要求老百姓都检测生物碱，不必那么麻烦，有一个最简单的方法就是煮透，就像煮土豆一样，用筷子压碎后尝尝，十多分钟后，你的嘴、舌没有任何麻木的感觉，就绝对是安全的。即使是煮 0.5~1kg 都可以这么做。

吴荣祖老中医在临床上，附子常用到 100~120g，并早期进行附子水煎提成剂型与颗粒剂的研究与应用，后来大量应用附子颗粒剂在临床上，服药十分方便，而且解决了煮药时减毒的问题。但附子颗粒剂的价格较高，即每袋 3g 附子颗粒剂，相当于生药附子 10g。他用的这种附子颗粒剂，原来用的是自己医院自制的，后来用的是江阴制药厂生产的。

九、王子泉经验

云南的王子泉认为，一般轻症，附子的用量是 15~30g，重症则用到 50~60g，至于少数特殊的虚寒重症，以及年深日久的痼寒积冷之疾，附子则用到 200~300g。附子的剂量不论多少，只要炮制如法，煎煮得当，就不会中毒。其正确的煎煮方法如下：

（1）燃火。不能用煤油、柴油、汽油。

（2）火力大小。待附片煎煮沸腾后要改用小火，不能用大火，但也不可用母火（极微弱的火）。

（3）煎煮用具。最好用瓦罐或砂锅，如果容量不够，亦可用洁净的铝锅。

（4）用水情况。煎煮前，尽量一次加足水，待水开后再投入附子，如中途水不够，只能添加烧开的沸水，切勿中途断火或加入冷水。

（5）煎煮时间。因附子的种类及用量而异，常规剂量的黑、白附片，煎煮 1~2 小时就已足够，如是盐附子、乌头，或附子剂量达到 200g 以上时，就要煎煮

2~3 小时，然后取出少许放在嘴里嚼细，待 10 分钟后，如果不感到麻口，就可以加入其他药物同煎了，否则要再煮，直到无麻感为止。

（6）服药的碗盏。一定要干燥，勿沾冷水，服药前后至少 3 个小时勿进生冷及酸涩食品，勿当风受凉。

十、邢斌经验

上海的邢斌认为，附子一般 10g 以下即与干姜、炙甘草一同煎，10~30g 附子先煎 30 分钟，30~60g 先煎 1 小时，60~90g 先煎 1.5 小时；90~200g 先煎 2~3 小时，这样应用附子是比较安全的。

同时他还认为，至于当地应用附子品种的情况，开始应用附子之时应做一个全面的了解，这样对于附子煎煮时间及用量有一个底线，才能用好附子并发挥有效的作用。

十一、福建庄严经验

庄严临床擅用附子，他用量一般以 1g、2g、3g、6g、10g、15g、20g 为常用剂量，极个别寒实证患者，累加至 100g，用 1 个月左右，效果不显，改以灸法，因为灸法的应用易为患者根据情况调整，医者少了附子中毒和壮火食气之虑。

当然，有的时候，他仍不排除临证一起手就需要应用大剂量附子的情况，有时可用附子 200g 以上。在附子用法上，20g 以下时，与常药同煎，即可达到有时只有附子大剂量才能达到的临床效果。当应用附子超过 20g 以上剂量时，他认为也是需要先煎，然后再下余药。

庄严临床体会到，附子的有效量不是一成不变的，是随着病情的变化而做相应调整的，此次的有效量，随着治疗的继续会变成无效量，所以大多数情况下，附子的量是需要逐步累加的。而对火神派有不同看法的人，他认为请先自己吃吃附子再说，且要吃到中毒才有发言权，或许那时候，这些有不同看法的人，会对火神派有一个新的认识或是成为火神派的一员。

这种观点比较切合实际，要做一个合格的火神派的学习者，首先要有"神农尝百草"的精神，而后才会对郑钦安的扶阳理念有一个全方位的认知与了解，此后才会在附子应用上下一番工夫。

十二、三七生经验

三七生先生应用附子，在 10g 以下之时，常与他药沸水泡服，简便而有效。大剂量附子 60~100g，也与群药同煎，并不先煎煮，但他常常是将药先浸泡 1 小时，然后加够足量大的水，煎煮至剩下 1~2 碗药液。

三七生先生认为，在附子应用上，一人有一人之方法，然目的都在于取效，以效捷而能持久者为上，效慢而短者下之。每个医人都是在实践中不断摸索，不断改进。三七生先前亦多一方久用，后受胡希恕先生影响，转为内外接轨，数方并用，临床效用尚可，然亦在摸索，未作定论。比原来用药分量亦减，若果能小量取效，又何必浪费药材？然病不为所动，则不得不加量，非必欲大量眩人眼目，实不得已而为之也。

十三、李颜师经验

贵州的李颜师临证重视扶助阳气，擅长补火，多用重用附子，故有"李附子"之美称。李颜师用附子，常用量15~30g，甚则达50g以上，疗效显著而从未发现中毒症状。他认为其关键在于使用方法：处方中附子必须标明"另包先煎"。煎药前先将附片放在火上烤至微焦黄起泡，再用足量冷水浸泡，先煎1小时，尝无麻味后，再加余药同煎；或先用童便浸煮附子，取出清水洗净后与他药同煎；或方中配伍生甘草、白蜜、生姜等可以缓毒。

十四、廖浚泉经验

云南的廖浚泉临证在儿科方面应用大剂量附子，颇多心得，虽儿科附子用量也较大，但以辨证为前提，小儿阳虚阴盛者，一般附片用量10~30g，重症可用30~60g，仍用开水先煎2小时左右，先尝少许以煎液不麻口为度，再纳入诸药同煎，以后每次皆开水煮即可，小儿虚寒证用之，效若桴鼓。

廖浚泉认为，对于成人，如农村人不常服药者，偶有疾病，药物剂量虽小但效果显著，久服药者则不然，所以个别老病号处方用附子30g尚感量小达不到目的。

十五、王德光经验

黑龙江的王德光认为，附子、乌头久煎后虽毒性大减，但疗效也随之而降，因此大剂量久煎不如常用量与群药同煎。在用量上，王德光用附子常从10g开始，乌头从5g开始，如无效，可将剂量逐渐加至附子20g、乌头10g。皆不用久煎，只要辨证对，常可获效。若此量仍无效，再增加剂量亦不理想，反徒增毒性作用。为防止中毒，王德光提出将全疗程所用附子一次购足，再按每日剂量投放入群药之中，如有"瞑眩"现象，即应减量或停服。

十六、周康经验

上海的周康通过亲身实践，突破了前人的局限，提出以附子治疗精神分裂症，特别是从事大剂量附子治疗精神分裂症的研究，取得了良好的临床效果。周康应用附子，多与干姜、甘草同煎，附子剂量在18~120g之间，且并不先煎，而是先用冷水浸 1 小时，然后与他药同煎 20~30 分钟，煎成约 250mL。

在治疗过程中，周康详细观察了附子的不良反应是否存在，而且还进行了理化实验，结果均属阴性，各种不良反应均未发生，相反疗效则日趋明显。但他所用之附子，为上海市药材公司统一货源，其炮制过程，均依据《中华人民共和国药典》方法，讲究产地固定，以便所含成分易于掌握。

十七、陈潮祖经验

四川的陈潮祖曾经出版《中医治法与方剂》一书，而他所选用的乌附麻辛桂姜汤一方，被选用在 21 世纪课程新教材《方剂学》中，方中主张制附子、制川乌用量在 10~60g 之间选择，在用法上提倡二味药先煎 1~4 小时，以尝汤液不麻口为度，后下诸药再煮半小时，汤成去渣，分 3 次服用，可连续服用数剂。陈潮祖能在教科书中采用该种应用方法，打破了传统的教科书小剂量应用乌、附的成见，为学习火神派与扶阳医家研究应用提供了可靠的理论支持。

十八、何绍奇经验

北京的何绍奇认为，附子的用量向来争议很大。仲景方用附子一枚，炮，破八片，则每剂约 60g，附子质量，一大片即 6~8g，曰"炮"，则为生附子，其力更大。所以当用附子时，不必畏忌，初用 10~15g，如无问题，完全可以续增至 30g 以上。用时附子须先煎，小剂量（9g 左右）先煎半小时，中等剂量（15g 左右）先煎 1 小时，大剂量（30g 以上）先煎 2 小时，头煎如此，二煎小火煮 40 分钟即可。煎附子时加生姜一块（约 30g，拍破），或蜂蜜 1 两更好，可以减低附子的毒性。何绍奇认为应用附子不会蓄积中毒，沈阳有位强直性脊柱炎患者，服药 400 剂以上，每方皆重用附子至 30g，共用附子数十斤矣，从初诊起到现在一直坚持上班工作，基本痊愈。

十九、毛进军经验

河南的毛进军在临床上，对于阴证需用附子者，一般轻证（症）以 18g 为起手，先煎 30~40 分钟。较重证（症）以 30g 起手，先煎 1 小时，如果有效且无异常反应，再逐渐递增其剂量，基本上在 45g 左右就有显著疗效。用量范围一般在 18~90g，并认为只要认证准确，都能控制住病情。如果病情危重，则在 45~60g 的基础上，每 4~6 小时服药 1 次，连续服用至症状缓解。

二十、徐汝奇经验

江西的徐汝奇对于附子的用量，以病证的阳虚程度之轻重，决定附子的用量增减。用量大小，应与病证阳虚相适应。并赞同大多数医家的观点，对附子的用量多取审慎态度。常用量在 10~15g 之间，中剂量在 30~90g，大剂量在 200~250g。在煎药方法与时间上，30g 以下附子量，多煎煮 1 小时后下余药，而 60g 以上时，多煎煮 1~2 小时以上。经多年临床观察，未发现毒副作用。

二十一、杨洪涛经验

天津的杨洪涛多治肾病，附子一般用量在 15~75g。初诊辨属阳虚附子证，开始剂量为 10~20g。若没有口干咽燥，舌体口周麻木感等，可加用 5~10g，直至临床症状得到明显改善。极量，即最佳治疗量。不同患者极量不同，当患者在某剂量出现口干咽燥，舌体口周麻木，甚至有心率减慢等中毒表现时，则此前最贴近中毒量的应是该患者的极量。煎服法：用量在 30g 以下时，一般先煎煮半小时即可；40~70g 时煎煮时间应在 50~60 分钟以上，以不麻口为度。

二十二、房铁生经验

北京的房铁生认为，应用附子时应该从小剂量开始，逐渐加量，应用 30g 以上时，均要求先煎 2 小时以上，以防中毒，在煎煮时应该用武火先将药物烧开锅后，开始计时改为文火煎 2 小时。

二十三、邵国荣经验

如何将患者的阳虚程度与附子的用量协调一致呢？天津的邵国荣认为，一般情况下，当患者阳气稍虚时，使用少许附子即可达到补阳的目的，此时患者不会有麻的感觉，因此无须关注患者是否有麻感。但当一个患者阳气很衰而需要大量使用附子时，就必须从小量开始逐渐加量。张仲景用附子在 1~3 枚之间，1 枚合 10~30g，最多可达 50g。要求先煎久煎，少则 1 小时，多则 4~5 小时。以入口不麻为度。邵氏验之临床，的确如此。

二十四、顾树祥经验

云南的顾树祥每日接诊，使用附子的处方均过大半，近 20 年所用附子近 15 吨（每年需要 200~800kg）。临床配方附子量如下：1~3 岁 30g，4~10 岁 40g，11~15 岁 50g，成人 60~100g。多年来从未发生过不良反应或中毒。他认为应用的附子制剂一定要纯，关键是要煮透，决不可滥用。

二十五、余天泰经验

余天泰认为，不能以其用量论英雄，然而量与效之间的关系是客观存在的。虽说四两能拨千斤，但有时用量不足，病重药轻，则是无异于杯水车薪，故该出手时就出手，看准了就应该毫不犹豫地重拳出击，快速高效扶助阳气，稳、准、狠地打击病邪。临床上，一般情况下，从常量开始，循序渐进，逐次加量，直至达到获得满意效果为止，这样比较稳妥。在煎煮时间上，通常20g以上先煎半小时，30g以上先煎1.5小时，60g以上先煎2小时，基本没有出现不良反应的。

二十六、郭文荣经验

内蒙古的郭文荣用的是四川产的制附片，剂量一般在20~200g。具体用法是先用沸水加盖浸泡半小时，水要多一点，漫过药2寸以上，然后开始反复搅拌3~5分钟，洗至附片变白，水变为灰黑色，倒掉咸苦水，再用温水或凉水淘洗一遍，洗至水清附片色白为度，去掉水，这个叫做退胆巴。如不退胆煎出的药汁难喝，且喝后胃中不适，有的恶心、呕吐、腹泻。煎煮时水要多放入一点，最好1次加足，煮沸2小时，口嚼附片毫无麻味，滤出药汁，再浓缩或加开水至每毫升附子水等于2g附子，兑入药汁中服。如煎煮超过2小时，则附子的淀粉溶出，药汁过稠难喝。

郭文荣的习惯用法：每剂药的头煎与二煎分开服，先服头煎，再服二煎。头煎药兑入该剂药附子总量的2/3，二煎后兑入1/3。如果用量在120g以上时，则头煎与二煎各兑入一半。如果是病家自煎，用量在60g以上，嘱其退胆后先煎1.5小时以上，再加入其他药同煎。头煎与二煎混合分2次服。剂量越大先煎的时间越长。用量在60g以下时，嘱其先煎1小时以上，再加入其他药煎，头煎与二煎分开服，未见有不良反应。

二十七、张文耀经验

张文耀认为，凡脉沉迟者，无论何病，均加用附子，剂量大小随着体质和病情而定，一般少则3~5g，多则100g以上。即使阴虚发热患者，在清热退热药中加入附子10g，也可很快退热。若体质略虚，高热不退，在退热剂中加附子3~5g，反而很快退热。在此类患者的退热剂中加入附子，既可防止过于寒凉，又能增强抗病之功。

二十八、杨涛经验

上海的杨涛为了验证附子合适用药量并治疗自己身体不适，从2005年到2008年根据身体状况（如嗜睡，脉沉，舌淡苔白腻，有齿痕，长期腹胀，腹泻，不渴，多汗，精神不佳等问题），自己开方调理约150剂，主要由四逆汤为主加减，每剂均用六七味中药。期间服用乌附类有熟附子、生附子、制草乌、生草乌、生川乌。因附子类药物均为有毒之品，故用量都是从小到大，逐渐增加，最初从10g开始，每次递增10g，每剂超过60g时则递增20~50g。4年时间里附子类中药服用总剂量5000g左右，其中1剂药的最大用量为生草乌150g，生川乌

150g，生附子170g，制草乌200g，熟附子320g。当熟附子量比较小时（低于50g），煮药时间控制在半个小时，量再大时（超过50g），煮药时间相应延长，为1~2小时。并准备好蜂蜜、甘草等，以备解毒之用（一直未用过）。

二十九、王顺治经验

河南的王顺治认为，附子小量生气，中量散寒，大量回阳。所谓小量，是指控制附子用量在3~6g，中量指用附子在10~15g，大量指附子用量在30~100g，或在100g以上。他在临床上体会到，急病宜量大，缓病宜量小，祛邪宜量大，扶正宜量小，回阳宜量大，温阳宜量小；夏季人外热而内寒用宜量大，冬天人外寒而内热宜量小。其师曾曰："试观井水，夏凉而冬温，补阳散寒宜初量小而后量渐增大，回阳救逆宜初量大而渐量小。"王顺治其师毕氏曾云："附子不宜先煎，先煎则失其剽悍之性。"查古人用附子未言其必先煎者，只要把握其用量，掌握其配伍之妙即可大胆使用。王顺治运用附子，凡小量至中量者，以常法煎服则可，如大量用之，则只须头煎沸起1小时以上，并与二煎混合后用，分而服之即可，从未出现过中毒现象。从临床观察发现，凡大量使用附子，以饭后1小时服药为宜，不宜空腹服用，空腹服用副作用易显，医者意也，运用之妙，存乎一心，真正用之得心应手，还需多多实践。

第四节　关于去麻问题

关于附子去麻的问题，上面讲得非常多，并且大都认为去麻是减轻附子中毒的重要体验。但是，这里面有一个明显的问题，就是去麻是尝煮熟后的附子，还是尝煮好附子后的药液。

关于去麻的说法，在研究火神派诸家医案时我们发现，虽然这是事关附子的毒性问题，但公认这是鉴别附子煎煮后，是否还有毒性一个很好的方法，仔细研究这些医家的说法之时，从中会发现一些矛盾的问题。如何尝附子煎煮后是否有麻味？吴佩衡先生尝的是附片，而且口尝半个小时内，如果不麻口，再加余药继续煎煮10~20分钟即可服用。但其嫡孙吴荣祖老中医，却是说得含糊不清，他说用筷子压附片，如果"面了"，尝尝筷子上附片及药液之味道，这里面既有附片，也有药液。

与此相同的是，王子泉先生也认为应口尝附片，即煎煮好后取出附片少许，放在嘴里嚼细，待10分钟后，如果感觉不麻口，就可加入其他药物同煮了，否则再煎，直到不麻口为止。公认口尝有麻味是有毒的表现，因为炮制后的附片在入药之前，都注明有麻味，说明麻味的确是其毒性的表现。

笔者认为应口尝药液，即口尝煎煮好的药液，而不是附片，原因是我们要服的是药液，而不是附片、药液一块儿吃。因此，应该尝的是附子煎煮好的药液，并且是服药本人口尝，其他的人尝则无用，这是因为有个体的差异性。与此同时，若附子与干姜、炙甘草同煎煮后再尝，这种口麻味道已经混杂了，已经没有实际的价值与意义，应当避免。

为了确认附子到底煎煮多长时间好，笔者曾经用 30g、45g、60g 附子煎煮，分别在煮 30 分钟、60 分钟、2 小时后，尝附片、药液，并没有发现什么麻味，但是有 1 次，煎好全部药液（与他药煎好后）喝了以后，舌有麻味，过一了会儿就慢慢消失了，笔者认为这可能是姜的味道，并非是附子造成的。

上海邢斌也进行了这样的体验：第 1 次，单味附子 10g，煎煮 10 分钟尝 1 勺，味苦，继续煎煮 20 分钟，再尝仍是苦味，当时没有麻味、辣味，之后也没有出现口麻的感觉；第 2 次用附子、干姜、炙甘草各 10g，一起煎煮，煎煮 10 分钟，尝 1 勺，又辣又甜带点苦，特别是吞咽的时候感觉辣，继续煎煮 20 分钟，再尝还是那样的感觉，辣的感觉要持续一阵才消失；第 3 次和第 4 次，分别用单味附子 100g 和 200g，煎煮 20 分钟，尝 1 勺（这两次由于水放的少，煎煮后药汁就少，3~4 勺，所以比较浓），味苦，尝时没有麻味、辣味，之后也没有出现口麻的感觉。

他的这种口味认识基本类似于笔者的体验，即单煎附子后尝药液，未感觉到麻味、辣味，而附子、干姜、炙甘草同煎煮之时，倒是口中有有明显的麻味、辣味，这与干姜的味道是否直接相关，值得进一步的考证。

第五节　热药反映须知

一、郑钦安书中描述

附子治疗三阴重证疗效显著，与此同时，患者在服用附子以后，身体会出现不同程度药效反应，用郑钦安的话讲："阳药运行，阴邪化去。"就是这个问题，对一个优秀的火神派医家，是一个必须潜心体验与感悟的过程。同时我们还是应全面理解郑钦安的服药须知。在《医法圆通·服药须知》中，郑钦安说道：

"大凡阳虚阴盛之人，满身纯阴，虽现一切证形，如气喘气短，痰多咳嗽，不食嗜卧，面白唇青，午后夜间发热，咽痛，腹痛泄泻，无故目赤、牙疼，腰痛膝冷，足软手弱，声低息微，脉时大时劲，或浮或空，或沉或细，种种不一。皆宜扶阳，驱逐阴邪，阳旺阴消，邪尽正复，方可了扶阳之品。

但初服辛温，有胸中烦躁者，有昏死一二时者，有鼻血出者，有满口起泡者，有喉干喉痛目赤者。此是阳药运行，阴邪化去，从上窍而出也，以不思冷水吃为准，即吃一二口冷水皆无妨。

服辛温四五剂，或七八剂，忽咳嗽痰多，日夜不辍，此是肺胃之阴邪，从上出也，切不可清润。服辛温十余剂后，忽然周身面目水肿，或发现斑点，痛痒异常，或汗出，此是阳药运行，阴邪化去，从七窍而出也，以饮食渐加为准。

服辛温十余剂，或二十余剂，或腹痛泄泻，此是阳药运行，阴邪化去，从下窍而出也。但人必困倦数日，饮食懒餐，三五日自已。其中尚有辛温回阳，而周身反见大痛大热者，阴陷于内，得阳运而外解也，半日即愈。

凡服此等热药，总要服至周身腹中发热难安时，然后与以一剂滋阴，此乃全身阴邪化去，真阳已复，即与以一剂滋阴之品，以敛其所复之阳，阳得阴敛，而阳有所依，自然互根相济，而体健身轻矣。虽然邪之情形，万变莫测，以上所论，不过略陈大意耳，学者须知。"

这种情况，是火神派医家及学习者必须面对的首要问题。唐步祺说："这是从业医者除用药治病外的另一种功夫，颇为重要。"过了这样的门槛儿，我们才有可能对火神派有更多的了解与信任。

二、各家经验

火神派与扶阳医家发现服用附子后的反应，极大地丰富了郑钦安所说的内容。

1. 唐步祺经验。他认为阳虚阴盛之患者，服热药的剂数与反应，郑钦安将其独特的经验总结出来，为医者及病者增加服药信心。

谈到服药一二剂、七八剂、十余剂、二十余剂后，所现烦躁、昏死、鼻血、口泡、喉干、喉痛、目赤、咳嗽痰多、面目水肿、发斑、痛痒、腹痛泄泻、困倦、不食、大痛、大热等，都是阳药运行，化去阴邪，从上窍、从肺胃、从皮肤、从下窍而外解，只要不思水饮，或饮食渐加，即不可停药，改服寒凉、消润。必待服至周身腹中发热难安时，然后予一剂滋阴，以敛其所复之阳，而后病愈体健。这确是他书没有谈到的重要经验，唐步祺临证深有体会，确信其真。

病者服辛温一二剂，有流鼻血者，有喉干喉痛者，有口内起泡，口腔溃烂者，病者及其家属多认为是辛热太过所致，当即向其解释，如系热甚火大，何以不思冷饮以自救，明是阳药化尽，阴邪从上而出，继服病将好转。病者亦遂相信，安心服热药，不久即收功。

更有多服几剂热药而咳嗽痰多，日夜不辍者，乃肺胃之阴邪，因阳药运化而上出。亦有痰饮病服热药数剂，反觉胸中满闷不舒，有痰黏在喉中，甚至干咳无痰，此为阳药将凝聚之寒湿痰蒸化，病将因此而解之兆。

更有服热药数剂或十数剂，而周身面目水肿或发斑者，此为阳药荡去，阴邪从毛窍而出。至于多服热药而腹痛泄泻者，大多系泡沫状，遇咳嗽即减轻，并未用攻下药品如大黄、芒硝等而腹痛泄泻，自然是阳药涤去腹中凝聚渣滓从大便而出。

此诸种情况，唐步祺都曾亲身见过，即以郑钦安所说，一一向病者及其家属善为解释，以坚定其信心，因而治愈者不少。这是业医者除用药治病外的另一种功夫，颇为重要。

郑钦安还提到阳药服至通身发热，阳已大复之后，即予一剂滋阴之品，以敛其所复之阳，阳得阴敛，而阳有所依，自然互根相济，而诸症自愈。亦系重要经验，唐步祺每用黄连阿胶汤，获得满意效果。

2. 卢崇汉经验。卢崇汉认为，很多患者在刚开始服用辛温扶阳药物的时候，可能会出现口干、舌燥的情况。这种反应不同于西药的副反应，它或者是阶段性的，比如口干、舌燥的问题，开始用附子，可能口干、舌燥，但是继续再用，也许就津液满口了。为什么呢？因为阳气起来了，能够蒸腾津液了。或者在量上做一个调整，它的口干、舌燥也会消失。所以，针对用附子或其他辛温药应用过程中所出现的某些不适，我们心中一定要有定见，一定要有理论的高度，只有具备了这些，我们才不至于稍遇不对就行退让，从而错过临床上的良好时机。当然，对这些问题大家也不要太着急，每个人在行医的过程中都会遇到，都会有彷徨的时候，但是只要通过努力，这些坎儿都可以迈过去。

还有一个就是用大剂量辛温扶阳药和小剂量辛温扶阳药的问题，是否量小就不会出问题，量大就会出问题呢？他认为任何事情都不是绝对的。举个例子，大的石头甩出去往往只有一个落脚点，小的石头甩出去落脚点就多了。就像打水漂一样，大的石头丢出去，咚的一下就沉到水底了，小的呢？小的就可以打起很多的水漂。这是最简单的道理，大家应该能够非常明白。为什么用轻量的附子有时会"上火"？而用比较大量的附子，如60g或70g，这个"火"反而下去了呢？中医是讲悟性的，如果你的悟性好，成为一个真正的名医并不困难。

3. 吴荣祖经验。吴荣祖认为用阳药出现的祛病表现是汗、吐、下。当你用四逆汤一类的阳药，患者本来就是一个寒体，阴霾很盛，用药后患者开始吐了，一会儿开始泻了，这时候很紧张，西医就说马上停药，这应该补液，维持体内液体平衡，各方面都要考虑。

其实吴荣祖认为，看这个病要观察重点，第一个是患者吐了之后，精神怎么样？第二个是患者的食欲怎么样？第三个是脉象的根有没有？把握这三点就心中有数了，这是祛病的治疗，再吃就没有了这些症状。还有痛证，吃了附子方以后，全身都痛，这是祛邪反应。如果吃药后毫无反应，状若温开水就没有意思，也不会有多大疗效。所以吴荣祖应用乌头煎的时候，患者说疼，他就说好，再吃，疼了两天，就没事了。这些指标，包括患者的血沉都得到了有效的调节。

这种排病反应，吴荣祖认为应叫正复邪退更为合理。所以当排病反应出现的时候，或者是在排毒的时候，我们用治本温阳的方法，出现出汗也好、吐也好、泻也好，不能慌，不能乱了自己的方寸，要学会把握、学会观察。在祛病的时候，排除邪气要从哪三个通道走呢？汗、吐、下，吃了药能吐，吃了药能拉，吃了药要汗，这是中医治病驱邪的主要道路。就像天寒地冻的北极，夏天阳光一照，冰雪消融了一样。对于阴寒重证，我们用温阳药治疗之后，阴霾四散，病邪消退，正气渐复，人的生机就有了，脉现平和、舌现有神、食欲增加、睡眠改善，这些都是出现生机的表现，所以要正确看待排病反应。用药如用兵，治病就像战争，战争就是要有炮声，有枪声，胜负才能够决定，所以别想平平安安什么也没有，病就好了，小病可以，但大病就没有这么简单了。

4. 范中林经验。范中林善于应用附子，对服用附子药后的反应积累了丰富的经验。如他使用大剂附子，有时患者出现皮疹等反应，则暂时停用附子，改为他药，待皮疹消退后，再用附子，此时则采用间隔用药法，即服四五剂，停用几天再服，间断服药，既要治病，又要避免蓄积中毒。

附子略煎之法，显示出了范中林对附子药性的熟谙应用，并且在服药之前就告诫患者，"病重药轻，熟附久煎，难奏其功。遂令将上方加倍重用附子，改久煎制附片为略煎（煮沸 20 分钟后即下群药）。嘱其尽量多服，若身麻，甚则失去知觉，不必惊骇，任其自行恢复"。患者服药半小时后，忽然倒下，很快清醒，除全身发麻外，无明显不适。起身后，又倒在地上，口中流出不少清涎黏液。数小时后，逐渐恢复常态。间隔数日，依上法又重复一次。从此，多年剧痛明显减轻。

他在总结中说："必须指出，阳虚阴盛之人，初服辛温大热之品，常有心中烦躁，鼻出血，喉干，目涩或赤，咳嗽痰多，面目及周身水肿，或腹痛泄泻，或更加困倦等，此并非药误，而是阳药运行，阴去阳升，邪消正长，从阴出阳之佳兆，服药后比较理想的反应，是周身暖和，舌质和面色均现红润。此时即可用少量滋阴之品，以敛其所复之阳，阳得阴敛，则阳有所依，自然阴阳互根，邪去正安。"因而，对久病阳虚阴盛病证，用大剂姜附取得显效后，善后之策，范中林一般是加入人参、枸杞子、冬虫夏草等阴药，以求阴阳平衡，或者以丸药剂缓图收功，体现了郑钦安阳得之际，滋阴善后的观点。

5. 庄严经验。庄严认为，如果既能预见到服药后出现的反应，事先告知患者及家属，又能在疾病演变过程中，采取及时必要的措施，则可以让疾病的转化沿着既定的轨迹发展。

胃肠道反应是庄严在用姜附剂的过程中最常见的排病反应，几乎每个患者都会出现，具有普遍性。原则上每个三阴病患者都要在服药后出现胃肠道反应才视为有效，而非患者的主诉症状缓解。如少阴寒化证的发热患者，服用四逆汤，有的是先热退才出现腹泻，有的是先出现腹泻才发热骤除或渐退。腹泻不一定必是稀水样便，最起码是溏便味臭，或大便次数增多，或大便黏滞色褐。大多数患者有必要服至口干有津液上承，才是真正意义上改方或停药指征。因此，他认为胃肠道以腹泻最常见，也是最佳排病途径。此胃肠道反应是广义，非仅指腹泻、腹痛、呕吐等。对于虚寒证，或是大便次数增多，或是大便稍溏，或是矢气，或是大便规律改变，或是胃内泛酸都算在内。寒重已结冰的虚寒患者，服用阳药先是冰化成水，所以有的人还会出现下肢水肿。

庄严曾作了一个形象的比喻：人是一个小天地，就病态来说，姜附体质内寒重体实，犹如大地上有冰雪覆盖。应用姜附剂的阳药就好比是太阳，使冰雪消融，地气上为云，水汽源源不断地向上汇集积成云，然后变成雷雨云（腹胀、头晕目眩、恶心欲吐、痰多、口涎增多等）。如果上空还有其他的云层，两相积聚，于是就有了电闪雷鸣（矢气频频、腹中雷鸣、嗳气呃逆等），最后是雨的阵临（腹泻）。雨后的天空湛蓝（神清目明气爽），空气清新（身轻、口中有津液上承）。

正确解读排病反应，庄严认为除腹泻之外，汗出作为排病反应出现是连绵不断的热汗；咳嗽作为排病反应证出现时，持续时间长短难料，症状因人而异；痛证作为排病反应出现时，必是虽痛但可以忍受，或是痛但可入睡，也可痛醒，醒后再入睡。其他的，如旧病复发，可以是近1~2个月的旧病，也可能是20~30年前的旧病，他所经历的是，最长久的旧病复发50多岁的患者，服用四逆汤将30年前被铁器砸伤左手大鱼际的老伤重新发出来，表现为红肿热痛。

6. 王正龙经验。王正龙认为，服用回阳救逆的药物（如四逆汤、通脉四逆汤、白通汤、参附汤、姜附汤、术附汤、附子汤、附子理中汤、麻黄附子细辛汤等）后，可能会出现的情况主要有以下9个方面：

（1）忽然胸中烦躁不安，看谁都不顺眼，甚至张目喘促不眠，类似实火。极个别患者会因起身过猛而出现昏迷的情况（曾有低血压者行动要缓慢）；或出鼻血；或舌尖嘴唇上火起泡；或喉咙干痛；或眼睛干燥红痛（清晨眼屎很多）；或耳内疼痛；或面部发红发热；或体表发麻（属于血脉末梢被疏通的表现，一般2~3天就会消失）。

（2）忽然干咳或痰多，日夜不停，像患肺结核一样；有时忽然眼睑、面部、小腿和脚面局部水肿，乃至全身水肿，甚至会有排尿困难的情况；或者全身出汗；或者全身及面部出现片片红斑或丘疹，可能异常痛痒。

（3）忽然腹中异常疼痛，放屁拉稀或水泻以后，痛感就会消除（有人在1天中会泻5~10次，可能会泻10多天，但与痢疾不同，不会有疲劳感）；或出现不爱吃饭，或恶心呕吐的现象；或腰部酸痛如折；或浑身酸懒无力，特别困，总想睡觉（会睡得很香）；或一段时间内出现健忘脱发；若有生殖系统疾病，龟头或阴蒂会有灼痛感；或在屁股、面部等处生长出大疙瘩。出现这些情况后只需继续服药，一般半个月便会消失。

（4）忽然大量地流鼻涕、鼻塞、打喷嚏，极像感冒，此时可继续服药或改服大剂白通汤，以增强疗效；如果发热 38℃ 左右，一般 24 小时或 3 天就会退热（一般只是上半身温度较高），此时可服用麻黄附子细辛汤退热。

（5）忽然周身肌肉、骨节酸痛难忍；或头痛难忍，但有后头痛、偏头痛、头顶痛，前额痛的区别；或牙龈痛。

（6）妇女因寒邪过重而月经不调，或崩漏、或淋漓不止，服用此药后可能月经提前几天甚至十几天，次月就会正常；或停经 1 个月，停经时不必惊慌，次月即通；排血量可能会多于往常，但不会像往常那样疲倦；后几个月会排出大血块，或血中带脓；虚寒型不孕症患者可以因此而治愈；卵巢囊肿会发生轻微破裂出血，而后痊愈并恢复正常；甚至还会出现尿血、尿道炎和阴道炎等症状，属于寒邪外出时的表现。

（7）不论患者有无便秘，服用阳药后，有的暂时会不排便，但不会有憋胀感，继续服药，五六天即通，便秘即可彻底痊愈。还有许多患者的经脉穴位，会出现跳动，或轻微的疼痛，或出现几天口渴的症状。

（8）高血压的患者服药后，血压会暂时升高，继而开始降低，应适时调整用药；糖尿病患者的尿糖、血糖值也会暂时升高，尿中的泡沫会增多，指标较高的患者最好接受重灸治疗，方能治愈。

（9）如果患者曾经患有胆囊炎或阑尾炎等，一般都会复发；曾患有痔疮的也会发作，而且会由内痔变为外痔，只需继续服药，一般半个月即可治愈。

王正龙临床发现，曾经患过的疾病基本上都可能会复发 1~2 次。虽说复发，感受却不会比以前犯病时强烈。以上情况都是药物的作用使真阳发动，脏腑经脉里的寒邪将要被逐出的表现。以上这些情况出现时，应继续服药，一定不要急于去医院治疗，因为医院可能会让患者服用清热消炎激素类的药物，会将寒邪敛回体内，或被西医将器官切除，后悔莫及。以上所列数条情况，只是服用回阳药物可能出现的情况，不一定每种情况都会出现，因患者的病情不同，可能还会出现其他情况，在此不可能一一列举，而且每位患者的表现都不相同，但不论出现什么情况，只要患者的脉象属于沉、弦、伏、细等阴盛阳虚的脉象，就属于正常情况，不属于诊断失误、附子中毒或药物过敏。

7. 翁銮坤经验。翁銮坤认为附子的退病反应，要注意以下三个方面：

（1）缓症反应。即缓解消除症状的反应。服用附子后，真阳得复，阳气得充，阴霾消退，临床症状得以缓解消除。这是临床上常见的退病反应。临床上若出现缓症反应，患者的临床症状会得到好转，如四肢变暖，胃纳好转，大便得实，精神好转等。患者会因症状的好转而坚持服药，医者亦因看到疗效而坚持用药，这样一来，患者阳虚的体质往往会得到改善或逆转。缓症反应是临床上常见的用药反应，不仅是对于附子，对于其他药物亦然。缓症反应的出现，是医者及患者乐于见到的现象，在临床中容易辨别。

（2）正性反应，即在服用附子等回阳药物时，由于病重药轻；或阳气恢复，正邪胶着，交争剧烈；或阳气得复，寒邪阴霾外透于表而另走他经，而出现症状的反复或出现他经的症状，甚至出现类似中毒的反应。

胃肠道反应：据翁銮坤观察，对于服用姜附后出现的正性反应作用，大多数患者为胃肠道反应。此反应可剧可缓，持续的时间可长可短，具体的症状差别亦是很大。或是腹中肠鸣，或是胃中泛酸，或是频频矢气，或是大便溏薄，或是呈稀水样便，或是呕吐等。因服用附子后，阳气得复，真火得充，"真火生脾土"，母脏既健，子脏在母脏的煦养下，功能得到了恢复，故脾土得火助而健运，奋力抗邪外出。再者脾土乃心肾交通之要道，水火协调之媒。服用附子后，命门火（龙火）得养而旺，火遇土而伏，脾土得温煦而健，心肾得中气斡旋而交，君火得旺，"君火生凡土（胃土）"，脾胃俱得温养而健，驱邪于外，胃肠道功能恢复，故可出现胃肠道的排邪反应，即正性反应作用。正因为中土乃心肾交通的要道和枢纽，所以待出现胃肠道的正性反应作用时，也标志着寒阴之邪得祛，心肾相交之道得到疏通。对于初诊时没有胃肠道症状的姜附体质患者，出现胃肠道的正性反应作用时，则预示着其后的治疗进入坦途。

他经反应，即服用附子等回阳药物后，阳气来复，邪气得以溃退，疾病从阴转阳，从三阴证向三阳证转变，而出现阳经的症状。关于他经反应出现的论述，仲景在《伤寒论》中述之已详。他经反应的出现是正气来复，疾病由深转浅的迹象。对于医者而言比较容易用它来辨别疾病的趋势及预后。但临床上出现他经反应的情况比出现胃肠道反应的情况少，故医者亦必须掌握他经反应出现的意义。

中毒反应，是指在服用附子类药物出现类似中毒的反应，如口舌麻木、昏睡嗜睡等。中毒反应在临床上是最难令患者接受的，最易令医者迷惑的反应，加之在临床上见之甚少，故知者甚少。其实关于服用附子类药物会出现中毒样排病反应，仲景在《金匮要略》中已有论述，如乌头桂枝汤的服法中云："其知者，如醉状，得吐者，为中病。"即服用乌头、附子类药物后，出现如醉状或呕吐，是药已中病的现象。但并非人人如此，而且要与中毒相鉴别。

（3）正性反应作用与有效量的关系。附子的应用在临证时最为关键的是在于体质的识别。郑钦安在其医书中所列的辨认阳虚一切症法中的症状，翁銮坤认为这是对姜附体质识别的要证。在决定用附子前，对患者体质的识别应慎之又慎。确定了体质后，具体方证的确定要相对容易些：一是根据六经辨证；二是脏腑及气血辨证；三是方证和药证。在其后的治疗中最重要的是确定附子的有效量，而有效量的确定离不开有效量证的出现，即正性反应作用的出现。在临床上附子有效量的确定是一件十分困惑的事情，因为附子的有效量不是一成不变，而是随着病情的变化而作相应的调整。所以大多数情况下，附子的量是需要逐步累加的。翁銮坤认为在临证时，寻找附子体质患者在服药时出现的症状和个体因素，有哪些可以作为附子不同有效量的指征是极其有意义的。仲景提出的服用乌头类药物至唇舌发麻，或如醉状，呕吐也是附子的一个有效量指征。有效量证与有效量的明确，对于急重病患者显得尤为重要，这点从吴佩衡和范中林的医案中也可初见端倪。其实关于附子的证量效关系，还有很多内容可以深入研究。这有待于临床医家临证经验的积累与总结。

8. 张存悌经验。张存悌认为，要知道未服阳药之前机体无力抗邪，故无反应。服用阳药后，阳气振奋，兴起抗邪，正邪交争，尖锐对立，故有看似异常，实则正常的剧烈反应，切不可为这些反应所迷惑而中断治疗，或改投清凉，误入歧途。初用附子者，必须要过这一关。这个问题不解决，你就不会用附子。

9. 杨洪涛经验。

（1）有效指征。四末发凉、腰膝冷痛、出汗、夜尿频多、腹泻等阳虚症状得到改善甚至消失。其中最主要是舌脉的改变。舌淡胖质嫩、苔薄白或白腻或水滑渐转为正常舌象，双尺脉逐渐有力。

（2）远期疗效。一是改善了患者体质，阳虚体质得到改善，增强了抗病能力，提高了生活质量；二是疾病的复发率明显降低。

（3）腹泻的处理：患者素有寒湿之邪困郁体内，郁阻阳气，阳气无力抗争则不表现腹泻。使用附子后振奋了机体的阳气，阳气鼓动与寒湿之邪抗争于胃肠，则出现腹泻。故腹泻是附子鼓动阳气驱寒湿之邪外出的表现。患者服用一段时间附子后腹泻好转，说明体内寒湿之邪得以驱除，其阳虚症状也有改善。

10. 王章经验。王章认为，服附子类温热方药后，患者机体阳气复炽，正气复旺，正邪相争，阴寒之邪冰释，并被机体祛除。此时，机体可能出现各种反应，如突然烦躁、暂时昏厥、发热、流鼻血、鼻涕、口泡、咽干、咽痛、目赤、咳嗽痰多、面目水肿、皮肤发斑、腹痛、腹泻日行数至十数次、困倦、不食、呕吐、肌肉关节疼痛、经色异常，有些旧疾（如胆囊炎、阑尾炎、痔疮等）复发等。这是药物祛病，疾病将向好的方面转变的佳象。治疗前要向患者交代清楚，消除患者的疑虑，帮助患者树立信心，坚持服药，这些反应将自行消失，疾病将会转愈。

11. 三七生经验。"药不瞑眩，厥疾不瘳"，这是古书上的话。他举例子来说明排病法，就是受这句话启发。患者吃完这个药后，被人拿门板抬来了，说人吃完药就死了。一般瞑眩顶多就是人站不起来，即使昏了，一摸脉没事，挺好，休息一会儿之后，这个人几十年的头痛，其病若失。但如果是当成一个中毒反应去抢救的话，又是洗胃，又是灌肠，这个病就又回来了。回来之后还可能说是抢救及时，没死。有很多瞑眩反应，用药后的退病反应，有可能是这样的，实际是一个好转，但当没有好起来的时候，你又从中间给破坏了，破坏还以为是有功了，实际上还是把这个病给耽误了，而且还造成一个错误的假象，就是患者被这个药弄坏了，又被他给救回来了。如果没有经验的话，可能以为是坏了，但实际上是眩瞑到极致的时候，甚至人昏厥了，但人醒过来时已经是"拨乱反正"了。

对于大多数适用于附子剂治疗的患者，目前他的初步经验是，附子的有效量证是胃肠道反应，也就是首先出现胃肠道反应。此反应可剧可缓，持续时间可长可短，具体的症状差别也是很大，但不外乎或是腹中肠鸣，或是胃中泛酸，或是频频矢气，或是大便溏薄，或是呈现稀水样便，或是呕吐，或是腹中易饥，甚则腹部疼痛等。而且附子的有效量不是一成不变的，而是随着病情的变化而作相应的调整。

12. 余天泰经验。余天泰在临床工作中，尚发现有个别患者初次服用附子后，出现程度不同的唇舌麻木，甚或身麻头晕，视物昏花及乏力等反应，或可称之为首剂反应，不必惊慌。经云："药不眩瞑，厥疾弗瘳。"这往往是药达病所，直中肯綮之良性反应。此其过后，或许就是症减病轻或向愈。余天泰曾亲身体验过数次，每每反应过后而周身通泰，精神体力倍增。附子此等反应，可能与体质、个体差异和机体的反应性及敏感性有关。

13. 杨涛经验。专业人士杨涛为了验证附子药效反应，下面是其详细服用附子后出现的反应：

（1）第1剂药吃后一段时间感觉口渴，喜饮水，这和以前不喜欢饮水，饮水后易困倦情况有很大差异。

（2）服药后有时出现嘴角上火现象，但大量饮水后症状消失。

（3）服药后经常出现腹泻现象，但无任何身体不适感，和以往腹泻后全身无力，精神不振有很大的差异，此为寒湿之气从大便排除的现象。

（4）服药前经常感觉腹胀，服药后矢气频频，味较臭，矢气后腹部闷胀感减轻。十几剂药后腹胀感基本消失。

（5）服药前每天晚餐后易困倦，服药后困倦感逐渐消失。

（6）服药前舌质较淡，服药后渐渐转红。

杨涛认为，以上情况大多是药物的作用使真阳发动，脏腑经脉里的寒邪将要被逐出的表现。可见，服此类药物出现的反应非常多，患者有时会有较强的不适感，但是治疗效果亦非常显著。

14. 笔者经验。郑钦安在《医法圆通》服药须知中，详细地论述了凡服用附子方剂之后，常有"变动"者，用郑钦安的话讲，"此道最微，理实无穷，学者当须细心求之"。要知道这些变动是"药与病相攻者，病与药相拒者"，属于正常的药物反应，"岂即谓药不对症乎?"当然，在已出现服附子剂后反应的情况下，继续使用附子类方剂，确实存在一定的风险。因此，弄清楚服用附子后的反应，判断其是正常的还是异常的反应，是药效还是药误，病情是进还是退，这无疑是对一个合格火神派学者的考验。而郑钦安对此类反应掌握的可谓是胸有成竹，已成定见，确实可贵。

郑钦安认为这些"阳药运行，阴邪化去"之反应，并非人人都出现，可能只出现在某些人当中，或是服附子之剂的某个阶段之中。至于哪些人容易出现这些反应，郑钦安并未指出，依据笔者的经验来看，出现"阳药运行，阴邪化去"之反应的患者，多半是久病难愈之人，或是重病难以用常法常量治愈的时候，多是一些病情深重，三阴寒证过重之人，才有可能出现这些反应。笔者临床长期系统的进行观察研究，发现部分患者服用附子 30 ~ 60g 之时，出现的反应有腹痛、腹泻、全身性皮疹、眼睛肿痛、口角起泡、咽喉肿痛、疼痛加剧、咳嗽加重、鼻出血、小便灼热、呕吐痰饮、皮肤痛痒异常、局部或全身浮肿等症，这些反应随着据病进药或减停，均逐渐消失，并无大碍。

笔者认为，阳虚阴盛之人，均是"冰冻三尺，非一日之寒"。既然辛热之品进腹，必然要熔化阴寒凝聚之物，一定要出现体内的一些反应，如果没有反应反而证明药不敌邪，而只有在辛热之品熔化阴凝之物的时候，才是临床起效的反应。

服用附子到什么程度是起效的标准呢？一般多认为视病情缓解、症状消退而定，难以确切地把握。在郑钦安多年的临床经验中，他在"服药须知"中提出了一个重要的判断原则，即"阳旺阴消，邪尽正复，方可了扶阳之品"。他说："凡服此等热药，总要服至周身、腹中发热难安时，然后与以一剂滋阴，此乃全身阴邪化去，真阳已复，即与以一剂滋阴之品，以敛其所复之阳，阳得阴敛，而阳有所依，自然互根互济，而体健身轻矣。"在这里，郑钦安提出了一个"阳旺阴消，邪尽正复"的原则，而判断这个标准的证候是"周身、腹中发热难安时"，这时才是附子起效的标准，此时才能停服药物。由此历代医家均谈附子回阳，但却没有一人指出附子起效时的反应，郑钦安可以说是天下第一人，且他说："此道最微，理实无穷。"必须仔细推敲、精深感悟，方能识得真机。笔者近些年来屡用大剂量附子，在附子运用方面积累了不少的体验，确实感到郑钦安所说"理实无穷"实在是至理也。

第六节　附子无干姜不热

《证治要诀》云："附子无干姜不热，得甘草则性缓，得桂则补命门。"那么附子与干姜的关系到底是怎样的呢？

附子最早载于《神农本草经》，书中云："味辛，温。主风寒咳逆邪气；温中；金疮；破癥坚、积聚血瘕；寒湿踒躄；拘挛膝痛不能行步。"《名医别录》

中云："脚疼冷弱，腰脊风寒，心腹冷痛，霍乱转筋，下痢赤白，坚肌骨，强阴。又堕胎，为百药长。"《本草纲目》中说："治三阴伤寒，阴毒寒疝，中寒中风，痰厥气厥，柔痉癫痫，小儿慢惊，风湿麻痹，肿满脚气，头风，肾厥头痛，暴泻脱阳，久痢脾泄，寒疟瘴气，久病呕逆，反胃噎膈，痈疽不敛，久漏冷疮。合葱涕，塞耳治聋。"《本草备要》指出："补肾命火，逐风寒湿。"《医学启源》中说："《主治秘要》云：其用有三：去脏腑沉寒一也；补助阳气不足二也；温暖脾胃三也。"对其性味，各家阐述略有不同，但总不离辛、热、有毒。《名医别录》中指出："甘，大热，有大毒。"《本草正》云："腌者大咸，性大热，有毒。"现代医学研究，附子的主要成分是乌头碱、次乌头碱和乌胺。

干姜，为姜科植物姜的干燥根茎。始载于《神农本草经》，书中云："味辛，温。主胸满，咳逆上气；温中止血；出汗，逐风湿痹；肠澼下利。生者尤良，久服去臭气，通神明。"《名医别录》中说："治寒冷腹面痛，中恶、霍乱、胀满，风邪诸毒，皮肤间结气，止唾血。"《唐本草》曰："治风，下气，止血，宣诸络脉，微汗。"《药性论》中云："治腰肾中疼冷，冷气，破血，去风，通四肢关节，开五脏六腑，去风毒冷痹，夜多小便。治嗽，主温中，霍乱不止，腹面痛，消胀满冷痢，治血闭。患者虚而冷，宜加用之。"《名医别录》云其性味："大热，无毒。"《药性论》指出："味苦辛。"现代研究其根茎含挥发油，其中有姜烯、水芹烯、莰烯、姜烯酮、姜辣素、姜酮、龙脑、姜醇、柠檬醛等。尚含树脂、淀粉。

综上可以看出，附子、干姜同为辛热之品。附子：回阳补火，散寒除湿。干姜：温中逐寒，回阳通脉。《神农本草经百种录》曰："凡味厚之药主守，气厚之药主散。干姜气味俱厚，故散而能守。夫散不全散，守不全守，则旋转于经络脏腑之间，驱寒除湿，和血通气，所必然矣。故性虽猛峻，而不妨服食也。"附子独长于回阳救逆，止痛力强，走而不守能通彻内外上下。干姜守而不走，温中回阳。二药配伍，相须并用，使回阳救逆，温中安寒的作用大增。故此而古人云："温经用附子，无干姜不热。"《景岳全书·新方八阵·补略》中指出："阳虚者，宜补而兼暖，桂、附、干姜之属是也。"由此可见，姜、附并用，则因两者同具辛热性味，能起协同作用而相得益彰，所谓相辅相成。

附子配干姜，《伤寒论》中附姜并用者，有干姜附子汤、四逆汤、通脉四逆汤、通脉四逆加猪胆汁汤、四逆加人参汤、白通汤、白通加猪胆汁汤、乌梅丸等方。《伤寒论》中云："下之后，复发汗，昼日烦躁不得眠，夜而安静，不呕，不渴，无表证，脉沉微，身无大热者，干姜附子汤主之。""病发热头痛，脉反沉，若不差，身体疼痛，当救其里。四逆汤方。""少阴病，下利清谷，里寒外热，手足厥逆，脉微欲绝，身反不恶寒，其人面色赤，或腹痛，或干呕，或咽痛，或利止脉不出者，通脉四逆汤主之。""少阴病，下利脉微者，与白通汤。

利不止，厥逆无脉，干呕者，白通加猪胆汁汤主之。服汤脉暴出者死，微续者生。""恶寒，脉微而复利，利止亡血也，四逆加人参汤主之"等。

现代医学研究表明，附子与干姜配伍后乌头类生物碱的含量增高 36.40%，但加入甘草后含量又降低了；附子与甘草配伍后乌头类生物碱的含量降低 28.68%，再加入干姜后含量又升高了；而附子与甘草、干姜配伍后乌头碱的含量增加 17.54%。该研究结果为中医学所谓"附子无干姜不热，得甘草则缓"的理论提供了科学的依据。又如人参四逆汤中干姜的一些癸酮、癸烷能增强附子中的生物碱，以拮抗失血性休克、改善微循环，验证"附子无干姜不热"，甘草及其甘草酸可降解附子的双酯型二萜生物碱以"解附子毒"等。

附子与干姜相伍，可最大限度发挥其协同作用，同时干姜亦能制约附子的毒性，使其安全地发挥其治病作用。两者相得益彰，故此临床医家常说："附子无干姜不热！"

附子：出自《神农本草经》，其性味辛、热。有毒。归心、肾、肝、脾经。以心经为主。其性走而不守，上助心阳以通脉；中补脾阳以健运；下壮肾阳以益火；外固卫阳以散寒。

干姜：出自《神农本草经》，其性味辛、热。归脾、胃、心、肺经。以脾经为主。其性守而不走。

以上是我们比较了解的内容，在论述这些之前，我们可以回顾一下以下现象：小时候在农村，在大人烧火做饭以后的灶火余热中，一些小孩子就会把烧过的还有火星的灰在原处收集起来，把红薯放到火灰里，用火灰盖好，用不了多久红薯就烤好了。如果不把灰盖上，那么用不了多一会儿，原有的火星就全都灭了，红薯是烤不熟的。这是个什么道理呢？这个道理从一个侧面告诉我们，火得土掩，才能长久而旺盛的保持其热度和生命力。

现在我们再回过头来看这两味药，附子，回阳求逆，补火助阳，散寒止痛，一派"火"象。而这个火靠什么才能让其久炎不灭呢？靠的就是干姜这个"土"，干姜辛散性热，入脾胃经而驻中焦。《伤寒论》曰："伤寒脉浮，自汗出，小便数，心烦，微恶寒，脚挛急，反与桂枝欲攻其表，此误也。得之便厥，咽中干，烦躁，吐逆者，作甘草干姜汤与之，以复其阳……"其中甘草干姜汤为辛甘化阳，被后世喻为补益脾阳的基础方。《本经疏证》云："姜以中夏发生，是感火气以动矣。故其性温。"中夏亦属土。故以干姜的"土"去盖附子的"火"，两者相合，怎能不使火的热度持久？《伤寒论》曰："下之后，复发汗，昼日烦躁不得眠，夜而安静，不呕，不渴，无表证，脉沉微，身无大热者，干姜附子汤主之。"以期急救回阳。又云："病发热头痛，脉反沉，若不差，身体疼痛，当救其里。宜四逆汤。""少阴病，下利清谷，里寒外热，手足厥逆，脉微欲绝，身反不恶寒，其人面色赤，或腹痛，或干呕，或咽痛，或利止脉不出者，通脉四逆汤主之"等，都在体现着附子与干姜这一配伍的用途。

第七节　附子毒性的认识

现在大家最担心的就是附子的毒性，那么我们怎么看待这个问题？毒是什么？古人怎么去认识这个毒？卢崇汉教授关于附子毒性认识的解释，可以使我们走出有关附子毒性认识的误区。

卢崇汉教授认为，从《素问·异法方宜论》可以看到："故毒药者，亦从西方来。"为什么毒药从西方来？以毒药多辛味也。我们看一看有毒的药，它们的味多数为辛味，这就知道《黄帝内经》讲"从西方来"是讲的这个因素，而不一定是地域上的西方。附子辛热，半夏辛平，吴萸也是辛味，包括最厉害的砒霜，也是辛热。也就是说多数有毒的药，味都是辛。再看《周礼·天官》曰："掌医之政令，聚毒药以供医事。"古时候的医师是做什么事的呢？是聚毒药以供医事的。这说明古人对药的毒性问题是有明确认识的。老百姓也讲是药三分毒。所以我们不要光盯着附子，我们所用的都是毒药，用得好就治病，用不好就害人，没有中间的路可走。另外，《周易》在师卦里面讲"以此毒天下而民从之"。对这个"毒"我们就要活看了，这个"毒"不是毒药的毒，而是另外一个"毒"，是督导的"督"。

为什么附子能够引补气药入十二经，追复失散的元阳，又能够与补血药修补真阴，又能够与发散药驱除腠理的寒，又能够与温热药温补下元等，这些都与它的"毒"性相关。

我们再看陈修园著的《神农本草经读》，他谈道："凡物性之偏处则毒，偏而至无可加处则大毒。"这句话可谓画龙点睛之句，物性的偏寒、偏温、偏热、偏凉，这叫毒。偏得小的是小毒，偏至无可加处是大毒。由此可知，为什么附子是回阳的第一品药，为什么附子是救命的第一要药，就是因为它有大毒，因为它偏到了无可加处。

大家可以思考一下生命的问题，健康与疾病的问题，对于一个人来说，从健康到疾病是一种偏，而从生到死，是不是一种无可加处的大偏呢？人在将死的时候，再偏一步，再向前走一步就是鬼门关了。所以生死是人生最大的偏。人从正常的生到接近死的状态，可谓是偏到极处了，怎么样把这个偏到极处的状态拉回来？也就是怎么样"起死回生"呢？唯一的方法是用一个同样具有极偏之性的，但是方向相反的东西，只有这样才有可能将这个极偏的状态拉回到正常的生命态。这种生命状态，《黄帝内经》就称之为"平"。所以《黄帝内经》治病讲究"以平为期"。治疗好不好，痊愈没有，怎么断定呢？就看它平不平。由此可见，附子的这个偏性，这个毒，正是它救命回阳之所在。为什么大米回不了阳？大米它不偏，它平。为什么茯苓没有这个作用呢？茯苓也是甘平。所以对附子的毒性我们要很好地加以应用。我们用附子，用在什么地方，目的是什么，要搞清楚。有时候就是要用它的偏性，比如寒证就是一个偏，就必须用热药，这个是必须认识的。我们这样认识附子的毒性以后，对附子的应用，也就不会心存疑惑，或者心存恐惧了。我们曾谈到附子的炮制，现在附子的炮制非常令人沮丧，已经不像过去那样用蒸法，蒸是不跟水接触，它就不会水解。现在附子的炮制是直接用水煮，它已经煮过几道了，才成为我们见到的附子，所以附子的偏性、附子的功效实际上已经大打折扣了，它的"毒性"已经很小了。

第八节 附子的合理应用

一、如何合理应用

附子在临床中应用广泛，用之得当，效果卓著。但也不可滥用附子，因附子毕竟是辛热有毒之品，用之当掌握其阳虚证的适应证，即以辨证为前提的原则。

曾有人统计过某名医一段时间的处方，无一方不用附子，无一人不用附子；还有人撰文认为说什么方药里都可加附子，就像做菜放味精提鲜一样；还有的认为附子就像激素一样，什么病都可以用上一点儿。这些观点都违背了辨证论治的精神，都是欠妥的。特别是互联网等多种媒体的传播，加上某些或有意或无意的渲染，"火神派"的火似乎已经偏离了原来的学术思想，少数似懂非懂、浅尝辄止的医生，将"火神"的这把"火"与附子应用直接画上了等号，这种不分虚实寒热、阳虚、阴虚的做法，都严重地偏离了郑钦安的思想本意。

一个真正的学者，是在学好郑钦安医学三书的前提下，把握好阳虚、阴虚证的辨证原则，并且能借鉴当代诸多火神派医家具体经验，依据辨证论治的原则，当热则热，当寒则寒，在分辨阴阳辨证思想的指导下，"功夫全在阴阳上打算耳"（郑钦安），善于抓住阳虚证的本质，应用好扶阳学说理论，而后充分发挥附子的独特作用，而不能把"火神"之"火"看作一种时尚流行。

有人认为，火神派源于四川一带，这与其当地特殊的地理环境有密切的关系。四川盆地属温润亚热带季风气候，具有冬暖、春早、夏热、秋雨的特点，与中国同纬度的长江中下游地区比较，1 月平均温度一般都高出 3℃以上，最低温度一般高出 10℃以上，造成盆地湿气重、雾多、日照少的气候特色。成都一年中阴雨天多达 250~300 天，形成了阴雨多、阳光少的气候特点。正是这种湿热的气候特征，形成了四川人独特的饮食习惯，川菜都以麻辣味为特点，全国闻名，而四川人将附子当菜吃，也就意味着附子在四川人身上有着或多或少的耐受性，但是其他地区有多少人能耐受如此剂量的附子就很难说了。

　　这种观点似乎有一定的道理，但笔者认为也并非完全正确。原因如下：郑钦安之亲传弟子卢铸之先生，在郑氏去世之后遵师命，曾有 3 年多的时间游遍中国的 20 多个省，去观察火神派理论是否能在全国合理应用，结果考察后认为，扶阳学说适用于全国各地区。而出川到沪的祝味菊先生，在上海应用附子形成了一个特色学派，足以证明火神派的应用依据是中医阴阳辨证理论，并非单纯与地区环境相一致。看近代名医医案，可以发现，应用大剂量附子的医家，全国各地尽有，并非云贵川一带独有，这些人是否遥传或私淑郑钦安扶阳理念，我们无法从中得知，但源于《伤寒论》这样一个基点，都是共同的理论依据。

　　吴生元教授认为，附子是一味辛温助阳药。既然是温热药性，具有温中扶阳、散寒除湿止痛之功用，临床上必然针对寒性、湿性的疾病；既是扶阳、助阳药物，必然针对阳虚、亡阳等证候。因而临床应用指征不外是阳虚和阴寒两类证型。

　　吴生元教授认为，附子所治的阳虚证，可以这样认为：它是人体内脏功能衰退，代谢低下，抗病及防御致病因素能力减弱，对外界环境适应性降低以及神经系统活动过程处于抑制占优势的状态；阴寒证则由于阳气虚弱，导致人体对内外环境寒冷因素的不适应性，表现以一种"产热不足"为病理基础的一系列变化过程。阳虚与阴寒两者往往是互有关联的，有时则是互为因果。在临床上阳虚与阴寒有其一定的脉证表现，有如面色淡白无华或夹青色，少气无力，倦怠无神，动则心慌心跳，自汗，力不从心，食少便溏，溺清，易感风寒，或见形寒怕冷，恶寒蜷卧，手足厥逆，喜暖向阳，多重衣被，畏食酸冷，寒甚则慄，口润不渴，或渴喜热饮不多，舌淡（或兼夹青色）苔白浮滑腻不燥，脉多见沉、迟、细、弱、虚、紧等象。这些都是临床应用附子的适应证。附子除强心及性腺和肾上腺效应外，还能起到促进体内代谢的恢复，振奋神经功能，提高内脏的生理功能活动，提高机体的免疫能力，促进机体因各种原因所造成的"产热不足"所导致的虚寒证候的恢复，从而提高人体的抗病能力和对外界环境的适应能力（应激能力）。

　　三七生先生认为，大多数情况下，附子用量是需要逐步累加的（王正龙先生提及的服用回阳药物至唇舌发麻也是附子的一个有效量指征）。目前在临证时，三七生正在寻找附子体质患者出现的症状，以及个体因素有哪些可以作为附子不同剂量的指征，使附子有效量的不同剂量能有个大概的区别，即大、中、小剂量，以便在初诊时有个不同的选择，不至于在较长时间的治疗过程中逐渐累加后才发现附子的有效量，这不仅对药材是个浪费，也会延长患者治疗的疗程。有效量证与有效量的明确，对于急重病患者显得尤为重要，这点从吴佩衡和范中林的医案中也可初见端倪。关于附子的证量效关系还有很多内容可以深入研究。事实上，这种关系三七生是在其他药物的应用上积累了一些经验后，将之转用于附子的，但有待于临证经验的不断累积。目前他认为郑钦安所提出的辨认阳虚一切症法中的内容太过于典型，或者说是阳虚重症才可见到，事实上很多平人也是适用于附子剂或四逆剂，王正龙甚至将之当作保健品来看待，他的初步体验是有一定道理的。所以附子剂或四逆剂如何拓展其适应证和如何未病（此"病"既可以是西医的理化检查有阳性，但患者本人无明显不适症状，也可以是以上二者均正常，但按中医四诊所得非平人者）先防，是一个很值得关注的问题。

第四章　附子的中毒与救治

第一节　中毒原因

"水能浮舟，亦能覆舟"（《金匮要略》）。火神派与扶阳医家推崇附子的效用，而附子的效用也在他们那里得到了极大的发挥，甚至达到了登峰造极的状态，并因此而造福病家、铸就擅用附子的医名。但是因附子有大毒，用不好会中毒，甚至死亡。因此，也多有"终身视附子为蛇蝎"而不敢用的医生。明代张志聪的《本草崇原》中即记载了这样的医者，并记述了他们的劝告："附子不可服，服之必发狂，而九窍流血；服之必发火，而痈毒顿生；服之必烂五脏，今年服之，明年毒发。"这种看法，证明他们可能观察到因服附子不当而中毒者，而古往今来，附子服用不当而出现医疗事故者，也时有报道。

但仔细分析，我们也不难发现，中药治病，在于以药物之偏性，来纠正人体的病证之偏。如果医者在应用附子之时辨证有误，或辨证无误而没有掌握好用的方法，就有可能发生中毒反应。显然，在这些环节中，减毒去毒的方法没有充分地掌握，这才是导致附子中毒发生的关键。

一、中毒分析

总结各种中毒情况的发生，大致主要有以下几种情况：

（1）应用附子没有经过医生的安排，自己看书抄方，按书本办事，一些书上没有注明详细的服用方法。

（2）一些非正规大夫，所谓的"江湖游医"，才学识浅，为人看病，胡乱下药，由此而导致中毒。

（3）临床辨证功夫不过关，对三阴证的辨识不准确，治三阳病误用附子，而导致中毒。

（4）医生安排患者用药，比如先煎、舌尝无麻味等，而煎药者并非患者本人，由于误用而导致中毒。

（5）一些附子在炮制等环节，没有严格把关，导致先煎也出现中毒。

（6）一些过敏或是高敏体质者，即使小剂量应用附子，也可能出现中毒现象。

因此，我们应用附子的每位医者，如果提高防范意识，了解附子的来源、炮制、配伍、剂量、煎煮、服法等各个环节，既胆大又心细，小心谨慎，要防止附子的中毒意外完全是可能的。

鉴于此，我们既不能因噎废食，也不能孟浪从事，只有保持积极科学求实的态度，才能发挥好附子"百药之长"的最佳功效，而避免出现意外的伤害。

因此，才会有近代名医恽铁樵说："附子最有用，亦最难用。"这一语道尽了附子的特点。说它有用，是因为它是"百药之长"，而且为"热药之冠"（唐步祺），说它难用，是因为附子大热、药性峻烈，而且有毒，应用起来无不顾忌。而医家们在应用上，应扬长避短、化害为利。

二、中毒原因

陈学习认为，以下四方面，可能是导致中毒的主要原因：

1. 药不对证。中医辨证论治的过程就是医者根据患者疾病的性质，以中药之偏性对其进行纠正的过程，如果辨证失误，运用毒性较大的中药即会出现中毒反应。即使是公认安全的中药，也可能导致毒副反应的发生。故明代倪朱谟在《本草汇言》中云："若病阴虚内热，或阳极似阴证，误用之，祸不旋踵！"由此可见，中医药辨证论治的准确与否，是导致药物作用向"效"或"毒"转化的重要条件。中药的毒副作用，是随着机体状态或疾病状态而发生变化的。根据《黄帝内经》运用有毒中药"有故无殒，亦无殒也"的指导原则，在中药毒性研究中，应牢固树立"证"和"辨证论治"的概念。研究机体在"证"状态下中药毒性产生的规律是中药毒理学研究的特色。现代毒理学也认为，药物的任何作用对健康人和非适应证的人都是有毒性作用的，在这种情况下，药物具有毒物的性质。应准确掌握附子的适应证与禁忌证，凡现脉实数或洪大、大便热结、高热、内热外寒、真热假寒的阴虚和热证患者应忌用；房室传导阻滞患者及孕妇应禁用；年老体弱、心功能不全及肝肾功能不全者应慎用。

2. 配伍不当。恰当的配伍可以减低附子毒性，如陶弘景《本草经集注》有附子配伍以减毒的论述："俗方每用附子，须甘草、人参、生姜相配者，止制其毒故也。"同时，古人也认识到附子配伍应用不当，也会产生剧烈的毒副作用。如明代李时珍在《本草纲目》记载附子："畏绿豆、乌韭、童溲、犀角，忌豆豉、稷米。"若配伍应用不当，则易于中毒。据传统经验认为，附子辛热有"堕胎"损害胎元及助阳劫阴的作用，故孕妇及阴虚阳亢者忌用附子。附子与麻黄、吴茱萸、威灵仙、蟾酥等配伍时应小心谨慎。如有报道附子或乌头中毒病例中，就有附子与麻黄配伍中毒；或服药期间饮酒中毒，分别停用麻黄、停饮白酒后再服用等量附子而未发生中毒。

3. 煎煮方法不当。因附子毒性的大小与煎煮时间的长短密切相关，煎煮时间不足与煎煮方法不当，已被公认为附子中毒的原因之一。如张延军等报道急性乌头碱中毒 20 例即多与煎煮、制备不当有关。朱祯禄等对不同水解时间的 4 种附子液进行比较研究表明：随附子液水解时间的延长，有毒成分含量降低，毒性随之减小，而有效成分总乌头碱含量不变。现代药理研究表明：附子中所含的生物碱毒性较大，但经较长时间煎煮后，可使毒性很强的双酯类生物碱，水解成毒性较小的单酯类生物碱等，而所含强心成分却变化不大。但有人研究《伤寒论》附子诸方认为，附子不一定非要先煎，炮制过的附子与干姜、甘草同煎，其用量不大于干姜、甘草用量时可不必先煎，一般不会引起中毒。

4. 体质因素。机体因先天禀赋差异、过敏体质或对附子的耐受性不同，也可致中毒。年老体弱者使用附子，即使是按规定剂量有时也可发生中毒，故用时宜从最小剂量开始。不同个体对附子的耐受性不同，如《本草纲目》记载了多例"体瘦而冷"禀赋虚寒者长期服用附子汤、丸制剂，未见中毒迹象。而"有人才服钱匕，即发躁不堪"，并明确指出，"此皆脏腑禀赋之偏，不可以常理概论也"。现代毒理学研究表明：机体的功能状态与毒性作用密切相关。首先，毒药对机体的作用与神经系统的功能状态有关，当神经系统处于抑制、深睡或麻醉状态时，机体对毒药的敏感性降低。其次，与机体肝肾功能强弱也有关，如肝、肾功能不足，解毒、排泄能力下降，则易于中毒。此外，寒冷、营养不良、过度疲劳等因素可以降低机体排泄器官的功能，降低机体的防御能力和处理毒性成分的能力，故易致中毒。

三、亲身体验

金雪明先生为了体验附子的毒性，曾经对附子进行了品尝：开始用6g，煎半小时顿服，无丝毫的感觉；第2天用10g，第3天用15g，亦无反应；第4天用30g，煎1小时服，仍安然无恙；为了加深体会，又每天煎服30g，连服4天，不但没有出现毒副作用，精神反而较前充沛；金雪明本属于阳盛体质，8天共服附子181g，无多大反应，如用于虚寒之体，则更何用虑哉！这种神农尝百草之精神，对于应用好附子掌握第一手资料，确是必要，也为我们合理应用好附子提供了有益的借鉴。

笔者在开始用附子的时候，也十分小心谨慎，特别是自己先煎服附子尝试，从10g、20g、30g、45g、60g，经过自己煎服之后，做到心中有数，而后再为他人开用附子的时候，心中就有了底线，增加了用好附子的充分把握。与此同时，常与药房主任沟通，如果附子换了产地、品种等，事先通知自己，以便重新考虑用药与用量的问题，做到万无一失。这样，既是保证自己的安全，也是在保证患者的安全。

四、临床注意

为了能够很好地控制附子的毒性，陈学习等认为以下5个方面要注意：

（1）控制煎煮时间。

（2）把握给药剂量。

（3）规范炮制方法。

（4）掌握适应病证。

（5）合理配伍应用。

第二节　中毒反应

中毒反应有轻有重，不少的火神派及扶阳医家认为，轻度中毒反应也是药效，是好事，是附子在发挥治疗作用的表现。但附子的中毒表现与药效反应，往往是表现在同一个水平线上，一定要严格把握。

一、中毒表现

北京的王正龙先生认为，所谓附子的毒性，是指附子强大的热量而不是砒霜那样的毒性，附子中的乌头碱也不会沉积在体内。而中毒反应，以中毒程度由轻到重依次表现为以下症状：

（1）嘴唇舌尖发麻。

（2）肘关节以下发麻（兼前症）。

（3）胸口发麻、发闷、心跳加快（兼前症）。

（4）小腹发麻（兼前症）。

（5）膝关节以下发麻（兼前症）。

（6）视物发白（兼前症）。

王正龙先生认为，如果出现这些的情况，一般 3 小时即可化解，没有什么危险。及时将下一剂中的附子用量减少 10~20g 即可。除此顺序以外的发麻表现，都属于血脉末梢被疏通的表现，属于好现象，几天之内就会消除。应该知道，在服药期间，每出现一种情况，体内就会减少一种病邪，患者应该感到高兴，不必过度敏感。

二、中毒特点

在临床上，我们千万要注意重度中毒患者，这些患者主要有以下四大特点：

（1）麻。麻是麻木，附子中毒后先见口、舌、唇麻，流涎，出汗，呼吸先快后慢直至麻痹，继而面麻，最后是全身肢体皆麻，而痛觉减轻或消失。

（2）颤。颤是颤抖，出现唇、舌、肢体颤动，引起语言断续，含糊不清，肢体无力，不能持物、行走，重者不能起床，四肢发硬，肌肉强直，手足抽搐或牙关紧闭。

（3）乱。乱指症情逆乱，患者头痛、头晕、耳鸣、复视或视物模糊、心乱胸闷、烦躁不安、语言及神志不清、瞳孔开始缩小，后期扩大、恶心、呕吐、腹痛腹泻、大小便失禁等，检查可见患者血压及体温下降，心电图表现为一过性心率减慢，而后出现房性、室性期前收缩和心动过速，乃至心室颤动。

（4）竭。竭是指衰竭，患者可见严重的心律失常所致的四肢逆冷，陷入休克状态，心房纤颤，剧烈咳嗽甚至呼吸困难、呼吸衰竭、发绀等急性症状，甚至引起突然死亡，其死亡的原因主要为严重的心律失常与呼吸衰竭，即呼吸循环衰竭；检查有血压降低，心律不齐，心音微弱，腱反射迟钝，瞳孔散大或缩小，严重者出现周围循环衰竭。

三、中毒程度

吴生元教授则总结出附子中毒有以下 3 种程度：

（1）轻度。于服药后 15～30 分钟即可发生，开始口唇、舌尖发麻有热刺胀大感，两颊如虫蚁爬行，唾液增多，说话不大灵活，继则指（趾）尖端发麻，肢体有紧束感。怕冷风、心慌、呼吸窘迫，不一定出汗，脉搏稍快，血压或有轻度升高，体温无明显变化，神智清楚。

（2）中度。唇舌四肢发麻加重，手足指（趾）屈伸不利，多涎、恶心、呕吐，上腹部灼热疼痛，头昏乏力，四肢重滞如绳捆扎，胸部紧压感，呼吸困难，憋气，有时胸腹撑胀感，心搏渐转慢转弱，脉搏细迟无力，可出现心律不齐，间歇脉，血压不稳定（多见下降）、出汗、怕冷、面色苍白或发青、皮肤发冷、瞳孔逐渐变小，神志尚清楚或见烦躁辗转不安。

（3）重度。意识蒙眬或昏迷，皮肤苍白而冷，口唇指端发青，多黏汗，口噤不开，喉间痰声辘辘，呼吸、心跳都不规则，间歇性憋气或暂停，可出现严重的心律不齐，血压下降，出现休克。体温下降，瞳孔散大，对光反射迟钝，甚则大小便失禁，四肢痉挛或抽搐。严重者死于心脏及呼吸麻痹。亦有因昏迷时呕吐物堵塞呼吸道窒息而死者。

广东黄运东等研究服用生附子中毒反应时，首先要弄清楚是否中毒反映。如果服药生附子煎后，出现颜面潮红、全身发暖、血气运行流畅时，这是正常的治疗反应；当出现皮肤浅表性斑、头面部暗疮突然增多、无绞痛样腹泻、排便次数或排便量增大等反应，则属正常的排病反应，不属于中毒反应，当出现以下情况时，才考虑是中毒反应：

（1）服药后，如果出现喉舌微有麻辣感，当天停服后症状逐渐减轻或消失，或服用蜂蜜水后明显好转，则属于达到最小中毒剂量反应，可以考虑减量使用。

（2）服药后，如果出现恶心、呕吐、胸闷、心悸、烦躁不安、头晕、乏力严重、四肢甚至全身发麻较重，指尖发麻明显，特别是喉舌发麻严重等症状，则属于中毒反应。

（3）服药后，如果出现感觉减退、言语不清、甚至不能讲话、严重者伴有呼吸困难、甚至休克等症状，则属于严重中毒反应。

四、蓄积中毒

关于长期服用附子是否有蓄积中毒的问题，王正龙先生认为附子没有蓄积中毒的可能，但也有人认为附子久服，也可引起慢性中毒，慢性中毒多表现为下肢麻痹、小便不利、大小便失禁、视物不清等症。笔者曾遇到 1 例患者，在服四逆汤附子 60g（先煎 2 小时）处方 12 剂后，出现口唇抖动，全身情况良好，考虑为附子中毒可能性较大，服用黑大豆 60g，炙甘草 60g，3 剂后症状减轻，但未消失，又加防风 30g，绿豆粉（冲服）30g，服 3 剂后观察尚未得到结果。

无独有偶，赵金铎先生曾见一痹证患者，因其寒湿之证明显，屡次服用大剂量附子，病情明显好转，但出现口唇及舌体麻木的症状，停服附子 3 年不愈，屡经治疗无效；赵先生详细询问病情，疑与附子慢性中毒有关，因此处方用黄连、黑豆、甘草与服，不数剂而愈。

第三节　中毒救治

中毒的救治，分院外治疗与院内治疗。

一、院外治疗

主要针对较轻的中毒反应，或是分不清是中毒反应还是药物正性作用的时候，这时可在家中进行，即医生指导患者在家中，进行积极有效的治疗。依据解毒作用的快慢或是方法的快慢，下面可分别选择：

（1）蜂蜜解毒法。立即让患者服用蜂蜜 100g 或 250g，或者服 500g 也可，这是最快的方法之一，简单而有效。笔者曾用此方法，对于轻度中毒者，一服而有效。

（2）单味生甘草。生甘草中医历来作为解毒的药物之一，可用生甘草 100～300g，煎水服用，速度较快，而易取易用。

（3）绿豆解毒法。单用绿豆煮粥服用，或把绿豆打粉，直接冲服，效果更好。

（4）肉桂解毒法。王其慧曾救治附子中毒 16 例，草乌中毒 3 例，均获良效。方法是：上等肉桂研为细末，轻度中毒者用 30g（小孩用 10g），入沸水 200mL（小孩 70mL），密闭 5 分钟后，1 次顿服。重度中毒者，连续服 3～6 次，每次均用肉桂粉不少于 30g。轻度中毒者 2 小时可见效，重度中毒者 1 天内可获效。笔者也曾用肉桂粉，沸水泡服，有效而且方法简单易操作。

（5）米水甘草汤。朱良春老中医经验，开始可用淘米水 1 大碗即服，然后可用甘草 60g 煎服，有缓解中毒症状的作用。

（6）中毒解救方。金银花 30g，绿豆 100g，生甘草 60g，水煎内服。

（7）防风黑豆汤。李可老中医创用，药用：生甘草 60g，防风 30g，黑大豆 30g，加水 1500mL，煎汤，分次冲服绿豆粉 30g，10 分钟即可解毒。或用生大黄、防风、黑大豆、甘草各 30g，蜂蜜 150g，煎汤，送服生绿豆粉，均在 40 分钟内救活了乌附中毒者。

（8）其他方法。或用生姜、甘草各 30g，绿豆 120g，水煎服。其他的还有黄连、苦参、黑大豆等单用也有一定的解毒作用。

（9）四逆汤法。这是吴佩衡教授的经验，他认为若附子中毒，可以把煨好的四逆汤给中毒者喝下。这种观点的依据如下：因为四逆汤是具有强心作用的，乌头中毒出现心脏衰竭而死，强心和心衰本身就是拮抗，那么把煨好的四逆汤给中毒者喝下，正好可以纠正心衰，抢救患者。

二、院内救治

对于中毒比较严重的患者，一定要积极进行院内有效治疗，主要包括以下几个方面：

（1）催吐、洗胃。对中毒时间不长的患者催吐、洗胃，有助于排出尚未吸收的毒物，洗胃用 1/5000 高锰酸钾溶液或清水、茶叶水，洗胃后胃内注入活性炭悬液；同时也可用质量分数为 50% 的硫酸镁 50mL 导泻。吴生元教授认为，此时用水一定要用温水（温开水，温盐水或温 1/2000 高锰酸钾溶液均可），切忌用冷水洗胃，一则可能增加中毒现象，再则是大量冷水经食管入胃，因食管解剖位置紧贴左心后壁而过，大量冷水通过，寒冷刺激可引起心脏反射性停搏，对已经受毒性作用的心脏不利。

（2）应用阿托品。根据中毒程度应用阿托品，因阿托品能解除迷走神经对心脏的抑制作用，同时又是循环、呼吸中枢兴奋剂，可改善全身情况。特别是对于那些心动过缓者，阿托品应用后可提高心率，对于救治的成功举足轻重。

（3）应用抗心律失常药及电复律。对频繁多源性室性早搏给予阿托品的同时，还需应用利多卡因、普罗帕酮，并适当补充钾、镁以调节细胞内外离子平衡，稳定膜电位，延长心肌不应期，抑制异位起搏点的折返。对药物不能控制的室速、室扑、室颤应及早给予电复律治疗，对于控制室性心律失常具有重要的作用。

（4）对症支持治疗。静脉补液，以促进毒物排泄，并根据患者病情积极对症处理，包括吸氧、给予血管活性药物、能量合剂等；维持水、电解质及酸碱平衡等。

（5）中药针剂。如双黄连注射液、参附注射液、参麦注射液、生脉注射液，在综合救治的前提下，配合辨证选用上述针剂，不仅能积极有效对抗附子的中毒反应，与此同时还可大大提高救治的效率和缩短病程时间。不少研究资料表明，应用中药针剂比单纯的西药组疗效显著提高，而且统计学处理差异显著。

（6）透析治疗。重度中毒的患者，如果有条件，可积极利用透析机进行血液过滤，可有效的清除体内有毒成分。其他的如结肠透析及血液吸附等方法，均是有效清除体内毒物的方法，可考虑积极利用最有效条件、最快的方法，以减轻患者的生命危险程度。

第四节　中毒预防

除了积极发现附子中毒的早期情况之外，在应用附子之时，应该时时处处事事提高防范意识，在参照火神派医家们的经验同时，注意避免中毒，最好能做到以下几点：

一、防范要点

（1）规范用附子。必须用炮制附子，没有经验时，要严禁用生品。

（2）选好证情。严格辨证，掌握其适应证，即辨证为阳虚证者。要做到五禁：面赤；舌红苔黄燥；谵狂心烦乱；尿短赤；脉数实。

（3）宽水久煎。大剂量附子，必须先煎 1~3 小时以上，再入他药同煎。研究表明，附子经长时间煎煮后，其有毒成分显著降低；且附子经加热处理后，毒性仅为原来的 1/200。

（4）讲究配伍。《伤寒论》中四逆汤，附子、甘草、干姜同煎的配伍方法，不仅历史证明可显著减轻毒性，而且近代的药理学研究也证明了这一点，三药同煎其生物毒性变化大大减低。李可老中医经验，凡用附子超过 30g 时，不论原方有无，皆可用炙甘草 60g，即可有效防止附子之毒性，经过 40 多年的临床观察，确实可靠。

（5）精研火神派医家经验。书要多读，理要精研，考虑周密，把他人的经验转化为自己的亲身体验，常总结，多临证，应用附子之时，胆大心细，心中有规矩，临证讲方圆，只有这样，才能做到万无一失。

（6）充分认识附子。要安全有效地应用好附子，就必须最大限度地降低附子的毒性，合理地利用附子的偏性，反对孟浪从事，也不能"一次被蛇咬，十年怕井绳"。客观、辨证、公正地看问题，对附子的炮制、认证、配伍、剂量、煎煮，对中毒表现的认识和救治方法等，必须全面掌握，真正的做到"知己知彼，百战不殆"（《孙子兵法》）。

还有一个重要的问题，就是如何分清楚是附子中毒反应，还是郑钦安说的"阳药运行，阴邪化去"之反应。在服用附子引起的诸多反应中，许多属于正常的药效反应，这是因为一个久病阳衰阴盛之人，服用大剂量热药之后，火热溶化冰凝，其反应肯定存在，如果不出现这些"阳药运行，阴邪化去"之表现，则表明其附子治疗的目的没有达到。

二、防范策略

当患者服用含有附子的汤药时，不管其剂量多少，只要是出现嘴、舌有麻的感觉，就要立即引起重视。首先停止服药，立即喝蜂蜜水，或者红糖水，然后观察患者的情况，如果这些症状消失，就是说明这个汤药没有煮好，有中毒的风险，要及时地进行处理，防止再出现这些症状，以免中毒情况发生。

临床上我们如何在这错综复杂的症状中弄清楚这个问题，无疑是一个非常重要的问题。我们细读火神派医家病案之时，就会发现他们慧眼独具、发现并有效地辨认出是药效、还是中毒反应。这一点我们应该仔细揣摩、临证体验，才能掌握住第一手材料。潘青海先生认为服附子之后的三问，很有价值。三问即服药后睡眠、小便、动静三方面的变化，如三症亢进，则附子减量或停用。患者服用附子后，睡眠安然、尿量增多、活动自如而无躁动不安，为正常反应。反之，则应考虑为附子的毒副作用，应引起重视。

三、高压锅煮药

为了防止附子由于煎煮过程中，煎煮时间短、或者附子没有完全煮透时，导致服药时产生中毒反应，或者制附子没有先煎煮，或者生附子煎煮时间没在达到2个小时以上等。我们在近十年内采用电子压力锅煮药，所有附子，不管是什么品种制附子，还是应用生附子，都采用电子压力锅定时煎煮2个小时，开启煮肉档，即自动定时半个小时左右，连续启动4次，就够2个小时，经过十多年的研究应用，证明其省时、省力、安全、无毒、有效，可以考虑进行广泛推广。

第五章 乌头

第一节 乌头概论

乌头为植物毛茛科乌头 *Aconitum carmichaeli Debx.* 栽培品的块根。乌头这个名称一般指的是川乌头，还有草乌头，中药学上一般指的是野生种乌头和其他多种同属植物，比如北乌头（蓝乌拉花）、太白乌头（金牛七）等。均为毛茛科植物，母根叫乌头，学名为 *Aconitum carmichaeli Debx.* 炮制后的川乌，被称为制川乌，其英文名为 *Radix Aconiti Lateralis Preparata*。药品名为川乌头。别名有川乌、五毒根、乌喙、奚毒、即子、茛、千狄、毒公、卑负、耿子等称谓。川乌也有称鹅儿花、铁花、五毒者；草乌有称为鸭头、药羊蒿、鸡头草、百步草、帝秋、独白草、土附子、竹节乌头、金鸭、断肠草。

据传说，东汉末年，关羽中毒箭，华佗为关羽刮骨疗毒，其毒即乌头毒。乌头，最早记录的药书是《神农本草经》，其列为下品。最早应用于临床的是张仲景的《金匮要略》。乌头早期，并无川乌、草乌之分，被统称为乌头。至明代李时珍的《本草纲目》为纠前贤之误，以明确区分。川乌头与草乌，均始载于侯宁极的《药谱》。而《神农本草经》所指的乌头，则为草乌。

乌头、附子、天雄辨析：乌头、附子、天雄同出一物，都为毛茛科植物乌头之根。古代已经认识到乌头、附子、天雄同为一物，但功用有别。其分别方法可按时间分，即以采收时间来分辨三者，如《博物志》中说："乌头、天雄、附子一物，春秋夏采各异也。"《名医别录》中云："冬月采为附子，春月采为乌头……长三寸以上为天雄。"明代以后，其分类更细，这时多以大小来分别三者，如《彰明附子论》中说："附子之品有七，实本同而末异，初种之小者为乌头，附乌头而旁生者为附子；又左右附而生者为鬲子；又附而长者为天雄；又附而尖者为天锥；又附而上者为侧子；又附则散者为漏蓝子。皆脉络连贯，如子附母、而附子以贵，故独专附名。"

李时珍的《本草纲目》分辨最详，他说："乌头有二种，出彰明者即附子之母，今人谓之川乌头是也。春末生子，故曰春采为乌头，冬则生子已成，故冬日采为附子。其天雄、乌喙、侧子，皆是生子多者，因象命名，若生子少及独头者，即无此数物也。其产江左、山南等处者，乃《神农本草经》所列乌头，今人谓之草乌头是也。"

近代名医张锡纯所说最有实用价值，他在《医学衷中参西录》中说："种附子之于地，其当年旁生者为附子，其原种之附子则成乌头矣。乌头之热力减于附子，而宣通之力较优……若种后不旁生附子，惟原种之本长大，若蒜之独头无瓣者，名谓天雄，为其力不旁溢，故其温补力更大而独能称雄也。今药房中所鬻之乌附子，其片大而且圆者即是天雄，而其黑色较寻常附子稍重，盖因其力大而色亦稍变也。"

近代则分为川乌、草乌、附子三种。本品为毛莨科植物乌头、北乌头或其他多种同属植物的块根，有川乌头与草乌头之分，川乌头系四川栽培植物乌头的主根，草乌头为野生乌头、北乌头及其他同属植物的块根。因川乌头的栽培始见于宋代《本草图经》，故在宋代以前所称乌头，应视为草乌头为妥。《金匮要略》所用乌头共有5方，据考证认为，除乌头汤中之乌头为"川乌"之外，其余4方均用为草乌，故张仲景曰"乌头"。而近代所用之乌头，均为人工栽培品，被称为川乌头，川乌头以个大、肥满、质地坚实者为佳，故处方常称大川乌。草乌头为野生品种，以个大肥实、粉性足者为佳，故有大草乌之名。而附子，则为栽培品川乌头之子根。而天雄近代已不分类别出，多以附子混用，也有分别应用者。

从张仲景的应用，我们也可以看出本品四者之差别。川乌头与草乌头均含有乌头碱，其作用大致相似，但以草乌头毒性更大，川乌次之，附子又次之，而天雄的毒性可能最大。因为张仲景时代只有1方应用天雄，5方应用乌头，而附子应用最多，并且很多时候生用。由此可见，附子其毒性低而且疗效高。

第二节　乌头产地与种植

一、乌头的产地

乌头为多年生草本。通常2~3个块根连生在一起，呈圆锥形或卵形，母根称乌头，旁生侧根称附子。外表茶褐色，内部乳白色，粉状肉质。茎高100~130cm，叶互生，革质，卵圆形，有柄，掌状2~3回分裂，裂片有缺刻。立秋后于茎顶端叶腋间开蓝紫色花，花冠像盔帽，圆锥花序；萼片5，花瓣2。蓇葖果长圆形，由3个分裂的子房组成。种子黄色，多而细小。花期为6—7月，果熟期为7—8月。

草乌也是多年生草本。茎直立，高50~150cm，无毛。茎中部叶有稍长柄或短柄；叶片纸质或近革质，五角形，3全裂，中裂片宽菱形，渐尖，近羽状深裂，小裂片披针形，上面疏被短曲毛，下面无毛。总状花序窄长；花梗长2~5cm；小苞片线形，萼片5，紫蓝色，上萼片盔形；花瓣2，有长爪，卷曲；雄蕊多数；心皮3~5。蓇葖果。花期为7—9月，果期为10月。其生于山坡草地或疏林中，或生于草甸子，灌木丛间，山坡及林缘等地，主产于山西、河北、黑龙江、吉林、内蒙古等地。

草乌主要来自野生，一般在秋季采挖，除去残茎、须根及泥土，洗净，进行干燥处理。野生川乌主要生于山地草坡或灌木丛中。分布于辽宁南部、江苏、浙江、安徽、江西、山东、河南、湖北、湖南、广东北部、广西、四川、贵州、云南、陕西、甘肃。现在主要用的是栽培品。其主要栽培于四川，故而有川乌之称谓。现在我国的主产区是四川、陕西。目前云南、贵州、河北、湖南、湖北、江西、甘肃等省均有栽培。道地药材主要产区在四川，故而有川乌头之称。

川乌现在多用其栽培品，附子栽后次年 7 月份收获。留种地冬季随挖随栽。用锄头刨出块根去掉须根泥土，去掉地上茎叶将附子和母根分开，母根晒干即为川乌，其子为附子。二者均含有乌头碱成分，属剧毒药，用药前必须加工。草乌头由于近代药用量较大，故而也采用人工种植的方法。

二、川乌的产地

川乌的生物学特性是，喜温暖潮湿和阳光充足，耐寒，怕高温，忌积水，在平坝和丘陵地区均可栽培，宜选择土层深厚、疏松肥沃、排水良好的砂壤土或紫色土栽培。忌连作，与水稻玉米轮作 4~5 年以上。

草乌的生物学特性是，喜凉爽湿润、阳光充足的环境，耐寒，冬季地下深部可耐-30℃左右的严寒。天气干旱或土壤缺水时，植株生长迟缓，叶缘干枯，叶片脱落，但雨季要注意防涝。对高温高湿适应性差，易引起退化或根部腐烂。土壤以肥沃疏松的砂质壤土为最好，黏土或低洼易积水地区则不易栽培。

三、川乌头繁殖方法

川乌头主要用乌头块根繁殖。10 月上旬、中旬为栽种适期。按行株距各 16cm 穴栽 1~2 个，以备补苗用。栽后立即开沟，将畦沟泥土提到畦面覆盖乌头，厚约 6cm。

四、草乌头种植

草乌头的栽培方法基本同川乌头，也是采用分根繁殖或以分根繁殖为主。

（1）分根繁殖。每年秋季或早春，挖取老根旁所生的子根栽种。开浅沟，行株距（30~45）cm×（9~15）cm，将子根均匀排在沟内，栽后覆土压实。春栽 20 天左右出苗，秋栽到第 2 年萌芽。

（2）种子繁殖。须选用当年种子，秋播或春播，条播或穴播。温度在 18~23℃，有足够湿度，播种后约 15 天出苗。苗高 9~15cm，间苗 1 次。

第三节　乌头炮制与药典

一、川乌的采收加工

乌头（图 5-1）主要在 6 月下旬至 8 月上旬间采挖，除去地上部分茎叶，摘下子根（附子），取母根（川乌头，图 5-2），晒干。药材性状。川乌头，母根为不规则的圆锥形，稍弯曲，顶端常有残茎，中部多向一侧膨大，长 2~7.5cm，直径为 1.2~2.5cm。表面为棕褐色或灰棕色，皱缩，有小瘤状侧根及子根痕。质坚实，断面类白色或浅灰黄色，形成环层多角形。气微，味辛辣，麻舌。（图 5-1、图 5-2）

（1）制川乌（图 5-3、图 5-4）。本品成品为不规则或长三角的片。表面为黑褐色或黄褐色，有灰棕色形成层环纹。体轻，质脆，断面有光泽。无臭，微有麻舌感。

（2）草乌头（图 5-5、图 5-6）。干燥的块根，一般呈圆锥形而稍弯曲，形如乌鸦头，长 3~7cm，直径为 1~3cm。顶端平圆，中央常残留茎基或茎基的残痕，表面暗棕色或灰褐色，外皮皱缩不平，有时具短而尖的支根，习称"钉角"。质坚，难折断，断面为灰白色，粉性，有曲折的环纹及筋脉小点。无臭，味辛辣而麻舌。口尝须特别谨慎，切勿咽下，以个大，肥壮，质坚实，粉性足，残茎及须根少者为佳。

（3）制草乌（图 5-7、图 5-8）。将本品用水浸至内无干心，取出，加水煮沸至内无白心，口尝微有麻舌感，取出晒至六成干，切片干燥，即为制草乌。或采用同川乌一样的炮制方法。

二、药物炮制

（1）生川乌。取原药材，除去杂质及残茎，洗净，捞出，干燥。

（2）制川乌。具体方法是煨、煮、蒸制：取川乌头，大小个分开，用水浸泡至内无干心，取出，置锅内，加水煮沸 4~6 小时或置蒸笼内蒸 6~8 小时，至大个及实心者切开内无白心，口尝微有麻舌感时，取出，晾至六成干，切厚片，干燥。

三、中国药典

2020 年版《中国药典》中制川乌炮制方法与标准如下。

【炮制】取川乌，大小个分开，用水浸泡至内无干心，取出，加水煮沸 4~6 小时（或蒸 6~8 小时）至取大个及实心者切开内无白心，口尝微有麻舌感时，取出，晾至六成干，切片，进行干燥处理。

【性状】本品为不规则或长三角形的片。表面黑褐色或黄褐色，有灰棕色形成层环纹。体轻，质脆，断面有光泽。气微，微有麻舌感。

【鉴别】取本品粉末 2g，加氨试液 2mL 润湿，加乙醚 20mL，超声处理 30 分钟，滤过，滤液挥干，残渣加二氯甲烷 1mL 使溶解，作为供试品溶液。另取苯甲酰乌头原碱对照品、苯甲酰次乌头原碱对照品及苯甲酰新乌头原碱对照品，加异丙醇–三氯甲烷（1∶1）混合溶液制成每 1mL 各含 1mg 的混合溶液，作为对照品溶液。照薄层色谱法（通则 0502）试验，吸取上述两种溶液各 5μL，分别点于同一硅胶 G 薄层板上，以正己烷–乙酸乙酯–甲醇（6.4∶3.6∶1）为展开剂，置氨蒸气饱和 20 分钟的展开缸内，展开，取出，晾干，喷以稀碘化铋钾试液。供试品色谱中，在与对照品色谱相应的位置上，显相同颜色的斑点。

【检查】水分不得过 11.0%（通则 0832 第二法）。双酯型生物碱：照〔含量测定〕项下色谱条件、供试品溶液的制备方法试验。对照品溶液的制备：取乌头碱对照品、次乌头碱对照品及新乌头碱对照品适量，精密称定，加异丙醇–三氯甲烷（1∶1）混合溶液分别制成每 1mL 含乌头碱 50μg、次乌头碱和新乌头碱各 0.15mg 的混合溶液，即得。测定法：分别精密吸取对照品溶液与【含量测定】项下供试品溶液各 10μL，注入液相色谱仪，测定，即得。本品含双酯型生物碱以乌头碱（$C_{34}H_{47}NO_{11}$）、次乌头碱（$C_{33}H_{45}NO_{10}$）及新乌头碱（$C_{33}H_{45}NO_{11}$）的总量计，不得过 0.040%。

【含量测定】照高效液相色谱法（通则 0512）测定。色谱条件与系统适用性试验：以十八烷基硅烷键合硅胶为填充剂；以乙腈–四氢呋喃（25∶15）为流动相 A，以 0.1mol/L 醋酸铵溶液（每 1000mL 加冰醋酸 0.5mL）为流动相 B，按下表中的规定进行梯度洗脱；检测波长为 235nm。理论板数按苯甲酰新乌头原碱峰计算应不低于 2000。对照品溶液的制备：取苯甲酰乌头原碱对照品、苯甲酰次乌头原碱对照品、苯甲酰新乌头原碱对照品适量，精密称定，加异丙醇–三氯甲烷（1∶1）混合溶液制成每 1mL 含苯甲酰乌头原碱和苯甲酰次乌头原碱各 50μg、苯甲酰新乌头原碱 0.3mg 的混合溶液，即得。供试品溶液的制备：取本品粉末（过三号筛）约 2g，精密称定，置具塞锥形瓶中，加氨试液 3mL，精密加入异丙醇–乙酸乙酯（1∶1）混合溶液 50mL，称定重量，超声处理（功率 300W，频率 40kHz；水温在 25℃ 以下）30 分钟，放冷，再称定重量，用异丙醇–乙酸乙酯（1∶1）混合溶液补足减失的重量，摇匀，滤过。精密量取续滤液 25mL，40℃ 以下减压回收溶剂至干，残渣精密加入异丙醇–三氯甲烷（1∶1）混合溶液 3mL 溶解，滤过，取续滤液，即得。测定法：分别精密吸取对照品溶液与供试品溶液各 10μL，注入液相色谱仪，测定，即得。本品按干燥品计算，含苯甲酰乌头原碱（$C_{32}H_{45}NO_{10}$）、苯甲酰次乌头原碱（$C_{31}H_{43}NO_9$）及苯甲酰新乌头原碱（$C_{31}H_{43}NO_{10}$）的总量应为 0.070%~0.15%。

【性味与归经】辛、苦，热；有毒。归心、肝、肾、脾经。

【功能与主治】祛风除湿，温经止痛。用于风寒湿痹，关节疼痛，心腹冷痛，寒疝作痛及麻醉止痛。

【用法与用量】1.5~3g，先煎、久煎。

【注意】孕妇慎用；不宜与半夏、瓜蒌、瓜蒌子、瓜蒌皮、天花粉、川贝母、浙贝母、平贝母、伊贝母、湖北贝母、白蔹、白及同用。

【贮藏】置通风干燥处，防蛀。

第四节 乌头性味归经

一、性味归经

（一）传统认识

（1）《神农本草经》：味辛，温。

（2）《名医别录》：乌头，甘，大热，有大毒。乌喙：味辛，微温，有大毒。

（3）《药性论》：味苦、辛，大热，有大毒。

（4）《新修本草》：味辛，甘，温，大热，有大毒。

（5）《医学启源》：气热，味大辛。

（6）《主治秘要》：性热，味辛甘。

（7）《东医宝鉴》：性大热，味辛甘，有大毒。

（8）《医家心法》：辛，温，大毒。

（9）《本草从新》：大燥。

（10）《本草求真》：入肝，兼入脾。

（11）《本草再新》：入肝、脾、肺三经。

（12）《本草撮要》：入手厥阴、少阳经。

（13）《长沙药解》：味辛苦，性热。

（14）《要药分剂》：入脾、命门二经。

（15）《本草撮要》：入手厥阴、少阴经。

（16）《中药大辞典》：辛，热，有毒。

（17）《古今药方纵横》：性味辛、苦、温，有大毒。入心、肝、脾经。

（18）《名中医论方药》：大辛大热，有大毒。

（二）现代观点

（1）川乌头：辛、苦，热，有大毒。归心、肝、肾、脾、肺经。

（2）草乌头：辛、苦，温，有大毒。入心、肝、脾三经，或心、肺、脾、肾四经。

第五节 乌头功用主治

一、传统认识

（1）《神农本草经》：主中风，恶风，洗洗出汗，除寒湿痹，咳逆上气，破积聚寒热。

（2）《名医别录》：消胸上痰，冷食不下，心腹冷疾，脐间痛，肩胛痛不可俯仰，目中痛不可久视。

（3）《药性论》：能治恶风，憎寒，冷痰包心，肠腹痛，痃癖气块，益阳事，治齿痛，主强志。

（4）《医学启源》：川乌，疗风痹半身不遂，引经药也。主治《秘要》云，其用有六：除寒一也；去心下坚痞二也；温养脏腑三也；治诸风四也；破聚滞气五也；感寒腹痛六也。

（5）《珍珠囊》：去寒湿风痹、血痹。

（6）《珍珠囊补遗药性赋》：浮也，阳中之阳也。其用有二：散风之寒邪，破诸积之冷痛。

（7）《本草纲目》：助阳通阴，功同附子而稍缓……乌、附毒药，非危病不用，而补药中少加引导，其功甚捷。

（8）《本草汇言》：（草乌）其性猛劣有毒，其气锋且急，能通经络，利关节，寻蹊达径，而直抵病所，宜其人风寒湿痹之证，或骨内冷痛及积邪之骨，处久痛发，并一切阴疽毒疡诸疾。

（9）《本草乘雅》：乌，曰魄也。兼天雄附侧之阳而首出者，命曰为头。经云：阳气者，若天与日，是故阳因而上卫外者也……人病有四，曰痹、风、痿、厥，乌力惟宜痹、风。阳行有四，曰升、降、出、入，乌力惟从升、出。

（10）《本草备要》：附子性重峻，温脾逐寒；乌头性轻疏，温脾逐风。寒疾宜附子，风疾宜乌头……草乌头，大燥。搜风胜湿，开顽痰，治顽疮，以毒攻毒，颇胜川乌。

（11）《本经逢原》：乌头得春长之气，故治风为向导……乌附五种，主治攸分。附子大壮元阳，虽偏下焦，而周身内外无所不至；天雄峻温不减于附，而无顷刻回阳之功；川乌专搜风湿痛痹，却少温经之力；侧子善行四末，下入脏腑；草乌悍烈，仅堪外治。此乌附之同类异性者，至于乌喙禀气不纯，服食远之可也。

（12）《长沙药解》：乌头，温燥下行，其性疏利迅速，开通关腠，驱逐寒湿之力甚捷，凡历节、脚气、寒疝、冷积、心腹疼痛之类并有良功。制同附子，蜜煎取汁用。

（13）《本经疏证》：乌头之用，大率亦与附子略同……夫附子曰主风寒咳逆邪气，乌头曰中风恶风，洗洗出汗，咳逆邪气。明明一偏于寒，一偏于风，一则沉着而回浮越之阳，一则轻疏而散已溃之阳，于此见附子沉、乌头浮矣。

（14）《药性切用》：川乌头，即附子之母。气味轻疏，善祛风寒湿痹，不能如附子有顷刻回阳之力，痹证气实者宜之。

（15）《本草便读》：乌头之性味相同附子，但附子长于治寒，乌头长于治风。

（16）《本草思辨录》：乌头，老阴之生育已竟者；天雄，孤阳之不能生育者也；附子，即乌头天雄之种，含阴包阳者也。老阴生育已竟者，其中空，以气为用；孤阳不能生育者，其中实，以精为用。气主发散，精主敛藏。发散者能外达腠理，敛藏者能内入筋骨。附子则兼备二气，内充实，外强健，且其物不假系属，以气相贯而生，故上下表里无乎不到。惟其中蓄二物之精，斯能兼擅二物之长，其用较二物为广尔。

（17）《本草正义》：乌头主治，温经散寒，虽与附子大略近似，而温中之力，较为不如。且长为祛除外风外寒之响导者。散外邪，是其本性。

（18）《古今药方纵横》：功效与附子相近，祛风除湿，温经止痛。补阳之功不及附子，而祛风通痹之功则较附子为胜。所以古有"附子逐寒，乌头祛风"之说。

二、现代观点

祛风胜湿，温经止痛，或散寒止痛。

现代主要应用于治疗关节疼痛、屈伸不利，手足不仁、筋脉挛痛，胸阳不振、胸痹心痛，寒疝，头风疼痛，牙痛，阴疽肿毒，跌打损伤，外用麻醉等病证。

火神派名医有时也多乌附合用，用以治疗顽固性痹证。如成都名医戴云波教授，就擅乌附同用治痹证，人称"戴乌头"，可见其应用乌附之一斑。

第六节　乌头现代药理

一、药物成分

乌头块根所含生物碱类非常复杂，现代研究发现有乌头碱（aconitine）、次乌头碱（hypaconitine）、中乌头碱（mesaconitine）等，多达50余种化学成分。但其主要成分以乌头碱类为主。草乌成分基本同川乌头所含成分。

二、药理作用

1. 抗炎作用。 大鼠灌服川乌总碱 0.22g/kg、0.44g/kg 显著抑制角叉菜胶、蛋清、组胺和 5-HT 所致大鼠足趾肿胀，0.11g/kg 即可抑制二甲苯所致小鼠耳肿胀，0.44g/kg 能明显抑制组胺、5-HT 所致大鼠皮肤毛细血管通透性亢进，抑制巴豆油所致肉芽肿的渗出和增生，还能显著抑制角叉菜胶所致大鼠胸腔渗液及白细胞向炎症灶聚集，明显减少渗出液中白细胞总数。对于免疫性炎症，0.44g/kg 乌头碱可显著抑制大鼠可逆性被动 Arthus 反应及结核菌素所致大鼠皮肤迟发型超敏反应，对于大鼠佐剂性关节炎 0.22g/kg 乌头碱也有一定的抑制作用。川乌总碱能显著减少角叉菜胶性渗出物中前列腺素 E 的含量，表明抑制前列腺素 E 可能是其抗炎机制之一。

2. 镇痛作用。 川乌总碱 0.22g/kg、0.44g/kg 灌服，在小鼠热板法，醋酸扭体法试验均有明显的镇痛作用。小鼠皮下注射乌头碱的最小镇痛剂量为 25μg/kg，镇痛指数为 11.8，东莨菪碱可加强其作用。

3. 降血糖作用。 乌头多糖 A 100mg/kg 腹腔注射对小鼠有显著降低正常血糖作用，30mg/kg 即能降低葡萄糖负荷小鼠的血糖水平，乌头多糖 A 不能改变正常小鼠、葡萄糖负荷小鼠或尿嘌呤所致高血糖小鼠胰岛素水平，也不影响胰岛素与游离脂细胞的结合，但能显著增强磷酸果糖激酶活性，且对糖原合成酶活性有增强趋势，表明乌头多糖 A 的降糖机制不是通过对胰岛素水平的影响，而在于增强机体对葡萄糖的利用。

4. 对心血管系统的作用。 川乌头生品及炮制品水煎剂对离体蛙心有强心作用，但剂量加大则可引起心律失常，终致心脏抑制。煎剂可引起麻醉犬血压呈迅速而短暂下降，此时心脏无明显变化，降压作用可被阿托品或苯海拉明所拮抗。乌头碱 20μg 注入戊巴比妥钠麻醉狗侧脑室，5 分钟后可引起心律不齐和血压升高，并可持续 90 分钟，脊髓切断术和神经节阻断术均可预防和消除乌头碱引起的心律不齐和血压升高。双侧迷走神经切断术及双侧星状神经节切除术不影响血压，而仅提高产生心律不齐的阈值（20~40μg），因而提示乌头碱对心血管作用是中枢性的。其心律不齐作用是由神经途径释放肾上腺的儿茶酚胺所致。阿义马灵 3mg/kg 静注，每分钟静脉滴注普萘洛尔 20μg/kg 和奎尼丁 15.8mg/kg 均能对抗乌头碱所致心律不齐。家兔静注小量乌头碱可增强肾上腺素产生异位心律的作用，对抗氯化钙引起的 T 波倒置，对抗垂体后叶制剂引起的初期 ST 段上升和继之发生的 ST 段下降。在豚鼠还有增强毒毛苷 G 对心肌的毒性作用。

5. 对神经系统的作用。 小剂量乌头碱能引起小鼠扭体反应，阿司匹林、吗啡等可拮抗这一作用。乌头碱有明显局部麻醉作用，对小鼠坐骨神经干的阻滞作用相当于可卡因的 31 倍，豚鼠皮下注射浸润麻醉作用相当于可卡因的 400 倍。

6. 抗癌作用。乌头注射液 $200\mu g/kg$ 对胃癌细胞有抑制作用，此作用随浓度增加而增强，并可抑制人胃癌细胞的有丝分裂。对小鼠肝癌实体瘤的抑制率为 $47.8\% \sim 57\%$。对小鼠前胃癌 FC 和小鼠肉瘤 S180 的抑制率为 $26\% \sim 46\%$。以生川乌为主制备的 409 注射液对胃癌细胞也有明显的杀伤作用。

草乌的药物作用基本同川乌。

三、配伍研究

中药十八反有"半蒌贝蔹及攻乌"的记载。研究表明，川乌头生品或炮制品与法半夏配伍未见增毒，也未见对镇痛或镇吐作用有任何影响；川乌头抑制离体蛙心，与半夏合用可减轻抑制程度；川乌头可引起心肌缺血性改变，而川乌头半夏合用可消除此心电图表现；制川乌头与姜半夏合用可增加小鼠死亡率，但两药剂量均较成人用量大 1000 倍左右。

瓜蒌与川乌头配伍可加重毒性反应，但却可减轻川乌头对离体蛙心的抑制，提高多数小鼠的痛阈。

川贝母与制川乌头伍用，未见毒性加重和痛阈降低，心电图也未见两药间有拮抗或协同影响，但川乌头对离体蛙心的抑制作用减轻或消失。

白蔹与制川乌头合用未见毒性增强，但镇痛作用增强，并可缓解川乌头对蛙心的抑制，虽加重心电图的缺血性改变，但未见心、肝、肾等组织改变。

川乌头与白及合用也未见毒性增强，或镇痛和止血作用的降低。有报告认为，川乌头与白及合用能一定程度减弱川乌头对蛙心的抑制，镇痛作用还有所增强。

第七节 乌头药物毒性

一、体内过程

以 LD_{50} 补量法测试川乌头的体内过程符合二室动力学模型，其消除相半衰期为 12.1 小时。

二、毒性机制

生川乌头煎剂小鼠灌服的 LD_{50} 为 (18.0 ± 0.034) g/kg。家兔每日灌服生川乌头煎剂 17.27g/kg，连续 15 天未见明显毒性反应。乌头碱人口服致死量为 $2\sim5mg$，小鼠皮下注射 LD_{50} 为 0.32mg/kg，中乌头碱小鼠皮下注射的致死量为 $0.3\sim0.5mg/kg$。乌头碱、中乌头碱和次乌头碱沸水或稀酸加热水解成为苯甲酰乌头原碱，毒性减少，最后水解为乌头原碱、中乌头原碱或次乌头原碱，毒性仅为原来的 1/1000~1/150。

草乌头的毒性作用与川乌头基本类似，草乌头的生物碱含量为 0.425%，川乌头生物碱含量为 0.5991%。

第八节 乌头的用量与用法

一、用量用法

（一）教科书方法

川乌头，入煎剂 3~9g，应先煎 30~60 分钟；若入散剂、丸剂、酒剂用量应减为 1~2g。草乌头内服，用制草乌入煎剂，1~6g，应先煎 30~60 分钟；入丸、散剂、酒剂中，用量酌减；外用生草乌研末调敷或醋酒磨涂。

特别要注意的是，制川乌入散剂，一定要用沙炒的炮乌头，才能入散剂服用，而所的制乌头是不能直接入散剂服用，如果把制乌头直接入散剂，可能会导致川乌中毒。

（二）张仲景的用法

如果我们仔细研究一下张仲景时代乌头的用法，对我们应用好乌头多有益处。张仲景应用乌头，最少者一分入丸剂，煎服者少者一枚，多者五枚，最重者制乌头二两。按照现在保守折算方法，每一枚乌头重 10~20g。张仲景用乌头，1枚入煎煮者合 10~30g，多者 5 枚则合 50~150g；按重量折算，二两合现在 30g 左右。由于剂量重，毒性大，因而张仲景从多方面减轻其毒性。张仲景在《金匮要略》中应用乌头，主要是从以下 6 个方面减毒的：

（1）久煎法。如大乌头煎，煎煮法云："以水三升煮取一升，去滓，内蜜二升，煎令水气尽，取二升。"所谓"煎令水气尽"，意为通过久煎，将水气蒸发完。即先煮减毒，再与蜜同煎，更进一步地减毒，而服用则更为安全可靠。

（2）与蜜、甘草、姜同用法。张仲景的 5 方（乌头汤、乌头赤脂丸、赤丸、大乌头煎、乌头桂枝汤），全部与蜂蜜、甘草、姜同煎煮或同用，使之毒性减低。而这种方法经现代研究证明是非常科学，而且安全有效。

（3）从小剂开始逐渐加量法。如乌头汤方后云："……内蜜煎中更煎之，服七合。不知，尽服之。"乌头赤石脂丸方后云："右五味，末之，蜜丸如桐子大，先食服一丸，日三服。不知，稍加服"；乌头桂枝汤后云："令得一升后，初服二合；不知，即服三合；又不知，复加至五合。其知者，如醉状，得吐者为中病。"这种服用方法是非常科学的，因为乌头的治疗量与中毒量很接近，为了摸索有效的治疗量，就必须从小剂量开始，直至以知为度，中病即止。一旦出现瞑眩，唇舌麻木等感觉，应立即减量或停服观察。

（4）根据体质不同服药法。如大乌头煎服法："强人服七合，弱人服五合。"患者的体质对药物毒性的耐受性也有影响，故体质虚弱者应适当减量。

（5）先食（饭后）服药法。如赤丸："先食，酒饮下三丸。"乌头赤石脂丸："先食，服一丸。"都是采用饭后服，使药物吸收缓慢，以减少毒性吸收。同时，也是在依靠患者吃饭后，正气充足的情况下用药，以减轻空腹或饥饿情况下服药，容易造成毒性增大。

（6）炮制法。如赤丸："乌头二两，炮。"乌头赤石脂丸："乌头一分，炮。"通过炮制，用以减轻其毒性（现代常用的手段与方法），这表明张仲景时代也非常重视炮制，用以减轻乌头之毒性，增加安全用药，以利于病情的治疗与恢复。

（三）各家经验

1. 卢崇汉。火神派名家卢崇汉教授，全年 19423 张处方都使用了附片，在附片使用的同时，还合用制川乌、天雄片，用以提高扶阳效果，这样的处方占全年处方的 96.8%。

2. 戴云波。川蜀火神派名家、成都名医戴云波教授，对诊治痹证有独到的见解，他重视阳气对人体的重要性，认为寒湿痹当重用温热之药除之。擅用川乌头、附子等辛温燥烈之品，附子与乌头曾用至数百克之多，有"戴乌头""治痹火神"的美称。其经验方乌附麻辛桂姜汤一方，早期收录在《中医治法与方剂》一书，后收载于 21 世纪《方剂学》新教材中，其中附子与乌头用量为 10~60g，先与蜂蜜同煎 1~3 小时后，舌尝无麻味后，再下余药，煎煮而成。

3. 李可。李可老中医大剂量应用乌头，可谓是经验丰富。他凡用川乌头 30g 以上时，应用时需加冷水 2500mL，文火煮取 500mL，日分 3 次服，煎煮时间 3 小时左右，已可有效破坏乌头碱之剧毒。而为防患于未然，他凡用乌头剂，必加两倍量之炙甘草，蜂蜜 150g，黑大豆、防风各 30g，确保万无一失；特别是余药另煎，取汁与蜂蜜再煎，中和毒性，使乌头之毒性降到最低点，而治疗效能不变。在煎药之时，李可必亲临病家，亲为示范煎药。患者服药后，必守护观察，问询服后唇舌感觉。待患者安然无事，方才离去。真可谓慎之又慎。

4. 陈守义。笔者曾投师于河南滑县陈守义老中医门下，发现陈氏擅用戴云波教授之乌附麻辛桂姜汤治疗痹证，而且附子与制川乌用量，从 30~120g 之多，经过 40 余年的治痹证观察，临床疗效比较满意。而其应用之时，往往与黑豆、防风、甘草、远志同时先煎 4 个小时以上，再下余下药物煎煮而成。多年观察，未发现有不良反应者。

5.《名中医论方药》。本书总结了当代 10 位名医应用乌头的经验，乌头的用药指征，该书概括起来主要有以下几方面：

（1）疼痛：关节、肌肉疼痛，或伴麻木、拘挛，或冷痛，或疼痛剧烈难以忍受，其他药物无效者；或腰腿痛虚寒之象较明显者；胃痛剧烈而无出血倾向者。

（2）舌脉征象：舌质暗，苔白而厚或腻，脉弦紧或弦缓。

（3）抗"O"增高，类风湿因子阳性；脑电图示缺氧缺血；胃镜示浅表性胃炎、萎缩性胃炎、溃疡病等。

（4）在应用乌头的剂量上，该书分析得出，最小每剂用 1.5g，最多达 60g，多数名家认为用量为 3~30g。如果用 30g 以上时，必须先煎 2 小时以上，且宜先从小剂量开始。

6. 王献民。王献民老中医喜用制川乌加制附子、黄芪、人参、三七、炙甘草等，以切脉劲滑滞逆为应用指征，随着加减加治疗临床上的诸多疑难杂病，制川乌的剂量常在 60~90g 之间，先煎 2 小时后，再与群药同煎，为防止制川乌过量导致透邪时体力不支，即出现"乏力"时，常常配合大剂量炙黄芪与人参等，以防止这类不良的反应，临床效果显著。

7. 笔者经验。我们在《金匮要略》乌头汤的启发下，把乌头汤改为川乌法（制川乌、生黄芪、党参、丹参、炙甘草），应用在郑卢扶阳医学治病次第下，当切脉有劲象或是经络不通，或是舌诊发现舌根突起、舌中线不直者，都是应用川乌法的指征，配合应用次第处方桂枝法、附桂法、川乌法、四逆填精法等，取得了良好的临床治疗效果。应用制川乌的剂量是 10~30g，并与生黄芪相配合，其制川乌与黄芪的比例是 1∶3 左右，临床上未发现有任何不良反应。

（四）用药宜忌

1. 传统认识。

（1）《吴普本草》：乌喙，所畏、恶、使尽与乌头同。

（2）《本草经集注》：莽草为之使，反半夏、瓜蒌、贝母、白蔹、白及。恶藜芦。

（3）《药性论》：远志为使。忌豉汁。

（4）《汤液本草》：堕胎。其汁煎之，名射罔，杀禽兽。

（5）《宝庆本草折衷》：与茶相宜。

（6）《本草纲目》：畏饴糖。黑豆、冷水，能解其毒。

（7）《本经逢原》：夫药之相反者，以乌头、半夏为最……草乌头，射罔乃至毒之物，非若川乌头、附子之比。自非风顽急疾，不可轻投。

（8）《本草汇言》：遇冷毒即消，热毒即溃，自非顽风急疾，不可轻投入也。观其煎汁敷箭镞，能杀禽兽，闻气即堕仆，非性之锋锐捷利，酷劣有毒，能如是乎？即有风湿痹疾，痈疡急证之人，平素禀赋衰薄，或向有阴虚内热吐血之疾，并老人、虚人、新产人，切宜禁用。

（9）《本草蒙筌》：孕妇且忌。

（10）《本草乘雅》：阳喜独行，而专操杀业，在刚愎人所当禁忌。

（11）《本草备要》：然至毒，无所酿制，不可轻投。

（12）《古今药方纵横》：本品性毒烈，故非阴盛阳衰之证，阴虚内热之人所宜。因能堕胎，孕妇禁用。如误投火热诸证，则添薪燎原，尤须注意。因本品反半夏、瓜蒌、贝母、白蔹、白及，恶藜芦，故临证应禁忌。另外，本药虽与草乌性味、功效、用法及禁忌等几近相同，然二者并非一物。后者现主要以毛茛科多年生、野生植物北乌头的块茎入药，其毒烈程度更甚，当辨之。

（13）《名中医论方药》：心绞痛、心律失常、风湿性瓣膜病、高血压、低血压、老年心肺功能不全、心电图检查异常者等均不宜用；热证，如充血炎症性腹痛，疼痛不甚，体质虚弱，或阴虚阳亢者也不宜用；孕妇忌用。本品不可久服，用量不宜过大，痛缓后应立即停药。如出现唇口麻木，心悸，胸闷，心率减慢，心律失常当立即停药。本品久煎1小时以上方可服，不宜做酒制剂。

2. 现代认识。

凡阴虚阳盛、热证疼痛及孕妇忌服。

第九节　乌头的合理应用

一、概论

乌头有毒，然无毒而不成药。张仲景在《金匮要略》中曾说过："水能浮舟，亦能覆舟。"目前，所用乌头有川乌与草乌之分，常用的是制川乌，而草乌用的相对较少。二味虽然性味、功用、用量、用法及禁忌大致相同，但草乌头毒性更大。我们从张仲景的《伤寒杂病论》中就可以看出，《伤寒论》中不用乌头，《金匮要略》中有5方用之，一是治疗历节病的乌头汤；二是治疗心痛彻背、背痛彻心的乌头赤石脂丸；三是治疗寒疝的大乌头煎、乌头桂枝汤及赤丸。而应用天雄者，只有《金匮要略》天雄散一方，治疗血痹虚劳。由此可见，张仲景广泛应用附子，而乌头类只6方，且治疗范围比较局限。可见毒性较大的乌头应用有一定的针对性。

二、用药须知

由于乌头毒性较大，其治疗的有效量与中毒量十分相近。我们除了参考前面附子内容中的用药须知外，再看一下张仲景应用乌头的"火候"，即郑钦安所说的"阳药运行，阴邪化去"之反应，则更能使我们防患于未然。

《尚书·说命》中有"药弗瞑眩，厥疾弗瘳"的认识。这就是说，有的药物服用后需要出现一定反应时，才算是达到最佳用量"火候"，才能发挥最佳治疗效果。张仲景早已敏锐地认识到这个问题，他在用乌头5方后的服法中，或曰

"不知，尽服之"；或曰"不知，稍加服"；或曰"不知，稍增之，以知为度"；"其知者，如醉状，得吐者为中病"。仲景在白术附子汤后并说："一服觉身痹，半日许再服，三服都尽，其人如冒状，勿怪，即是术、附并走皮中，逐水气，未得除故耳。"从上述可知，仲景对乌头、附子的用量"火候"是"如醉状，得吐"，或"觉身痹……如冒状"。就是说，用乌、附治病需要用到出现眩冒如醉，身体麻痹，恶心呕吐等才算是达到了治疗效果，此时不可再加量及连续服用。这就提出了一个问题，即乌、附的治疗量与中毒量非常接近，临证难以掌握"火候"。目前已有不少临床学者，特别是火神派医家在实践中认识到，服用乌头的剂量，以达到舌麻、口唇麻为效，不可再继续加量。这些经验，很值得学习者参考借鉴。

三、各家经验

1. 王生义经验（《名中医论方药》）。 王生义认为，乌头是治疗风湿病疗效最好的药物，但用时要特别注意。另外，乌头的炮制也必须讲究，否则易出问题。如果用量为30g以上，必须先煎2小时。乌头用量为5~60g，常配伍以下药物：川乌8g，草乌8g，配独活、桑寄生、秦艽、防风、细辛、川芎、当归、熟地黄、白芍、桂枝、茯苓、甘草，治疗风湿性及类风湿关节炎、痛风等。

2. 王菊芬经验（《名中医论方药》）。 王菊芬认为，该药透寒通络止痛之力甚强，但其毒性很大，一定要依法炮制，久煎1小时以上方可服。该药性属大热并燥烈，故非阴盛阳衰之证不宜服用。乌头用量为1.5~9g，常配伍以下药物：川乌30g，配草乌30g，五加皮、麻黄、羌活、防风、乌梢蛇、川续断、木瓜、马钱子、全蝎、黄芪、三七。共研细末，装胶囊备用。治风寒湿痹，包括风湿性关节炎、类风湿关节炎、肩周炎等。

3. 龙治平经验（《名中医论方药》）。 龙治平认为本药不宜久服，用量不宜过大，以免发生中毒反应；病情缓解则宜减量或停用；尽量避免与草乌同用为妥；先煎加蜜少许，先煎时间长短应视其药量而定，一般为10~15g，先煎2小时。乌头用量为3~30g，常配伍以下药物：川乌，配草乌3~10g，桂枝、威灵仙、独活、附片、秦艽，治风湿痹证。川乌配白芍、香附、吴茱萸、陈皮，治胃寒型胃脘痛。川乌配蒲黄、桂枝、香附、当归、五灵脂，治经寒血瘀之痛经。川乌配川芎、细辛、丹参、茶叶，治偏头痛、神经血管性头痛。

4. 田隽经验（《名中医论方药》）。 田隽认为自6g开始，服后口舌不麻，加至9g，不宜再增加，连服5剂后停2天继服。简单的观察方法是，服后患者口舌发麻就停药一次，消失或减轻后再继续服用。应用时先煎10~20分钟，若先煎30分钟，效果就差了。川乌用量为6~9g，常配伍以下药物：制川乌6~9g，配黄芪，方如乌头汤，治疗各种原因所致的关节、腰酸疼痛。制川乌6~9g，配川芎，酌加引经药（羌活、白芷、葛根、吴茱萸），治疗头痛项酸有良效。制川乌6~

9g，配当归、龙胆草、贯众、大青叶，治带状疱疹止痛快，往往前一夜不能入睡，后一夜即能安眠。在头部者加升麻，胸腹部者加柴胡，在下肢者加川牛膝。

5. 汪履秋经验（《名中医论方药》）。汪履秋认为川乌止痛效果好，治痹痛及剧烈头痛，首推川乌，止痛效果最佳。一般用制川乌，生川乌效果更好，但易中毒，应先煎 1 小时方可。为了安全起见，患者应住院，在密切观察下用之。西药止痛靠吗啡，中药止痛靠乌头，要止痛效果好，就得带一点毒性。川乌用量为 5~10g，常配伍以下药物：配黄芪、白芍、麻黄、甘草，治一般痹证。配川芎茶调散，加活血化瘀药，治头痛。

6. 邵祖燕经验（《名中医论方药》）。邵祖燕认为此药大辛大热，又具有强烈地镇痛作用，故凡寒证、痛证必用此药。对疼痛剧烈偏热证者，当以苦寒药相伍。本品不宜做酒剂。川乌用量为 6~30g，常配伍以下药物：配当归、川芎、白芍、生地黄，治阳微寒袭、寒凝血滞，络脉不通，肢体酸痛麻木等症。配蜈蚣、苏木、细辛、乳香，治顽痹。配肉桂、乳香、九香虫、良姜，治胃寒剧痛。配白附子、南星、半夏，治痰结之癫痫。

7. 董国立经验（《名中医论方药》）。董国立数十年来，治疗肝硬化腹水有 60 例以上，大部分是晚期肝硬化者，以上方加减，可以将生存延长 5~7 年。每个患者用川乌或附子累计达 10kg 以上，甘遂达 4kg 以上。同时他还认为，川乌与附子本是同根生，但制川乌常温经止痛，炮附子温中祛饮，壮阳通脉，临床体会差别不太大，常交替使用。川乌用量为 5~12g，常配伍以下药物：配黄芪、党参、白术、茯苓、木香、沉香、防己、椒目、瓜蒌皮、大腹皮、半边莲、木通、厚朴、三棱、莪术、黑丑、甘遂，治疗肝硬化腹水。

8. 裴正学经验（《名中医论方药》）。裴正学认为，用量在 10g 以上时，必须先煎 1 小时，否则中毒。凡酸胀、怕冷、腹泻属阳虚证者，皆可投用此药。川草乌用量为 3~30g，常配伍以下药物：配马钱子，治疗风湿性、类风湿关节炎。配桂枝芍药知母汤，或配桂枝茯苓丸，治疗红斑狼疮、慢性肾炎。配干姜、肉桂，治脾肾阳虚。

第十节　乌头的中毒与救治

关于乌头中毒与救治的内容，参考前面附子中有关内容。除了有附子中毒时"麻"的感觉以外，还有一个特殊的表现，即制川乌过量或中毒时出现"乏"字，出现气短乏力、胸闷气短、身体沉重、浑身无力、甚至下不了床，或行动困难，困倦疲劳等，当有这些表现之一时，说明服用制川乌的剂量过大，造成人体内部能量透支所引起的一系列反映。立即煮人参50g（或其他参类都可以）水喝，频繁服用，直至缓解为止。或者服生麦饮口服液，一或数盒，也是可以缓解的。

第六章　天雄

第一节　概论

天雄作为药材，最早载于《神农本草经》中。关于天雄的基原，有文献认为是形长而细的附子或为盐附子商品药材规格之一，广东、山东的炮制文献也将其收载于"附子"项下。另有文献认为天雄为毛茛科植物乌头（*Aconitum car-michaeli* Debx.）形长的块根，是川乌头和草乌头之形长者及附子、草乌头之形长而细者。历史虽然说在诸多本草著作是谈到天雄，但是在临床著作中与医案中，却很少出现天雄的应用记录。

一、天雄药物

天雄品名，最早出现于《淮南子》卷十《缪训》，其记云：物莫无所不用，天雄、乌喙，药凶毒也，良医以活人。

二、《广雅》的解释

《本草图经》摘引《广雅》云："奚毒，附子也。一岁为侧子，二岁为乌喙，三岁为附子，四岁为乌头，五岁为天雄。"这是现存最早解释天雄基原的文献。可见，三国之前所用的天雄、乌头、附子来源于同种植物乌头。

由于乌头在当时未引种驯化，主要通过自然界传播的种子繁殖。现代研究表明，乌头种子春天播种萌发后，胚根在当年长成直根，是不能提供作为药材的；第二年春天，直根的顶端长出茎、叶，并从茎的基部侧面形成的粗短匍匐茎上产生侧生块根；第二年春天，直根枯朽，而从第二年生的块根顶芽形成地上部分，并产生新的侧生块根。当年秋、冬采第三年生的块根，则为附子，如不采摘，则在第四年春天生子，此时采子之母，则为乌头，而第二年生的块根在此时枯朽。参照《名医别录》："天雄，生少室山谷，二月采根。"从"乌头，长三寸以上者为天雄"可见，天雄与乌头同为两年生块根，而乌头为附子之母，一棵植株的养分要同时提供几个块根生长，很难长有三寸以上者，只有没生侧根的块根养分集中，才有可能达到三寸以上。所以，汉至魏晋所用的天雄应为多年生（3 年以上）野生乌头（草乌头）已丧失块根繁殖能力的两年生块根，在春天采用形长者入药，以少室（指今河南嵩山）为道地产区。

三、陶弘景的描述

《本草经集注》说："今采用八月中旬。天雄似附子，细而长便是，长者乃至三四寸许。此与乌头、附子三种，本出建平，故谓之三建。"《新修本草》曰："天雄、附子、乌头等，并以蜀道绵州、龙州出者佳。陶以三物俱出建平故名之。非也……乌头苗名堇，今讹堇为建，遂以建平释之。"其指出陶弘景将建平（今四川巫山县）作为道地产区纯属牵强附会，而认为绵州（今四川绵阳市）、龙州（今四川平武县）是天雄的道地产区。

四、李时珍的研究

李时珍指出陶弘景"不知乌头有二"，说明弘景时代还未形成稳定的川乌头药材。当时药用的乌头应以四川的草乌头为主。据现有文献，绵州、龙州两地从宋代至今一直是附子的栽培基地，之前未见大规模人工栽培的报道。可见，从魏晋至南北朝至隋唐，天雄的道地产区，采集时间及繁殖方式在逐渐发生变化，其来源应处于野生品与栽培品交替的阶段。当时所用天雄应为绵州、龙州两地野生或栽培的草乌头的侧生块根，在八月中旬采用形长者入药。《本草纲目》的解释，在天雄"释名"项下，李时珍曰："天雄乃种附子而生出或变出，其形长而不生子，故曰天雄。其长而尖者，谓之天雄，象形也。"时珍认为天雄是在栽培附子时产生的。

五、宋朝《本草图经》记载

本书是现存首次记载关于附子及天雄人工栽培方法的文献，书中云："乌头、天雄、附子、侧子今并出蜀土。然四品都是一种所产，其种出于龙州。种之法：冬至前布种……至次年八月后方成。其苗高三四尺，茎作四棱，叶如艾，花紫碧色，作穗，实小紫黑色，如桑椹。本只种附子一物，至成熟后有此四物……其长三二寸者，为天雄……元种者，母为乌头，其余大小者皆为附子。"

《本草纲目》附子"集解"项下也有"宋人杨天惠著附子记甚悉，今撮其要，读之可不辨而明矣。其说云："绵州乃故广汉地，领县八，惟彰明出附子。取种于龙安、龙州……十一月播种……九月采者乃佳……其初种之小者为乌头，附乌头而旁生者为附子……附而长者为天雄。"二者所取的"种"均来源于龙州（今四川平武县），而龙州一直是附子无性繁殖的种栽（当年生块根）基地，二者描绘的植物形态与栽培采集时间都与今用的川乌头相同。

六、宋代《宝庆本草折衷》分类

本书始将野生品草乌头分立专条，可认为在唐宋年间，已成功从四川野生乌头中选育出人工栽培品种川乌头，并与今用的川乌头为同一种植物，同时宋人已利用块根繁殖方式大规模种植。由于块根繁殖与种子繁殖相比，不易产生变异，且生产周期短，故沿袭至今成为附子的主要栽培方式。可见，宋朝至今所用天雄应为绵州、龙州两地栽培的川乌头（*Aconitum carmichaeli* Debx.），本为用来繁殖的块根丧失繁殖能力并单独长大的两年生块根或者形长的附子。

七、张锡纯的解释

《医学衷中参西录》中的附子、乌头、天雄解引："种附子于地，其当年旁生者为附子，其原种之附子则成乌头矣。若种后不旁生附子，惟原种之本长大，若蒜之独头无瓣者，名谓天雄，为其力不旁，故其温补力更大而独能称雄也。今药房中所鬻之乌附子，其片大而且圆者即为天雄，而其黑色较寻常附子稍重，盖因其力大而色亦稍变也。此与宋代《本草别说》中"天雄者，始种乌头而不生诸附子、侧子之类，经年独生长大者是也"的说法相同。清代《本草求真》有"天雄细长，独颗无附，其身大于附子，其尖向下"的记载。可见，从宋至今，另有些中医认为天雄是川乌头丧失繁殖能力的两年生块根，不包含附子。

八、《卢氏临证实验录》应用

本书中的卢铸之诸多医案均涉及到天雄的应用。他对天雄的认识有多种描述：如天雄附子之嫩者，交达于元阴元阳；天雄旁生之物，如人身手足；天雄拨动火炉，温暖水泉，使水气沸腾，升于天宫，使清道清明。但是，其对天雄的描述认为是川乌的旁生之物，且为附子之嫩者，其作用主要是温阳化气作用。

九、性状与炮制方法

曹晖等研究认为，天雄与附子在香港市场上是显著区别的。天雄是附子的一个药材商品规格，生天雄就系经胆巴水处理的淡附子，而炮天雄作为一个饮片规格，系生天雄经高温处理的炮制品。两者在性状、功能方面有所不同。香港称天雄为"火炮天雄""顶炮天雄"，配方应用历史很长。且炮天雄性状为撞去黑皮，不切成片形，整体呈不规则类球形，个大直径为3~5厘米，顶端凹陷，表面淡黄或土黄色，内部质松，呈蜂窝状，较酥易脆。这与附片完全是不一样的，历史上虽然有诸多的传统炮制方法，目前只保留下这种独特的炮制方法。

十、天雄药源考证

周刚等研究认为从汉朝至今，天雄的来源有三：①为汉魏晋所用的多年生（3年以上）野生乌头，丧失块根繁殖能力后的两年生块根。②为种植的川乌头块根，因丧失繁殖能力而单独长大的两年生块根。③为川乌头当年生长的侧生块根，即形长的附子。结论：天雄的基原为毛茛科的乌头（*Aconitum carmichaeli De-bx.*）栽培品，以及由生长 3 年以上的块根，丧失繁殖能力后，经两年长成长形块根的野生品。

第二节　性味与功能主治

一、《神农本草经》

《神农本草经》：味辛，温，主大风、寒湿痹、历、节痛、拘挛缓急，破积聚、邪气、金创，强筋骨，轻身健行……

二、《名医别录》

《名医别录》：味甘，大温，有大毒，疗头面风去来疼痛、心腹结聚、关节重、不能行走，除骨间痛，长阴气，强志，令人武勇力作不倦引。

三、《证类本草》

《证类本草》：《淮南子》云，天雄，雄鸡志，气益；《药性论》云，天雄，君，忌豉汁，大热，有大毒，干姜制，用之能治风痰、冷痹、软脚、毒风，能止气喘促急，杀禽虫毒；《日华子本草》云，治一切风，一切气，助阳道，暖水脏，补腰膝，益精，调血脉，四肢不遂。清朝黄宫绣认为天雄能补下焦命门阳虚。

四、四川江油的应用

新中国在解放后基本没有天雄商品和饮片规格，而《中国药典》也未收载天雄。但是，目前江油一带仍然是把附子个头比较大的筛选出来，按照天雄的古法炮制，称之为炮天雄。这个炮天雄是不入药用的，而是以养生保健来煮肉煲汤用，它有温阳散寒作用，这种习惯已经延续了几百年的历史。而且，在港澳、东南亚地区仍习惯沿用炮天雄，来进行养生保健，或者入方治疗元阳素虚、肾亏阳虚证患者。

五、董思含等研究观点

一是治风，这在历代都有描述与记载；二是补阳壮阳，历代医家应用观点多遵从于《金匮要略》天雄散的思路与方法；三是治风湿痹症，这是历代医家继续研究与应用的主要思路。

六、研究文献结果

我们通过查阅中国知网，输入"天雄"关键字后，发现临床报道最多的就是治疗男性病，这与张仲景的遗风有直接的关系，为什么当年张仲景治疗男性病要选用天雄，而不是选用附子、乌头呢？我们分析的原因是，男性精室紧密，一般的药物是无法进入的，而只有天雄除温阳扶阳之外，还有一个最重的作用，即通达经络，特别是无形的经络不通的时候，一般的药物是很难进入而发挥作用，只有天雄才有这样作用，既有温又能通，这才是当年张仲景选用天雄的关键。

第三节　用量与用法

一、用量

天雄由于是炮天雄，剂量为 10～100g，根据病症辨证要求，结合辨证配方入药。

二、用法

由于天雄（图 6-1）多是采用古代炮制，即以火烫烤炮，而且是去皮，中间是空的，而且非常的酥脆，几乎是没有任何毒性的（图 6-2）。故 30～60g 的剂量天雄，可以与群药共同煎，一般第一煎煮 40 分钟左右，第二再加水煮 20 分钟左右，两次煎剂兑入一起，约 400mL，分早晚两次服用。

三、食疗养生

在煮的肉食品中，放入炮天雄 10～30g，一起煲汤煮 1 个小时左右，吃肉喝汤，或吃天雄。

四、特殊的用法

由于市场上没有可以入药的天雄可用，笔者在临床常常根据天雄的特点，即有温又有通的性质，把制川乌与制附片合用，这样就可以达到天雄的作用与目标，临床效果显著。用法：制川乌 15g 加制附片 15g，二者合用先煎 1 个小时，再与群药混煎，就可以达到天雄的治疗效果。这是笔者研究《卢氏临证实验录》后得出的结果，因为当年卢铸之遇到既有阳虚又伴疼痛者，常常选用天雄，而不是选用附子，这就是前人的宝贵经验。

第四节　关于天雄的思考

一、提出疑问

笔者查阅中国知网文献时，输入关键词"天雄"，就可以发现有大量应用天雄配方治疗男性病及疑难杂病的经验论文发表。文章的真实性肯定是可信的，但是有一点疑问是，市场上在国内就没有天雄流通，那么这些专家学者研究应用的天雄，是从什么地方的经销商手中得到的呢？而且在医院的中药认证电脑体系中，根本就没有天雄这个药名字，我们该怎么进行研究与应用呢？

二、天雄药材

根据笔者的调查研究得知，目前江油市场上确有天雄流通应用，但是这些不是作为商品药材供应的，而是把天雄作为养生保健品在市场上进行销售的，无法或很难进入国家级医院系统中的。这说明，市场上很多声称天雄的药材，有可能就是制附子与或制川乌，这是大家一定要慎重对待的突出问题。

三、天雄药源

由于乌头（图6-3）在最早的时候是野生的品种，古代的描述经我们研究认为其都是正确的，为什么呢？由于中国地域面积比较大，而不同地区的品种也不一样，加之后来训化成为乌头种植之后，其与野生乌头并存。因此，其对附子、乌头、天雄的研究与应用产生了分歧，导致后来逐渐只有附子与乌头两个品种流通，像天雄这样的药材，都是混在这里面应用的。根据研究可知，我们比较认同近代医家张锡纯先生的观点，其种植于地的乌头苗，生长之后没有在旁边结出附子，即如独头蒜一样的根部彭大与生长，这样的叫做天雄，我们在江油当地专门进行了这样的研究（图6-4），即在附子需要修根的时候，把根部周围的小附子都给去掉，最后先长出的就是真正的天雄。

天雄除了人工干预能够得到之外，野生的品种自然也可以长成这样的天雄（图6-5），即天雄与附子同时生长（图6-6），而且天雄切面大部分粉性十足（图6-7），也有的中间有空腔。这种野生的天雄与附子是同时生长的，而且个头也不小，是当年生长的情况，还是几年生长的情况还需要进行观察。

张德昌研究认为，野生或种植的川乌，细而长的附子，也被称为天雄，即附子形体明显较川乌头，有的可长达8厘米以上，先细长二三寸者易，又经过酿制，故从中选择天雄既易又宜。这种根据是源于《本草纲目》记载："天雄有二种，一种是蜀人种附子而生出长者，或种附子而尽变成长者，即如种芋形状不一之类；一种是他处草乌头之类，自生成者。"（图6-8）

下篇　医论与临床应用

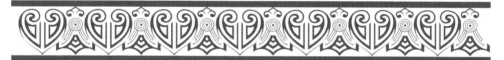

第一章 张仲景应用附子的经验

张仲景的《伤寒杂病论》最能体现张仲景应用附子的经验。由于没有张仲景专论附子的著作，故而其应用经验与方法，多能从其书中体现出来，并为我们提供应用附子的思路与方法，现进行总结如下。

第一节 用量用法

张仲景在《伤寒杂病论》中应用附子非常广泛，《伤寒论》中应用有 20 方，《金匮要略》中（除去重复的）有 13 方，共计 33 方，加上方后加用附子者 4 方，经方中共有 37 方中应用附子。

张仲景所用附子，有生用者，也有炮用者。生附子多用于少阴病证中，共 8 方，其他则全用炮附子。关于炮附子之制法，现代已经无法考证，但一些专家研究者分析认为，可能是火制的一种，现代多不采用。

张仲景用附子有两个阶段：小剂量为 1~2 枚，多用于治疗脉沉微、四肢逆冷等症；大剂量为 3~5 枚，多用于治疗关节疼痛或心腹大痛等症。张仲景所用之附子剂量相当于现代的多少？

考证的结果，近年来比较公认的张仲景时代的剂量，其 1 两相当现在的 15g 左右。张仲景多是把附子炮，分 8 片。已故名医何绍奇先生研究认为，1 片附子相当于 6~8g，如果按照所分为 8 片，少者也有 50g，大者也有 60g 左右，也就是说，张仲景所用之附子的重量，一枚附子折算后相当于现在的 50~60g。如果用的是生附子话，生附子毒性很大，研究认为相当熟附子的 5~10 倍之多。按照这样的情况分析，张仲景时代所用治少阴病的生附子，1 枚相当于现在的 250~500g 以上。就是按照张仲景用 1 枚附子保守量计算为 50g，2 枚也相当 100g，3 枚相当 150g，4 枚相当 200g，5 枚相当 250g 之多。由此表明，张仲景时代用附子的剂量，已经相当大了，不然的话，不可能因写了一本成为经典著作的《伤寒杂病论》而成了圣人。这说明，火神派学术思想并非是凭空而来的，而是沿着张仲景的思路与方法。

在煎药方法上，张仲景并未指明先煎，均是与它药同煎。但张仲景所同煎药物，多数是姜、甘草，特别是炙甘草的量，有段时间用的量很大。这充分证明，附子与姜、草同煎，足以达到解毒并增效之双重目的。而且现代所有的研究结果都表明，张仲景的这种附子与姜、草同煎的方法，不仅降解附子毒性确切，而且尚有增效作用，可谓是一举两得。

在煎药之时，除了与附子配伍的姜、炙甘草之外，就是加水的多少，与煎药时间的长久，对于药效的影响，是很重要的方面。为了分析张仲景时代煎药估计时间与煎药加水的多少，我从张仲景的处方中，分析其煎药时加水与煎煮的时间。

炮附子一枚：如桂枝加附子汤，炮附子一枚，去皮，破八片，桂枝三两，芍药三两，炙甘草三两，生姜三两，大枣十二枚。煎法：以水七升，煮取三升，去渣，温服一升。后面未说明，应该是每次温服一升，每天三次，即早、午、晚各温服一升。至于一升水是多少毫升？仝小林研究认为：张仲景时代每升水相当于现在的 200mL，七升，就是 1400mL，若加药煎成之后，药液剩余三升，即600mL，即煎煮液 800mL，即煎药时要煮去 800mL 水，仝氏并以桂枝汤煎药时间为例，40 分钟左右，也就是桂枝汤（或加附子），七升水煮上 40 分钟左右即可剩下三升。也就是说，张仲景时代一枚附子炮炙之后，与群药同煎，即不先煎，也与群药煎煮时间一样长。

炮附子二枚：如附子汤，炙附子二枚，去皮，破八片，茯苓三两，人参二两，白术四两，芍药三两。上五味药，以水八升，煮取三升，去渣。温服一升，日三服。张仲景用炮附子二枚，不仅与群药同煎，同时煎药时加水比煎药一枚时多水一升，多一升水，煮药时间最多增加 20 分钟左右，估计张仲景煎药时间为50~60 分钟。

炮附子三枚：如桂枝附子汤，炮附子三枚，去皮，破八片，桂枝四两，生姜二两，炙甘草二两，大枣十二枚。上五味，以水六升，煮取二升（误，应为三升），去渣，分温三服。张仲景用炮附子三枚，配生姜、炙甘草，加水六升，煮取三升，煮药时间为 40 分钟左右，且附子与群药同时煎煮。

生附子一枚：如四逆汤，生附子一枚，去皮，破八片，炙甘草二两，干姜一两半。上三味药，张仲景的方法是，用牙齿把三味药细细地嚼碎，用水三升，煮取一升二合，去渣，分温再服，强人要用大附子一枚，干姜三两。三升 600mL水，煮剩 240mL，360mL 水煮三味药颗粒状，40 分钟左右。煮后剩余 240mL，每次 80mL，分三次温服。

从上面可以看出，张仲景的附子用法极为简单，与常规用药没有什么大的区别，首先是炮附子一枚、二枚、三枚，均是与群药同煎，加水六升、七升，煮取三升，每次温服一升，每天三次。生附子张仲景用法上，稍特殊一些，就是先把生附子与配药，用牙咬碎成小颗粒状，然后再煎药，加水三升，煮取一升二合，分三次温服。但白通汤、白通加猪胆汁汤方中，均是加水三升，并不把生附子与群药弄碎，煮取一升，一升药液分次温服。

附子的其他剂型，如丸剂、散剂，张仲景配方之时，附子所占的比例大小不一，以肾气丸为例，炮附子剂量在全方之中占的比例很少。另外，薏苡附子败酱散中，附子二分，只占总量的 20% 左右。由此可以看出，附子在汤剂中，张仲景用量比较大，而在散剂、丸剂中，所占总药的比例是很小的。

第二节　讲究服法

早期的煎药计时方法，是以水量多少煎取药汁若干规定煎药时间的，仲景也是采用这种方法。纵观附子方的煎煮时间可以得出以下结论：①生附子煎药时间比制附子长，如桂枝加附子汤方用制附子一枚，以水七升，煮取三升；四逆汤中生附子一枚，以水三升，煮取一升二合。②附子量大，煎煮时间亦长，如同样是温通经络、温散寒湿以疗风寒湿痹证的桂枝附子汤和甘草附子汤，前者附子三枚，以水六升，煮取二升；后者附子二枚，以水六升，煮取三升。③生附子兼配干姜、甘草，则煎煮时间比单伍干姜者短，如干姜附子汤、白通汤、白通加猪胆汁均单含干姜，要比兼伍姜草的茯苓四逆汤、四逆汤、通脉四逆加人参汤、通脉四逆汤、通脉四逆加猪胆汁花时间长，缘由甘草之缓和药性、解药毒之故。可见附子组方的煎药时间取决于附子剂量大小，炮制与否以及佐姜、草等因素。芍药甘草附子汤则是例外，该方用制附子一枚，煎药时间较长，可能为治阴阳两虚之证减附子燥烈之需。

附子先煎。如通脉四逆加猪胆汁汤和白通四逆加猪胆汁汤均是先煎附子等药，去滓纳胆汁分温再服，旨在胆汁咸寒苦降，引阳入阴，使热药不致为阴寒所格拒，以利回阳救逆。

附子分煮。在《伤寒论》中，附子泻心汤一方渍药汁与煮药汁相合的煎煮法，这是仲景运用附子的又一特色。该方大黄、黄连、黄芩三味寒药以麻沸汤二升渍之须臾，绞去滓，别煮附子取汁，两者相合与服。因两种药性味不同，煮煎时间要求不同时，故采用之。

散剂再煎。散剂一般以水送服，但仲景以附子组方的散剂也有要求煎服者，如《金匮要略》薏苡附子败酱散取本散方寸匕，以水二升，煎减半，顿服。为何附子散剂欲再煎服用？《圣惠方》载："治肠痈皮肉状如蛇皮及如错，小腹坚，心腹急方。"用败酱二两、附子半两，切薏苡仁二两半共捣，粗罗为散剂，每服三钱，以水中盏入生姜半分，煎至六分，去渣温服。该法使用生姜水煎散剂便是解附子毒、减附子燥烈最好的说明。

米汤煎服。《金匮要略》中附子粳米汤方后云："以水八升，煮米熟，汤成，去滓，温服一升，日三服。"主治脾胃虚寒，水湿内停的腹满痛证，用米汤煎服一则扶益脾胃，二则为之解毒。此亦为仲景运用附子特色之一。

服药方法。根据患者体质强弱而强调服药方法。如《伤寒论》去桂加白术汤方后云："煮取两升，去滓，分温三服。虚弱家及产妇，宜减服之。"如《金匮》九痛丸的服法，强调强人初服三丸，日三服，弱者二丸。

三服、再服为常规服法。仲景凡用附子方，服法以日三服，分温三服为多，居 18 首；日二服，分温再服者为 11 方。即仲景以附子组方者一般 1 日 1 剂，1 日 3 服。特别指出的是，《金匮》方栝蒌瞿麦丸不仅提出饮服二丸，日三服的服法，并且强调若不知，增加药量至七八丸，以小便利，腹中温为知。

对病重且急证，仲景用附子方采用顿服法。如干姜附子汤治下后复汗致阳气大伤，阴寒内盛，虚阳外扰，昼日烦躁，病情发展迅速，常为虚脱之先兆，需采用顿服，集中药力，单刀直入，急救回阳，免生他变。

炼蜜为丸，以制附子毒。例如仲景九痛丸治九种心痛，将附子、生狼牙、巴豆、人参、干姜、吴茱萸为末，炼蜜为丸，酒下，以蜜制附，制约附子之毒性，延长其药效。

第三节　应用策略

回阳救逆急用生用。如在《伤寒论》中回阳救逆的代表方剂四逆汤、四逆加人参汤、茯苓四逆汤、通脉四逆汤、通脉四逆汤加猪胆汁汤、白通汤、白通加猪胆汁汤、干姜附子汤，方中均用生附子，附子生用性烈善走发伸阳气，祛散寒邪。如：《伤寒论》第 323 条，"少阴病，脉沉，急温之，宜四逆汤"；另有白通汤方："葱白四茎、干姜一两、附子一枚（生，去皮，破八片）"，示急用生用。

热病救逆善用敢用。《伤寒论》第 317 条，"少阴病，下利清谷，里寒外热，手足厥逆，脉微欲绝，身反不恶寒，其人面色赤，或腹痛，或干呕，或咽痛，或利止脉不出者，通脉四逆汤主之"。这条示"里寒外热""面色赤……或咽痛"乃少阴格阳，真寒假热证候。仲景透过现象看本质用通脉四逆汤救之，为后世医家敢用附子之方剂治热病乃至治疗热病心衰开了先河。

应用剂量因人而宜。仲景用附子的计量单位不一，有用"枚"者、"分"者、"两"者。但用"枚"时居多，在汤剂中用一枚时最多，可见为常规剂量，有 19 首。但在应用时又因人而宜。例如《伤寒论》第 20 条"桂枝加附子汤方"、第 22 条"桂枝去芍药加附子汤方"附子用量均用一枚。又如《金匮要略》惊悸吐下血胸满淤血病脉证第十六中的"黄土汤方"附子用三两。又有四逆汤方后有解注曰："强人可大附子一枚。"

煎服方法各异。仲景在应用附子方剂时，在煎、服方法上不尽一样。在时间上生附子比熟附子煎煮的长一些，附子用量大煎的时间也长。生附子干姜甘草同煎的时间要比单伍干姜短。在"四逆汤""茯苓四逆汤""通脉四逆汤""通脉四逆汤加人参汤"等方剂中都能体现出来。另外还有"附子先煎、分煎、散剂再煎"等煎煮方法。在"通脉四逆加猪胆汁汤""白通四逆汤加猪胆汁汤"中都能见到。在服法上也不一样，如"附子泻心汤方"中将黄连、大黄、黄芩三味苦寒之品，以麻沸汤二升渍之须臾，绞去渣，别煮附子取汁，两者相合与服。又有《金匮要略》"薏苡附子败酱散方"，取方寸匕，以水二升，煎减半，顿服。另有"附子粳米汤"以米汤煎服附子用以扶益脾胃虚寒，又能解毒，令人钦服。

甘草干姜同煎解毒。仲景多数方剂中附子与甘草干姜配伍用进，仅配甘草方子就有 18 首，配干姜的方子也不在少数。近代发现附子甘草干姜同煎能降低附子的毒性，可见仲景用药配伍之精萃。

第四节　主治病证

张仲景《伤寒杂病论》中，应用附子配方治疗的病证极为广泛，总结起来主要有以下 8 个方面。

一、治疗少阴病阳虚证

1. 治疗烦躁证。附子与干姜相配，组成干姜附子汤。治疗少阴阳气暴虚，昼日烦躁，夜而安静，脉沉微之证。再加茯苓、人参、甘草，即是茯苓四逆汤，用治少阴病阴阳两虚之昼夜烦躁无宁时之证。前者为回阳单捷小剂，单刀直入，独任回阳；后者则为回阳益阴之复方大剂。两方均用附子配干姜以回阳，故古人有附子无干姜不热之说。附子与人参相配，相得益彰。人参能加强附子回阳固脱之力；附子能加强人参益气生津之功，后世参附汤用于亡血气脱之证，能够急复其阴，立固其阳，正是茯苓四逆汤的发展。

2. 治少阴病亡阳厥逆证。干姜附子汤再加甘草，即组成四逆汤，用治少阴阳虚四逆，故名四逆汤，这是仲景用以回阳救逆的代表方剂。此方说明，附子得甘草可温通血脉，加速血液循环，能使四肢厥冷之证迅速恢复。另外，本方还可用于吐利汗出等脾肾阳虚之证，说明附子得甘草，亦能复脾肾之阳。

3. 治疗少阴阴盛格阳证。若阴寒内盛，阳气衰微，虚阳被阴寒之气格拒于外时，便形成格阳之证，此时尤须使用附子。格阳证分为格阳于外与格阳于上两种情况：①格阳于外，为通脉四逆汤，内见下利清谷，手足厥逆，脉微欲绝之阴盛证；外见身反不恶寒之假热证。通脉四逆汤即四逆汤重用干姜、附子，因此，其回阳散寒之力尤胜，"能大壮元阳，主持内外，共招外热返之于内"（《医宗金鉴》）。名通脉四逆汤，以昭示与四逆汤之别。②格阳于上，又称戴阳证，用白通汤治疗。白通汤则是干姜附子汤加葱白而成，以干姜、附子力挽亡阳，以葱白宣通上下，适用于全身寒证，反见面赤之时。若服白通汤后发生药物格拒不受时，可加入人尿、猪胆汁，咸寒苦降之品以为反佐，此即白通加猪胆汁汤。

4. 治疗亡阳阴竭证。在霍乱病的过程中，由于吐利不仅伤阳，而且也容易伤阴。在亡阳液竭之时，仲景往往也要使用附子。《伤寒论》云："恶寒，脉微而复利，利止，亡血也。四逆加人参汤主之。"恶寒，脉微而复利，是脾肾阳虚不能固摄而致。利止而恶寒脉微不去者，说明此时之利止，非阳气恢复，乃阴液枯竭也。用四逆加人参汤治之。四逆汤以附子为主组成，可回阳救逆，加人参益气固脱，生津滋液。附子与人参相配，固阳益阴之力尤胜。《伤寒论》云："吐下已断，汗出而厥，四肢拘急不解，脉微欲绝者，通脉四逆加猪胆汁汤主之。"此证亦属于亡阳阴竭之证，但较上证更加危笃，已见上下格拒之势，故表现为吐下已断，汗出而厥，四肢拘急不解，脉微欲绝等。其方重用附子为主组成通脉四逆汤，回阳救逆，再加猪胆汁，既可反佐，亦可益阴。

二、治疗痹证

1. 治疗胸痹证。经方使用附子治疗胸痹的方剂有 2 首：①乌头赤石脂丸用于"胸背彻痛，背痛彻心"之证。此证系阴寒邪盛，阳气虚衰。乌头赤石脂丸用附子配合干姜、蜀椒、乌头一派大辛大热之药，逐寒止痛。为防止辛散，又佐赤石脂，温里固涩，本方药专力宏，对阴寒痼结之胸痹证，效若桴鼓。②薏苡附子散适用于"胸痹缓急"。此胸痹乃寒湿阻络而致，方用薏苡宣痹除湿而缓急。其用附子，一可温阳散寒，助薏苡除湿，因湿为阴邪，得温则散；二可温薏苡缓急。《神农本草经》说附子主"寒湿痿躄拘急"。因为寒主收引，得温则寒散而躄舒。

2. 治疗风寒湿痹证。风寒湿痹证主要表现为肌肉骨节疼痛，是由于风寒之邪痹阻经络而成。经方中用附子治疗此种证候的方剂有 5 首，分别为桂枝附子汤、白术附子汤、甘草附子汤、附子汤及桂枝芍药知母汤。分述如下：

（1）桂枝附子汤、桂加白术汤和甘草附子汤。《伤寒论》与《金匮要略》云："伤寒八九日，风寒相搏，身体疼痛，不能自转侧，不呕不渴，脉浮虚而涩者，桂枝附子汤主之；若大便坚，小便自利者，去桂加白术汤主之。"又云："风湿相搏，骨节疼烦，掣痛不得屈伸，近之则痛剧，汗出，短气，小便不利，恶风不欲去衣，或身微肿者，甘草附子汤主之。"上述 3 个方证，均适用于风湿病而阳气虚者，故皆以附子温阳散寒湿以止痛，由于具体病情不同而配伍的药物也有所不同。

（2）桂枝芍药知母汤。《金匮要略》云："诸肢节疼痛，身体尪羸，脚肿如脱，头眩短气，温温欲吐，桂枝芍药知母汤主之。"本方属于历节病日久正虚邪痹者。所谓正虚，为气血阴阳俱不足；所谓邪痹，为风寒湿热诸邪郁痹。如此杂合之病，则需用杂合之方施治，故方中用附子温经助阳以除寒湿，配合麻黄、桂枝、防风、白术通阳祛风湿，又因久病邪郁化热，阴血亏损，则并用知母、芍药养阴清热，生姜、甘草调和中气。

（3）附子汤。《伤寒论》云："少阴病，身体痛，手足寒，骨节痛，脉沉者，附子汤主之。"本方证为少阴阳气虚衰而寒湿留着于骨节者。方以附子为君药，既能温经助阳以扶正，又能散寒除湿以祛邪，配伍人参、白术、茯苓益气健脾祛湿，用芍药和血缓急止痛。综上所述可知，仲景治疗风寒湿痹之证常采用附子助阳气，散寒湿，止痹痛。这是对《本经》所谓附子疗"寒湿痿躄拘挛，膝痛不能行步"的具体运用。

三、治疗水气病

水气病而肾阳虚者，仲景往往选用附子，以振奋肾阳，温阳利水或温阳散水。这样的方剂共有5首，即真武汤、栝蒌瞿麦丸、麻黄附子汤、桂枝去芍药加麻辛附子汤和肾气丸。

1. 真武汤。《伤寒论》云："少阴病，二三日不已，腹痛，小便不利，四肢沉重疼痛，自下利者，此为有水气，其人或咳，或小便不利，或下利，或呕者，真武汤主之。"真武汤适用于少阴阳虚，火不生土，脾肾阳虚，水气泛滥证。方以附子为君，温振肾阳，散寒化水，与生姜配伍温阳利水，与茯苓配伍温阳利水，与白术配伍温阳健脾，与芍药相配，刚柔相济，辛散而不伤阴，诸药共奏温阳利水之功。对肾阳虚，里寒停水者颇为适宜。

2. 栝蒌瞿麦丸。取附子温阳利水者，还有栝蒌瞿麦丸。此方亦适用于小便不利有水气者。方用附子温阳化气，与瞿麦、茯苓相配而利水，因是证上有燥热，故又配栝蒌根、山药清热生津以止渴。

3. 麻黄附子汤。对于水气病偏上偏外者，仲景多用温散法。其中脉沉而兼肾阳虚者，仲景则往往加用附子，温振肾阳而散寒饮。方如麻黄附子汤，《金匮要略》云："水之为病，其脉沉小，属少阴；浮者为风。无水虚胀者，为气。水，发其汗即已，脉沉者宜麻黄附子汤……"麻黄附子汤由麻黄、附子、甘草组成，三药相合，温经发汗而散水。

4. 桂枝去芍药加麻辛附子汤。若属阳虚阴凝，水饮不清，积于心下，出现"心下坚，大如盘，边如旋杯，水饮所作，桂枝去芍药加麻辛附子汤。"方用桂枝、麻黄，辛温发汗，宣散水气；附子、细辛温经助阳，通彻表里，散内外之寒邪；甘草、生姜、大枣，补中气而调诸药，共奏温经解表，宣散水饮之功。

5. 肾气丸。对于肾之阴阳两虚者，出现小便不利，水气停蓄者，仲景用八味肾气丸。方用附子、肉桂加于补肾精及淡渗利水之品中，以"补阴之虚以生气，助阳之弱以化水。"

以上5方之配伍特点是附子与茯苓或瞿麦相配，可助阳利水；与生姜、麻黄、桂枝相配，可温阳利水；与干地黄相配，可阴阳并补，生阳利水。这是我们应当借鉴与学习之处。

四、治疗太少两兼病

附子用于太阳与少阴合病或发病的方剂共计 3 首：

1. 麻黄附子细辛汤与麻黄附子甘草汤。用于少阴感寒证。《伤寒论》云："少阴病，始得之，反发热，脉沉者，麻黄细辛附子汤主之。"又云："少阴病，得之二三日，麻黄甘草微发其汗，以二三日无里证，故微汗也。"麻黄细辛附子汤以麻黄、细辛发太阳之邪，附子温少阴之里；麻黄附子甘草汤证，外邪较轻，里虚较甚，故去发散之细辛，加益气和中之甘草。

2. 桂枝加附子汤与桂枝去芍药加附子汤。适用于太阳病误治后，太阳病未解而少阴阳气又虚者，形成的太阳与少阴并病之证。《伤寒论》云："太阳病，发汗，遂漏不止，其人恶风，小便难，四肢微急，难以屈伸者，桂枝加附子汤主之。"此为太阳病汗不得法，表证未去，却已成亡阳脱液之证。但因液脱由阳虚卫外不固而致，故以桂枝加附子，温经复阳，解肌祛风。《伤寒论》云："太阳病，下之后，脉促胸满者，桂枝去芍药汤主之；若微恶寒者，桂枝去芍药加附子汤主之。"本方证乃太阳病误下之后，胸阳与肾阳俱受损伤，是阴盛而阳虚，故加附子温经扶阳，去芍药之阴柔，以免使胸满之症加重。

3. 竹叶汤。主治产后中风，见发热、面正赤、喘而头痛等症。本方证乃表热兼少阴元阳虚损证。方用附子配人参扶阳益气，大补元阳；用竹叶、葛根清热；桂枝、防风、桔梗以发法解表；生姜、大枣、甘草调和胃气，兼和诸药，共奏扶阳祛邪之功。

上述 3 方均用附子温肾阳而固正，表实无汗者与麻黄、细辛相配；表虚自汗者与桂枝、芍药为伍；若属风热，可与竹叶、葛根相合。总为表里同治之法，附子在诸方中与解表药共奏助阳解表之功。这也是《神农本草经》说附子"主风寒咳逆邪气"的庐山真面目。

五、治疗表阳虚证

经方用附子治疗卫阳不足的方剂，主要有 2 方：

1. 附子泻心汤。主要适用于"心下痞，而复恶寒汗出者"。心下痞乃胃热气壅所致；恶寒汗出乃卫阳不足而发。故附子泻心汤用三黄泄热消痞；用附子扶阳固表。

2. 芍药甘草附子汤。《伤寒论》云："发汗，病不解，反恶寒者，虚故也。芍药甘草附子汤主之。"汗虽属阴津，但需要阳气推动。汗后恶寒，说明不仅阴津受损，而且卫阳亦虚，故用芍药甘草附子汤治之，用附子温经扶阳固表。仲景治风湿三方，桂枝加附子汤及越婢汤方后云"恶风加附子"等，其用附子亦有扶阳固表之意。

六、治疗中焦虚寒证

1. 治疗中寒腹满痛证。《金匮要略》治疗 "腹中寒气，雷鸣切痛，胸胁逆满，呕吐，附子粳米汤主之"。此为脾胃虚寒，寒气攻冲所致诸症。该方以附子温中散寒止痛，配伍半夏降逆止呕，伍粳米、甘草、大枣健脾和中。仲景治疗蛔厥的乌梅丸中亦用附子，与干姜、川椒、细辛、桂枝等辛温药配伍，以温中散寒，且川椒又能杀虫，但因蛔厥病为寒热错杂证，故方中并用黄柏、黄连苦寒清热，人参、当归补气和血。另外，《伤寒论》还有两方后加减法中亦用有附子。理中丸方后云："腹满者，去术加附子一枚。"四逆散方后云："腹中痛者，加附子一枚。"前者是中寒致满，后者是中寒致痛，两方之加附子，皆为 "温中"而设。

2. 治疗便血证。《金匮要略》云："下血，先便后血，此远血也，黄土汤主之。"此便血乃由中寒阳虚，脾不摄血而致。其方用附子配白术、黄土，温中健脾摄血；地黄、阿胶滋阴养血止血；甘草缓中，黄芩反佐，共奏温中摄血之功。

3. 治疗寒实证。《金匮要略》云："胁下偏痛，发热，其脉紧弦，此寒也，以温药下之，宜大黄附子汤。"此为寒实内结之证，方用附子细辛大黄汤温中散寒。

七、治疗金疮

疮之与痈，异名而同类。《金匮要略》治 "肠痈之为病"而脓已成者，以薏苡仁附子败酱散主之。方中少量用附子，"假其辛热，以行郁滞之气尔"（《金匮要略心典》）。由此可见，一切疮痈疾患，凡表现为阳气虚衰者，皆可考虑配伍附子。徐大椿说："血肉得暖而合。"

八、治疗头风

《金匮要略》头风摩散，用大附子一枚（炮）与盐等分散，沐了，以方寸匕，摩疾上。主治寒性头风证，即头风头痛之疾病。

第五节　应用乌头的经验

一、乌头主治

张仲景在《金匮要略》用乌头者共有 5 方，6 条。

（1）历节。乌头汤：乌头、麻黄、芍药、炙甘草、黄芪。

（2）心痛。乌头赤石脂丸：乌头、附子、蜀椒、干姜、赤石脂。

（3）寒疝。大乌头煎：乌头。

（4）厥逆。赤丸：乌头、细辛、茯苓、半夏、朱砂。

（5）寒疝。乌头、桂枝、芍药、甘草、生姜、大枣。

二、剂量与剂型

仲景应用乌头有汤、丸两种剂型。汤剂用量一般为 5 枚，如乌头汤，重用量如大乌头煎，用乌头大者 5 枚。丸方中重用量如赤丸，乌头 2 两（炮），28g 左右，轻用量如乌头赤石脂丸，用乌头 1 分（炮），3g 左右。

陈亚龙研究认为，中等大小的川乌头每个为 9~15g，生草乌每个为 3~5g，故可知川乌 5 枚可达 45~75g，草乌 5 枚有 15~25g，其剂量已经超过现代《中国药典》。

三、煎煮方法

煎药方法有两种：一是先把乌头用水煎煮而后去渣加蜂蜜再煎；二是把川乌与蜂蜜同煎，然后和诸药汁混后再煎。前者如大乌头煎，后者如乌头汤，而并非将乌头 5 枚直接煎汤饮服。乌头汤的煎煮方法是"以水三升，煮取一升，去渣，再用蜜二升煎煮，煎令水气尽，取二升"，乌头桂枝汤也是用蜂蜜水煎煮。从仲景煮药方法可知，应用乌头类汤剂，除了久煎煮之外，用蜂蜜煎煮，是减弱其毒性的一个较好方法，目前这种方法仍然在临床上受到人们的重视与应用。

四、防止毒性

临床及动物实验证实，蜂蜜不但可以解乌头之毒性，还可使乌头的作用逐渐地、持续缓慢地在体内吸收而发挥作用。

为了防止服药后产生毒性，仲景采用的方法如下：一是先少量试服，即从小量开始，逐渐加量，直至有效为止。书中 5 个方剂均是如此。如乌头赤石脂丸之"先服一丸，日三服，不知，稍加服"，乌头桂枝法之"初服二合，不知，即服三合，又不知，复加至五合"。二是因人制宜，强弱有别。仲景用药十分注意人之体质，对乌头的应用更是如此，在服用方法上亦得以体现。如乌头煎方后云："强人服七合，弱人服五合……"三是定时服药，严防蓄积。如赤丸方后之"先食酒饮下三丸，日再夜……"，大乌头煎之"……不差，明日更服，不可一日再服"。都体现了这一特点。四是中病即止，勿伤正气。乌头力猛毒剧，临床上只能适可而止，切莫过用伤正，仲景所谓"以知为度"，已是明训，不可不知。

第二章 历代医家论述与应用

一、春秋·范蠡《范子计然》

附子，出蜀武都，中白色者，善。乌头，出三辅，中白者，善。

二、汉·无名氏《神农本草经》

附子，味辛，温。主治风寒咳逆邪气，温中，金创，破癥坚积聚，血瘕，寒湿，痿躄，拘挛，膝痛，不能行步。生山谷。

三、魏晋·吴普《吴普本草》

附子，名茛。神农：辛。岐伯、雷公：甘，有毒。李氏：苦，有毒，大温。或生广汉。八月采。皮黑，肌白。

四、南朝梁·陶弘景《名医别录》

附子，味甘，大热，有大毒。主治脚疼冷弱，腰脊风寒，心腹冷痛，霍乱转筋，下痢赤白，坚肌骨，强阴。又堕胎，为百药长。生犍为及广汉。八月采为附子，春采为乌头。

五、南朝梁·陶弘景《本草经集注》

附子，味辛、甘，温、大热，有大毒。主治风寒咳逆，邪气，温中，金创，破癥坚积聚，血瘕，寒湿，痿躄，拘挛，膝痛，不能行走。治脚疼冷弱，腰脊风寒，心腹冷痛，霍乱转筋，下痢赤白，坚肌骨，强阴。又堕胎，为百药长。生犍为山谷及广汉。八月采为附子，春采为乌头。地胆为之使，恶蜈蚣，畏防风、黑豆、甘草、黄芪、人参、乌韭。附子以八月上旬采也，八角者良。凡用三建，皆热灰炮令坼，勿过焦，惟姜附汤生用之。

六、南北朝·雷敩《雷公炮炙论》

附子，雷公云：凡使，先须细认，勿误用。有乌头、乌喙、天雄、侧子、木鳖子。乌头少有茎苗，长身乌黑，少有旁尖；乌喙皮上苍，有大豆许者，孕八九个周遭，底陷，黑如乌铁；天雄身全矮，无尖，周匝四面有附孕十一个，皮苍色，即是天雄；并得侧子，只是附子旁，有小颗附子如枣核者是；木鳖子只是诸喙、附、雄、乌、侧中毗患者，号曰木鳖子，不入药中用，若服，令人丧目。

若附子，底平、有九角、如铁色，一个个重一两，即是气全，堪用。屋下平地上掘一坑，可深一尺，安于中一宿，至明取出，焙干用。夫欲炮者，灰火勿用杂木火，只用柳木最妙。若阴制使，即生去尖皮底，了，薄切，用东流水并黑豆浸五日夜，然后漉出，于日中晒，令干用。凡使，须阴制，去皮尖了，每十两，用生乌豆五两，东流水六升。

七、唐·苏敬《新修本草》

附子，味辛、甘，温、大热，有大毒。主风寒咳逆，邪气，温中，金创，破癥坚积聚，血瘕，寒湿痿躄，拘挛膝痛，不能行走。疗脚疼冷弱，腰脊风寒，心腹冷痛，霍乱转筋，下痢赤白，坚肌骨，强阴。又堕胎，为百药长。生犍为山谷及广汉。八月采为附子，春采为乌头。地胆为之使，恶蜈蚣，畏防风、黑豆、甘草、黄芪、人参、乌韭。附子以八月上旬采也，入热灰炮令拆，勿过焦，惟姜附汤生用之。俗方动用附子，皆须甘草，或人参、干姜相配者，正以制其毒故也。

八、唐·陈藏器《本草拾遗》

附子，醋浸削，如小指，内耳中，去聋。去皮炮令拆，以蜜涂上炙之，令蜜入内，含之勿咽，其汁主喉痹。

九、唐·甄权《药性论》

黑附子，味辛，大热，入三焦。主阳，散风去寒邪，火旺者不用，即大附子去粗皮。

十、蜀·韩保异《蜀本草》

附子、乌头、天雄、乌喙、侧子，五物同出而异名。作之法，以生熟汤浸半日，勿令灭气，出以白灰裹之，数易使干。又法以米粥及糟曲等淹之，并不及前法。

十一、宋·苏颂《本草图经》

乌头、乌喙，生朗陵山谷。天雄生少室山谷。附子、侧子生犍为山谷及广汉，今并出蜀土。然四品都是一种所产，其种出于龙州。

种之法：冬至前，先将肥腴陆田耕五七遍，以猪粪粪之，然后布种，遂月耘籽，至次年八月后方成。其苗高三四尺以上，茎作四棱，叶如艾，花紫碧色，作穗实小，紫黑色如桑椹。本只种附子一物，至成熟后有此四物，收时仍一处造酿方成。

酿之法：先于六月内，踏造大、小麦曲，至收采前半月，预先用大麦煮成粥，后将上件曲造醋，候熟淋去糟。其醋不用太酸，酸则以水解之。便将所收附子等去根须，于新洁瓮内淹浸七日，每日搅一遍，日足捞出，以弥疏筛摊之，令生白衣。后向慢风日中，晒之百十日，以透干为度。若猛日晒，则皱而皮不附肉。

其长三二寸者，为天雄。割削附子旁尖芽角为侧子，附子之绝小者亦名为侧子。元种者，母为乌头。其余大小者皆为附子。以八角者为上。如方药要用，须炮令裂去皮脐，使之。绵州彰明县多种之，惟赤水一乡者最佳，然收采时月与《本经》所说不同。盖今时所种如此。其内地所出者，与此殊别，今亦稀用。

谨按：《本经》冬采为附子，春采为乌头。而《广雅》云：奚毒，附子也。一岁为萴子，二岁为乌喙，三岁为附子，四岁为乌头，五岁为天雄。今一年种之，便有此五物，岂今人种莳之法，用力倍至，故尔繁盛也。虽然药力当缓，于岁久者耳。

崔氏治寒疝心腹胁引痛，诸药不可近者，蜜煎乌头主之。以乌头五枚大者，去芒角及皮，四破，以白蜜一斤，煎令透润，取出焙干，捣筛，又以熟蜜丸，冷盐汤吞下，二十丸如梧子，永除。又法：用煎乌头蜜汁，以桂枝汤五合解之。饮三合不知，加五合。其知者如醉，以为中病。《续传信方》治阴毒伤寒烦躁，迷闷不知悟人，急者用大附子一个，可半两者，立劈作四片，生姜一大块，立劈作三片，如中指长，糯米一撮，三味以水一升，煎取六合，去滓，如人体温，顿服，浓衣覆之。或汗出，或不出，候心神定，即别服水解散，太白通关散之类，不得与冷水。如渴，更将滓煎与吃。今人多用有效，故详着之。

十二、宋·寇宗奭《本草衍义》

乌头、乌喙、天雄、附子、侧子凡五等，皆一物也，只以大小、长短、似像而名之。后世补虚寒，则须用附子，仍取其端平而圆，大及半两以上者，其力全不僭。风家即多用天雄，亦取其大者。以其尖角多热性，不肯就下，故取敷散也。此用乌头、附子之大略如此。余三等，则量其材而用之。其炮制之法，经方已着。

十三、宋·刘翰《开宝本草》

附子，味辛、甘，大热，有大毒。疗脚疼冷弱，腰脊风寒，心腹冷痛，霍乱转筋，下痢赤白，坚肌骨，强阴。又堕胎，为百药长。

十四、宋·唐慎微《证类本草》

附子，味辛、甘，温、大热，有大毒。主风寒咳逆，邪气，温中，金疮，破癥坚积聚，血瘕，寒湿踒躄，拘挛膝痛，脚疼冷弱，不能行步，腰脊风寒，心腹冷痛，霍乱转筋，下利赤白，坚肌骨，强阴。又堕胎，为百药长。生犍为山谷及广汉。冬月采为附子，春采为乌头。（地胆为之使，恶蜈蚣，畏防风、黑豆、甘草、黄芪、人参、乌韭。）

陶隐居云：附子，以八月上旬采，八角者良。凡用，三建皆热灰微炮令拆，勿过焦，唯姜附汤生用之。俗方每用附子，皆须甘草、人参、生姜相配者，正制其毒故也。今按陈藏器本草云："附子醋浸，削如小指，纳耳中，去聋。去皮炮令拆，以蜜涂上炙之，令蜜入内，含之，勿咽其汁，主喉痹。"

陈藏器云：附子，无八角，陶强名之。古方多用八角附子，市人所货，亦八角为名。雷公云：凡使，先须细认，勿误用。有乌头、乌喙、天雄、侧子、木鳖子。乌头少有茎苗，长身乌黑，少有旁尖。乌喙皮上苍，有大豆许者，孕八九个，周遭底陷，黑如乌铁。宜于武火中，炮令皱拆，即劈破用。天雄身全矮，无尖，周匝四面有附，孕十一个，皮苍色即是天雄。宜炮皱拆后，去皮尖底用。不然，阴制用并得。侧子只是附子旁，有小颗附子，如枣核者是，宜生用。治风疹神妙。木鳖子，只是诸喙、附、雄、乌、侧中毗患者，号曰木鳖子，不入药中用。若服，令人丧目。若附子底平有九角，如铁色，一个个重一两，即是气全，堪用。夫修事十两，于文武火中炮，令皱拆者去之，用刀刮上孕子，并去底尖，微细劈破，于屋下平地上掘一坑，可深一尺，安于中一宿。至明取出，焙干用。夫欲炮者，灰火勿用杂木火，只用柳木最妙。若阴制使，即生去尖皮底了，薄切，用东流水并黑豆浸五日夜，然后漉出，于日中晒，令干用。凡使，须阴制去皮尖了，每十两，用生乌豆五两，东流水六升。

《圣惠方》：治疔疮肿甚者。用附子末，醋和涂之，干即再涂。《千金翼方》同。

《外台秘要》：疗偏风半身不遂，冷癖痃癖。附子一两生用，无灰酒一升，上㕮咀纳于酒中，经一七日，隔日饮之，服一小合，瘥。

《千金翼》：治大风、冷痰痃癖、胀满诸痹等病。用大附子一枚重半两者，一枚亦得，炮之酒渍，春冬五日，夏秋三日。服一合，以瘥为度。日再服，无所不治。又方：治口噤卒不开。捣附子末，纳管中，开口吹喉中，瘥。百一方：治卒忤，停尸不能言，口噤不开。生附子末置管中，吹纳舌下，即瘥。经验方：呕逆翻胃。用大附子一个，生姜一斤，细锉，煮研如面糊，米饮下之。

经验后方：治大人久患口疮。生附子为末，醋、面调，男左女右，贴脚心，日再换。又方：治热病，吐下水及下利，身冷脉微，发躁不止。附子一枚，去皮脐，分作八片。入盐一钱，水一升，煎半升，温服，立效。斗门方：治翻胃。用附子一个最大者，坐于砖上，四面着火渐逼碎，入生姜自然汁中，又根据前火逼干，复淬之，约生姜汁可尽半碗许，捣罗为末。用粟米饮下一钱，不过三服，瘥。又方：治元脏伤冷及开胃。附子炮过，去皮尖，捣罗为末，以水两盏，入药二钱，盐、葱、枣、姜同煎，取一盏，空心服。大去积冷，暖下元，肥肠益气，酒食无碍。

《简要济众》："治香港脚，连腿肿满，久不瘥方。黑附子一两，去皮脐，生用捣为散，生姜汁调如膏，涂敷肿上。药干再调涂之，肿消为度。"

孙用和治大泻霍乱不止。附子一枚重七钱，炮去皮脐，为末。每服四钱，水两盏，盐半钱，煎取一盏，温服立止。

张文仲疗眼暴赤肿，碜痛不得开，又泪出不止。削附子赤皮末，如蚕屎，着眦中，以定为度。

崔氏方疗耳聋风，牙关急不得开。方：取八角附子一枚，酽渍之三宿令润，微削一头，纳耳中，灸上十四壮，令气通耳中，即瘥。

孙兆《口诀》云："治阴盛隔阳伤寒，其人必躁热，而不欲饮水者是也。宜服霹雳散：附子一枚，烧为灰存性，为末，蜜水调下，为一服而愈。此逼散寒气，然后热气上行而汗出，乃愈。"又方：治头痛。附子炮，石膏等分为末。入脑、麝少许。茶、酒下半钱。

《修真秘旨》："治头风至验。以附子一个，生去皮脐，用绿豆一合，同入铫子内，煮豆熟为度。去附子服豆，即立瘥。每个附子，可煮五服，后为末服之。"

《衍义》曰："乌头、乌喙、天雄、附子、侧子，凡五等，皆一物也。只以大小、长短、似像而名之。后世补虚寒，则须用附子，仍取其端平而圆，大及半两以上者，其力全不僭。风家即多用天雄，亦取其大者。以其尖角多热性，不肯就下，故取敷散也。此用乌头、附子之大略如此。余三等，则量其材而用之。其炮制之法，经方已着。"

十五、宋·杨天惠《彰明附子记》

绵州故广汉地，领县八，惟彰明出附子。彰明领乡二十，惟赤水、廉水、会昌、昌明宜附子。总四乡之地，为田五百二十顷有奇，然杭稻之田五，菽粟之田三，而附子之田止居其二焉。合四乡之产，得附子一十六万斤已上，然赤水为多，廉水次之，而会昌、昌明所出微甚。

凡上农夫岁以善田代处，前期辄空田，一再耕之，莳荞麦若巢藋，其中比苗稍壮，并根叶耨覆土下，复耕如初，乃布种。每亩用牛十耦，用粪五十斛，七寸为垄，五尺为符，终亩为符二十，为垄千二百，垄从符衡深亦如之，又以其余为沟为涂，春阳坋盈，丁壮毕出，疏整符垄，以需风雨，风雨时过，辄振拂而骈持之，既又挽草为援，以御炟日，其用工力比它田十倍，然其岁获亦倍称，或过之。凡四乡度用种千斛以上，种出龙安，及龙州齐归、木门、青堆、小平者良。其播种以冬，尽十一月止，采撷以秋，尽九月止，其茎类野艾而泽，其叶类地麻而厚，其花紫叶黄蕤，长苞而圆。盖其实之美恶，视功之勤窳，以故富室之入常美，贫者虽接畛或不尽然。又有七月采者，谓之早水，拳缩而小。

盖附子之未成者，然此物畏恶猥，多不能常熟，或种美而苗不茂，或苗秀而实不充，或已酿而腐，或已暴而挛，若有物焉阴为之。故园人将采，常祷于神，或目为药妖云。

其酿法：用醋醅安密室，淹覆弥月，乃发以时，暴凉久乃干定，方出酿时，其大有如拳者，已定辄不盈握，故及两者极难得。盖附子之品有七实，本同而末异，其种之化者为乌头，附乌头而傍生者为附子，又左右附而偶生者为鬲子，又附而长者为天雄，又附而尖者为天佳，又附而上出者为侧子，又附而散生者为漏篮，皆脉络连贯，如子附母，而附子以贵，故独专附名，自余不得与焉。

凡种一而子六七以上，则其实皆小。种一而子二三，则其实稍大。种一而子特生，则其实特大，此其凡也。附子之形，以蹲坐正节角少为上，有节多鼠乳者次之，形不正而伤缺风皱者为下。附子之色以花白为上，铁色次之，青绿为下，天雄、乌头、天佳，以丰实过握为胜，而漏篮、侧子，园人以乞役，夫不足数也。大率蜀人，饵附子者少，惟陕辅闽浙宜之，陕辅之贾才市其下者，闽浙之贾才市其中者，其上品则皆士大夫求之。盖贵人金多喜奇，故非得大者不厌，然上人有知药者云：小者固难用，要之半两以上皆良，不必及两乃可。此言近之。

按《本草经》及注载：附子出犍为山谷，及江左山南、嵩高、齐鲁间，以今考之皆无，有误矣。又云：春采为乌头，冬采为附子，大谬。又云："附子，八角者良，其角为侧子，愈大谬，与余所闻绝异，岂所谓'尽信书，不如无书'者类耶？"以上皆杨说《古涪志》，既删取其略，着于篇，然又云天雄与附子类同而种殊，附子种近类漏篮，天雄种如香附子，凡种必取上为槽，作倾邪之势，下广而上狭，实种其间，其生也与附子绝不类，虽物性使然，亦人力有以使之，此又杨说所未及也。审如志言，则附子与天雄非一本矣，杨说失之，《本草图经》与此小异，《广雅》云："奚毒，附子也？一岁为萴子，二岁为乌喙，三岁为附子，四岁为乌头，五岁为天雄。盖亦不然，鬲子、天佳、漏篮三物，本草皆不着。"张华《博物志》又云："乌头、天雄、附子，一物春秋冬夏，采各异也，与侧同。"

十六、金元·张元素《医学启源》

附子以白术为佐，乃除寒湿之圣药。温药宜少加之引经。又益火之原，以消阴翳，则便溺有节，乌附之也。

十七、金元·李东垣《药类法象》

附子，其性走而不守，亦能除肾中寒甚。以白术为佐，谓之术附汤，除寒湿之圣药也。温药中少加之，通行诸经，引用药也。及治经闭。

十八、金元·李东垣《珍珠贵囊补遗药性赋》

黑附子，味辛，性热，有大毒。浮也，阳中阳也。其性浮而不沉，其用走而不息，除六腑之沉寒，定三阴之厥逆。地胆为之使，恶蜈蚣，畏防风、黑豆、甘草、黄芪、人参、乌韭。

十九、金元·朱丹溪《局方发挥》

气虚热甚者，宜少用附子，以行参芪之剂。肥人多湿，亦宜少加乌、附行经。仲景八味丸，用为少阴响导，其补自是地黄，后世因以附子为补药，误矣。附子走而不守，取其健悍走下之性，以行地黄之滞，可致远尔。

二十、金元·朱丹溪《本草衍义补遗》

附子《衍义》论五等同一物，以形像命名而为用。至哉，斯言犹有未善，仲景八味丸，附子为少阴之向导，其补自是地黄，后世因以附子为补，误矣！附子走而不守，取健悍走下之性，以行地黄之滞，可致远。亦若乌头、天雄，皆气壮形伟，可为下部药之佐。无人表其害人之祸，相可用为治风之药，杀人多矣。治寒治风有必用者，予每以童便煮而浸之，杀其毒且可助下行之力，入盐尤捷。又堕胎。为百药之长，慎之！

二十一、金元·王好古《汤液本草》

附子，气热，味大辛，纯阳。辛甘、温，大热，有大毒。通行诸经引用药。入手少阳经、三焦、命门之剂。浮中沉，无所不至。味辛、大热，为阳中之阳，故行而不止，非若干姜止而不行也。非身表凉而四肢厥者，不可僭用，如用之者，以其治逆也。

《象》云："性走而不守，亦能除肾中寒甚。白术为佐，名术附汤，除寒湿之圣药也。湿药中少加之，通行诸经引用药也。治经闭，慢火炮。"

《珍》云："治脾湿肾寒。"

《本草》云："主风寒咳逆邪气，温中，金疮，破癥坚积聚，血瘕，寒湿，痿躄，拘挛膝痛，脚疼、冷弱，不能行走，腰脊风寒，心腹冷痛，霍乱转筋，下利赤白，坚肌骨，强阴，堕胎，为百药之长。"

《液》云："入手少阴、三焦、命门之剂，浮中沉，无所不至。附子味辛，大热，为阳中之阳，故行而不止，非若干姜止而不行也。非身表凉而四肢厥者，不可僭用。如用之者，以其治四逆也。"

《本草》又云："地胆为之使，恶蜈蚣，畏防风、黑豆、甘草、黄芪、人参。冬月采为附子，春月采为乌头。"

二十二、金元·王好古《阴证略例》

用附子法：古人用附子，不得已也，皆为身凉脉沉细而用之。若里寒身表大热者不宜用，以其附子味辛性热，能行诸经而不止，身尚热，但用干姜之类，以其味苦，能止而不行，只是温中一法。若身热消而变凉，内外俱寒，姜附合而并进，温中行经，阳气俱生，内外而得，可保康宁，此之谓也。若身热便用附子，切恐转生他证，昏冒不止。可慎！可慎！

凡投热性药，皆须冷服，何故如是？今谓患者腹中阴气太盛，若投汤剂，即阴阳相击，药下即吐，须候汤剂极冷即投之。投之不吐者，盖腹中阴气与冷饮相逢，即同气相从尔，故药下不吐也。药虽冷，久则必热，所谓始同而终异也。

二十三、元·无名氏《增广和剂局方药性总论》

附子，味辛甘，温，大热，有大毒。主风寒咳逆邪气，温中，金疮，破癥坚积聚，血瘕寒湿，痿躄，拘挛膝痛，脚疼冷弱，不能行走，腰脊风寒，心腹冷痛，霍乱转筋，下痢赤白，坚肌骨，强阴，又堕胎。为百药长。一云：疗偏风半身不遂，大风冷，痰癖胀满，呕逆翻胃，元脏伤冷，耳聋，风牙关急，治阴盛隔阳，伤寒。地胆为使。恶蜈蚣。生犍为山谷。畏防风、黑豆、甘草、黄芪、人参、乌韭。

二十四、明·虞抟《医学正传》

附子禀雄壮之质，有斩关夺将之气。能引补气药行十二经，以追散失之元阳；引补血药入血分，以滋养不足之真阴；引发散药开腠理，以驱逐在表之风寒；引温暖药达下焦，以祛除在里之冷湿。

二十五、明·徐彦纯《本草发挥》

成聊摄云："附子之辛温，固阳气而补胃。"又云："湿在经者，逐以附子之辛热。"又曰："辛以散之，附子之辛以散寒。"

洁古云："黑附子，其性走而不守，亦能除胸中寒甚。以白术为佐，谓之术附汤，除寒湿之圣药也。治湿药中宜少加之。通行诸经，引用药也，及治经闭。"

《主治秘诀》云："性大热，味辛甘，气厚味薄。轻重得宜，可升可降，阳也。其用有三：去藏府沉寒一也，补助阳气不足二也，温暖脾胃三也。然不可多用。慢火炮制，去皮脐用。"又云："附子，热气之厚者，乃阳中之阳，故经云发热。又云：非附子不能补下焦之阳虚。"

二十六、明·李时珍《本草纲目》

【释名】附子，其母名乌头。时珍曰："初种为乌头，象乌之头也。附乌头而生者为附子，如子附母也。乌头如芋魁，附子如芋子，盖一物也。别有草乌头、白附子，故俗呼此为黑附子，川乌头以别之。诸家不分乌头有川、草两种，皆混杂注解，今悉正之。"

【集解】《别录》曰："附子生犍为山谷及广汉。冬月采为附子，春月采为乌头。"

弘景曰："乌头与附子同根。附子八月采，八角者良。乌头四月采。春时茎初生有脑头，如乌鸟之头，故谓之乌头。有两歧共蒂，状如牛角者，名乌喙。取汁煎为射罔。天雄似附子，细而长，乃至三四寸。侧子即附子边角之大者。并是同根，而《本经》附子出犍为，天雄出少室，乌头出朗陵，分生三处，当各有所宜也，今则无别矣。"

恭曰："天雄、附子、乌头，并以蜀道绵州、龙州者佳，俱以八月采造。余处虽有造得者，力弱，都不相似。江南来者，全不堪用。"

大明曰："天雄大而长，少角刺而虚；附子大而短，有角平稳而实。乌喙似天雄，乌头次于附子，侧子小于乌头，连聚生者名为虎掌，并是天雄一裔，子母之类，气力乃有殊等，即宿根与嫩者尔。"

敦曰："乌头少有茎苗，身长而乌黑，少有旁尖。乌喙皮上苍色，有尖头，大者孕八九个，周遭底陷，黑如乌铁。天雄身全矮，无尖，周匝四面有附子，孕十一个，皮苍色。侧子只是附子旁，有小颗如枣核者。木鳖子是喙、附、乌、雄、侧中毗患者，不入药用。"

保升曰："正者为乌头；两歧者为乌喙；细长三四寸者为天雄；根旁如芋散生者，为附子；旁连生者为侧子，五物同出而异名。苗高二尺许，叶似石龙芮及艾。"

宗奭曰："五者皆一物，但按大小长短以象而名之尔。"

颂曰："五者今并出蜀土，都是一种所产，其种出于龙州。冬至前，先将陆田耕五七遍，以猪粪粪之，然后布种，逐月耘耔，至次年八月后方成。其苗高三四尺，茎作四棱，叶如艾，其花紫碧色作穗，其实细小如桑椹状，黑色。本只种附子一物，至成熟后乃有四物。以长二三寸者为天雄；割削附子旁尖角为侧子，附子之绝小者亦名侧子；元种者为乌头；其余大小者，皆为附子，以八角者为上。绵州彰明县多种之，惟赤水一乡者最佳。然收采时月与本草不同。"

谨按：本草冬采为附子，春采为乌头。《博物志》言：附、乌头、天雄一物也，春秋冬夏采之各异。而《广雅》云：奚毒，附子也。一岁为侧子，二年为乌喙，三年为附子，四年为乌头，五年为天雄。今一年种之，便有此五物。岂今人种莳之法，用力倍至，故尔繁盛乎？

时珍曰："乌头有两种：出彰明者即附子之母，今人谓之川乌头是也。春末生子，故曰春采为乌头。冬则生子已成，故曰冬采为附子。其天雄、乌喙、侧子，皆是生子多者，因象命名；若生子少及独头者，即无此数物也。其产江左、山南等处者，乃《本经》所列乌头，今人谓之草乌头者是也。故曰其汁煎为射罔。陶弘景不知乌头有二，以附子之乌头、注射罔之乌头，遂致诸家疑贰，而雷敩之说尤不近理。"

宋人杨天惠著《附子记》甚悉，今撮其要，读之可不辩而明矣。其说云：绵州乃故广汉地，领县八，惟彰明出附子。彰明领乡二十，惟赤水、廉水、昌明、会昌四乡产附子，而赤水为多。每岁以上田熟耕作垄。取种于龙安、龙州、齐归、木门、青堆、小坪诸处。十一月播种，春月生苗，其茎类野艾而泽，其叶类地麻而厚。其花紫瓣黄蕤，长苞而圆。七月采者，谓之早水，拳缩而小，盖未长成也。九月采者乃佳。其品凡七，本同而末异。其初种之小者为乌头；附乌头而旁生者为附子；又左右附而偶生者为鬲子；附而长者为天雄；附而尖者为天锥；附而上出者为侧子；附而散生者，为漏篮子，皆脉络连贯，如子附母，而附子以贵，故专附名也。凡种一而子六七以上，则皆小；种一而子二三，则稍大；种一而子特生，则特大。附子之形，以蹲坐正节角少者为上，有节多鼠乳者次之，形不正而伤缺风皱者为下。本草言附子八角者为良，其角为侧子之说，甚谬矣。附子之色，以花白者为上，铁色者次之，青绿者为下。天雄、乌头、天锥，皆以丰实盈握者为胜。漏篮、侧子，则园人以乞役夫，不足数也。谨按：此记所载漏篮，即雷敩所谓木鳖子，大明所谓虎掌者也。其鬲子，即乌喙也。天锥，即天雄之类，医方亦无此名，功用当相同尔。

【修治】保升曰："附子、乌头、天雄、侧子、乌喙，采得，以生熟汤浸半日，勿令灭气，出以白灰裹之，数易使干。又法：以米粥及糟曲等淹之。并不及前法。"

《颂》曰："五物收时，一处造酿。"其法：先于六月内，造大小面曲。未采前半月，用大麦煮成粥，以曲造醋，候熟去糟。其醋不用太酸，酸则以水解之。将附子去根须，于新瓮内淹七日，日搅一遍，捞出以疏筛摊之，令生白衣。乃向慢风日中，晒之百十日，以透干为度。若猛日，则皱而皮不附肉。

时珍曰："《附子记》云：'此物畏恶最多，不能常熟。或种美而苗不茂，或苗秀而根不充，或以酿而腐，或以曝而挛，若有神物阴为之者。故园人常祷于神，目为药妖。'"其酿法：用醋醋安密室中，淹覆弥月，乃发出晾干。方出酿时，其大有如拳者，已定辄不盈握，故及一两者极难得。土人云：但得半两以上者皆良。蜀人饵者少，惟秦陕闽浙人宜之。然秦人才市其下者，闽浙才得其中者，其上品则皆贵人得之矣。

弘景曰："凡用附子、乌头、天雄，皆热灰微炮令拆，勿过焦。惟姜附汤生用之。俗方每用附子，须甘草、人参、生姜相配者，正制其毒故也。"

敩曰："凡使乌头，宜文武火中炮令皱拆，擘破用。若用附子，须底平有九角如铁色，一个重一两者，即是气全。勿用杂木火，只以柳木灰火中炮令皱拆，以刀刮去上孕子，并去底尖，擘破，于屋下平地上掘一土坑安之，一宿取出，焙干用。若阴制者，生去皮尖底，薄切，以东流水并黑豆浸五日夜，漉出，日中晒干用。"

震亨曰："凡乌、附、天雄，须用童子小便浸透煮过，以杀其毒，并助下行之力，入盐少许尤好。或以小便浸二七日，拣去坏者，以竹刀每个切作四片，井水淘净，逐日换水，再浸七日，晒干用。"

时珍曰："附子生用则发散，熟用则峻补。生用者，须如阴制之法，去皮脐入药。熟用者，以水浸过，炮令发拆，去皮脐，乘热切片再炒，令内外俱黄，去火毒入药。又法：每一个，用甘草二钱，盐水、姜汁、童尿各半盏，同煮熟，出火毒一夜用之，则毒去也。"

【气味】辛，温，有大毒。

《别录》曰："甘，大热。"

普曰："神农：辛；岐伯、雷公：甘，有毒；李当之：苦，大温，有大毒。"

元素曰："大辛大热，气浓味薄，可升可降，阳中之阴，浮中沉，无所不至，为诸经引用之药。"

好古曰：入手少阳、三焦、命门之剂，其性走而不守，非若干姜止而不行。

赵嗣真曰："熟附配麻黄，发中有补，仲景麻黄附子细辛汤、麻黄附子甘草汤是也。生附配干姜，补中有发，仲景干姜附子汤、通脉四逆汤是也。"

戴原礼曰："附子无干姜不热，得甘草则性缓，得桂则补命门。"

李杲曰："附子得生姜则能发散，以热攻热，又导虚热下行，以除冷病。"

之才曰："地胆为之使。恶蜈蚣。畏防风、黑豆、甘草、人参、黄芪。"

时珍曰："畏绿豆、乌韭、童溲、犀角。忌豉汁。得蜀椒、食盐，下达命门。"

【主治】风寒咳逆邪气，温中，寒湿痿躄，拘挛膝痛，不能行步，破癥坚积聚血瘕，金疮（《本经》）。腰脊风寒，脚疼冷弱，心腹冷痛，霍乱转筋，下痢赤白，强阴，坚肌骨，又堕胎，为百药长（《别录》）。温暖脾胃，除脾湿肾寒，补下焦之阳虚（元素）。除脏腑沉寒，三阴厥逆，湿淫腹痛，胃寒蛔动，治经闭，补虚散壅（李杲）。督脉为病，脊强而厥（好古）。治三阴伤寒，阴毒寒疝，中寒中风，痰厥气厥，柔痉癫痫，小儿慢惊，风湿麻痹，肿满脚气，头风，肾厥头痛，暴泻脱阳，久痢脾泄，寒疟瘴气，久病呕哕，反胃噎膈，痈疽不敛，久漏冷疮。合葱涕，塞耳治聋（时珍）。

乌头（附子母）

【主治】诸风，风痹血痹，半身不遂，除寒冷，温养脏腑，去心下坚痞，感寒腹痛（元素）。除寒湿，行经，散风邪，破诸积冷毒（李杲）。补命门不足，肝风虚（好古）。助阳退阴，功同附子而稍缓（时珍）。

【发明】宗奭曰："补虚寒须用附子，风家即多用天雄，大略如此。其乌头、乌喙、附子，则量其材而用之。"

时珍曰："按王氏《究原方》云：'附子性重滞，温脾逐寒。川乌头性轻疏，温脾去风。若是寒疾即用附子；风疾即用川乌头。'一云：凡人中风，不可先用风药及乌附。若先用气药，后用乌附乃宜也。又凡用乌、附药，并宜冷服者，热因寒用也。盖阴寒在下，虚阳上浮。治之以寒，则阴气益甚而病增；治之以热，则拒格而不纳。热药冷饮，下嗌之后，冷体既消，热性便发，而病气随愈。不违其情，而致大益，此反治之妙也。昔张仲景治寒疝内结，用蜜煎乌头。《近效方》治喉痹，用蜜炙附子，含之咽汁。朱丹溪治疝气，用乌头、栀子。并热因寒用也。李东垣治冯翰林侄阴盛格阳伤寒，面赤目赤，烦渴引饮，脉来七八至，但按之则散。用姜附汤加人参，投半斤服之，得汗而愈。此则神圣之妙也。"

吴绶曰："附子乃阴证要药。凡伤寒传变三阴，及中寒夹阴，虽身大热而脉沉者，必用之。或厥冷腹痛，脉沉细，甚则唇青囊缩者，急须用之，有退阴回阳之力，起死回生之功。近世阴证伤寒，往往疑似，不敢用附子，直待阴极阳竭而用之，已迟矣。且夹阴伤寒，内外皆阴，阳气顿衰。必须急用人参，健脉以益其原；佐以附子，温经散寒。舍此不用，将何以救之？"

刘完素曰："俗方治麻痹多用乌附，其气暴能冲开道路，故气愈麻；及药气尽而正气行，则麻病愈矣。"

张元素曰："附子以白术为佐，乃除寒湿之圣药。湿药宜少加之引经。又益火之原，以消阴翳，则便溺有节，乌、附是也。"

虞抟曰："附子禀雄壮之质，有斩关夺将之气。能引补气药行十二经，以追复散失之元阳；引补血药入血分，以滋养不足之真阴；引发散药开腠理，以驱逐在表之风寒；引温暖药达下焦，以祛除在里之冷湿。"

震亨曰："气虚热甚者，宜少用附子，以行参芪。肥人多湿，亦宜少加乌、附行经。仲景八味肾气丸，用为少阴向导，其补自是地黄，后世因以附子为补药，误矣。附子走而不守，取其健悍走下之性，以行地黄之滞，可致远尔。乌头、天雄皆气壮形伟，可为下部药之佐；无人表其害人之祸，相习用为治风之药及补药，杀人多矣。"

王履曰："仲景八味丸，盖兼阴火不足者设。钱仲阳六味地黄丸，为阴虚者设。附子乃补阳之药，非为行滞也。"

好古曰："乌、附，非身凉而四肢厥者，不可僭用。服附子以补火，必妨涸水。"

时珍曰："乌、附毒药，非危病不用，而补药中少加引导，其功甚捷。有人才服钱匕，即发燥不堪，而昔人补剂用为常药，岂古今运气不同耶？荆府都昌王，体瘦而冷，无他病。日以附子煎汤饮，兼嚼硫黄，如此数岁。蕲州卫张百户，平生服鹿茸、附子药，至八十余，康健倍常。宋张杲《医说》载：赵知府耽酒色，每日煎干姜熟附汤，吞硫黄金液丹百粒，乃能健啖，否则倦弱不支，寿至九十。他人服一粒即为害。若此数人，皆其脏腑禀赋之偏，服之有益无害，不可以常理概论也。又《琐碎录》言：滑台风土极寒，民啖附子如啖芋栗。此则地气使然尔。"

【附方】旧二十七，新九十二。

少阴伤寒，初得二三日，脉微细，但欲寐，小便色白者，麻黄附子甘草汤，微发其汗。麻黄（去节）二两，甘草（炙）二两，附子（炮，去皮）一枚，水七升，先煮麻黄去沫，纳二味，煮取三升，分作三服，取微汗。（张仲景《伤寒论》）

少阴发热，少阴病始得，反发热，脉沉者，麻黄附子细辛汤发其汗。麻黄（去节）二两，附子（炮，去皮）一枚，细辛二两，水一斗，先煮麻黄去沫，乃纳二味，同煮三升，分三服。（同上）

少阴下利，少阴病，下利清谷，里寒外热，手足厥逆，脉微欲绝，身反不恶寒，其人面赤色，或腹痛，或干呕，或咽痛，或利止脉不出者，通脉四逆汤。用大附子一个（去皮，生，破八片），甘草（炙）二两，干姜三两，水三升，煮一升二合，分温再服，其脉即出者愈。面赤加葱九茎；腹痛，加芍药二两；呕，加生姜二两；咽痛，加桔梗一两；利止脉不出，加人参二两。（同上）

阴病恶寒，伤寒已发汗不解，反恶寒者，虚也，芍药甘草附子汤补之。芍药三两，甘草（炙）三两，附子（炮，去皮）一枚，水五升，煮取一升五合，分服。（同上）

伤寒发躁，伤寒下后，又发其汗，昼日烦躁不得眠，夜而安静，不呕不渴，无表证，脉沉微，身无大热者，干姜附子汤温之。干姜一两，生附子一枚，去皮破八片，水三升，煮取一升，顿服。（同上）

阴盛格阳，伤寒阴盛格阳，其人必躁热而不欲饮水，脉沉，手足厥逆者，是此证也。霹雳散：用大附子一枚。烧存性，为末。蜜水调服。逼散寒气，然后热气上行而汗出，乃愈。（孙兆《口诀》）

热病吐下及下利，身冷脉微，发躁不止者。附子（炮）一枚（去皮脐，分作八片）。入盐一钱，水一升，煎半升，温服，立效。（《经验后方》）

阴毒伤寒，孙兆《口诀》云："房后受寒，少腹疼痛，头疼腰重，手足厥逆，脉息沉细，或作呃逆，并宜退阴散：用川乌头、干姜等分，切炒，放冷为散。每服一钱，水一盏，盐一撮，煎取半盏，温服，得汗解。《本事方》玉女散：治阴毒心腹痛厥逆恶候。川乌头去皮脐，冷水浸七日，切晒，纸裹收之。遇有患者，取为末一钱，入盐八分，水一盏，煎八分服，压下阴毒，如猪血相似，再进一服。《济生》回阳散：治阴毒伤寒，面青，四肢厥逆，腹痛身冷，一切冷气。大附子三枚，炮裂去皮脐为末。每服三钱，姜汁半盏，冷酒半盏，调服。良久，脐下如火暖为度。《续传信方》：治阴毒伤寒，烦躁迷闷，急者。用半两重附子一个（生破作四片），生姜一大块（作三片），糯米一撮，以水一升，煎六合，温服。暖卧，或汗出，或不出。候心定，则以水解散之类解之，不得与冷水。如渴，更煎滓服。屡用多效。"

中风痰厥，昏不知人，口眼㖞斜，并体虚之人患疟疾寒多者。三生饮：用生川乌头、生附子（并去皮脐）各半两，生南星一两，生木香二钱五分。每服五钱，生姜十片，水二盏，煎一盏，温服。（《和剂局方》）

中风气厥痰壅，昏不知人，六脉沉伏。生附子（去皮）、生南星（去皮）、生木香半两。每服四钱，姜九片，水二盏，煎七分，温服之。（《济生方》）

中风偏废，羌活汤：用生附子一个（去皮脐），羌活、乌药各一两。每服四钱，生姜三片，水一盏，煎七分服。（王氏《简易方》）

半身不遂，遂令癖痿。用生附子一两，以无灰酒一升，浸一七日，隔日饮一合。（《延年秘录》）

风病瘫缓，手足亸曳，口眼㖞斜，语音蹇涩，步履不正，宜神验乌龙丹主之。川乌头（去皮脐）、五灵脂各五两，为末。入龙脑、麝香五分，滴水为丸，如弹子大。每服一丸，先以生姜汁研化，暖酒调服，一日二服。至五七丸，便觉抬得手、移得步，十丸可以梳头也。（《梅师方》）

风寒湿痹，麻木不仁，或手足不遂。生川乌头末，每以香白米煮粥一碗，入末四钱，慢熬得所，下姜汁一匙，蜜三大匙，空腹啜之。或入薏苡末二钱。《左传》云：风淫末疾，谓四末也。脾主四肢，风淫客肝，则侵脾而四肢病也。此汤极有力，予每授人良验。（许学士《本事方》）

体虚有风，外受寒湿，身如在空中。生附子、生天南星各二钱，生姜十片，水一盏半，慢火煎服。予曾病此，医博上张发授此方，三服愈。（《本事方》）

口眼㖞斜：生乌头、青矾各等分。为末。每用一字，搐入鼻内，取涕吐涎，立效无比，名通关散。（《箧中秘宝方》）

产后中风，身如角弓反张，口噤不语。川乌头五两（锉块），黑大豆半升，同炒半黑，以酒三升，倾锅内急搅，以绢滤取酒，微温服一小盏，取汗。若口不开，拗开灌之。未效，加乌鸡粪一合炒，纳酒中服，以瘥为度。（《圣惠方》）

诸风血风，乌荆丸：治诸风纵缓，言语蹇涩，遍身麻痛，皮肤瘙痒，及妇人血风，头痛目眩，肠风脏毒，下血不止者，服之尤效。有痛风挛搐，颐颔不收者，服六七服即瘥也。川乌头（炮去皮脐）一两，荆芥穗二两，为末，醋面糊丸梧子大。温酒或熟水，每服二十丸。（《和剂方》）

妇人血风虚冷，月候不匀，或手脚心烦热，或头面浮肿顽麻。用川乌头一斤，清油四两，盐四两，铛内同熬，令裂如桑椹色为度，去皮脐，五灵脂四两，为末，捣匀，蒸饼丸如梧子大。空心温酒、盐汤下二十丸。亦治丈夫风疾。（《梅师方》）

诸风痫疾，生川乌头（去皮）二钱半，五灵脂半两，为末，猪心血丸梧子大。每姜汤化服一丸。

小儿慢惊搐搦，涎壅厥逆。川乌头（生去皮脐）一两，全蝎十个（去尾），分作三服，水一盏，姜七片，煎服。（汤氏《婴孩宝鉴》）

小儿项软，乃肝肾虚，风邪袭入。用附子（去皮脐）、天南星各二钱，为末，姜汁调摊，贴天柱骨。内服泻青丸。（《全幼心鉴》）

小儿囟陷，绵乌头、附子（并生去皮脐）二钱，雄黄八分，为末，葱根捣和作饼，贴陷处。（《全幼心鉴》）

麻痹疼痛，仙桃丸：治手足麻痹，或瘫痪疼痛，腰膝痹痛，或打扑伤损闪肭，痛不可忍。生川乌（不去皮）、五灵脂各四两，威灵仙五两。洗焙为末，酒糊丸梧子大。每服七丸至十丸，盐汤下，忌茶。此药常服，其效如神。（《普济方》）

风痹肢痛，营卫不行。川乌头二两（炮去皮，以大豆同炒，至豆汁出为度，去豆焙干），全蝎半两（焙）。为末，酽醋熬稠，丸绿豆大。每温酒下七丸，日一服。（《圣惠方》）

腰脚冷痹疼痛，有风。川乌头三个生，去皮脐，为散。醋调涂帛上，贴之。须臾痛止。（《圣惠方》）

大风诸痹，痰澼胀满。大附子（半两者）二枚，炮拆，酒渍之，春冬五日，夏秋三日。每服一合，以瘥为度。（《圣惠方》）

脚气腿肿，久不瘥者。黑附子一个（生，去皮脐）。为散。生姜汁调如膏，涂之。药干再涂，肿消为度。（《简要济众》）

十指疼痛，麻木不仁。生附子（去皮脐）、木香各等分，生姜五片，水煎温服。（王氏《易简方》）

搜风顺气，乌附丸：用川乌头二十个，香附子半斤，姜汁淹一宿，炒焙为末，酒糊丸梧子大。每温酒下十丸。肌体肥壮有风疾者，宜常服之。（《澹寮方》）

头风头痛，《外台秘要》：用腊月乌头一升，炒令黄，末之，以绢袋盛，浸三斗酒中。逐日温服。孙兆《口诀》：用附子（炮）、石膏煅等分，为末，入脑、麝少许。每服半钱，茶酒任下。《修真秘旨》：用附子一枚（生，去皮脐），绿豆一合，同入铫子内煮，豆熟为度，去附子，食绿豆，立瘥。每个可煮五次，后为末服之。

风毒头痛，《圣惠方》：治风毒攻注头目，痛不可忍。大附子一枚（炮去皮为末）。以生姜一两，大黑豆一合，炒熟，同酒一盏，煎七分，调附末一钱，温服。又方：治二三十年头风不愈者，用大川乌头（生，去皮）四两，天南星（炮）一两。为末，每服二钱，细茶三钱，薄荷七叶，盐梅一个，水一盏，煎七分，临卧温服。《朱氏集验方》：治头痛连睛者。生乌头一钱，白芷四钱，为末，茶服一字。仍以末搐鼻，有人用之得效。

风寒头痛，《十便良方》：治风寒客于头中，清涕，项筋急硬，胸中寒痰，呕吐清水。用大附子或大川乌头二枚（去皮，蒸过），川芎、生姜各一两，焙研，以茶汤调服一钱。或锉片，每用五钱，水煎服，隔三四日一服，或加防风一两。《三因方》必效散：治风寒流注，偏正头痛，年久不愈，最有神效。用大附子一个（生，切四片，以姜汁一盏浸炙，再浸再炙，汁尽乃止），高良姜等分，为末。每服一钱，腊茶清调下，忌热物少时。

头风摩散，沐头中风，头面多汗恶风，当先风一日则痛甚。用大附子一个（炮）、食盐等分，为末。以方寸匕摩囟上，令药力行。或以油调稀亦可，一日三上。（张仲景方）

年久头痛，川乌头、天南星等分，为末。葱汁调涂太阳穴。（《经验》）

头风斧劈难忍，川乌头末烧烟熏碗内，温茶泡服之。（《集简方》）

痰厥头痛如破，厥气上冲，痰塞胸膈。炮附子三分，釜墨四钱，冷水调服方寸匕，当吐即愈。忌猪肉、冷水。

肾厥头痛，《指南方》：用大附子一个（炮熟，去皮），生姜半两，水一升半煎，分三服。《经验良方》韭根丸：治元阳虚，头痛如破，眼睛如锥刺。大川乌头（去皮，微炮）、全蝎（以糯米炒过，去米）等分为末，韭根汁丸绿豆大。每薄荷茶下十五丸，一日一服。

气虚头痛，气虚上壅，偏正头痛，不可忍者。大附子一枚（去皮脐），研末，葱汁面糊丸绿豆大。每服十丸，茶清下。僧继洪《澹寮方》蝎附丸：元气虚头痛，惟此方最合造化之妙。附子助阳扶虚，钟乳补阳镇坠，全蝎取其钻透，葱涎取其通气，汤使用椒以达下，盐以引用，使虚气下归。对证用之，无不作效。大附子一枚剜心，入全蝎（去毒）三枚在内，以余附末同钟乳粉二钱半，白面少许，水和作剂，包附煨熟，去皮研末，葱涎和丸梧子大。每椒盐汤下五十丸。

肾气上攻，头项不能转移。椒附丸：用大熟附子一枚，为末。每用二钱，以椒二十粒，用白面填满椒口，水一盏半，姜七片，煎七分，去椒入盐，空心点服。椒气下达，以引逆气归经也。（《本事方》）

鼻渊脑泄。生附子末，葱涎和如泥，贴涌泉穴。（《普济》）

耳鸣不止，无昼夜者。乌头（烧作灰）、菖蒲等分，为末，绵裹塞之，日再用，取效。（《杨氏产乳》）

耳卒聋闭。附子醋浸，削尖插之。或更于上灸二七壮。（《本草拾遗》）

聤耳脓血。生附子为末，葱涕和，灌耳中。（《肘后备急方》）

喉痹肿塞。附子去皮，炮令拆，以蜜涂上，炙之令蜜入，含之勿咽汁。已成者即脓出，未成者即消。（出《本草拾遗》）

久患口疮。生附子为末，醋、面调贴足心，男左女右，日再换之。（《经验后方》）

风虫牙痛。用附子一两（烧灰），枯矾一分，为末，揩之。又方：川乌头、川附生研，面糊丸小豆大。每绵包一丸咬之。《删繁方》：用炮附子末纳孔中，乃止。（《普济方》）

眼暴赤肿，碜痛不得开，泪出不止。削附子赤皮末，如蚕砂大，着眦中，以定为度。（张文仲《随身备急方》）。

一切冷气，去风痰，定遍身疼痛，益元气，强精力，固精益髓，令人少病。川乌头一斤，用五升大瓷钵子盛，以童子小便浸七日，逐日添令溢出，拣去坏者不用。余以竹刀切作四片，新汲水淘七次，乃浸之，日日换水，日足，取焙为末，酒煮面糊丸绿豆大。每服十丸，空心盐汤下，少粥饭压之。（《经验方》）

升降诸气，暖则宣流。熟附子一大个，分作二服，水二盏，煎一盏，入沉香汁温服。（《太平惠民和剂局方》）

中寒昏困，姜附汤，治体虚中寒，昏不知人，及脐腹冷痛，霍乱转筋，一切虚寒之病。生附子一两（去皮脐），干姜（炮）一两，每服三钱，水二钟（误，应为盏），煎一钟（误，应为盏），温服。（《太平惠民和剂局方》）

心腹冷痛，冷热气不和。山栀子、川乌头等分，生研为末，酒糊丸梧子大。每服十五丸，生姜汤下。小肠气痛，加炒茴香，葱酒下二十丸。（王氏《博济方》）

心痛疝气，湿热因寒郁而发，用栀子降湿热，乌头破寒郁。乌头为栀子所引，其性急速，不留胃中也。川乌头、山栀子各一钱，为末。顺流水入姜汁一匙，调下。（《丹溪纂要》）

寒厥心痛，及小肠膀胱痛不可止者。神砂一粒丹：用熟附子（去皮）、郁金、橘红各一两，为末，醋面糊丸如酸枣大，朱砂为衣。每服一丸，男子酒下；女人醋汤下。（《宣明方》）

寒疝腹痛绕脐，手足厥冷，自汗出，脉弦而紧，用大乌头煎主之。大乌头五枚（去脐）。水三升，煮取一升，去滓，纳蜜二升，煎令水气尽。强人服七合，弱人服五合。不瘥，明日更服。（张仲景《金匮玉函方》）

寒疝身痛腹痛，手足逆冷不仁，或身痛不能眠，用乌头桂枝汤主之。乌头一味，以蜜二斤，煎减半，入桂枝汤五合解之，得一升。初服二合，不知再服，又不知，加至五合。其知者如醉状，得吐为中病也。（《金匮玉函方》）

寒疝引胁，肋心腹皆痛，诸药不效者。大乌头五枚（去角，四破）。以白蜜一斤，煎令透，取焙为末，别以熟蜜和丸梧子大。每服二十丸，冷盐汤下，永除。（崔氏方）

寒疝滑泄，腹痛肠鸣，自汗厥逆。熟附子（去皮脐）、延胡索（炒）各一两，生木香半两。每服四钱，水二盏，姜七片，煎七分，温服。（《济生方》）

小肠诸疝，《苏沈良方》仓卒散：治寒疝腹痛，小肠气、膀胱气、脾肾诸痛，挛急难忍，汗出厥逆。大附子（炒去皮脐）一枚，山栀子（炒焦）四两。每用三钱，水一盏，酒半盏，煎七分，入盐一捻，温服。《宣明方》：治阴疝小腹肿痛，加蒺藜子等分。虚者：加桂枝等分，姜糊为丸，酒服五十丸。

虚寒腰痛。鹿茸（去毛，酥炙微黄）、附子（炮，去皮脐）各二两，盐花三分，为末，枣肉和丸梧子大。每服三十丸，空心温酒下。《夷坚志》云：时康祖大夫，病心胸一漏，数窍流汁，已二十年。又苦腰痛，行则伛偻，形神憔悴，医不能治。通判韩子温为检《圣惠方》，得此方令服。旬余，腰痛减。久服遂瘥，心漏亦瘥。精力倍常，步履轻捷。此方本治腰，而效乃如此。

元脏伤冷。《斗门方》：用附子（炮，去皮脐），为末，以水二盏，入药二钱，盐、葱、姜、枣同煎取一盏，空心服。去积冷，暖下元，肥肠益气，酒食无碍。《梅师方》二虎丸：补元脏，进饮食，壮筋骨。用乌头、附子各四两（酽醋浸三宿，切作片子）炭火烧赤，以醋三升，同药倾入坑内，用盆合之。一宿取出，去砂土，入青盐四两，同炒赤黄色，为末，醋打面糊丸如梧子大。空心冷酒下十五丸，妇人亦宜。

胃冷有痰，脾弱呕吐。生附子、半夏各二钱，姜十片，水二盏，煎七分，空心温服。一方：并炮熟，加木香五分。（《奇效良方》）

久冷反胃，《经验方》：用大附子一个，生姜一斤，锉细同煮，研如面糊。每米饮化服一钱。《卫生家宝方》：用姜汁打糊，和附子末为丸，大黄为衣。每温水服十丸。《斗门方》：用最大附子一个，坐于砖上，四面着火渐逼，以生姜自然汁淬之。依前再逼再淬，约姜汁尽半碗乃止，研末。每服一钱，粟米饮下，不过三服瘥。或以猪腰子切片，炙熟蘸食。《方便集》：用大附子一个，切下头子，剜一窍，安丁香四十九个在内，仍合定，线扎，入砂铫内，以姜汁浸过，文火熬干，为末。每挑少许，置掌心舐吃，日十数次。忌毒物、生冷。

脾寒疟疾。《济生方》云：五脏气虚，阴阳相胜，发为痎疟，寒多热少，或但寒不热，宜七枣汤主之。用附子一枚，炮七次，盐汤浸七次，去皮脐，分作二服。水一碗，生姜七片，枣七枚，煎七分，露一宿。发日空心温服，未久再进一服。王璆《百一选方》云：寒痰宜附子，风痰宜乌头。若用乌头，则寒多者火炮七次，热多者汤泡七次，去皮焙干，如上法。用乌头性热，泡多则热散也。又果附汤：用熟附子（去皮）、草果仁各二钱半，水一盏，姜七片，枣一枚，煎七分，发日早温服。《肘后备急方》：临发时，以醋和附子末涂于背上。

寒热疟疾。附子一枚（重五钱者，面煨），人参、丹砂各一钱，为末，炼蜜丸梧子大。每服二十丸，未发前连进三服。中病则吐，或身体麻木。未中病，来日再服。（庞安常《伤寒论》）

瘴疟寒热，冷瘴，寒热往来，头痛身疼，呕痰，或汗多引饮，或自利烦躁，宜姜附汤主之：大附子一枚，四破。每以一片，水一盏，生姜十片，煎七分，温服。李待制云：此方极妙。章杰云：岭南以哑瘴为危急，不过一二日而死。医谓极热感寒也，用生附子一味治之多愈。得非以热攻热而发散寒邪乎？真起死回生之药也。（《岭南卫生方》）

小便虚闭，两尺脉沉，微用利小水药不效者，乃虚寒也。附子一个（炮，去皮脐，盐水浸良久），泽泻一两。每服四钱，水一盏半，灯心七茎，煎服即愈。（《普济方》）

肿疾喘满，大人小儿男女肿因积得，既取积而肿再作，小便不利。若再用利药性寒，而小便愈不通矣。医者到此多束手。盖中焦下焦气不升降，为寒痞隔，故水凝而不通。惟服沉附汤，则小便自通，喘满自愈。用生附子一个，去皮脐，切片，入沉香一钱，磨水同煎，食前冷饮。附子虽三五十枚亦无害。小儿每服三钱，水煎服。（《朱氏集验方》）

脾虚湿肿。大附子五枚（去皮，四破），以赤小豆半升，藏附子于中，慢火煮熟，去豆焙研末，以薏苡仁粉打糊丸梧子大。每服十丸，萝卜汤下。（《朱氏集验方》）

阴水肿满。乌头一升，桑白皮五升，水五升，煮一升，去滓铜器盛之，重汤煎至可丸，丸小豆大。每服三五丸，取小便利为佳。忌油腻酒面鱼肉。又方：大附子，童便浸三日夜，逐日换尿，以布擦去皮，捣如泥，酒糊和丸小豆大。每服三十丸，煎流气饮送下。（《普济方》）

大肠冷秘。附子（一枚，炮，去皮，取中心如枣大，为末）二钱，蜜水空心服之。（《圣济总录》）

老人虚泄不禁。熟附子一两，赤石脂一两，为末，醋糊丸梧子大。米饮下五十丸。（《杨氏家藏方》）

冷气洞泄。生川乌头一两，木香半两，为末，醋糊丸梧子大。每陈皮汤下二十丸。（《本事方》）

脏寒脾泄，及老人中气不足，久泄不止。肉豆蔻二两（煨熟），大附子（去皮脐）一两五钱，为末，粥丸梧子大。每服八十丸，莲肉煎汤下。《十便良方》：治脾胃虚冷，大肠滑泄，米谷不化，乏力。用大附子十两连皮，同大枣二升，于石器内，以水煮一日，常令水过两指。取出，每个切作三片，再同煮半日，削去皮，切焙，为末，别以枣肉和丸梧子大。每空心米饮服三四十丸。

小儿吐泄注下，小便少。白龙丸：用熟附子五钱，白石脂煅、龙骨煅各二钱半，为末，醋面糊丸黍米大。每米饮量儿大小服。（《全幼心鉴》）

霍乱吐泄不止。附子重七钱者，炮去皮脐，为末。每服四钱，水二盏，盐半钱，煎一盏，温服立止。（孙兆《秘宝方》）

水泄久痢。川乌头二枚，一生用，一以黑豆半合同煮熟，研丸绿豆大。每服五丸，黄连汤下。（《普济方》）

久痢赤白。独圣丸：用川乌头一个，灰火烧烟欲尽，取出地上，盏盖良久，研末，酒化蜡丸如大麻子大。每服三丸，赤痢，黄连、甘草、黑豆煎汤，放冷吞下；白痢，甘草、黑豆煎汤，冷吞。如泻及肚痛，以水吞下。并空心服之。忌热物。（《经验后方》）

久痢休息。熟附子半两（研末），鸡子白二枚，捣和丸梧子大。倾入沸汤，煮数沸，漉出，作两服，米饮下。（《圣济总录》）

下痢咳逆，脉沉阴寒者，退阴散主之。陈自明云：一人病此不止，服此两服而愈。方见前阴毒伤寒。

下血虚寒，日久肠冷者。熟附子（去皮）、枯白矾一两，为末。每服三钱，米饮下。又方：熟附子一枚（去皮），生姜三钱半，水煎服。或加黑豆一百粒。（并《圣惠方》）

阳虚吐血。生地黄一斤，捣汁，入酒少许，以熟附子一两半，去皮脐，切片，入汁内，石器煮成膏。取附片焙干，入山药三两，研末，以膏和捣，丸梧子大。每空心米饮下三十丸。昔葛察判妻苦此疾，百药皆试，得此而愈，屡发屡效。（余居士《选奇方》）

溲数白浊。熟附子为末。每服二钱，姜三片，水一盏，煎六分，温服。（《普济方》）

虚火背热，虚火上行，背内热如火灸者。附子末，津调，涂涌泉穴。（《摘玄方》）

经水不调，血脏冷痛，此方平易捷径。熟附子（去皮）、当归等分。每服三钱，水煎服。（《普济方》）

断产下胎。生附子为末，淳苦酒和涂右足心，胎下去之。（《小品方》）

折腕损伤。卓氏膏：用大附子四枚，生切，以猪脂一斤，三年苦醋同渍三宿，取脂煎三上三下，日摩敷之。（《深师方》）

痈疽肿毒。川乌头（炒）、黄柏（炒）各一两，为末，唾调涂之，留头，干则以米泔润之。（同上）

痈疽久漏，疮口冷，脓水不绝，内无恶肉。大附子以水浸透，切作大片，浓三分，安疮口上，以艾灸之。隔数日一灸，灸至五七次。仍服内托药，自然肌肉长满。研末作饼子，亦可。（薛己《外科心法》）

痈疽弩肉，如眼不敛，诸药不治，此法极妙。附子削如棋子大，以唾粘贴，用艾火灸之。附子焦，复唾湿再灸，令热气彻内，即瘥。（《千金方》）

痈疽肉突。乌头五枚，浓醋三升，渍三日洗之，日夜三四度。（《古今录验》）

疔疮肿痛。醋和附子末涂之。干再上。（《千金翼方》）

久生疥癣。川乌头，生切，以水煎洗，甚验。（《太平圣惠方》）

手足冻裂。附子去皮为末，以水、面调涂之，良。（《谈野翁试验方》）

足钉怪疾，两足心凸肿，上生黑豆疮，硬如钉，胫骨生碎孔，髓流出，身发寒颤，惟思饮酒，此是肝肾冷热相吞。用炮川乌头末敷之，内服韭子汤，效。（夏氏《奇疾方》）

二十七、明·缪仲醇《本草经疏》

附子全禀地中火土燥烈之气，而兼得乎天之热气，故其气味皆大辛大热，微兼甘苦而有大毒。气厚味薄，阳中之阴，降多升少，浮中沉无所不至。入手厥阴、命门、手少阳三焦，兼入足少阴、太阴经。其性走而不守，得甘草则性缓，得肉桂则补命门。

《本经》主风寒咳逆邪气，寒湿踒躄，拘挛膝痛，脚疼冷弱，不能行步，以此诸病，皆由风寒湿三邪客之所致也。邪客上焦则咳逆，邪客下焦则成踒躄，拘挛膝痛，脚疼冷弱，不能行步。此药性大热而善走，故亦善除风寒湿三邪，三邪祛则诸证自瘥矣。癥坚积聚血瘕，皆血分虚寒，凝而不行所成，血得热则行，故能疗之。其主金疮，亦谓金疮为风寒所郁击，血瘀不活之证，而非血流不止之金疮也。

《别录》又主腰脊风寒，脚气冷弱，心腹冷痛，及脾虚寒客中焦为霍乱，客下焦肝肾之分为转筋。借诸补气药则温中，补血药则强阴坚肌骨。火能消物，气性热极，入血善行，故善堕胎。为百药长，引参、术、黄芪、茯苓，则温暖脾胃，除脾湿，祛肾寒，补下焦阳虚。佐之以桂，则除脏腑沉寒，三焦厥逆，湿淫腹痛，胃寒蛔动，气虚经闭，补阳虚，散虚壅。亦可入足太阳、少阴，故治督脉为病，脊强而厥。督脉夹脊而上，并足太阳膀胱经，膀胱者，肾之府，故主之也。天雄、乌头、侧子，本是同生，第其形质有异，老嫩或殊，大热大毒，则未始有别也。

简误：附子既禀地二之火气，兼得乎天之热气以生，是阴阳凑合，无非火热为性，气味皆然，毒可知已。论其性质之所能，乃是退阴寒，益阳火，兼除寒湿之要药；引补气血药入命门，益相火之上剂。若非阴寒寒湿，阳虚气弱之病，而误用之于阴虚内热，血液衰少，伤寒温病、热病阳厥等证，靡不立毙。

谨列其害如下：医师司命，宜详玩而深鉴之，亦生人之大幸也。伤寒阳厥，其外证虽与阴厥相类，而其内实不相侔，何者？阳厥之病，若系伤寒温疫，其先必发热头疼口渴，其后虽头不疼而表热已除，然必面赤颧红，二便不利，小水必赤，或短少，是其候也，此当下之病也。产后血虚，角弓反张，病名曰痉。痉者，劲也。是去血过多，阴气暴虚，阴虚生内热，热则生风，故外兼现乎风证，其实乃阴血不足，无以荣养于筋所致，足厥阴肝家大虚之候。此宜益阴补血清热则愈也。

故凡患者一见内热口干，咽干口渴，渴欲引饮，咳嗽多痰，烦躁，五心烦热，骨蒸劳热恶寒，阴虚内热外寒，虚火上攻齿痛，脾阴不足，以致饮食无味，小便黄赤短涩及不利，大便不通或燥结，腹内觉热闷，喜饮冷浆及鲜果，畏火及日光，兼畏人声木声，虚阳易兴，梦泄不止。产后发热，产后血行不止，及恶疮臭秽，小产，憎寒壮热，中暑厥晕，阴虚头晕，中暑暴泄，利下如火，赤白滞下。小儿中暑，伤食作泄，小便短赤，口渴思饮。血虚腹痛，按之即止。

火炎欲呕，外类反胃，而恶热焦烦，得寒暂止。中热腹中绞痛。中暑霍乱吐泻，或干霍乱。或久疟寒热并盛。或赤白浊，赤白淋，尿血，便血，血崩，吐衄，齿衄，舌上出血。目昏，神短，耳鸣，盗汗。汗血，多汗恶热。老人精绝阳痿，少年纵欲伤情，以致阴精不守，精滑。脑漏。妇人血枯无子，血枯经闭。肾虚小便余沥，血虚大便燥结，阴虚口苦舌干。心经有热，梦寐纷纭。下部湿热，行履重滞，湿热痿痹，湿热作泄，湿热脚气。小儿急惊内热，痘疮干焦黑陷，痘疮火闭不出，痘疮皮薄娇红，痘疮因热咬牙，痘疮挟热下利，痘疮余毒生痈。中风僵仆不语，中风口眼㖞歪斜，中风语言謇涩，中风半身不遂，中风痰多神昏。一切痈疽未溃，金疮失血发痉。血虚头痛，偏头风痛。

上来内、外、男、妇、小儿共七十余症，病属阴虚及诸火热，无关阳弱，亦非阴寒，法所均忌。倘误犯之，轻变为重，重者必死，枉害人命，此药居多。临证施治，宜谨审之。世徒见其投之阳虚之候，肺肾本无热证者，服之有起死之殊功，而不知其用之阴虚如上诸病，亦复下咽莫救。故特深著其害，以表其非尝试轻用之药也。业医君子，可不慎诸！

二十八、明·陈嘉谟《本草蒙筌》

附子，味辛、甘，气温、大热。浮也，阳中之阳也。有大毒。系乌头傍出，故附子金名。畏人参、黄芪、甘草、防风。恶蜈蚣。气因浮中有沉，功专走而不守。凡和群家，可使通行诸经，以为引导佐使之剂也。

除四肢厥逆，去五脏沉寒。噤闭牙关，末纳鹅管吹入；红突疔毒，末调酽醋涂消。口疮久不瘥，醋面和末贴脚底；脚气暴发肿，口疮久不瘥，醋面和末贴脚底；脚气暴发肿，醋汁搅末敷患间。漏疮锉片如钱，封口加艾可灸。暖脚膝健步，坚筋骨强阴。佐八味丸中，壮元阳益肾。非附子不能补下焦阳虚，故八味丸加桂附，乃补肾经之阳；六味丸去桂附，盖补肾经阴也。丹溪谓：加为少阴向导，恐非是。君术附汤内，散寒湿温脾。阴经直中真寒，姜附汤煎可御。此须生用，不在制拘。助甘缓参芪成功，健润滞地黄建效。内伤热甚，速入勿疑。

此药治外感证，非遍身表凉，四肢厥者，不可僭用。经云：壮火食气故也。治内伤证，纵身表热甚而气虚脉细者，正宜速入。《经》云：温能除大热是也。俗医不知，误为补剂。日相匀用，宁不杀人。孕妇忌煎，堕胎甚速。立春生者，乃谓乌头。气味制度，俱与附同。《本经》云：春采为乌头，冬采为附子。忌豉汁，恶藜芦。反半夏、栝蒌、暨贝母及蘞。白及、白蔹、远志为使，诸经通行。理风痹，却风痰，散寒邪，除寒痛。破滞气积聚，去心下痞坚。亦能堕胎，孕妇切忌。煎膏名射罔，须识，敷煎射禽兽即亡。倘误中人，甘草急嚼。蓝青萍草，亦可解之。

今遵《会编》，附其总论：天雄长而尖者，其气亲上，故曰非天雄不能补上焦阳虚。附子圆而矮者，其气亲下，故曰非附子不能补下焦阳虚。乌头原生苗脑，形如乌鸟之头，得母之气，守而不移，居乎中者也。侧子散生旁侧，体无定在，其气轻扬，宜其发四肢克皮毛，为治风疹之神妙也。乌喙两歧相合，形如乌嘴，其气锋锐，宜其通经络利关节，寻蹊达径而直抵病所也。

二十九、明·卢之颐《本草乘雅》

附子、天雄、侧子，即乌头种子。奇生无偶者曰天雄，偶生旁立者曰附子，旁生支出者曰侧子。侧子青阳，附子显明，天雄巨阳耳。故附子司显明，主润宗筋，束骨而利机关也。显明阳虚，则宗筋纵，致蹳躄拘挛，膝痛不能行步矣。并司宗气不会呼吸，为咳逆，及血失气帅，为癥坚积聚者，莫不徭风寒寒湿为痹因，不能则为病热之为形证者也。设肺热叶焦，发为蹳躄者，所当避忌。咳逆邪深，寒湿气死，机关已弛，坚凝固结者，匪此真火点化，未易开通耳。（青阳，少阳也；显明，阳明也；巨阳，太阳也。显明阳虚之蹳躄，太阴阴虚之蹳躄，差之米厘，谬则千里。）

三十、明·李中梓《雷公炮制药性解》

黑附子，味辛甘，性大热，有大毒，通行诸经。主六腑沉寒，三阴厥逆，癥坚积聚，寒湿拘挛，霍乱转筋，足膝无力，堕胎甚速。择每双重一两者，去皮脐，以姜汁盐水煮数沸，又用黄连甘草童便合煮一时，于平地上掘坑埋一宿，取出，囫囵晒干用。地胆为使，恶蜈蚣，畏人参、甘草、黄芪、防风、黑豆。

按：附子为阳中之阳，其性浮而不沉，其用走而不息，故于经络靡所不入，宜致堕胎祛癥积等症者。辛甘大热，能补命门衰败之火，以生脾土，故仲景四逆汤用以回肾气，理中汤用以补脾，八味丸用以补肾脾。譬如躁悍之将，善用之奏功甚捷，不善用之为害非轻。丹溪以为仲景取其行地黄之滞，而不能有补，则古方用黑附一味，可以回阳，不补而能之乎？丹溪之言，于理未当。虽然，彼或鉴误用之弊，有激而发耳。如法制之，毒性尽去，且令下行。若痼冷阳脱，但微炮之。

三十一、明·李中梓《本草征要》

附子，味辛、甘，性热，有毒。入脾、肾二经。畏防风、黑豆、甘草、黄芪、人参、童便、犀角。稀者佳。童便浸一日，去皮，切作四片，童便及浓甘草汤同煮，汁尽为度，烘干。（冬采为附子，主寒疾。春采为乌头，主风疾。）

补元阳，益气力，堕胎孕，坚筋骨。心腹冷疼，寒湿痿躄，足膝瘫软，坚瘕癥癖。主治繁众，皆由风、寒、湿三气所致。邪客上焦，咳逆心痛。邪客中焦，腹痛积聚。邪客下焦，腰膝脚痛。附子热而善走，诸证自瘥也。虞抟曰：禀雄壮之质，有斩关之能，引补气药，以追散失之元阳；引补血药，以养不足之真阴；引发散药，以驱在表之风邪；引温暖药，以除在里之寒湿。吴绶曰：伤寒传变三阴，及中寒夹阴，身虽大热，而脉沉者，必用之。厥冷腹痛，脉沉而细，唇青囊缩者，急用之。近世往往不敢用，直至阴极阳竭，而后议用，晚矣。

附子，退阴益阳，祛寒湿之要药也。若非阴寒寒湿，阳虚气弱之病，而误用于阴虚内热，祸不旋踵。

三十二、明·杜文燮《药鉴》

附子，味辛、性热，有大毒，气味俱浓，浮也，阳中之阴也。其性浮而不沉，其用走而不守。除六腑之沉寒，补三阴之厥逆。仲景八味丸，用为少阴之向导，正取其健悍走下之性，以行地黄之滞，人以为补，则误矣。血药用之，行经而能补血。气药用之，行经而能补气。非大虚寒之症，不可轻用。孕妇勿用。

附子去脏腑之沉寒，浮而不降。治三阴厥逆，走而尤踪。反本固阳，童便煮用。

服附子之后，身目红者，乃附毒之过。急用萝卜捣汁一大碗，入黄连、甘草各五钱，犀解二钱，煎至八分饮之，其毒可解。如解之迟，必然血从七孔中出，决死何待！若无生萝卜汁，用子亦可，用生黄豆浸透，捣烂取汁一盏饮之亦可，或用澄清泥浆水饮之亦可。

三十三、明·倪朱谟《本草汇言》

附子，味辛、咸，气热，有大毒，味薄气厚，阳中之阳，升少降多，浮中沉，无所不至。入手厥阴心包、少阳三焦，兼入足少阴肾、太阴脾经。其性走而不守。

《别录》曰："附子，生犍为山谷及少室。近以蜀道绵州、龙州者良。他处虽有，力薄不堪用也。"李氏曰：初种为乌头，象乌之头也。附乌头而生者为附子，如子附母也。乌头如芋魁，附子如芋子，盖一物也，然乌头有两种，出彰明者，即附子之母，今人谓之川乌头是也。乌头春末生子，故春末采之。附子冬末生子已成，故冬末采之。其天雄、乌喙、侧子，皆是生子多者，因象命名。若生子少及独头者，即无此类数物也。

宋人杨天惠著《附子记》甚悉。其说云：绵州，乃故广汉地、领县八，惟彰明出附子。彰明领乡凡二十，惟赤水、廉水、昌明、会明出附子，而赤水为多。每岁以上田熟耕，和以猪粪作垄，取种于龙安、龙州、齐归、木门、青堆、小坪诸处，十一月播种，春月生苗，高二三尺，茎类野艾而泽，叶类地麻而厚，花则瓣紫蕤黄，苞长而圆。实类桑椹子，细而且黑。七月采根，谓之早水，拳缩而小，盖未长成耳。九月采者佳，其品凡七，本同而末异也。初种之化者为乌头，少有旁尖，身长而黑。附乌头而旁生，虽相须，实不相连者曰附子。左右附而偶生者曰㽷子。独生无附，长三四寸者，曰天雄。附而尖者，曰天锥。附而上出者，曰侧子，附而散生者，曰漏蓝子。皆脉络连贯，如子附母，而附子以贵，以专附名也。凡种一而子六七以上则皆小，种一而子一二则稍大，种一而子特生则特大。而附子之形，以蹲坐正节，角少者为上，有节多鼠乳者次之。形不正而伤缺风皱者为下矣。又附子之色，花白者为上，铁色者次之，青绿者为下。天雄、乌头、天锥，皆以丰实盈握者为胜。漏蓝、侧子，如园人乞役，卑卑不足数也。漏蓝，即雷氏所谓木鳖子，大氏所谓虎掌。㽷子即乌喙，天锥即天雄类，方书并无此名，功用当相同耳。然而易植难成。功疏质变。或种美而苗不茂，或苗秀而根不充，或已酿而腐，或已曝而挛，原属气化而生，又复化气而消，若有神物阴为之者。故园人植此，尝祷于神，目为药妖者以此。

徐氏曰：凡制乌头、附子、天雄、侧子、乌喙等法，先于六月内造大小面曲，未采前半月，用大麦煮成粥，拌曲造醋，候熟去其糟，醋不必太酸，酸则以水解之，将乌头、附子等去根须，于瓮内淹七日，日搅一遍，捞出，以疏筛摊之，令生白衣，再向慢风日中，晒之三月，以透干为度。若猛日，则皮皱而不附肉矣。如此收藏，方不坏烂。临病应用，切作薄片，用童便和黑豆浸三日，去宿童便并豆，换新童便，入净砂锅内煮，以童便干为度，日中晒燥，或烘燥用。

外有两种，一种草乌头，一种白附子，不与此类同种，别一物也。故俗呼附子为黑附子，乌头为川乌头以别之。

附子，回阳气，散阴寒，逐冷痰，（李东垣）通关节之猛药也。（程君安、方龙潭两先生合稿）此药禀地中火土热烈之气，其性走而不守，于上中下部，气血表里无所不到，为诸经引用之药。故前人主风寒湿三气，凝固不行，为踒躄拘挛，为膝痛脚疼，为手臂冷麻诸证。因此药气暴力峻，禀雄壮之质，擅能冲开道路，流行血气，则前证自除矣。又伤寒直中三阴寒证，呕吐冷涎，汤药不受，厥冷腹痛，自利不渴属大阴，烦躁不寐，厥逆踡卧，自汗心惊，脐腹痛而颤栗，面赤舌青属少阴，环口尘黑，唇青囊缩，四肢厥冷，呕吐涎沫，哕出蛔虫（属厥阴），六脉沉细欲脱，四肢厥逆不温，或作呃声，言语无伦等证（总属三阴之证），或霍乱吐泻，厥逆脉脱，或中风中气，痰涎壅闭，或胃虚久病，呕哕翻逆，或水肿膨胀，喘息不卧，或痰厥头痛，痰寒胸膈，或三阴疟疾，久发不休，或坚癥积聚，血脉冷凝，或金疮受寒，血冷瘀滞，或脾泄久病，脏气虚冷，或久痢赤白，休息延绵，或脚气肿满，胃败不食，或厥阴寒疝，攻痛欲死，或呕血血崩，虚脱如注，或老人阳弱，目睛昏蒙，或冷败溃疡，脓血大泄，或久暴泄泻，四肢厥冷，人事昏迷，或痘疮灰塌，寒颤，自利不食，或诸病真阳不足，虚火上升，咽喉不利，饮食不入，服寒药愈甚者。附子乃命门主药，能入其窟穴而招之，引火归元，则浮游之火自熄矣。凡属阳虚阴极之候，肺肾无热证者，服之有起死殊功。若病阴虚内热，或阳极似阴之证，误用之，祸不旋踵。

缪仲淳先生曰："附子既禀地二之火气以生，无非火热为性，气味皆然，毒可知已。论其性质之所能，乃是退阴寒，益阳火，除冷湿之要药，引补气血药入命门、壮元阳之上剂。若非阴寒寒湿，阳虚气弱之病，而误用于阴虚内热，血液衰少，伤寒温病、热病阳厥等证，靡不立弊。谨列其害如左，医师司命，宜详玩而深鉴之，亦生人之大幸也。凡治伤寒，先辨阴阳二证，阴厥内外皆阴，若恶寒，若无热，若吐涎，若不渴，若自汗，若厥冷，若舌苔白滑或黑润，其属阴寒确矣，必用附子无疑。阳厥外寒内热，或系伤寒瘟疫，其先必发热头痛，其后表热已除，虽不发热，不头痛，然必胸满腹痛，大便不行，小水必赤，心烦口渴，此当清解之，或下之之病也。至于呕吐，有口渴思冷水者，此胃热呕吐，宜黄连竹茹汤。至于自利日十数行，口干舌燥而渴甚者，宜芩连四逆散。至于自汗澉澉不止，口燥烦渴不寐而属阳明内热者，宜参连白虎汤。至于吐蛔作呃，有三阳热邪犯胃，热极吐蛔，热甚作呃而烦渴者，宜黄连乌梅汤、黄连柿蒂汤。至于中热中暑，霍乱吐泻，上吐饮食，涎水若涌，下泻热粪，黄水如注，或热汗横流，腹痛欲死，而口燥作渴者，宜藿香正气散加滑石、芩、连。至于中风中气，卒然僵仆不语，痰多神昏，宜大剂参、芪、木香、姜、桂。俟元气虚脱者续，郁逆者通，再量加附子，消息行之，不可骤用。又如肿满膨胀，因湿热者；坚癥痞积，因内热者；金疮暴伤，血流不止者；痢疾虽久，瘀积未消，大便涩闭者；肝热木实，脚气肿疼者；血热妄行，吐血上涌，阴虚内热，崩血血淋者；时眼暴发，热胜生风者；痈疽毒盛，肿赤未溃者。又若痘疮干焦黑陷，痘疮火闭不出，痘疮皮薄嫩红，痘疮因热咬牙，痘疮挟热下利，痘疮余毒生痈诸证，咸忌热烈之药，附子大非宜用。外又有鼻衄齿衄，尿血便血，舌上出血，耳鸣耳聋，骨蒸盗汗，失血发痉，血虚头痛，偏头风痛，怔忡惊悸，恶热喜冷，好食水果，畏火目光，畏听人声，畏闻水声，火炎欲呕，证类反胃，虚阳易兴，精滑梦遗，赤白淋浊，小便余沥；或老人精绝阳痿，少年纵欲伤精，妇人血枯无子，血枯精闭，湿热黄疸，湿热脚气，湿热泄泻，血虚便结，血虚腹痛，心脾郁热，口苦舌干，夜梦纷纭，小儿急惊，热疳枯瘦，伤食作泻，凡内外男妇小儿，前后共七十余证，均属阴虚及诸火热，无关阳弱，亦非阴寒，法所均忌。临证施治，宜谨审之。"

花溪老人虞氏曰："附子禀雄健之质，有斩关之能。引补气药人参、黄芪、白术行十二经以追复散失之元阳；引补药当归、熟地、枸杞、龟胶入营分，以培养不足之真阴；引发散药防风、桂枝、麻黄、羌活开腠理，以驱逐在表之风寒；引温暖药苍术、白术、肉桂、细辛、鹿茸、独活达下焦，以攻除在里之冷湿。"

陈延采先生曰："乌头、附子、乌喙、天雄、侧子、射罔、木鳖子七名，实出一种，但治各有不同。今尊《会编》，附其总论：天雄长而尖者，其气亲上，故曰非天雄不能补上焦阳虚；附子圆而矮者，其气亲下，故曰非附子不能补下焦阳虚；乌头原生苗脑，形如乌鸟之头，得母之气，守而不移，居乎中者也；侧子散生旁侧，体无定在，其气散扬，宜其发四肢，充皮毛，为治风痹之妙用也；乌喙两岐相合，形如鸟嘴，其气锋锐，宜其通经络，利关节，寻蹊达径，而直抵病所也。煎为射罔，禽兽中之即死，非气之锋锐捷利者，能如是乎？又有所谓木鳖子者，其形摧残，其气消索，譬如疲癃残疾之人，百无一能，徒为世累，且又令人丧目，宜其不入药用也。"

李时珍先生曰："乌、附毒药，病非虚寒危殆不用。而补药中少加引导，其功甚捷。有患者才服钱匕，即发燥不堪受，而昔人补剂用为常药，岂古今运气有不同耶？按荆府都昌王体瘦多冷，无他病，日以附子煎汤，兼嚼硫黄，如此数岁不撤。又蕲州卫张百户，平生服鹿茸、附子药，至八十余，康健倍常。宋张杲《医说》载赵知府，耽酒色，每日煎干姜熟附汤，吞硫黄金液丹百粒，乃能健啖，否则倦弱不支，寿至九十。他人服一粒即为害。若此数人，皆其脏腑禀赋之偏，服之有益无害，不可以常理概论也。又《琐碎录》言：滑台风土极寒，民啖附子如啖芋栗。此则地气使然尔。"

集方：（陶氏述仲景共五首）治阴毒伤寒面青，四肢厥逆，腹痛身冷，及一切冷气。用大附子一枚切片，姜汁和酒煮，以干为度，每用三钱，人参二钱，水二大钟，煎一钟，和姜汁半盏，温和服。

治少阴伤寒，初得二三日，脉微细，但欲寐，小便清白者。用附子一枚，切姜酒煮干，麻黄去节、甘草炙各一两，先用水五升，将麻黄煮去沫，后纳二味，煮取二升，分作三服，取微汗。

治少阴伤寒，脉沉细，反发热，头不痛。用附子一枚切片，姜酒煮干，麻黄去节一两，北细辛一两，先用水五升，将麻黄煮一滚，后纳二味，煮取二升，温和服。

治少阴伤寒，下利清谷，里寒外热，手足厥逆，脉微欲绝，身反不恶寒，其人面赤色，或腹痛，或干呕，或咽痛，或利止脉不出者。用大附子一枚，制法同前，甘草炙一两，干姜三两，水五升，煮取二服，温和服，其脉即出者愈。如面赤，本方加葱白九茎；腹痛，加炒白芍；呕，加生姜一两；咽痛，加桔梗五钱；利止脉不出，加人参二两。

治阴毒伤寒，少腹疼痛，腰痛，手足厥冷，或作呃逆，六脉沉细。用附子一枚，制法如前，干姜一两，水三升，煎一升，加食盐三分，候冷服。

《方脉正宗》共九首：治痰厥气闭，昏不知人，或口眼㖞斜等证。用川附子、广木香、川乌头各五钱，天南星、干姜各一两，水一大升，煎三合，温和服。

治胃冷有痰呕吐。用川附子一枚，半夏二两，俱切片，俱姜酒煮干，每日用附子一钱，半夏二钱，水二大钟，煎七分服。

治手足麻痹，或瘫痪疼痛，腰膝痿痹，或打扑伤损，闪肭痛不可忍。用生川乌、五灵脂各四两，威灵仙五两，俱酒浸洗，烘干为末，酒糊丸，梧子大。每服十五丸，淡盐汤下。此药常服，其效如神。

治腰脚冷痹疼痛，兼有风者，用川乌头三个，去皮脐研为末，米醋调涂帛上，贴患处，其痛立止。

治脚气肿疼，久不瘥者。用生附子一个，去皮脐，研为末，生姜汁调如膏，涂之。药干再涂，肿消为度。

治十指疼痛，或麻木不仁。用大附子，切片，童便和酒煮干。每用一钱，配当归一钱五分，木香五分，桂枝七分，水二碗，煎服。

治手臂冷麻或疼痛。用附子切片，童便酒煮一两，於白术、山药、茯苓各二两，山茱萸肉三两，泽泻、肉桂、牡丹皮各一两五钱，怀熟地四两，酒煮，捣膏为丸，梧子大，每早晚各服三钱，白汤下。

治风寒湿痹，麻木不仁，或手足不遂。用川乌头为末，每以薏米煮粥一碗，入乌头末四钱慢熬，稀稠得所，下姜汁二匙，蜜三大匙，空腹啜之。《左传》云："风淫末疾""末疾"谓四肢也。脾主四肢，风淫客肝则侵脾而四肢病也。此粥极验。

治霍乱阴寒，吐泻厥逆，脉将脱者。用附子、人参各五钱，白术一两，甘草二钱，水煮冷服。

《证治准绳》："治中风中气、汗出、鼻鼾、遗尿、眼合、痰声如拽锯，此五绝证。用大剂附子、人参各一两，甘草五钱，於白术八钱，用水八碗，煎三碗，温和徐徐服。屡有得生者。"

方龙潭共五首：治中风偏废。用大附子一个，切片，姜酒煮，羌活、乌药各一两，当归身二两，酒炒，共为末。每服四钱，姜汤调服。

治半身不遂。用附子一两切片，姜酒煮干，当归二两炒，以无灰酒二壶，浸七日，隔日饮一合。

治风病瘫缓，手足弹曳，口眼㖞斜，语言謇涩，步履不正。用川乌头、五灵脂各二两，人参五钱，当归一两，共为末，白汤为丸，如弹子大，每服一丸，生姜汤化服，服后饮酒一二杯，一日三服。服十日，便觉手活动也。

治口眼㖞斜。用生川乌头、青矾各等分，为末。每用一字，嗅入鼻内，取涕吐涎，立效。

治卒忤停尸目嚷。用附子末二分，吹入喉中，立瘥。

杨氏《小品》："治产后中风，身如角弓反张，口噤不语。用川乌头一两切片，黑豆半升，乌鸡粪一合，三味同炒焦黑，投入好酒三升，搅百余转，以绢滤取，酒微温，服一小盏取汁。若日不开，抉齿灌之，以瘥为度。"

《梅师方》："治诸风纵缓，言语謇涩，遍身麻痛，皮肤瘙痒，及妇人血风，头痛目眩，肠风脏毒，下血不止者，或痛风挛搐，顾颌不收者，服六七次即瘥。用川乌头一两，去皮脐，姜酒童便制，生荆芥穗二两，共为末。醋面糊为丸，梧子大，温酒或白汤，每服二十丸。"

《方脉正宗》："治久病呕哕反胃，虚而无热者。用制附子、人参、陈皮各二钱，水煎服。"

朱氏《集验方》："治水肿喘满，不拘大小男女，由中下二焦，气不升降，为寒痰痞膈，故水凝不行，发为肿喘，医者各束手，服此药，则小便自通，喘满自愈。用附子一个，去皮脐，切片，姜酒童便浸煮。每服用三钱，水二碗，煎八分，随将此药汁磨沉香一钱，和入冷饮。用附子虽十余枚亦无害，以瘥为度。小儿减半，宜忌油腻、酒、面、盐味百日。"

夏吏部方：治痰厥头痛如破，厥气上冲，痰闭胸膈。用制附子、制半夏各二钱，甘草一钱，水煎服。

《方脉正宗》："治三阴久疟不愈。用大附子，制法如前，用三钱，於白术、当归身、半夏（姜制）、川牛膝、柴胡、牡丹皮各一钱五分，水二大碗，煎八分，温和服，十剂愈。或加人参一钱亦可。腹胀者，加厚朴一钱五分。"

《永类方》："治久年坚癥积聚。用附子制法如前三钱，於白术二钱，川黄连一钱，枳实一钱五分，水煎服，或作丸，食前服三钱亦可。"

稽春山方：治金疮受风，血冷胀痛。用制附子、当归各二钱，红花、桂枝各一钱，水煎服。

《方脉正宗》："治脾虚久泄，或老人虚人中气不足，脏寒洞泄。用制附子五钱，於白术（炒）、肉豆蔻（面裹煨熟）、补骨脂（酒炒）各三钱，甘草、木香各八分，水煎服，或作丸服亦可。久痢赤白，休息不止，此方亦治。"

《丹台集》："治脚气肿木，因脾虚胃弱者。用制附子、白术、肉桂各三钱，木瓜五钱，木香一钱，水煎服。"

《金匮》方加味：治寒疝腹痛绕脐，手足厥，自汗出，脉弦紧。用制附子五钱，小茴香、肉桂三钱，木香一钱，干姜二钱，甘草五分，水煎服。

《崔氏方》：治寒疝引胁肋心腹皆痛。用川乌头二两，切片，以白蜜四两，和水二碗，煮令透，捣烂为丸，梧子大。每早晚各食前服三十丸，永除。

《济生方》加味：治寒疝滑泄，腹痛肠鸣。用制附子三钱，补骨脂炒五钱，木香一钱，苍术、白术各二钱，水煎服。

丹溪方：治寒厥诸疝，腹痛恶寒。小肠气，膀胱气，一切寒疝诸痛，挛急难忍，汗出厥逆。用大附子一个，制山栀一两炒黑焦，每各服三钱。

陈月坡方：治呕血吐血，或血崩脱血，盈盆盈桶，面色青惨，六脉欲脱，四肢厥冷，或自汗出，危极者。用制附子五钱、人参一两，姜炭八钱，水二大碗，煎八分，温和服。

同前：治阳虚吐血。用生地黄一斤，捣汁入酒少许，以制附子一两八入汁内，砂锅内煮成膏，取附片烘干，入淮山药二两，研末，以膏和捣丸梧子大，每空心米饮下三四十丸。一妇人患此，屡发屡止，得此全愈。

王侍中方：治中年之人，阳气衰微，睛光昏暗，视物不清。用大附子一个，切片，童便姜酒煮透，大怀熟地五两，枸杞子四两，山茱萸肉、淮山药、茯苓各三两，牡丹皮、泽泻各一两五钱，肉桂二两，共为末，炼蜜丸梧子大，每早晚各食后服三钱，白汤下。

姚声远《外科正言》：治痈疽发背，脓血大泄，元气大虚，渐至阳微恶寒，呕逆不食。用制附子、黄芪、白术、人参各五钱，肉桂、砂仁各三钱，甘草一钱，水煎服。

薛氏方：治泄泻不拘久暴，频泄过多，阳气旋脱，四肢厥冷，人事昏迷者。用制附子八钱，人参一两，苍术、白术炒、肉桂、肉豆蔻面裹煨各二钱，甘草炙一钱，水煎服。

《全幼真诠》：治痘疮冷陷灰塌，寒战咬牙，泄泻不食。用制附子三钱，人参、白术、黄芪、肉桂各二钱，木香、白芍药酒炒各一钱，水煎，加桑虫一条，挤出肉汁，和服。

治一切诸病，服寒药过多，渐至真阳不足，虚火上升，咽喉不利，饮食不入，或再服寒药愈甚者。用制附子一两，怀熟地四两，山茱萸、茯苓、山药各三两，牡丹皮、泽泻各一两，肉桂二两，炼蜜丸。每早晚各服三钱，盐汤下，或将丸料分作十剂，水煎服亦可。

续集杂方：《经验方》：治年久头痛。用川乌头、天南星等分，共为末，葱汁调，涂太阳穴。

《集简方》：治头风斧劈难忍。用川乌头末，烧烟熏碗，温茶泡服之。

《圣惠主》；治一切头痛。用大附子一枚，剜一孔，入全蝎五枚在内，以孔内余附末，用钟乳石三钱，火煅为末，加白面少许，和附末乳粉，水调作糊，包附煨熟，共研末，取葱涎和丸梧子大。每用花椒二十粒，食盐三分，泡汤吞药五十丸。

《普济方》；治鼻渊脑泄。用生附子末，葱涎和如糊，盦涌泉穴。

治无故耳鸣，昼夜不止。用川乌头末，石菖蒲末各等分，绵裹塞之，一日一换。

《本草拾遗》：治耳卒聋闭。用附子醋浸，削尖插之，或更于附子上，灸二七壮。

《肘后方》：治耳聤脓血不干。用生附子为末，掺入耳中。

治喉痹肿塞。用大附子切片，姜汁童便煮，晒干，以蜜涂上，炙之令干，患者口内含之。已成者即脓，未成者即消。

《经验方》：治久患口疮。用生附子为末，醋面调贴足心，男左女右，日再换之。

《宣明方》：治寒厥心胃疼，及小肠膀胱疝气痛不止者。用制附子五钱、郁金、玄胡索醋炒、广木香、小茴香、黑牵牛头末各四钱，共为末。每用一钱，醋汤调服。

《千斤翼方》：治疔疮肿痛。用附子，为末，醋和涂之，干再换。

治痈疽肿毒初起，用生附子一两，水三碗，慢火熬稠，涂上留顶，立消。

《外科枢要》：治痈疽努肉突出，疮口不敛。用生附子，为末，水调敷上，外以艾火灸数壮，令热气通内，即消。

谈氏方：治手足冻裂。用附子为末，白汤和面少许，涂之。

三十四、明·刘文泰《本草品汇精要》

附子［眉批］有大毒，植生。附子（出《神农本经》），主风寒咳逆邪气，温中，金疮，破癥坚积聚，血瘕，寒湿痿躄，拘挛，膝痛，不能行步。（《神农本经》）脚疼冷弱，腰脊风寒，心腹冷痛，霍乱转筋，下痢赤白，坚肌骨，强阴，为百药长。（《名医别录》）

苗：《图经》曰：苗高三四尺，茎方中空，叶浓，四四对生，与蒿相似。花碧，子黑如椹，即乌头。根旁散生，圆大如芋者也。其种，出龙州。种之之法，冬至前，先肥腴陆田，耕五七遍，以猪粪粪之。然后布种，逐月耘耔，至次年八月后方成。《衍义》曰：乌头、乌喙、天雄、附子、侧子，凡五等，皆一物也。止依大小、长短，似像而名之。后世补虚寒，则须用附子，仍取其端平，而圆大及半两以上者，其力全。风家多用天雄，亦取其大者，以其尖角多，热性不肯就下，故取传散也。用乌头、附子之大略，如此余三等，各量其材而用之。地：

《图经》曰：生犍为山谷及广汉，龙州、绵州彰明县种之，惟赤水一乡者最佳。（地道）梓州、蜀中。时：（生）春生苗。（采）冬月，取根。收：阴干。用：根。质：类乌头而圆大。色：皮黑肉白。

味：辛甘。性：温；一云大热，散。气：气之浓者，阳中之阳。臭：朽。主：除六腑之沉寒，补三阴之厥逆。行：手少阳经、三焦、命门之剂，通行诸经，引用。助：地胆，为之使。反：畏，防风、黑豆、甘草、黄芪、人参、乌韭；恶蜈蚣。制：《雷公》云：凡修事，每十两，于柳木文武灰火中，炮令皴拆者，去之，用刀刮去上孕子，并去底尖，细劈破，于屋下平地上掘一坑，可深一尺，安于中一宿，至明取出。若阴制，即生去尖皮底，薄切，用东流水并黑豆浸五日，夜漉出，晒干。一用纸裹数层，以盐水蘸透，灰火中炮。一用童便浸炮，俱去皮脐，锉碎用。

治（疗）：《汤液本草》云：治脾湿肾寒。《别录》云：治卒忤停尸，不能言，口噤不开。生附子为末，置管中，吹内舌下，或吹喉中，瘥。疗暴眼赤肿，碜痛不得开，又泪出不止，削附子赤皮，如蚕屎，着眦中，定为度。

合治：去皮，炮令拆，以蜜涂炙，令蜜入内，含之勿咽，其汁疗喉痹，效。为末，合醋和涂，疗疮肿甚者，干即再涂。

以一枚重半两者，二枚亦得，炮过，合酒渍，春冬五日，夏秋三日，每服二钱，日再服。疗大风冷痰、疢癖胀满诸痹等病，以瘥为度。

以大者一个，合生姜一片，细锉煮，研如面糊，米饮下，疗呕逆翻胃。生末合醋及面，调敷，男左女右脚心，日再换，疗大人久患口疮。

以一枚去皮脐，分作八片，入盐一钱，水一升，煎半升，温服。治热病吐下水及下利，身冷，脉微，发躁不止。

黑附子一个，去皮脐生，捣为末，用生姜汁，调如膏，敷香港脚，连腿肿满，久不瘥者，干则再涂，以消为度。

一枚重七钱者，炮去皮脐，为末，每服四钱，水两盏，合盐半钱，煎取一盏，温服。疗霍乱，大泻不止。

附子一枚，酢渍三宿令润，微削一头内耳中，上灸十四壮，令气通耳内，疗耳聋，风牙关急，不得开者，瘥。

一枚烧存性，为末，作一服，合蜜水调下。治伤寒阴盛隔阳，其人必躁热，而不欲饮水者。服此逼散寒气，然后热气上行，汗出乃愈。

附子炮，石膏各等分，为末，入脑、麝少许，茶、酒任下半钱，治头痛。

生附子一个，去皮脐，合绿豆一合，约入铫内，煮豆熟为度，去附子，只服绿豆，疗头风。每个附子，可煮五服后，为末服之。

用一个可半两者，立劈作四片，生姜一大块，亦立劈作三片，如中指长，合糯米一撮，以水一升，煎取六合，去滓服。治阴毒伤寒，烦躁迷闷，不醒人事。

急者，如人体温，顿服，浓衣覆，或汗出，或不出，候心神定，即服别药。

　　禁：妊娠不可服。

三十五、明·张景岳《景岳全书》

　　附子，气味辛甘，腌者大咸，性大热，阳中之阳也。有毒。畏人参、黄芪、甘草、黑豆、绿豆、犀角、童便、乌韭、防风。其性浮中有沉，走而不守。因其善走诸经，故曰与酒同功。能除表里沉寒，厥逆寒噤，温中强阴，暖五脏，回阳气，除呕哕霍乱，反胃噎膈，心腹疼痛，胀满泻痢，肢体拘挛，寒邪湿气，胃寒蛔虫，寒痰寒疝，风湿麻痹，阴疽痈毒，久漏冷疮，格阳喉痹，阳虚二便不通，及妇人经寒不调，小儿慢惊等证。大能引火归元，制伏虚热，善助参芪成功，尤赞术地建效。无论表证里证，但脉细无神，气虚无冗，所当急用。

　　故虞抟曰：附子禀雄壮之质，有斩关夺将之气，引补气药行十二经，以追复散失之元阳；引补血药入血分，以滋养不足之真阴；引发散药开腠理，以驱逐在表之风寒；引温暖药达下焦，以祛除在里之冷湿。吴绶曰：附子乃阴证要药，凡伤寒传变三阴，及中寒夹阴，虽身大热而脉沉者必之；或厥冷脉沉细者，尤急须用之，有退阴回阳之力、起死回生之功。近世阴证伤寒往往疑似而不敢用，真待阴极阳竭而用，已迟矣。且夹阴伤寒，内外皆阴，舍此不用，将何以救之？此二公之言，皆至言也，不可不察。惟孕忌服，下胎甚速。合葱涎塞耳，亦可治聋。

　　辨制法：附子制法，稽之古者，则有单用童便煮者，用姜汁盐水者，有用甘草、黄连者，有数味皆兼而用者，其中宜否，最当详辨。夫附子之性热而刚急，走而不守，土人腌以重盐，故其味咸而性则降。今之所以用之者，正欲用其热性以回元阳，以补脾肾，以行参、芪、熟地等功，若制以黄连，则何以藉其回阳？若制盐水，则反以助其降性。若制以童便，则必不免于尿气，非惟更助其降，而凡脾气大虚者，极易呕哕，一闻其臭，便动恶心，是药未入口，而先受其害，且其沉降尤速，何以达脾？惟是姜汁一制颇通，第其以辛助辛，似欠和平，若果直中阴寒等证，欲用其热，此法为良；至若常用而欲得其补性者，不必用此。又若煮法，若不浸胀而煮，则其心必不能熟，即浸胀而煮，及其心熟，则边皮已太熟而失其性矣；虽破而为四，煮亦不匀。且煮者必有汁，而汁中所去之性亦已多矣。皆非制之得法者。

　　制法：用甘草不拘，大约酌附子之多寡而用。甘草煎极浓甜汤，先浸数日，剥去皮脐，切为四块，又添浓甘草汤再浸二三日，捻其软透，乃咀为片，入锅文火炒至将干，庶得生熟匀等，口嚼尚有辣味，是其度也。若炒太干，则太熟而全无辣味，并其热性全失矣。故制之太过，则但用附子之名耳，效与不效无从验也。其所以必用甘草者，盖以附子之性急，行甘草而后缓；附子之性毒，得甘而后解；附子之性走，得甘草而益心脾；附子之性散，得甘草而后调营卫，此无他，亦不过济之以仁而后成其勇耳。若欲急用，以厚纸包裹，沃甘草汤，或煨，或炙，待其柔软，切开，再用纸包频沃，又炙，以熟为度。亦有用面裹而煨者亦通。若果真中阴寒，厥逆将危者，缓不及制，则单用炮附，不必更用他制也。

辨毒：附子之性，则急而热，制用失宜，难云无毒，故欲制之得法。夫天下之制毒者，无妙于火，火之所以能制毒者，以能革物之性。故以气而遇火，则失其气，味而遇火，则失其味，刚者革其刚，柔者失其柔。故制附之法，但用白水煮之极熟，则亦全失辣味，并其热性俱失，形如萝卜可食矣，尚何毒之足虑哉？今制之必用甘草者，盖欲存留其性而柔和其刚耳。今人但知附子之可畏，而不知太熟之无用也。故凡食物之有毒者，但制造极熟，便当无害，即河豚、生蟹之属，诸有病于人者，皆其欠熟而生性之未尽也。故凡食物之有毒者，皆可因此以类推矣。至若药剂之中有当煅炼而用者，又何以然？大物之经火煅者，其味皆咸涩，而所以用煅者非欲去其生刚之性，则欲用其咸涩，而所以用煅者非欲去其生刚之性，则欲用其感涩之味，而留性与不留性，则其中各有宜否，故凡当煅炼而用者，皆可因此以类推矣。

又如药之性毒者，何可不避？即如《本草》所云某有毒、某无毒，余则甚不然之，而不知无药无毒也。故热者有热毒，寒者有寒毒，若用之可当，凡能患者者，无非毒也。即如家常茶饭，本皆养人之正味，其或过用误用，亦能毒人，而况以偏味偏性之药乎？但毒有大小，用有权宜，此不可不察耳。矧附子之性，虽云有毒，而实无大毒，但制得其法，用得其宜，何毒之有？今之人不知其妙，且并人参、熟地而俱畏之。夫人参、熟地、附子、大黄，实乃药中之四维，病而至于可畏，势非庸所济者，非此四物不可，设若逡巡，必误乃事。今人直至必不得已而后用附子，事已无济矣。事无济则反罪之，将附子诚废物乎？

嗟夫！人之所以生者，阳气耳，正气耳。人之所以死者，阴气耳，邪气耳。人参、熟地者，治世之良相也；附子、大黄者，乱世之良将也。兵不可久用，故良将用于暂；乱不可忘治，故良相不可缺。矧夫附子虽烈，而其性扶阳，有非硝黄之比；硝、黄似缓，而其性阴泄，又非桂附可例。华元化曰：得其阳者生，得其阴者死。《黄帝内经》曰：门户不要，人履芒硝、大黄若坦途，视参、附、熟地为蛇蝎，愚耶？知耶？

三十六、明·吴绶《伤寒蕴要》

附子，乃阴证要药，凡伤寒传遍三阴及中寒夹阴，虽身大热而脉沉者必用之，或厥冷腹痛，脉沉细，甚则唇青囊缩者，急须用之，有退阴回阳之力，起死回生之功。近世阴证伤寒，往往疑似不敢用附子，直待阴极阳竭而用之已迟矣。且夹阴伤寒，内外皆阴，阳气顿衰，必须急用人参健脉以益其原，佐以附子，温经散寒，舍此不用，将何以救之。

三十七、明·萧京《轩岐救正论》

附子生用，则性奔窜而有毒，熟用则质温润而无毒。其大重一两三四钱以上，团坐平顶，旁无多角者，方称附子。性主沉，补命门真火。其小仅一两以下者，或挺尖，或歪侧，或两脐，或多角，皆为川乌。性主驱风逐寒，走散经络，而非熟附子温补之比也。

若附子制以姜汁，与干姜生姜同用，则为姜附汤，主治足三阴，驱散上下表里经络脏腑之客寒为要药。其疗真阳虚脱，则当用童便制者，君以人参，其姜汁制者不可混用也。盖姜桂附子，同为大热，第姜性兼辛。主发散而桂味甘而辛，可升可降，若熟附则质重性沉，主下行，所以不同也。若阳脱而误用姜，令阳愈脱矣。何以言之？立斋曰：先兄体貌丰伟，唾痰甚多，脉洪有力，殊不耐劳，遇风头晕欲仆，口舌欲裂，或至赤烂，误食姜蒜少许，口疮益甚。服八味丸及补中益气汤，加附子钱许即愈，停药月余，诸症仍作，此命门虚火不归元也。据此，则姜附虽均称热药，何可混施乎？

虞搏曰：附子禀雄壮之质，有斩关夺门之功，能引补气药行十二经，以追复散失之元阳，引补血药入血分，以滋养不足之真阴；引发散药开腠理，以驱逐在表之风寒；引温暖药达下焦，以祛除在里之冷湿。

吴绶曰：附子乃阴症要药，凡伤寒传变三阴及中寒夹阴，虽身大热而脉沉者必用之；或厥冷腹痛，脉沉细，甚则唇青囊缩者，急须用之，有退阴回阳之力，起死回生之功。近世阴症伤寒，往往疑似不敢用附子，直待阴极阳竭而后用之，已迟矣。且夹阴伤寒，内外皆阴，是阳气顿衰，必须急用人参健脉以益其原，佐以附子温经散寒，舍此不用，将何以救之？

王氏究原方云：凡用桂附药，并宜冷服者，热因寒用也。盖阴寒在下，虚阳上浮，治之以寒，则阴气益甚而病增，治之以热，则拒格而不纳，热药冷饮，下嗌之后，冷体既消，热性便发，而病气随愈，不违其情而致大益，此反治之道也！昔仲景治寒疝内结，用蜜煎乌头，近效方治喉痹，用蜜煎附子含之咽汁，丹溪治疝气，用乌头、栀子并热因寒用也。

东垣治冯翰林侄，阴盛格阳伤寒，目赤、烦渴引饮，脉来七八至，但按之则散，用姜附汤加人参，投半斤服之，得汗而愈。此神圣之妙也。考昔荆府都昌王体，瘦而冷，无他病，日以附子煎汤饮，兼嚼硫黄，如此数岁。蕲州卫张百户，平生服鹿茸附子药，至八十余康健倍常。宋·张杲《医说》，载赵知府耽酒色，每日煎干姜熟附汤，吞硫黄金液丹百粒，乃能健啖，否则倦弱不支，寿至九十，他人服一粒即为害。此数人者，皆其脏腑赋禀之偏，服之有益无害，不可以常理论也。

愚以为，此药唯阴藏者宜之，若阳藏而误用，受祸极速也。凡用桂附，须君以人参少佐甘草，或大枣，则无毒。仲景八味丸，亦为阴火不足者设，故阳盛假寒不宜妄用也。桂，性甘、辛、大热，能宣导百药，通血脉，有汗能止，无汗能出。桂枝主上行而散，肉桂主下行而补，驱风理寒，定烦解渴，与附子同补命门真火，专益脾胃之母。亦善利水通淋，止虚脱，破瘀血，功能不可尽阐。又治喉痹失音，阳虚失血，内托痈疽痘疮，九种心痛胁疼、疟、奔豚、疝气，利肺抑肝，冷痰霍乱，喘胀诸症。

李濒湖曰：麻黄遍彻皮毛，故专于发汗而散寒邪，肺主皮毛，辛走肺也。桂枝透达营卫，故能解肌而风邪除，脾主营，肺主卫，甘走脾，辛走肺也。肉桂下行益火之源，此东垣所谓，肾苦燥，急食辛以润之，开腠理致精液，通其气者也。

又《医余录》云：有人患赤眼肿痛，脾虚不能饮食，肝脉愈盛，但于温平药中，倍加肉桂，杀肝而益脾，故一治两得。《经》云：木得桂而枯是也。是桂，又通治寒热虚实、内外上下，而配合得宜，随试随效者也。

窃谓桂附，乃斩关夺门之将，非良师莫敢轻用。然立斋每用此，以救真火不足及虚阳假热之病，叠奏殊效，非时师所能方物也。盖立斋治法，则归本命门者也；东垣则专主脾胃者也；河涧丹溪，则专主相火湿热者也；子和则专主攻击者也；节斋隐君，则专主攻痰泻火者也；仲景则专主外感者也。法有偏擅，医当全识。若疗命门，则用立斋；治脾胃，则用东垣；清湿热，则用刘朱；习攻击，则用子和；蠲实痰，则用二王；至伤寒，虽宗长沙，而三阴主治，参术归附，率多救里，则又不专于外感也。

若用诸子，而不为诸子所用，机权在我，法从人施，一人而兼，众人之用，众人而资，一人之识斯得矣。至立斋先生，则又集诸家之大成，发前人所未发，开将来之聋聩者也。奈何时师，视桂附如蛇蝎，应用不用，卒至误人于死。盖亦因丹溪谓，附子无人表其害人之祸，故致有泥成说，而坐失机宜者，虽然使用非所当，即参芪亦能为害，何独桂附乎？医学纲目有云，黄芪能助三焦之火，人参能补诸经之阳，白术能长五脏之气，此三者皆上药，是在人体悟，而无失其气宜可也。余因续之曰：桂附能救阴阳之脱。

三十八、明·赵献可《医贯》

附子乃右命门之药，浮、中、沉无所不至，又谓通行诸经引用药

制附子法：附子重一两三四钱，有莲花瓣、头圆底平者佳。备童便五六碗，浸五七日，候透润，揭皮，切作四块，仍浸三四日。用粗纸数层包之，浸湿，煨灰火中，取出切片。检视有白星者，乃用新瓦上炙热，至无星为度。如急欲用，即切大片，用童便煮三四沸，热瓦上炮熟用之。

三十九、清·汪昂《本草备要》

[眉批] 大燥，回阳，补肾命火，逐风寒湿。附子，辛甘有毒，大热纯阳。其性浮而不沉，其用走而不守，通行十二经，无所不至。能引补气药以复散失之元阳，引补血药以滋不足之真阴，引发散药开腠理，以逐在表之风寒，同干姜、桂枝温经散寒发汗。引温暖药达下焦，以祛在里之寒湿。能引火下行，亦有津调贴足心者。（入八味丸内，亦从地黄等补阴。）

治三阴伤寒，吴绶曰：附子阴证要药。凡伤寒传变三阴，中寒夹阴，身虽大热，而脉沉细者；或厥阴腹痛，甚则唇青囊缩者，急须用之。若待阴极阳竭而用之，已迟矣。东垣治阴盛格阳，伤寒面赤目赤，烦渴引饮，脉七八至，但按之则散，用姜附汤加人参投半斤，得汗而愈，此神圣之妙也。中寒中风，卒中曰中，渐伤曰伤。轻为感冒，重则为伤，又重则为中。气厥痰厥，虚寒而厥者宜之。如伤寒阳盛格阴，身冷脉伏，热厥似寒者，误投立毙，宜承气、白虎等汤。

咳逆风寒，呕哕，胃寒，膈噎，多由气血虚，胃冷、胃槁而成。饮可下而食不可下，槁在吸门，喉间之厌会也；食下胃脘痛，须臾吐出，槁在贲门，胃之上口也，此上焦，名噎；食下良久吐出，槁在幽门，胃之下口也，此中焦，名膈；朝食暮吐，槁在阑门，大小肠下口也，此下焦，名反胃。又有痰饮、食积、瘀血，壅塞胃口者，如寒痰胃冷，则宜姜附参术；胃槁者当滋润，宜四物、牛羊乳，血瘀者加韭汁。当与韭汁、牛乳二条，参看论治。

脾泄，命火不足。冷痢寒泻，霍乱转筋，脾虚寒客中焦为霍乱，寒客下焦肝肾为转筋。热霍乱者禁用。拘挛风痹，癥瘕积聚，督脉为病，脊强而厥，小儿慢惊，痘疮灰白，痈疽不敛，一切沉寒痼冷之证，经曰：阴盛生内寒，阳虚生外寒。助阳退阴，杀邪辟鬼，《本草》未载。通经堕胎。凡阴证用姜附，药宜冷服，热因寒用也。盖阴寒在下，虚阳上浮，治之以寒，则阴益盛；治之以热，则拒格不纳。用热药冷饮，下嗌之后，冷体既消，热性便发，情且不违，而致大益，此反治之妙也。又有寒药热饮治热证者，此寒因热用，义亦相同也。《经》曰：正者正治，反者反治。如用寒治热，用热治寒，此正治也；或以寒治寒，以热治热，此反治也。《经》所谓必伏其所主，而先其所因，盖借寒药热药为反佐，以作向导也，亦曰从治。王好古曰：用附子以补火，必防涸水。如阴虚之人，久服补阳之药，则虚阳益炽，真阴愈耗，精血日枯，而气无所附丽，遂成不救者多矣。

母为乌头，附生者为附子，连生者为侧子，细长者为天雄，两歧者为乌喙。五物同出异名。

附子以西川彰明赤水产者为最。皮黑体圆，底平八角，重一两以上者良。或云二两者更胜，然难得。生用发散，熟用峻补。赵嗣真曰：仲景麻黄附子细辛汤，熟附配麻黄，发中有补；四逆汤生附配干姜，补中有发，其旨微矣。朱丹溪曰：乌附行经，仲景八味丸用为少阴向导，后世因以为补药，误矣。附子走而不守，取其健悍走下，以行地黄之滞耳。相习用为风药及补药，杀人多矣。

昂按：附子味甘气热，峻补元阳，阳微欲绝者，回生起死，非此不为功，故仲景四逆、真武、白通诸汤多用之。其有功于生民甚大，况古人日用常方，用之最多，本非禁剂，丹溪乃仅以为行经之药，而行用作补药，多致杀人，言亦过矣。盖丹溪法重滋阴，故每訾阳药，亦其偏也。王节斋曰：气虚用四君子汤，血虚用四物汤，虚甚者俱宜加熟附。盖四君四物，平和宽缓之剂，须得附子健悍之性行之，方能成功。附子热药，本不可轻用，但当病，则虽暑热时用亦可用也。

水浸面裹煨，令发坼，乘热切片，炒黄，去火毒用。又法，甘草二钱，盐水、姜汁、童便各半盏煮熟用。（今人有黑豆煮亦佳）畏人参、黄芪、甘草、防风、犀角、绿豆、童便，反贝母、半夏、瓜蒌、白及、白蔹。中其毒者，黄连、犀角、甘草煎汤解之，黄土水亦可解。

四十、清·刘若金《本草述》

人之生命门先具，天生一水，壬为阳水，配丁之阴火而生，丙为命门，然后生心。然则附子所入为手少阴、三焦、命门之剂，如王海藏先生所云，诚是也。在方书概谓其补元阳，除寒湿，归功于大辛大热耳。讵知其所禀辛热，有合于壬水配丁，由命门而生心，故其效用即由心而透命门之用。（心为火主，而气者火之灵，故谓由心而透命门之用。然心主血，血者真阴之化醇，是又即从阴中而透真阳，使阴得化而为用之义也）先哲所谓益火之元，以消阴翳者，非兹物有专能欤？抑消阴翳谓何？曰：真火在水中，所云阴火是也。水不足则不能生火，又有水虚而火炽者，火不足则不能化水，又有火微而水竭者。所谓阴翳，即火不足而水不能运化者也。虽然，有真阳本微，而外来之寒邪以同气相感而剧，如三阴伤寒诸证、中寒、寒疝之类。有真阳甚虚，而本来之阴气以不得合化而病，如脾虚肿胀、脏寒脾泄之类。其所患诸证，外内之因自殊，然总不出阳虚而为寒。经曰气虚者寒也，湿即寒水之化。先哲曰气虚者多寒湿，是温寒即所以除湿。是即消阴翳而谓其补虚散壅者也。虽然，其补真阳，岂止以散壅为功？使阳之虚而上浮者，即能于极上收之，如肾厥头痛之类；并使阳之虚而下脱者，即能于极下固之，如暴泻脱阳之类；又能使阳之虚而筋节缓机关弛者，即能于筋节机关而强之坚之，如腰脚冷弱之类。种种为功，真能嘘春于槁，寓复于剥，诚如卢复所谓另辟一乾坤者。谓非本君火而返于所始之命门，以建殊功欤？更可参者，据其大辛大热，犹虑其误用以消元阴，乃虚寒下血者何以投之固血？又虑误用以助强阳，乃阳淫化风者何以投之散风？盖血橐于气聚，气守而血自止；风淫于阳浮，阳归而风自散。岂非命门相火原于手厥阴包络，畅于足厥阴肝乎？（风血皆不外于厥阴，前由心至命门之义，正与此互为发明）既主命门真火，故十二经络无不通，浮中沉无不至，正《难经》所谓三焦元气所止为十二经之原也，其有开关夺将之猛者，原于龙火能燔腾无前而直通所主之诸经，固自无留行者也。但属阴中之阳，如病于水虚而火炽者，投之祸烈，即水不足而火不生者，倒施亦岂可乎？化原不滋，漫曰使阴生于阳者，是混于阳中之阴以论，其愦愦甚矣。

附子主治多属阴盛阳虚之证，乃有暴泻脱阳证，究其所因，似独有异者，请得悉之。盖阴为阳之守，如暴泻证大亡其阴，致阳无所依而脱也，即如男子使内而犯兹证者，又岂非阴气不能为阳之守，而阳乃脱欤？是皆不得同于阴之胜阳者以论治也。若仲景八味丸，固亦审于阳之化原在阴耳，而后学类似之疗阴痿，讵知其难概用也。如脱阳证，生死判于倏忽，可不治标而图其急者乎？即李东垣治阴痿亦分阴阳，阴阳俱不足者，是两肾俱虚也，乃投八味丸，若偏于阴不足则主以地黄丸，至偏于阳不足即以黑附为主剂矣。斯义不可以推之而疗脱阳之急证乎？《原病集》于斯证之论治殊可采也，备录于左。夫脱阳证者，或因大吐大泻之后，或因房色过度，致使大耗真气，四肢逆冷，元气不接，不省人事，此为最急，救之稍缓便为死矣；及伤寒新瘥与妇人交，其证小腹紧痛，外肾搐缩，面黑气喘，冷汗自出，亦是脱阳，此虽稍缓，亦须急救。俱先以葱白数根炒令热，熨脐下。次用黑附子一枚重一两炮制，剉作八片，白术、干姜各半两，人参一两，木香二钱半，分作二帖，水二碗煎一碗，放温灌下，须臾再进一帖，合渣并煎再服。如无前药，用官桂二两，好酒二升煎一升，分二服。又无桂，用葱白三七根研细，酒五升煮二升，分二服灌下。阳气即回，或生姜以酒煮灌之。须用炒盐熨脐及气海，勿令气冷则佳。男女交接过度，真气大脱，昏迷不醒，俱勿放开，须两阴交合，待气还自苏，若就开合，必死难救，至慎至慎。

四十一、清·徐大椿《药性切用》

川附子，辛甘大热，入肾命而通行十二经。生用暖肾脏，以祛寒湿；熟用补命火，以回元阳；水炒黑，专入肾脏；燥湿功胜，兼益元气。下寒上热、里寒外热之症最宜。

四十二、清·徐大椿《神农本草经百种录》

附子，味辛，温。主风寒咳逆邪气，寒邪逆在上焦。温中，除中焦之寒。金疮，血肉得暖而合。破癥坚积聚，血瘕，寒气凝结，血滞于中，得热乃行也。寒湿踒躄，拘挛，膝痛不能行步。此寒邪之在下焦筋骨间者。

凡有毒之药，性寒者少，性热者多。寒性和缓，热性峻速，入于血气之中，刚暴驳烈，性发不支，脏腑娇柔之物，岂能无害，故须审慎用之。但热之有毒者，速而易见；而寒之有毒者，缓而观察，尤所当慎也。

四十三、清·张璐《本经逢原》

附子，气味俱厚而辛烈，能通行十二经，无所不至。暖脾胃而通膈噎，补命门而救阳虚，除心腹腰膝冷痛，开肢体痹湿痿弱，疗伤寒呃逆不止，主督脉脊强而厥，救寒疝引痛欲死，敛痈疽久溃不收，及小儿脾弱慢惊，并须制熟用之。

附子为阴证要药，凡伤寒阴证厥逆，直中三阴，及中寒夹阴，虽身热而脉沉细，或浮虚无力者，非此不治。或厥冷腹痛，脉沉细，甚则唇青囊缩者，急须生附以峻温散之。《本经》治风寒咳逆，当是阴寒呃逆，亥豕之谬。详《本经》所主诸证，皆阴寒之邪，乘虚客犯所致。其主金疮者，是伤久气血虚寒，不能收敛，非血出不止之金疮也。《别录》又主腰脊风寒，脚气疼弱，心腹冷痛等病，总取温经散寒之力耳。

附子禀雄壮之质，有斩关夺将之能，能引补气药行十二经，以追复散失之元阳；引补血药入血分，以培养不足之真阴；引发散药开腠理，以驱逐在表之风寒；引温暖药达下焦，以祛除在里之冷湿。附子以白术为佐，乃除寒湿之圣药。然须并用生者，方得开通经络。

若气虚热甚，宜少加熟附，以行参、芪之力。肥人多湿，亦宜少加乌、附行经。附子得干姜、炙甘草，名四逆汤，主少阴经寒证。得桂枝、甘草、姜、枣，名桂枝附子汤，治风湿相搏，身体疼烦，不能转侧。得白术、甘草、姜、枣，名术附汤，治风虚头重眩极。得麻黄、细辛，名麻黄附子细辛汤，治少阴病发热脉沉。得大黄、芩、连，名附子泻心汤，治心下痞而恶寒汗出。得大黄、细辛，名大黄附子汤，治胁下偏痛，发热脉弦紧。得参、术、苓、芍，名附子汤，治少阴病始得之，背恶寒。得茯苓、白术、芍药、生姜，名真武汤，治少阴病腹痛，小便不利，四肢疼痛自利。得干姜、葱白，名白通汤，治少阳病利下脉微，若厥逆无脉，干呕而烦，面色赤，加葱白以通阳气。

此皆得配合之神妙，能起死回生于反掌间，生熟各随本方。赵嗣真云：生附配干姜，补中有发；熟附配麻黄，发中有补。宜生宜熟，不出此中妙用也。至于崔氏八味丸，用为少阴向导，后世认为补药，误矣。东垣治阴盛格阳，面赤目赤，烦渴引饮，脉来七八至，但按之即散者，用干姜附子汤，加人参半斤，服之得汗而愈。时珍云：阴寒在下，虚阳在上，治之以寒，则阴气愈盛；治之以热，则拒而不纳。热药冷服，下咽之后，冷性既消，热性便发，病气随愈，此热因寒用之法也。

附子性沉着，温脾逐寒；乌头性升发，温脾去风。若寒疾即用附子，风疾即用乌头，二药俱走而不守，故堕胎，为百药长。然妊娠脉弦发热，胎胀恶寒，小腹如扇，《金匮》用附子汤以安其胎，此神圣之妙用也。若伤寒发热头痛皆除，热传三阴而见厥逆脉沉。此厥深热深之候，证必先发热头痛，七八日或十余日后，而见厥冷脉沉。此为阳厥，大便必不泻而闭。及温疫热伏厥逆，与阴虚内热，火郁于内而恶寒者误用，不旋踵告变矣。

附子乃退阴回阳必用之药，近世疑而不用，直待阴极阳竭，而用已迟矣。且夹阴头痛，足冷，上热下寒，阴邪内盛，阳气外衰，急需人参健脉以益其原，佐以附子温经散寒。舍此不用，将何救之？

四十四、清·张志聪《本草崇原》

附子，气味辛温，有大毒。主治风寒咳逆邪气，寒湿痿躄，拘挛，膝痛不能行走，破癥坚积聚，血瘕金疮。

（附子，以蜀地绵州出者为良，他处虽有，为薄不堪用也。绵州领县八，唯彰明出附子，彰明领乡二十，唯赤水、廉水、昌明、会昌四乡出附子，而又推赤水一乡出者为最佳。其初种而成者，为乌头，形如乌鸟之头也。其附母根而生，虽相须实不相连者，为附子，如子附母也。旁生支出而小者，名侧子。种而独生无所附，长三四寸者，名天雄。附子之形以蹲坐正节，而侧子少者为上，有节多乳者次之。形不正而伤缺风皱者为下。其色以花白者为上，黑色者次之，青色者为下，俗呼黑附子，正以其色黑，兼以别于白附之子名耳。）

附子禀雄壮之质，具温热之性，故有大毒。《本经》下品之药，大毒、有毒者居多，《素问》所谓，毒药攻邪也。夫攻其邪而正气复，是攻之即所以补之。附子味辛性温，生于彰明赤水，是禀大热之气，而益太阳之标阳，助少阳之火热者也。太阳阳热之气，不循行于通体之皮毛，则有风寒咳逆之邪气。附子益太阳之标阳，故能治也。少阳火热之气，不游行于肌关之骨节，则有寒湿跛躄拘挛，膝痛不能行走之证。附子助少阳之火热，故能治也。癥坚积聚，阳气虚而寒气内凝也。血瘕，乃阴血聚而为瘕。金疮，乃刀斧伤而溃烂。附子具温热之气，以散阴寒，禀阳火之气，以长肌肉，故皆治也。

《经》云：草生五色，五色之变，不可胜视。草生五味，五味之美，不可胜极。天食人以五气，地食人以五味。故在天时，宜司岁备物；在地利，在五方五土之宜。附子以产彰明、赤水者为胜，盖得地土之专精。夫太阳之阳，天一之水也，生于膀胱水府，而彰明于上。少阳之阳，地二之火也，生于下焦之火，而赤日行天。据所出之地，曰彰明、曰赤水者，盖亦有巧符者矣。学人欲知物性之精微，而五方生产之宜，与先圣命名之意，亦当体认毋忽。今陕西亦莳植附子，谓之西附，性辛温，而力稍薄，不如生于川中者，土浓而力雄也。又，今药肆中零卖制熟附子，皆西附之类。盖川附价高，市利者皆整卖，不切片卖，用者须知之。

凡人火气内衰，阳气外驰，急用炮熟附子助火之原，使神机上行而不下殒，环行而不外脱，治之于微，奏功颇易。奈世医不明医理，不识病机，必至脉脱厥冷，神去魄存，方谓宜用附子。夫附子治病者也，何能治命？甚至终身行医，而终身视附子为蛇蝎。每告人曰：附子不可服，服之必发狂，而九窍流血；服之必发火，而痈毒顿生；服之必内烂五脏，今年服之，明年毒发。嗟嗟！以若医而遇附子之证，何以治之。肯后利轻名而自谢不及乎？肯自居庸浅而荐贤以补救乎？必至今日药之，明目药之，神气已变，然后覆之，斯时虽有仙丹，莫之能救。贤者于此，或具热衷，不忍立而视其死，问投附子以救之，投之而效，功也。投之不效，亦非后人之过。前医唯恐后医奏功，只幸其死，死后推过，谓其死，由饮附子而死。噫，若医而有良心者乎，医不通经旨，牛马而襟裾，医云乎哉。

如用附子，本身有一两余者，方为有力。侧子分两须除去之，土人欲增分两，用木杯将侧子敲平于上，故连侧子重一两五六钱者，方好。土人又恐南方得种，生时以戎盐淹之，然后入杯敲平。是附子本无咸味，而以盐淹之，故咸也。制附子之法，以刀削去皮脐，剖作四块，切片，用滚水连泡二次，去盐味、毒味，晒半燥，于铜器内炒熟用之。盖上古司岁备物，火气司岁，则备温热之药。《经》曰：司岁备物，专精者也。非司岁备物，气散者也。后世不能如上古之预备，故有附子火炮之说。近世皆有童便煮之。乃因讹传讹，习焉不知其非耳。

四十五、清·刘汉基《药性通考》

附子，味辛，气温大热，浮也，阳中之阳，有大毒。大者为天雄，小者为川乌。天雄过热不可用，川乌热又太劣，不若附子之适于用也。

制法：每个用甘草五钱煮水一碗，将附子泡透，不必去皮脐尖，正要全用为佳，去甘草至仁以治不仁也。无经不达，走而不守，但可为使臣，佐群药通诸经，以斩关夺门，而不可恃之安抚镇静也。去四肢厥逆，祛五脏阴寒，暖脚膝而健筋骨，温脾胃而通腰肾，真夺命之灵丹，回春之仙药。然用之而当，则立刻重生，用之不当，则片时可死。畏之而不敢用，因循观望，必有失救之悲，轻之而敢于用，孟浪狂妄，又有误杀之叹。要在人辨寒热阴阳而善用之也。夫附子阳药也，以阳治阴，最为相宜；以阳治阳，自然相恶。阳主热而阴主寒，有如冰炭，何至错误？惟阳似阴而阴似阳，以假乱真，往往杀人。今为辨阴阳寒热之殊，使用附子者之生人也。阴热之症乃肾水之耗，而肾中之火不能下安于肾宫，上冲于咽喉口齿之间，其舌必滑，论理大补真阴之水，水旺而火亦下归，然徒补其水，火虽少衰，终不能一时骤降。少用附子同肉桂入于六味地黄汤中，大剂冷服，下喉而火即消，归于肾内，上焦之热尽化为清凉矣。此用附子以治热之真秘法也。

阳热之症，乃心火之盛移其热于胃中，或发狂而大叫，或失神而谵语，手足反现冰冷，而胸前隔上多有发斑者，口必大渴呼水，而舌苔或红或黄或黑，必燥而峭开裂成纹者也，论理不必从治，竟用三黄石膏直治其火，火泻而肾水不干，可免亡阳之祸。然火过于旺盛，用大寒之药，恐致拒格而不入，加附子一片，重一分，入于三黄石膏汤中，以火从火，引苦寒之药下行而不相背，热性过而寒性发，自能泻火邪于顷刻矣。此用附子以泻阳热之秘法也。

阴寒之症，乃寒邪直中于肾经，此伤寒之猝病也。肾受寒邪，命门之火自不能藏，余遁出于躯壳之外，而寒邪乘胜追逐，犯于脾则腹病，犯于肝则胁痛，犯于心则心痛，或手足青者有之，或筋骨拘挛者有之，或呕，或吐，或泻，或痢，甚则身青囊缩，生死悬于反掌，真危急存亡之秋也。探其舌必滑，急用附子二三钱，人参五六钱或一二两，白术一二两，干姜二钱同煎，服之下喉而阳回寒散矣。此治阴寒用附子之法。如此阳寒之病，平素伤其脾胃之气，不能营卫于一身，以致风寒相犯，发热恶寒，喜卧而不喜语言，喜静而不喜纷扰，与之饮食亦能知味，身虽热而神思甚清，脉必细微，气必甚怯，此阳气不足而邪中之也，其舌虽干而必滑，急用理中汤加附子一钱治之，正气足而邪自散矣。温甘除大热，非此之谓欤。此治阳寒用附子之法。如此知此四治，触类旁通，安有误用之失矣。

或问：附子性毒，用之得当，何以一服即回阳！有毒者固如是乎？附子之妙，正取其有毒也，斩关而入，非借其刚烈之毒气，何能祛阴寒之毒哉！夫至热者阳毒，至寒者阴毒也。人感阴寒之气，往往至手足一身青黑而死，正感阴毒之深也。阴毒非阳毒不能祛，而阳毒非附子不能任，以毒治毒饵，毒不留，故一祛寒而阳回，是附子正有毒以祛毒，非无毒以治有毒也。

或问：参附汤治阴寒直中，亦救一时垂绝，何以又不用生附子耶？夫熟附子之治直中阴经也，欲救其回阳。阴寒入于至阴肾中，祛命门之火，出外而不敢归宫，真火越出，而阴寒乘势祛逐远阳，几无可藏之地，此时不大用人参，则元阳飞出于躯壳之外矣。然徒用人参，不佐以附子，则阴寒太盛，人参何能直入于腹中以生元阳。即用附子而不制其孟浪之气，则过逐阴寒一往不顾，未必不随阴寒而尽矣，势必元阳无可归，而气亦遽亡，故必用熟者，同用于人参之中，既能逐阴寒外出，又且引元阳内归，得附子之益，而去其损，所谓大勇而成大仁也。

或问：附子阳药也，宜随阳药祛除，何以偏用之阴药以滋补乎？盖附子大热之品也，入于阳药之中者，所以救一时之急，入于阴药之内者，所以治久滞之痼，凡阳药宜救阳虚之症，故附子可多用以出奇，阴虚之病宜用阳药养之，故附子可少用以济胜，阳得阳而功速，阴得阳而功迟，妙用各见也。

或又疑，附子有以少而成功者何故？夫急症宜多，而缓症宜少，此用附子之法也。但古人有用止一片而成功，非借其斩关夺门之神也，盖附子无经不达，得其气而不必得其味，入于经而不必留于脏，转能助补气以生气，助补血而生血，不致有增火益热之虞，成其健土开胃之效也。

或又问：附子何以必得人参以成功，岂他药独不可制之乎？夫人参得附子则直前，而无坚不破，附子得人参则功成，而血脉不伤，至于他药未尝不可兼投，然终不如人参与附子，实有水乳之和也。

或问：缪仲淳论附子之害，其言亦可采否？噫！仲醇之心则仁矣，而论症尚未尽善也，如言外寒脾阴不足，以致饮食无味，吸饮冷浆及鲜果。血虚腹痛按之即止。火炎欲呕，或干霍乱，或久疟寒热并盛；老人精绝阳痿，少年纵欲伤精，阴精不守，精滑；脑漏；妇人血枯无子，血枯经闭，肾虚小便余沥；梦寐纷纭；行履重滞；痹证，中风僵卧不语，中风口眼歪斜，中风语言謇滞，中风半身不遂，中风痰多神昏；阴症痈疽未溃；共十一症，皆必用附子，于补阴补阳始能夺命奏功，而仲醇一概诫人勿用，庸医执滞不通，坚信不用附子以回阳，又何以生阴而续命乎！随仲醇过于谨慎，与其乱用杀人于顷刻，不若慎用以听其自生，然病实可生，而因循失救，奄奄坐亡，亦行医之过也。

四十六、清·黄宫绣《本草求真》

[批] 补命火，逐冷厥。附子专入命门。附子，味辛大热，纯阳有毒，其性走而不守，好古曰：其性走而不守，非若干姜止而不行。通行十二经，无所不至，为补先天命门真火第一要剂。凡一切沉寒痼冷之症，用此无不奏效。吴缓曰：附子乃阴症要药，凡伤寒传变三阴，及中寒夹阴，虽身大热，而脉沉者必用之，或厥冷腹痛，脉沉细，甚则唇青囊缩者，急须用之，有退阴回阳之力，起死回生之功。近世阴症伤寒，往往疑似不敢用附子，直待阴极阳竭而用之，已迟矣。且夹阴伤寒，内外皆阴，阳气顿衰，必须急用人参以益其原，佐以附子温经散寒，舍此不用，将何以救之！

故书皆载能治寒毒厥逆，书曰：阴阳不相顺接谓之厥。又曰：厥者，尽也，逆者，乱也。即血气败乱之谓也。凡厥有阳有阴，但察伤寒初起，头痛发热恶寒，后则四肢厥冷，乍温，大便燥实，谵语发渴，扬手掷足，不恶寒但恶热，脉来沉滑而数，重按有力，是为阳厥，宜用承气、白虎等汤以治。若初起，并无身热头痛便恶寒，四肢厥逆，直过肘膝不温，唇与爪甲青黑，欲引衣踡卧，二便清利，不渴，或腹痛泄利清谷，或凛凛面如刀刮，或口吐涎沫，或干呕呃逆，脉来沉细无力，方谓阴厥，宜用附子理中汤、四逆汤以治。

呃逆呕哕，寒呃症不一端，有误服寒凉，水饮停心而致气逆而呃；有阳气衰微，内寒迫其相火上冲而呃；有偶食生冷，阳气不得舒发而呃；有阴寒直中于胃，而致气不克舒而呃；有吐利后，胃气虚寒而呃者。《经》曰：病深者，必发哕，属于胃中虚寒者居多。膈噎脾泄，食至喉即返，是槁在于吸间厌会，其证谓噎；食下胃脘，须臾吐出，是槁在于贲门，胃之上口，其症谓膈；食下良久吐出，是槁在于幽门，胃之下口，其症谓之反胃。历考诸书，皆以噎膈为有火，反胃为无火，而士材又谓，但察脉大有力，呕吐酸臭，当作热治；脉小无力，呕吐清水，当作寒医；色之黄白而枯者为虚寒；色之红赤而泽者为实热，能合色脉，庶乎无误。

汪昂云：脾泄命火不足。冷痢寒泻，霍乱转筋，拘挛风痹，癥瘕积聚，督脉为病，脊强而厥，小儿慢惊，痘疮灰白，痈疽不敛，皆属于寒者。其入补气药中，则追失散之元阳；入发散药中，则能开腠理以逐在表之风寒；入温暖药内，则能以祛在里之寒湿。

虞抟独书所云：入补血药，则能以滋不足之真阴，缘阴与阳相为依附，补阳即所以滋阴。若使水亏火盛，用以辛热纯阳，不更使火益盛而水益亏乎！好古曰：非身凉而四肢厥逆者，不可僭用服附子以补火，必防涸水。故崔氏八味丸中，用此为以为补阴向导，使阴从阳复。然丹溪谓：其雄悍无补，而且杀人，其言似谬。

荆府都昌王，体瘦而冷，无他病，日以附子煎汤饮，兼嚼硫黄，如此数岁。蕲州卫张百户，平生服鹿茸、附子药，至八十岁康健倍常。宋·张杲《医说》载：赵知府耽酒色，每日煎干姜熟附汤，吞硫黄金液丹百料，乃能健啖，否则倦弱不支，寿至九十。他人服一粒即为害，若此数人者，皆其脏腑禀赋之偏，服之有益无害，不可以常理概论也。

但阴极似阳，服之不宜热投。时珍曰：阴寒在下，虚阳上浮，治之以寒，则阴气益甚而病增；治之以热，则拒格而不纳。热药冷饮，下咽之后，冷体既消，热性便发，而病气随愈，不违其情而致火益，此反治之妙也。发散附子须生，如四逆汤，生附配干姜之类；用补附子宜熟，如仲景麻黄附子细辛汤，熟附配麻黄之类。

四十七、清·严洁《得配本草》

附子，畏防风、甘草、人参、黄芪、黑豆、绿豆、童溲、犀角。恶蜈蚣，忌豉汁。附子，大辛大热，有大毒。入手少阴经，通行十二经络。主六腑沉寒，回三阴厥逆。雄壮悍烈之性，斩关夺门之气，非大寒直中阴经，及真阳虚散几脱，不宜轻用。引补气药追复失散之元阳；引补血药滋养不足之真阴；引发散药驱逐在表之风寒；引温暖药祛除在里之冷湿。

得蜀椒、食盐，下达保命门。配干姜，治中寒昏困；配黑山栀，治寒疝诸痛；配生姜，治肾厥头痛；配肉果粥丸，治脏寒脾泄；配白术，治寒湿；配半夏、生姜，治胃中冷痰；配泽泻、灯心，治小便虚闭，两尺脉沉者可用。配煅石膏等分为末，入麝香少许，茶酒任下，治头痛。合荆芥，治产后瘛疭；生用为宜，若血虚生热，热生风者，投之立毙。合肉桂，补命门相火。回阳，童便制；壮表，面裹煨，亦是一法。或蜜灸用，或蜜煎用。中其毒者，生甘草、犀角、川连，煎汤服之可解。

怪症：两足心凸肿，头黑硬如钉，胫骨生碎孔，骨髓流出不止，身发寒颤，但思吃酒，不想饮食，此肝肾冷热相吞也。用制附子研末调涂，内服韭子汤，效。

世人仅见阳虚无热者，投之有起死之功，而不知阴虚火动者，下咽无救死之法。何竟以附子为补剂，虚弱者非此不可。因见水亏火炎，滋阴多不见效，动以为寒凉伤胃。温补可除大热，必须参、附，然后见功。凉补既久，暂投一二，或者暂觉爽健，岂知内火一起，变害非常，即使复进凉补，求日前之安泰而不可得。又见伤寒阳证，时疫火证，大半手足厥逆，舌苔粉白，喜热饮，大恶寒凉，错认为内真寒、外假热，进附、桂以助命门之火，且曰浮游之火，附、桂引之，而火自归元。因之枉杀人命，不可胜指。

四十八、清·陈修园《神农本草经读》

《素问》谓以毒药攻邪，是回生妙手，后人立补养等法，是摩棱巧术，究竟攻其邪而正气复，是攻之所以补之也。附子味辛气温，火性迅发，无所不到，故为回阳救逆第一品药。

《本经》云：风寒咳逆邪气，是寒邪之逆上于焦也；寒湿痿躄拘挛，膝痛不能行步，是邪气着于下焦筋骨也；癥坚积聚血瘕，是寒气凝结，血滞于中也；考《大观本草》，"咳逆邪气"句下，有"温中金疮"四字，以中寒得暖而温，血肉得暖而合也。

大意上而心肺，下而肝肾，中而脾胃，以及血肉筋骨营卫，因寒湿而病者，无有不宜，即阳气不足，寒自内生，大汗大泻，大喘中风卒倒等症，亦必仗此大气大力之品，方可挽回，此《本经》言外意也。

又曰：附子主寒湿，诸家俱能解到，而仲景用之，则化而不可知之谓神，且夫人之所以生者，阳也，亡阳则死。亡字分二义，一无方切、音忘，逃也，即《春秋传》"出亡"之义也；一微夫切、音无，无也，《论语》"亡而为有"，《孟子》"问有余，曰亡矣"之义也。误药大汗不止为亡阳，如唐之幸蜀，仲景用四逆汤、真武汤等法以迎之；吐利厥冷为亡阳，如周之守府，仲景用通脉四逆汤、姜附汤以救之。且太阳之标阳，外呈而发热，附子能使之交于少阴而热已；少阴之神机病，附子能使自下而上而脉生，周行通达而厥愈；合苦甘之芍草而补虚；合苦淡之苓芍而温固，元妙不能尽述，按其立法，与《本经》之说不同，岂仲景之创建欤！然《本经》谓"气味辛温有大毒"七字，仲景即于此悟出附子之大功用，温得东方风木之气，而温之至则为热，《黄帝内经》所谓"少阴之上，君火主之"是也，辛为西方燥金之味，而辛之至则反润，《黄帝内经》所谓"辛以润之"是也。

物性之偏处则毒，偏而于无可加处则大毒，因"大毒"二字，知附子之温为至极。辛为至极也，仲景用附子之温有二法，杂于苓芍甘草中，杂于地黄、泽泻中，如冬日可爱，补虚法也；佐以姜桂之热，佐以麻辛之雄，如夏日可畏，救阳法也。用附子之辛，亦有三法，桂枝附子汤、桂枝附子去桂加白术汤、甘草附子汤，辛燥以祛除风湿也；附子汤、芍药甘草附子汤，辛润以温补水脏也；若白通汤、通脉四逆汤、加人尿猪胆汁，则取西方秋收之气，保复元阳，则有大封大固之妙矣。

四十九、清·杨时泰《本草述钩元》

附子，出犍为山谷及少室。近以蜀道绵州（今属成都，领县八，惟彰明出附子。彰明领乡十，惟赤水为多。）龙州者为良。他处虽有，力薄不堪用也。十一月播种，入春生苗，野艾而泽，叶类地麻而浓，花则瓣紫蕤黄，苞长而圆。实类桑葚，子细且黑。九月采其品凡七，初种之化者为乌头，少有旁尖，身长而乌，附乌头而旁生，虽相须实不相曰附子。左右附而偶生者，曰鬲子。种而独生无附，长三四寸者，曰天雄。附而尖者曰天锥，附而上出者，曰侧子。附而散生者，曰漏蓝子。皆脉络连贯，如子附母，而附子故专附名也。凡种一而子六七以上，则皆小，种一而子二三，则稍大，若子特生，则附子之形，以蹲坐正节角少者为上。有节多鼠乳者次之，形不正而伤缺风皱者为下。附子之色，花白者为上，铁色者次之，青绿者为下。天雄、乌头、天锥，皆以丰实盈握者为胜，侧子，卑卑不数也。漏蓝即雷，所谓木鳖子，日华所谓虎掌。鬲子即乌喙，天锥方书并无此名，功用当相同耳。

气味大辛大热，微兼甘苦而有大毒，气浓味薄。可升可降，浮中沉无所不至，入手厥阴、命门、手少阳三焦，兼入足少阴、太阴经。其性走而不守，非若干姜止而不行。补下焦阳虚，治六腑沉寒，五脏痼冷，主伤寒直中三阴诸证。寒疝内结，脾虚湿淫腹痛，或虚冷肿胀，脏冷脾泄，暴泻脱阳，久冷反胃，久痢休息，寒湿痿躄拘挛，腰脊膝痛，脚疼冷弱不能行步。更治偏风半身不遂，头风，肾厥头痛（皆因阳虚）。又疗下血虚寒，痛疽久漏。全禀地中火土燥烈之气，而兼得乎天之热气以生（仲淳）。乌附乃气化之物，而复能化气，绝无一点阴翳，惟可对待有形寒一段真阳，真有别开乾坤，贞下起元意（不远）。禀雄壮之质，有斩关夺之气，能引补气药行十二经，以追复散之元阳；引补血药入血分，以滋不足之真阴；引发散药开腠理，祛逐在表之风寒；引温暖药达下焦，祛在里之冷湿（虞抟）。散寒发阴，必以辛热（东垣）。发之一字，为从阴中而透真阳，使阴得化而为用也。附子乃阴证要药，凡伤寒传变三阴，及中寒夹阴，虽身大热而脉沉者，必用之。或厥冷腹痛，脉沉细，甚则唇青囊缩者，急须用之（吴绶）。治外感证，非遍身表凉四肢厥冷者，不可用（合参上条虽身大热必用，则知惟以脉为准也）。治内伤证，身表热甚，而气虚脉细者，正宜速入。

（述）治湿药中，宜少加之引经。又益火之源，以消阴翳，则便溺有节，乌附是也（洁古）。凡用乌附，并宜冷服者，热因寒用也。盖阴寒在下，虚阳上浮，治之以热，则拒格而不纳，热药冷饮，下咽之后，冷体既消，热性便发，不违其情而致大益，此反治之妙也。仲景治寒疝内结，用蜜煎乌头，近效治喉痹，用蜜炙附子含咽。丹溪治疝气，用乌头栀子并热因寒用也。东垣治伤寒阴盛格阳，面赤目赤，烦渴引饮，脉来七八至，但按之则散，用姜附汤加人参，投半斤，得汗而愈。此则神圣之妙（濒湖）。佐以白术，为除寒湿之圣药（洁古）。助甘缓参芪成功，健润滞地黄以奏力。

（述）气虚热甚者，宜少用附子以参芪。肥人多湿，亦宜少加为乌附以行经（丹溪）。附子无干姜不热，得甘草则性缓，得桂则补命门（原礼）。盖附子入十二经，而肉桂补阳，其气之厚者亲下，专入命门。故藉其同气以招之，俾归命门而大为补益也。得生姜则发散，以热攻热，又导虚热下行以除冷病。得生姜桂枝，主伤寒直中阴经，温中散寒而能出汗。佐人参肉桂五味，补命门相火不足，回阳有神。得人参肉桂，治虚人暴寒入腹，痛泄，完谷不化，小水不禁。得参芪芍味陈皮甘草，主痛疽溃去脓血过多，致饮食不进，恶心欲呕，不生肌肉。亦主久漏冷疮。得人参芍药炙草陈皮砂仁，主小儿慢惊。加莲肉扁豆，治吐泻不止。得术桂牛膝木瓜橘皮，立止寒疝痛极。得白术木瓜石斛草薢薏苡橘皮茯苓，治风湿麻痹肿痛，及脚气之无热证者。得人参橘皮，主久病呕哕，反胃虚而无热者。

阳虚痹气，身非衣寒，中非受寒，气血不行，一身如从水中出，此阳虚阴盛，名曰痹气，附子丸主之。黑附子、川乌（通锉碎炒黄）、肉桂、川椒、菖蒲、炙甘草各一两，骨碎补、天麻、白术各五钱，为末，炼蜜为丸如梧子，每服三十丸，空心服，温酒下。

髓少骨痹身寒，重衣不能热，腰脊疼不得俯仰，脚冷受热不遂，此肾脂枯涸不行，髓少筋弱冻栗，故挛急，附子汤主之。黑附子、独活、防风各七分，川芎、丹参、草薢、天麻、白术、菖蒲、山萸、牛膝、甘菊各五分，肉桂、炙甘草、细辛各三分，当归一钱，黄芪七分，枳实四分，生姜五片，不拘时服。

久冷反胃。大附子一个，坐砖上，四面着火，渐逼，以生姜自然汁粹之，再逼再淬，约姜汁尽半盏乃止。研末，每服一钱，粟米饮下，三服瘥，或以猪腰子切片，炙熟烂食。又方，用姜汁打糊，和附子末为丸，大黄为衣，每温水服十丸。

脾虚湿肿。大附子五枚，去皮四破，以赤小豆半升，藏附子于中，慢火煮熟，去豆，焙研末。薏苡仁粉打糊，丸梧子大，每服十丸，萝蔔汤下。

阴水肿满。大附子童便浸三日夜，逐日换尿，以布擦去皮，捣如泥，酒糊和丸，小豆大，每服三十丸，煎流气饮送下。

肿疾喘满。凡肿因积得，既取积，而肿再作，小便不利，更用利药，性寒而溺不通，医者束手矣。此缘中下焦气不升降，为寒痞隔，故水凝而不通，惟服沉附汤。用生附子一个，去皮脐，生姜十斤，沉香一钱磨水，同煎，食前冷饮。附子虽三五十枚亦无害，小儿每服三钱。

中风偏废。羌活汤，用生附子一个，去皮脐，羌活、乌药各一两，每服四钱，生姜三片，水一盏，煎七分服。

风毒攻注头目，痛不可忍。大附子一枚，炮去皮，为末，以生姜一两，大黑豆一合炒熟，同酒一盏，煎七分，调附末一钱，温服。

虚火上行，背内热如炙者。附子末津调，涂涌泉穴。

肾气上攻，头项不能转移。椒附丸，用大熟附子一枚为末，每二钱，以椒二十粒（用白面填面椒口），姜七片，水一盏半，煎七分，去椒入盐，空心点服。此假椒气下远，以引逆气归经也。

气虚上壅，偏正头痛，不可忍者。蝎附丸，大附子一枚，剜心，入全蝎去毒三枚在内，以余附末，同钟乳粉二钱半，白面少许，水和作剂，包附煨熟，去皮研末，葱涎和丸梧子大，每椒盐汤下五十丸。

气血两虚头痛，用补剂不愈者，加桂附引火归元，并得阴随阳生之义，乃效。

久利休息。熟附子半两，研末，鸡子白二枚捣和，丸如梧子大，倾入沸汤，煮数沸，漉出作两服，米饮下。

小便虚闭，两尺脉沉微，用利水药不效者，虚寒也。附子一个，炮去皮脐，盐水浸良久，泽泻一两，每服四钱，水一盏半，灯心七茎，煎服愈。

按附子本治阳虚阴盛之证，乃有暴泻脱阳，与使内气脱等病。虽由阴不能为阳之守而不得不急治其标者，请更悉之。脱阳证或因大吐大泻之后，或因房色过度，元气不接，四肢逆冷，不省人事，此为最急，救之稍缓，便死。又伤寒新瘥，与妇人交接，其证小腹紧痛，外肾搐缩，面黑气喘，冷汗自出，亦系脱阳。俱先葱白数根炒，令热熨脐下，次用黑附子一枚重一两，炮制剉作八片，白术、干姜各半两，人参一两，木香二钱半，分二帖，水煎减半，放温灌下，须臾再进一帖。合渣并煎，再服；如无前药用，用官桂二两，好酒二升，分二服；又无桂，用葱白三七根研细，酒五升，煮二升，分二服灌下。阳气即回。或以酒煮生姜灌之，须用炒盐熨脐及气海，勿令气冷则佳。至于男女交接过度，真气大脱，昏迷不醒，切弗放开，须待气还自甦，若便放开，必死难救。

（论）附子为手少阴、三焦、命门之剂，所禀辛热，有合于壬水配丁，由命门而生心，故其效用，即由心而透命门之用（心为火主，而气者为火之灵。故为由心而透命门之用。然心主血，血者真阴之化醇，又即从阴中而透真阳，使阴得化而为用也）。所谓益火之元，以消阴翳者，有专能焉。夫真火在水中，阴火是也。水不足，则不能生火，又有水虚而火炽者，火不足，则不能化水。又有火微而水竭者，所谓阴翳了，即火不足而水不化者也。虽然，有真阳微，而外来之寒邪，以同气相感而剧，如三阴伤寒诸证中寒疝之类，有阳虚甚，而本来之阴气，以不得合化而病，如脾虚肿胀藏寒脾泄之类。所患诸证，外内之因自殊，然总不出于阳虚（经曰：气虚者寒也，湿即寒水之化）。

先哲曰：气虚者多寒湿，温寒即所以除湿，是即消阴翳而补虚散壅者也。其补真阳也，使阳之虚而上浮者，即于极上收之，如厥头痛之类。使阳之虚而下脱者，即于极下固之，如暴脱阳之类。又能使阳虚而筋节缓机关弛者，即于筋节机关而强之坚之，如腰脚冷弱之类。种种治效，总本君火，而返于所始之命门，以建殊功耳。据其大辛大热，恒虑误用以消元阴，乃虚寒下血者何以投之固血。又虑误用以助强阳，乃阳淫化风者何以投之散风，尽血囊于气聚，气守而血自止，风淫于阳浮，阳归而风自散。岂非命门相火，原于手厥阴包络畅于足厥阴肝乎。既主命门真火者，故十二经络无不通，浮中沉无不至，其有开关夺将之猛者，原于龙火燔腾无前也。但属于阴中之阳，如水虚而火炽者，投之祸烈，即水不足而火不生者，亦当先滋其化原，而未可倒施。愦愦者漫曰使阴生于阳，是混于阳中之阴以论也。

五十、清·陈士铎《本草新编》

附子，味辛，气温、大热，浮也，阳中之阳，有大毒。大者为天雄，小者为川乌。天雄过热，不可用；川乌热太劣，不若附子之适于用也。

制法：每个用甘草五钱，煮水一碗，将附子泡透，不必去皮脐尖子，正要全用为佳。取甘草至仁，以制不仁也。无经不达，走而不守，但可为臣使，佐群药通行诸经，以斩关夺门，而不可恃之安抚镇静也。去四肢厥逆，祛五脏阴寒，暖脚膝而健筋骨，温脾胃而通腰肾，真夺命之灵丹，回春之仙药也。用之当，则立刻重生；用之不当，则片时可死。畏之而不敢用，因循观望，必有失救之悲；轻之而敢于用，孟浪狂妄，又有误杀之叹。要在人辨寒热阴阳，而慎用之也。

夫附子，阳药也，以阳治阴，最为相宜，以阳治阳，自然相恶。阳主热，而阴主寒，有如冰炭，何至错误。惟阳似阴，而阴似阳，以假乱真，往往杀人，惨于刀刀也。我今辨阴阳寒热之殊，使用附子者尽生人，而不再误杀人也。阴热之症，乃肾水之耗，而肾守之火不能下安于肾宫，上冲于咽喉口齿之间，其舌必滑者也。论理大补其真阴之水，水旺而火又不归。然而，徒补其水，火虽少衰，终不能一时骤降，少用附子，同肉桂入于六味地黄汤中，大剂冷服，下喉而火即消，归下肾内，上焦之热，尽化为清凉矣，此用附子以治阴热之秘法也。

阳热之症，乃心火之盛，移于其热胃中，发狂而大叫，或失神而谵语，手足反现冰冷，而胸前膈上多有发斑者，必大渴呼水，而舌苔或红、或黄、或灰黑，必燥而峭，开裂成绫者也。论理不必从治，竟用三黄石膏直治其火，火泻而肾水不干，可免亡阳祸。然火过于旺盛，用大寒之药，恐致格拒，尚不入加附子一片，重一分，入于三黄石膏汤中，以火从火，引苦寒之药下行，而不相背，热性过而寒性发，自能泻火邪于顷刻矣，此用附子以治阳热之秘法也。

阴寒之病，乃寒邪直中于肾经，此伤寒之卒病也。肾受寒邪，命门之火自不能藏，欲遁出于躯壳之外，而寒乘胜追逐，犯于脾则腹痛，犯于肝乃胁痛，犯于心则心痛，或手足青者有之，或筋骨拘挛者有之，或呕或吐，或泻或利，甚则身青囊缩，死生悬于反掌，真危急存亡之秋也。探其舌必滑，急用附子二三钱、人参五六钱或一二两、白术一二两、干姜二钱，同煎服之，下喉而阳回寒散矣，此阴寒用附子之法有如此。

阳寒之病，平素伤其脾胃之气，不能荣卫于一身，以致风寒但犯，发热恶寒，喜卧而不喜语言，喜静而不喜纷扰，与之饮食，又能知味，身虽热，而神思甚清，脉必细微，气必甚怯，此阳气不足，而邪乃中之也，其舌虽干而必滑，急用理中汤加附子一钱治之，正气足而邪自散矣。温甘除大热，非此之谓欤。阳寒用附子之法，又如此。知此四治，触类旁通，断无误用之失矣。

或问附子有毒，用之得当，可以一服即回阳，有毒者固如是乎？附子之妙，正取其有毒也。斩关而入，夺门而进，非藉其刚烈之毒气，何能祛除阴寒之毒哉。夫天下至热者，阳毒也，至寒者，阴毒也。人感阴寒之气，往往至手足一身之青黑而死，正感阴毒之深也。阴毒非阳毒不能祛，而阳毒非附子不胜任。以毒治毒，而毒不留，故一祛寒而阳回，是附子正有毒以祛毒，非无毒以治有毒也。

或问附子入之于三生饮中，救中风之垂绝，何以必生用之乎？此实有妙义存焉。夫中风，非风也，乃气虚而痰塞于心中，故一时卒中，有似乎风之吹倒也。若作风治，十死九矣。必须用人参为君，附子为佐，加之生南星、生半夏、生姜，而后可以开其心窍，祛逐其痰涎，使死者重生也。世人皆以为人参之功也，苟非附子，何以推荡而奠宁哉？然此时用熟附子，正恐未必神效，往往有缓不济事之忧。必生用之者，取其无所牵制，则斩关突围而入，自能破劲敌于须臾也。药中用霸气而成功者，此类是欤。

或问参附汤之治阴寒直中，又救一时之垂绝者，何以又不用生附子耶？夫熟附之治直中阴寒也，欲救其回阳也。阴寒入于至阴之肾中，祛命门之火出外，而不敢归宫，真火越出，而阴寒乘势祛逐，元阳几无可藏之地，此时而不大用人参，则元阳飞出于躯壳之外矣。然而徒用人参，不佐之以附子，则阴寒大盛，人参何能直入于腹中，以生元阳于无何有之乡？既用附子，而不制其猛悍之气，则过逐阴寒，一往不顾，未必乘胜长驱，随阴寒而尽散热，必元阳无可归，而气又遽亡。故必须用熟者，同入于人参之中，既能逐阴寒之外出，又且引元阳之内归，得附子之益，去附子之损，所谓大勇而成其大仁也。

或问附子阳药，宜随阳药以祛除，何以偏用之阴药以滋补乎？盖附子大热之品也，入于阳药之中者，所以救一时之急；入于阴药之中者，所以治久滞之病。

凡阳虚之症，宜用阳药救之，故附子可多用以出奇；阴虚之病，宜用阳药养之，故附子可少用以济胜。阳得阴而功速，阴得阳而功迟，各有妙用也。

或疑附子之功，有以少而成功者，又是何故？夫急症宜多，而缓症宜少，此用附子之法也。但古人有用附子，止一片而成功，非藉其斩关夺门之神也。盖附子无经不达，得其气而不必得其味，入于经而不必留于脏，转能补气以生气，助补血而生血，而不至有增火增热之虞，反成其健土关胃之效也。

或问附子何以必得人参以成功，岂他药独不可制之乎？夫人参得附子则直前，无坚不破；附子得人参则功成，血脉不伤。至于他药，未尝不可兼投。然终不知人参与附子，实有水乳之合也。

或问缪仲淳论附子之害，其言又可采否？噫！仲淳之心则仁矣，而论证尚未尽善也。如言外寒，脾阴不足，以致饮食无味，喜饮冷浆及鲜果，血虚腹痛，按之即止，火炎欲呕，或干霍乱，或大疟寒热并盛，老人精绝，阳痿，少年纵欲伤精，阴精不守，精滑，脑漏，妇人血枯无子，血枯经闭，肾虚小便余沥，梦寐纷纭，行履重滞，痹证，中风僵仆不语，中风口眼歪斜，中风言语蹇涩，中风半身不遂，中风痰多神昏，阴症痈疽未溃，其三十一症，皆必须附子，十补阴，三补阳，始能夺命奏功。仲淳一概戒人勿用，庸医执滞不通，坚信不用附子以回阳，又何以生阴以续命乎？虽仲淳过于谨慎，与其乱用杀人于顷刻，不若烦用以听其自生。然病实可生，任其悠忽，因循失救，而奄奄坐已，又行医之过也。铎所以将仲淳所忌七十二症之中，摘其宜用附子者，表而出之，以亦其救病之延生，勿坐视听死也。

或问缪仲淳之过慎，未必非全生之道，吾子以其所忌者，摘出以交之，必自万一杀人，过不在子乎？嗟乎！仲淳之所慎者，正病所不必慎者也。岂独不必慎，实症之不可慎者也。宜慎而不慎，与不可慎而又慎者，非至中之道也。

五十一、清·冯兆张《冯氏锦囊秘录》

附子，全禀地中火土燥烈之气，兼得乎天之热气，故其气味皆大辛大热，微兼甘苦，而有大毒。气浓味薄，阳中之阴，降多升少，浮中有沉，无所不至，入手厥阴、命门、手少阳三焦，兼入足少阴、太阴经，其性走而不守，为峻补元阳，而除风寒湿三邪之要药。

附子母为乌头，附生者为附子，连生者为侧子，细长者为天雄，两岐者为乌喙，五物同出异名。以川产皮黑体圆底平，重一两以上者佳。大者力大，小者力微，宜制熟用，方多补益。主五脏沉寒，四肢厥逆，壮元阳元火，散阴湿阴寒，功专走而莫守，引诸药通行诸经，暖腰膝，健步坚筋骨，强阴。三阴寒毒，非此不回，三阴厥逆，舍此莫挽。风寒咳逆邪气，温中破癥坚积聚，寒湿痿躄拘挛，冷弱脚疼膝痛，腰脊心腹冷痛，霍乱转筋，下痢中寒，中风，气厥，痰厥，阴毒腹痛，寒疝风痹；虚人隔噎肿胀，寒痛麻痛，奔豚，暴泻脱阳，脾泄久痢，虚阳上浮，阴寒在下，肾厥头痛，阳虚血证，小儿惊慢，痘疮灰白，痈疽不敛，一切沉寒痼冷之症，并不可缺。如阴经真中真寒，生附投剂可御。孕妇忌用，堕胎甚速。

乌头者，即附子之母也，或云春采为乌头，冬采为附子，非也。附子性重滞，温脾以逐寒。乌头性轻疏，温脾以祛风。寒症用附子，风症用乌头，均补下焦，治各稍异。乌圆尖，吐风痰，治癫痫，取其锐气，直达病所。侧子发散四肢，充达皮毛，治手足风湿诸痹。若天雄者，形大则长，主寒湿冷痹，历节拘挛，开关利窍，无非取其辛热走窜，与乌头功用相等。有曰：补虚寒，须用附子；散风湿，多用天雄。有曰：天雄之性不肯下，就而上行，所以能发散，而补上焦之阳虚；有曰：天雄、乌头，气壮性雄，俱是补下焦命门阳虚之药，补下即所以益上也。若上焦阳虚，乃心肺之分，则为元气之元阳，而非真阳之真火，其补当参芪之属矣。岂宜雄附耶？

且乌附性热害走，借以通达沉寒痼闭，温中散寒则可。若欲温而兼补，必君人参，或自本气分之药，用之而始能。盖阳，即气壮也，热也、行也；阴，即气虚极也，寒也、止也。惟温补气分之药，可以壮而行之，可以温而达之，温补之法，施于此也。其温热回阳之功在乌附，而补益元气之功重参术，如温补者有参附汤、术附汤，如平补者有独参汤、白术膏，从未有独附汤以治沉寒虚脱之症也。盖温经不兼补益，则气弱难以宣通，虽暂得温行，终多壅滞，况书曰：引补气药以追失散之元阳，引养血药以扶不足之真阴，引发散药以逐在表之风邪，引温暖药以祛在里之寒湿，则知随引异功者明矣。更曰：熟则峻补，故熟附配麻黄，发中有补，生则发散，故生附配干姜，补中有散，是又以生熟而有异功矣。若附之无干姜不热，得甘草则性缓，得肉桂则补命门，此一定之成法。其变通之妙，存乎其人。

若以附子大热，大黄大寒，疑忌不用，则遇极寒极热之危症，将何大力之药挽回垂绝乎！善用兵者天下无弱卒，善用药者天下无毒味。故书曰：病缓而用急药，急则拂乱其经；病剧须用急药，缓收援生不及。况病有虚而寒，有虚而热，从未有寒而不虚者，是以治热有凉补、有凉泻，而治寒必温补相兼，风可发散，从尽寒日，温中救里也。

主治（痘疹合参）：主沉寒四肢厥逆。凡痘寒不起，泄泻不止，灰白痒塌，寒战咬牙，气虚沉寒之症并用。宜以童便湿粗纸包裹，慢火中煨令极熟，方去皮脐，切作十字样四块，再以防风甘草黑豆煎汤，乘热浸过晒干用，或单以三味煎浓汁煮透用，亦可不必用童便浸煨也。盖过制则性太缓耳。

按：附子禀雄壮之质，有斩关之能，必重用参术驾驱，不则为祸不小。试思古人，参附、附、术附等汤，其理可见。譬如虽勇将当先，必军粮继后，方能成功矣。是以丹溪曰：气虚热甚者稍加附子，以行参芪之功，肥大多湿亦用。《集验》曰：肿因积生，积去而肿再作，若再用利药，小肿愈闭，医多束手，盖中焦气不升降，为寒所隔，惟服附子，小便自通。吴绶曰：伤寒传变三阴，及中寒夹阴，身虽大热，而脉沉者必用附子；厥冷腹痛，脉沉细，唇青囊缩者，急用之，有起死之功。近人不明病情，复昧药性，持疑不用，直至阴极阳竭而后用，用亦迟矣。殊不知书云：阳气一分不尽则不死，要知阳者，人生之根本而挽回垂绝之要领，亦虚寒对症之常药，何足矜疑？惟阴虚内热，及内真热而外假寒者，不可误服。

五十二、清·叶桂（姚球）《本草经解》

附子，气温大热，味辛，有大毒。主风寒咳逆邪气，寒湿痿躄，拘挛，膝痛不能行步。破癥坚积聚，血瘕，金疮。

附子气温大热，温则禀天春和之木气，入足厥阴肝经，大热则禀天纯阳炎烈之火气，入足少阴肾经，补助真阳。味辛而有大毒，得地西方燥酷之金味，入手太阴肺经，气味俱浓，阳也。其主风寒咳逆邪气者，肺受风寒之邪气，则金失下降之性，邪壅于肺，咳而气逆也。附子入肺，辛热可解风寒也，寒湿之气，地气也，感则害人皮肉筋骨，而大筋软短，小筋舒长，拘挛痿躄之症成焉。附子入肝，肝主筋，辛可散湿，热可祛寒，寒湿散，而拘挛痿躄之症愈矣。膝痛不能行步者，肝肾阳虚，而湿流关节也，温热益阳，辛毒行湿，所以主之。癥坚积聚血瘕者，凡物阳则轻松，阴则坚实，坚者皆寒凝而血滞之症也，附子热可软坚，辛可散结，温可行滞也。金疮寒则不合，附子温肺，肺主皮毛，皮毛暖，则疮口合也。

制方：附子佐人参、肉桂、五味子，补肾真阳；佐白术，除寒湿；同人参、白芍、甘草、砂仁、陈皮，治慢惊；同白术、肉桂、牛膝、木瓜、青皮，治寒疝；同人参、陈皮，治久病呕哕；同人参、白芍、甘草、桂枝、五味子，治伤寒误汗下，真阳虚脱症。

五十三、清·黄元御《长沙药解》

附子味辛、咸、苦，温，入足太阴脾、足少阴肾经。暖水燥土，泻湿除寒，走中宫而温脾，入下焦而暖肾，补垂绝之火种，续将断之阳根。治手足厥冷，开脏腑阴滞，定腰腹之疼痛，舒踝膝之挛拘，同经脉之寒瘀，消疝瘕之冷结。降浊阴逆上，能回哕噫，提清阳下陷，善止胀满。

《伤寒》附子汤，附子二枚，茯苓三两，白术四两，人参二两，芍药二两。治少阴病，身体疼，骨节疼，手足寒，脉沉者。以少阴水旺，阴凝气滞，故骨节疼痛。寒水侮土，脾胃不能温养四肢，故手足厥冷。水寒木陷，故脉沉细。参、术、茯苓，培土而泻水，芍药清乙木之风，附子温癸水之寒也。《金匮》治妊娠六七月，子脏开，脉弦发热，其胎愈胀，腹痛恶寒，少腹如扇。以水寒木郁，陷而生风，故少腹如扇，子脏开张，阳气下陷，是以发热恶寒。脾土被克，气滞不通，是以腹痛胎胀。参、术、茯苓，培土泻湿，芍药清风木，附子温其水寒也。

《伤寒》桂枝加附子汤，桂枝三两，芍药三两，甘草二两，生姜三两，附子一枚，炮去皮，破八片，焙焦，大枣十二枚。治太阳中风，发汗，遂漏不止，恶风，小便难，四肢微急，难以屈伸者。以表阳汗泄，卫虚失敛，是以汗漏水不止。木郁不能行水，是以小便不利。桂枝疏肝木之郁陷，芍药敛风气之疏泄，甘、枣、生姜，补土而和中气，附子暖水以益阳根也。

附子泻心汤，附子一枚，大黄二两，黄连一两，黄芩一两。治太阳伤寒，下后心下痞硬，而复恶寒汗出者。以下伤中气，升降倒行，胆胃俱逆，胃口填塞，故心下痞硬。君相二火，离根上腾，故下寒上热。上热熏蒸，是以汗出。大黄泻胃土之逆，黄连泻心火之逆，黄芩泻胆火之逆，附子温癸水之寒也。

《金匮》桂枝附子汤，桂枝四两，甘草二两，生姜三两，大枣十二枚，附子三枚，炮去皮脐。治风湿相抟，骨节疼痛，不呕不渴，小便不利。以水寒土湿，木气下郁，不能疏泄水道。姜、甘、大枣，和中补土，桂枝疏乙木之郁，附子温癸水之寒也。

《伤寒》四逆汤，方在甘草。真武汤，方在茯苓。芍药甘草附子汤，方在芍药。甘草附子汤，方在甘草。干姜附子汤，方在干姜。大黄附子汤，方在大黄。《金匮》黄土汤，方在黄土。附子粳米汤，方在粳米。肾气丸，方在地黄。栝蒌瞿麦丸，方在栝蒌。乌头赤石脂丸，方在乌头。薏苡附子败酱散，方在薏苡。诸方亦皆用之，以温脾肾之寒也。

《伤寒》小青龙汤，方在麻黄。治太阳伤寒，心下有水气。若噎者，去麻黄，加附子一枚。水寒土湿，胃气上逆则为噎，附子温胃而降逆也。

四逆散，方在甘草。治少阴病，四逆，腹中痛者，加附子一枚。水寒木郁，贼伤己土则腹痛，加附子暖水而生木也。

理中丸，方在人参。治霍乱吐利。腹满者，去术，加附子。水泛土湿，贼于乙木则为满，附子暖水而燥土也。

《金匮》竹叶汤，方在竹叶。治产后中风，颈项强，用大附子一枚，破之如豆大。太阳行身之背，自头下项，寒水上逆则颈项强，附子暖水而降逆也。阴阳之理，彼此互根，阴降而化水，而坎水之中，已胎阳气，阳升而化火，而离火之中，已含阴精。水根在离，故丙火下降，而化壬水，火根在坎，故癸水上升，而化丁火。癸水化火，阴升而化阳也，是以丁癸同经，而手少阴以君火主令，丙火化水，阳降而化阴也，是以壬丙共气，而足太阳以寒水司权。阴阳交济，水火互根，此下之所以不寒，而上之所以不热也。水火不交，则热生于上而寒于下。病在上下，而实缘于中气之败。土者，水火之中气也，戊土不降，故火不交水而病上热，己土不升，故水不交火而病下寒。升降之倒行者，火衰水胜而土湿也。火胜则土燥，则水枯而病实热，阳明承气之证是也。承气之证少，真武之证多，以水易盛而火易衰，燥易消而湿易长。火衰土湿，丁火奔腾而癸水泛滥，是以寒盛于中下也。

盖火不胜水，自然之理，所恃者，壮盛之时，生土以制之。至其渐衰，母虚子弱，火土俱亏，土无制水之权，而火处必败之势，寒水上凌，遂得灭火而侮土。火复而土苏则生，火灭而土崩则死。人之死也，死于火土两败而水胜也，是以附子、真武、四逆诸方，悉火土双补，以胜寒水。仲景先师之意，后世庸工，不能解也。附子沉重下行，走太阴而暖脾土，入少阴而温肾水，肾水温则君火归根，上热自清，补益阳根之药，无以易此。

相火者，君火之佐也，君行则臣从，足少阳以甲木而化相火，随君火下行而交癸水。癸水之温者，相火之下秘也，君火不藏，则相火亦泄，君相皆腾，是以上热。而上热之剧者，则全缘于相火，相火之性，暴烈迅急，非同君火之温和也。人之神宁而魂安者，二火之归根也，君火飞则心悬而神悸，相火飘则胆破而魂惊，故虚劳内伤之证，必生惊悸，其原因水寒土湿而二火不归故也。庸工以为血虚，而用清润之药，诸如归脾、补心之方，误世多矣。当以附子暖水，使君相二火归根坎府，神魂自安。但欲调水火，必先治土，非用补土养中、燥湿降逆之味，附子不能独奏奇功也。惟惊悸年深，寒块凝结，少腹硬满，已成奔豚者，莫用附子。

用之药不胜病，反为大害。当以桂、附、椒、姜，研熨脐下，积寒消化，用之乃受。凡内伤虚劳，以及各门杂病，皆缘中气不足，水旺火奔，下寒上热，未有下热者。下寒若盛，即宜附子，暖癸水而敛丁火，绝有奇功。至于伤寒三阴之证，更为相宜也。其下热而不宜附子者，水寒土湿而木陷也。生气不足，故抑郁而生下热，下热虽生，而病本仍是湿寒。如崩漏遗带、淋癃痔瘘、黑疸气鼓之证，悉木郁下热之证。但事清肝润燥，而寒湿愈增，则木愈郁而热愈盛。法宜于姜、甘、苓、术之内，辅以清风疏木之品，郁热一除，即以附子温其下焦，十有九宜。但法有工拙，时有早晚耳。

纸包数层，水湿，火中灰埋，煨熟，去皮脐，切片，砂锅隔纸焙焦用，勿令黑。庸工用童便、甘草水浸。日久全是渣滓，毫无辣味，可谓无知妄作之至矣。

五十四、清·吴仪洛《本草从新》

附子，大燥回阳、补肾命火、逐风寒湿。辛甘，大热纯阳，其性浮多沉少，其用走而不守，通行十二经，无所不至。能引补气药，以复散失之元阳。（丹溪曰：气虚甚者，稍加附子，以行参芪之功，肥人多湿亦用。）引补血药，以滋不足之真阴。引发散药，开腠理，以逐在表之风寒。（同干姜桂枝，温经散寒发汗。）引温暖药达下焦，以祛在里之寒湿。（善引火下行，津调涂足心，亦妙。）治三阴伤寒戴阳。（吴绶《伤寒蕴要》曰：附子阴证要药，凡伤寒传变三阴、中寒夹阴，身虽大热，而脉沉细，或厥冷腹痛，甚则唇青囊缩，急须用之，若待阴极阳竭而用之，已迟矣。东垣治伤寒阴盛格阳，面目俱赤，烦渴引饮，脉七八至，但按之则散，用姜附汤加人参、投半斤，得汗而愈。此神圣之妙也。）中寒中风。（卒中曰中，渐伤曰伤，轻为感冒，重则为伤，又重则为中。）

气厥痰厥，咳逆。（元阳下亏，生气不布，宜同归地人参用。）自汗。（陈言《三因方》，有附术、附参、附三汤。嘉言曰：卫外之阳不固而自汗，则用附；脾中之阳遏郁而自汗，则用术附；肾中之阳浮游而自汗，则用参附；凡属阳虚自汗，不能舍三方为治。）

呕哕膈噎。（膈噎，多由气可下而食不下，槁在吸门，喉间之会厌也；食下胃脘痛，须臾吐出，槁在贲门，胃之上口也，此上焦名噎。食下良久，吐出，槁在幽门，胃之下口也，此中焦名膈。朝食暮吐，槁在阑门，大小肠下口也，此下焦名反胃。又有痰饮食积，瘀血壅塞胃口，附参术，胃槁者，当滋润，宜四物牛羊乳，瘀血者，加韭汁。）

心腹冷痛，暴泻脱阳，脾泄久痢，霍乱转筋。（寒客中焦脾胃，为霍乱；寒客下焦肝肾，为转筋。）拘挛风痹，癥瘕积聚，督脉为病，脊强而厥。小儿慢惊，痘疮灰白，痈疽不敛，一切沉寒痼冷之证。（《经》曰：阴盛生内寒，阳虚生外寒。）

开关门，消肿满。（《经》曰：肾者，胃之关也，关门不利，故聚水而从其类也。嘉言曰：肾之关门不开，必以附子回阳，蒸动肾气，其关始开，胃中积水始下，以阳主开故也。《集验》曰：肿因积生，积去而肿再作，若再用利药，小便愈闭，医多束手。盖中焦气不升降，为寒所隔，唯服附子，小便自通。）缩小便。（洁古曰：益火之源，以消阴翳，则便溺有节。）

壮阳退阴，杀邪辟鬼，通经堕胎。通宜冷服。（热因寒用也，盖阴寒在下，虚阳上浮，治之以寒，则阴益甚，治之以热，则格拒不纳。用热药冷饮，下咽之后，冷体既消，热性便发，情且不违，而致大益，此反治之妙也。又有寒药热饮，以治热证，此寒因热用，义亦相同也。《经》曰：正者正治，反者反治。如用寒治热，用热治寒，此正治也；或以寒治寒，以热治热，此反治也。《经》所谓，必伏其所主，而先其所因，盖借寒药热药为反佐，以作向导也，故亦曰从治。）

发散生用，峻补熟用。（赵嗣真曰：仲景麻黄附子细辛汤，熟附配麻黄，发中有补，四逆汤，生附配干姜，补中有发，其旨微矣。王节斋《明医杂着》曰：气虚用四君，血虚用四物，虚甚者，俱宜加熟附。盖四君四物，皆和平宽缓之剂，须得附子健悍之性行之，方能成功。）

附子热毒，本不可轻用。但有病病当，虽暑热时月，亦可用也。景岳曰：今之用附子者，必待势不可为，不得已然后用之，不知回阳之功，当于阳气将去之际，渐用以望挽回，若既去之后，死灰不可复然矣。但附子性悍，独任为难，必得大甘之品，如人参熟地炙甘草之类，皆足以制其刚而济其勇，斯无往不利矣。丹溪曰：乌附行经，仲景八味丸，用为少阴向导，后世因以为补药，误矣。附子走而不守，取其健悍走下，以行地黄之滞尔，相习用为风药及补药，杀人多矣。庵曰：附子味甘气热，峻补元阳，阳微欲绝者，起死回生，非此不为功。故仲景四逆、真武、白通诸汤多用之，其有功于生民甚大。况古人日用常方，用之最多，本非禁剂。丹溪乃仅以为行经之药，而云用作补剂多致杀人，言亦过矣。盖丹溪法重滋阴，故每訾阳药，亦其偏也。）

若内真热而外假寒，热厥似寒。（宜承气白虎等汤。）因热霍乱等证服之，祸不旋踵。阴虚者，亦不可加入滋阴药中常服。（好古曰：用附子以补火，必防涸水，若阴虚之人，久服补阳之药，则虚阳益炽，真阴愈耗，精血日枯，而气无所附丽，遂成不救者多矣。）

从前附子皆野生，所产甚罕，价值甚高，而力甚大。近今俱是种者，出产多而价值贱，力甚薄。土人以盐腌之，愈减其力。陕西出者，名西附。四川出者，名川附。川产为胜，川附体松而外皮多细块，西附体坚而外皮光洁。以皮黑体圆，底平八角，顶大者良。

修治法：煎极浓甘草水，将附子泡浸，剥去皮脐，切作四块，再浓煎甘草汤，泡浸令透，然后切片。慢火炒黄而干，放泥地上，出火毒。（有用水浸，面裹煨令发拆，则虽熟而毒仍未去，非法之善者；有用黑豆煮者，有用甘草盐水姜汁童便煮者，恐煮之气味煎出，其力尤薄，且制之不过欲去其毒性尔；若用童便，是反抑其阳刚之性矣；尤非法之善者，唯用甘草汤泡浸，则毒解而力不减，允为尽善矣。市医漂淡用之，是徒用附子之名尔。）畏人参、黄芪、甘草、防风、犀角、绿豆、童便。反贝母、半夏、栝蒌、白及、白蔹。中其毒者，黄连、犀角、甘草煎汤解之。或用黄土水澄清，亦可解。附生者为附子。（手足冻裂、附子去皮为末、以水面调涂之。）

五十五、清·邹澍《本经疏证》

附子，味辛、甘，温、大热，有大毒。主风寒，欬逆，邪气，温中，金疮，破癥坚积聚、血瘕，寒湿踒躄，拘挛，膝痛，脚疼冷弱，不能行步，腰脊风寒，心腹冷痛，霍乱转筋，下利赤白，坚肌骨肉，强阴，又堕胎，为百药长。生犍为山谷及广汉。冬月采为附子，春采为乌头。（地胆为之使，恶蜈蚣，畏防风、黑豆、甘草、黄芪、人参、乌韭。）

附子，每岁以上田熟耕作垄，十一月播种，春月生苗，其茎类野艾而泽，其叶类地麻而厚，其花紫瓣黄蕤，长苞而圆，实类桑椹子，细且黑。九月采根，其品凡七，本同而末异。其初种之母为乌头，附乌头旁生者为附子，又左右附而偶生者为㿔子，种而独生无附，长三四寸者为天雄。附而尖者为天锥，附而上出者为侧子，附而散生者为漏蓝子，虽皆脉络贯注，相须而不相连。附子以花白者为上，铁色者次之，青绿者为下。其形以蹲坐正节角少者为上，有节多鼠乳者次之，形不正而伤缺风皱者为下。天雄、乌头皆以丰实盈握者为胜。

乌头老阴之生育已竟者也。天雄孤阳之不能生育者也。附子即乌头、天雄之种，含阴苞阳者也。老阴生育已竟者，其中空，以气为用；孤阳不能生育者，其中实，以精为用。气主发散，精主敛藏。发散者能外达腠理，故上"中风，恶风，洗洗出汗，欬逆上气"；敛藏者能内入筋骨，故主"历节痛，拘挛缓急，筋骨不强，身重不能行步"，而味辛性锐，两物略同。故除风寒湿痹，破积聚邪气之功亦同。附子则兼备二气，内充实，外强健，且其物不假系属，以气相贯而生，故上则风寒、欬逆、上气，中则癥坚、积聚、血癖，下则寒湿、踒躄、拘挛、膝痛不能行，无一不可到，无一不能治，惟其中畜二物之精，斯能兼擅二物之长，其用较二物为广矣。

凡物之性，虽曰水流湿，火就燥，然阳只能引而上，阴只能引而下，乃附子独能使火就下者，其义何居？盖譬之炳烛两条，使上下参相直，先熄下烛之火，则必有浓烟一缕，自烛心直冲而上，比抵上烛，则上烛分火随烟倏下，下烛复烧。附子味辛烈而气雄健，又偏以气为用，确与火后浓烟略无殊异，能引火下归，固其宜矣。惟恐在下膏泽已竭，火无所钟，反能引在上之火，升腾飞越耳。故夫膏饶则火聚，火聚则蒸腾变化，莫不由是而始。《生气通天论》曰："阳气者，静则神藏，躁则消亡。"又曰："阳气者，精则养神，柔则养筋"。此生气生血，贯百骸运四末之所由也。曰："开阖不得，寒气从之。"此癥坚、积聚、血癥之所由也。气通则积散，积散则火归，火归则腐熟五谷，以之泌别清浊，以之蒸腾津液，使熏肤充身泽毛，亦以之易阴霾为晴朗，转乖戾为太和，均无不以之矣。《元史》载蒙古人治金疮垂毙者，急剖牛腹，裹其人于中辄活，假牛之热血以焊人之生气，其亦附子治金疮之遗意也欤！

刘潜江云："先哲谓附子能益火之源，以消阴翳，夫阴翳者阳不足，阴不能运化也。故有真阳虚，则外来之寒邪，以同气相感而病者。如三阴伤寒、中寒、寒疝之类；有真阳虚，本身之阴气不得合化而病者，如脾虚肿胀、藏寒、脾泄之类。所因固殊，阳虚阴壅非异故，均可用附子助阳以逐阴，是即所谓消阴翳，是即所谓补虚散壅也。虽然其补真阳，岂特以散壅为功。阳之虚而上浮者，即能于极上收之，如肾厥头痛之类。阳之虚而筋节缓，机关弛者，即能于筋节机关强之坚之，如腰脚冷弱之类。种种为功，直似泽槁为润，转剥为复者矣。更可思者，据其大辛大热，既恐其消阴，乃虚寒下血者，偏以之固血；又恐其助阳，乃阳淫化风者，偏以之散风。盖血囊于气聚，气守而血自止，风淫于阳浮，阳归而风自散，功真理当，又何费解之有哉！特是物为入阴中之阳，如用于水虚火炽者，固祸不旋踵矣，即用于水不足而火不生者，谓非倒行逆施可乎！化原不滋，漫曰使阴生于阳，是混于阳中之阴之物而论，其为愦愦甚矣。"

"少阴四逆，泄利下重，用四逆散，若腹中痛者加附子""中风，手足拘急，百节疼痛，烦热，心乱，恶寒，不欲饮食，用《千金》三黄汤，若先有寒者加附子""风水，恶风，一身悉肿，脉浮不渴，续自汗出，无大热，用越婢汤，若恶风者加附子""产后中风，发热，面正赤，喘而头痛，用竹叶汤，若颈项强者加附子"。附子之治风寒，非直治风寒也，阳气不荣，风寒侵侮，阳振而风寒自退。附子之利关节，非直利关节也，筋得寒则挛，得热则弛，筋弛而关节自舒，与麻黄、桂枝、茯苓、白术有异矣。"心下有水气，干呕，发热而欬，用小青龙汤，若噎者去麻黄加附子""霍乱既吐且利，寒多不欲饮水，用理中丸，若腹满者去术加附子"。附子之治水，非直治水也，水寒相搏，为是中寒，非外寒也，去中寒而水无与搏矣。附子之治满，非直治满也，浊气上则胀，是阴逆非气盛也，阳见睍则阴翳消矣，此又与甘遂、大黄有异也。"腹痛，自利，小便不利，四肢沉重疼痛，用真武汤，若呕者去附子加生姜"。夫水本趋下，过颡在山，非其性也，必有激之使然，能激水使上，非阳不能，故呕病必胃中有火。胃中有火者，宜散不宜行，是又附子、生姜味辛性温同，而其用有不同也。

《伤寒论》用附子之方凡二十，可加入之方二，内用生附子者，惟干姜附子汤、茯苓四逆汤、附子汤、白通汤、通脉四逆汤、四逆汤六方，六方之中，干姜附子汤、茯苓四逆汤、四逆汤三证为表病误治而致，余皆少阴自病，而干姜附子汤、茯苓四逆汤、通脉四逆汤三证外皆有热，以愚观之，则凡用生附子者，无论有热无热，外皆兼有表证，何则？白通汤无表证，何以用葱白，即通脉四逆汤可推而知者也，若附了汤之身体痛骨节疼，叮谓非表证否！且背微恶寒者，对身有微热而言。夫手足逆冷，不待患者自言，他人可按而知者也。背恶寒，则患者不言，他人何从知之。若患者不有微热而偏身寒，譬之冬月严寒，但知畏之，不能指定何处矣。《本经》附子主风寒邪气，殆即生附子之用也。兼有表证者，用生附子宜乎！合表药用者，皆生附子矣，而桂枝加附子汤、桂枝去芍药加附子汤、桂枝附子汤、白术附子汤、甘草附子汤、麻黄附子细辛汤、麻黄附子甘草汤、桂甘姜枣麻辛附子汤，并用炮附子，其犹有说欤！夫诸证者皆表病盛，里病仅见一端，故方中皆表药多，仅用附子以帖切其里。干姜附子汤、茯苓四逆汤、附子汤、白通汤、通脉四逆汤，则纯乎里证矣，纯乎里证，仅见表证一斑，故绝不用表药，惟附子用生者以示开导解散之义，谓嫌于无表药也。于是知权衡表里之道，重独见不重丛多，引而伸之，则寒热也，虚实也，上下也，皆可以此类推，生附子之用，又不可泥于专治表证一面矣。

病以伤寒名，宜乎以附子治之，最确矣。殊不知寒水之气，隶于太阳，既曰太阳，则其气岂止为寒。故其伤之也，有发于阴者，有发于阳者，其传变有随热化者，有随寒化者，乌得尽以附子治之，惟其气为寒折，阴长阳消，附子遂不容不用矣。虽然气为寒折，阴长阳消，其为机甚微，而至难见，请以数端析之，知其机，得其窍，则附子之用，可无滥无遗矣。

曰："下之后，复发汗，昼日烦躁不得眠，夜而安静，不呕不渴，脉沉微，身无大热者，干姜附子汤主之。"曰："发汗，若下之，病仍不解，烦躁者，茯苓四逆汤主之。"二证之机皆在烦躁，下条烦躁已外，不言他证，良亦承上而言，惟下条则昼夜烦躁，上条则入夜犹有间时，其他则不呕不渴，无表证，脉沉微，是可知无表证而烦躁，则附子必须用也。

曰："太阳病，下之后，脉促，胸满者，桂枝去芍药汤主之。若微恶寒者去芍药，方中加附子汤主之。"曰："伤寒，医下之，续得下利圊谷不止，宜四逆汤。"夫不当下而下，其气不为上冲，必至下陷。上冲者仍用桂枝，以胸满恶寒故加附子；下陷者无不下利，但系圊谷，则宜四逆（若非圊谷，脉促胸满而喘，乃葛根芩连汤证）。则下后阴盛，不论上冲下泄，皆须用附子也。

曰："太阳病，发汗，遂漏不止，其人恶风，小便难，四肢微急，难以屈伸者，桂枝加附子汤主之。"曰："发汗后，恶寒者，芍药甘草附子汤主之。"曰："太阳病，发汗，汗出不解，其人仍发热，心下悸，头眩，身𥆧动，振振欲擗地者，真武汤主之。"夫发汗本以扶阳，非以亡阳也，故有"汗出后，大汗出，大烦渴不解，脉洪大者（白虎汤证）。"有"发汗后，不恶寒，反恶热者已（调胃承气汤证）。"今者仍恶寒恶风，则可知阳泄越而阴随之以逆，于是审其表证之罢与不罢，未罢者仍和其表，已罢者转和其里，饮逆者必通其饮，皆以附子主其剂，是可知汗后恶风、恶寒不罢者，舍附子无能为力也。过汗之咎，是以阳引阳，阳亡而阴继之以逆，误下之咎，是以阴伤阳，阳伤而阴复迫阳。阳亡者，表终未尽，故多兼用表药；阳伤者，邪尽入里，故每全用温中，此又用附子之机括矣。

其有不由误治，阴气自盛于内者，曰："伤寒，表不解，心下有水气，干呕，发热，欬且噎者，小青龙去麻黄加附子汤主之。"曰："少阴病，始得之，反发热，脉沉者，麻黄附子细辛汤主之。"曰："少阴病，得之二三日，麻黄附子甘草汤微发汗，以二三日无里证，故微发汗也。"是三者阴气盛而阳自困。

曰："伤寒，八九日，风湿相搏，身体疼烦，不能自转侧，不呕，不渴，脉浮虚而濇者，桂枝附子汤主之。"曰："若其人大便鞕，小便自利者，白术附子汤主之。"曰："若其人汗出，短气，小便不利，恶风不欲去衣，或身微肿者，甘草附子汤主之。"是三者阴湿盛而困阳，均之用附子以伸阳，用表药以布阳，不缘亡阳，其义实与亡阳为近，即《本经》所谓主"风寒，欬逆，邪气，寒湿踒躄，拘挛，膝痛不能行步"者也。

其附子汤、真武汤、通脉四逆汤、白通汤、白通加猪胆汁汤、四逆加人参汤、四逆加猪胆汁汤、四逆散等所主，皆系阳衰阴逆，均之用附子以振阳，用姜草以止逆，不缘伤阳，其义实与伤阳为近，即《本经》所谓温中者也。总之，汗后下后用附子证，其机在于恶寒否，则无表证而烦躁，未经汗下用附子证，其机在于脉沉微，是则其大旨矣。

干姜附子汤证曰："不呕不渴。"桂枝附子汤证亦曰："不呕不渴。"真武汤证曰："若呕者，去附子，加生姜。"呕者胃热，渴者阴伤，胃热阴伤，宜乎不得用附子矣。然而白通加猪胆汁汤、通脉四逆汤证之干呕，四逆汤、乌梅丸证之吐，桂枝芍药知母汤证之温温欲吐，附子粳米汤证之呕吐，肾气丸证之消渴，栝楼瞿麦丸之渴，均不废附子，何耶？盖有声有物曰呕，有物无声曰吐，有声无物曰干呕。有声者有火，无声者无火，有物者实，无物者虚。实而无火者用之，《本经》所谓破积聚者也；虚而有火者亦用之，《本经》所谓温中也。是故非干呕、非吐、非呕吐者，仲景不用附子，以呕系实而有火，虽真武汤本宜用者且去之，此其验矣。渴之与呕，情本相违，故曰："先呕却渴者，此为欲解；先渴却呕者，为水停心下。"于此见非但呕者不用附子，呕而渴者益不用附子矣。肾气丸证、栝楼瞿麦丸证之渴，非阴伤也，阳衰不能化阴也。夫人之身，水非火不能蒸腾，火非水不能蛰藏，肾气丸、栝楼瞿麦两证，水下溜而火逆冲，正赖附子之性温下趋，使水得温而上，火得温而归，非特与伤寒之渴不同，并与他证之渴均不同矣。

六气感人，不能纯一，其有相兼，又多殊致，故有相连比者，有相乖错者。相连比者，燥与火，湿与寒之类也。相乖错者，湿与火，寒与燥之类也。若夫湿与燥，寒与热，则终不能相兼，风则随气，皆可相混，故曰风为百病长矣。其有连比最广，近则为患最迫，远则为害最深者，莫如痹，盖痹以风寒湿三气相合而成，风以动之，寒以凝之，湿以滞之。动则目前有切骨之痛，凝与滞，则刻下无举手之效，故仲景用附子，他处常不过一枚，惟桂枝附子汤、白术附子汤用至三枚，甘草附子汤、附子汤二枚，桂枝芍药知母汤二两，此其间不为无故矣。然"身体疼烦，不能自转侧，脉浮虚而涩，且不呕不渴，或大便鞕，小便自利"，表证多而里证少。"骨节疼烦，不得屈伸，近之则痛剧，汗出短气"与"身体痛，手足寒，骨节疼，脉沉"及"诸肢节疼痛，身体尪羸，脚肿如脱，温温欲吐"，则表证少而里证多，何以附子之用，反重于表轻于里耶？盖风寒湿之气，惟其在表，斯为尤猛，故"诸肢节疼痛，不得屈伸，近之痛剧"，皆犹有间时，犹有间处，若夫"身体疼烦，不能转侧"，则一身筋骨悉痹而无间矣，且惟其为表病，斯目前虽急迫，愈期反可早冀，何则？在里则入之深，入之深则出不能速，故桂枝附子汤、白术附子汤下注云："三服尽，其人如冒状，勿怪，此以术附并走皮内，逐水气，未得除，故使之尔。"而他方下则不言冒，可见两方取效，视诸证为捷矣。

若夫湿中有热复有寒，则寒着气分，热着血分，气寒血热，则脾必下陷。凡脾气下陷，气血兼病，则必下血，气血既已分科，先后自当审察，故大便坚者必便在血后，大便泄者必血在便后，此可的知其先血后便为实，先便后血为虚矣。实者，利湿和血，病自可痊；虚则必温凉兼用，燥润兼施，故黄土汤用附子、白术、黄土、甘草除气分之寒，地黄、阿胶、黄芩疗血分之热，其理自不可易也，然是方也，以黄土为君，而濡血三味，煦气三味，似乎任均力侔，而不知仲景于他味用三两为常事，惟地黄止用三两，附子用至三两，皆绝无仅有，则附子之用于他物，不又可因此而识耶！

制方之最奇者，无如附子泻心汤，然玩"濡痞，恶寒，汗出"之文，即可知真假对待之证，遂施以真假对待之治，又可知恶寒汗出，为附子之确治矣。配合之最不侔者，无如大黄附子汤，然玩"胁下偏痛，发热，脉弦紧"之文，即可知寒热对待之证，遂施以寒热对待之治，又可知驱寒不避虚实，为附子之确功矣。

方相似，所治之病极不相似者，无如薏苡附子散、薏苡附子败酱散，然一则曰胸痹缓急。一则曰"身甲错，无热，腹皮急濡如肿，无积聚，脉数"，此为肠内有痈。夫无积聚同也，无身热同也，而一痹于胸，一肿于腹，痹于胸者有缓处有急处，肿于腹者，其皮虽急，按之则濡，亦可见胸中为清虚之府，纵有留着，不过寒热痰涎，无结为痈脓之理。腹中则浊阴所归，气血痰滞无不可留着，遂结为痈，痈而成脓，其脉必数，是以胸痹不言脉，肠痈则言脉数也，又可见附子之除癥坚、积聚、血瘕，必或缓或急，纵肿急而按之则濡，斯其有以异于他物矣。

表里之错杂者，无如竹叶汤，然发热头痛，桂枝汤证，兼喘则桂枝加厚朴杏仁汤证，再兼一面赤，何遂不用杏朴，并斥芍药，复入人参、附子之温补，桔梗之开提，葛根、防风之发散，竹叶之清热耶！不知面赤有表证有里证，表证者二阳并病也，必微汗出，不恶寒，此为阳气怫郁在表；里证者，戴阳证也，必下利圊谷，手足厥热，脉微欲绝，身反不恶寒，此为里寒外热。今者谓为表证则不得有喘，谓为里证则无厥逆下利，病由产后中风，里虚外实，若以里治则嫌于有表证，以表治又嫌于里虚，遂于通脉四逆汤以熟附易生附，以生姜易干姜，桔梗者仍是方中治咽痛之剂，于桂枝汤则去芍药之开阴结，易以附子之治阴逆，人参者仍合乎新加之义，更加竹叶、葛根、防风，使在表者为寒为热，净尽无余，浅视之为补散错杂之方，细揣之则通脉四逆汤、桂枝汤合方也，于此又可见附子主风寒、欬逆、邪气，自有治风寒、欬逆、邪气之道矣。

用附子之方极平正通达者，惟肾气丸、附子粳米汤，而肾气丸之用甚广，附子粳米汤仅一用，此义亦不可不思也。肾气丸《金匮要略》中用者凡五处，其在《中风篇》则曰："脚气上入，少腹不仁。"在虚劳，则曰："腰痛，少腹拘急，小便不利。"在饮家，则曰："短气，有微饮，当从小便去者。"在消渴，则曰："小便反多。"在妇人杂证，则曰："转胞不得溺。"合五者而观，不言小便则言少腹，小便者聚于少腹，转输于膀胱。《灵兰秘典论》曰："膀胱者，州都之官，津液藏焉，气化则能出矣。"能化气者，非附子而谁？是肾气丸之用虽广，其因阳不足不能化阴，阴不足不能化阳，则一也。至于附子粳米汤之用虽隘，然亦不可不旁通而测识之，盖腹中雷鸣，胸胁逆满，呕吐，甘草泻心汤证也，不下利，则泻心证不备。多腹痛，则可知其为寒。胸胁逆满，呕吐，小柴胡汤证也，无寒热，则柴胡证不备。多腹中雷鸣切痛，则可知其有里证，无表证，有寒证，无热证，于是温中之法，遂不能不施矣。然其温中不用理中而用附子粳米，是又必有故，夫理中守而不走之剂也。以干姜较附子，则此动而彼静，以大枣、粳米较参、术，则此和而彼补，又以半夏之能升能降，可滑可燥，主持于中，几何其不有天渊之异耶！

五十六、清·姚澜《本草分经》

附子，辛甘，大热纯阳，其性浮多沉少，其用走而不守，通行十二经，无所不至。能引补气药以复失散之元阳，引补血药以滋不足之真阴，引发散药开腠理以逐在表之风寒，引温暖药达下焦以祛在里之寒湿，治督脉为病及一切沉寒痼冷之症。生用发散，熟用峻补，误服祸不旋踵。中其毒者，黄连、犀角、甘草煎汤解之，或用澄清黄土水亦可。

五十七、清·周岩《本草思辨录》

邹氏论附子天雄乌头之性用颇精，为节其说曰：乌头，老阴之生育已竟者也；天雄，孤阳之不能生育者也；附子，即乌头天雄之种，含阴包阳者也。老阴生育已竟者，其中空，以气为用；孤阳不能生育者，其中实，以精为用。气主发散，精主敛藏。发散者能外达腠理，敛藏者能内入筋骨。附子则兼备二气，内充实，外强健，且其物不假系属，以气相贯而生，故上下表里无乎不到。惟其中蓄二物之精，斯能兼擅二物之长，其用较二物为广尔。

《本经》附子主风寒咳逆邪气，后世缘此多以为治风之药，其实经文深奥，义别有在也。夫风有伤与中之分，伤者伤于营卫，中者中于经络脏腑。伤营卫者，寒郁于表而易化热，宜麻桂决不宜附子；中经络脏腑者，寒根于里而阳本虚，用麻桂又贵用附子。附子非风药，而《本经》之主风寒，盖指中风之风寒言，非指伤风之风寒言也。

《外台》谓中风多从热起，故中风有寒亦有热。风引汤治热之方也，热不用附子，固不待言。小续命治寒之方也，若附子即以驱风，何以附子外不少风药？其有附子无风药，如《近效》术附汤治风虚者有之，未闻能散外入之邪风也。

邹氏谓附子之治风寒，是阳气不荣，风寒侵侮，阳振而风寒自退。似非不知附子治风寒之理者。乃又谓仲圣用生附子之方，皆兼有表证，而其所引白通汤、附子汤，则并无未解之表邪。夫白通所以用葱白者，用少阴下利一往不返，失地道上行之德，葱白能入少阴而升之，非以表汗。附子汤证，是少阴受寒，而阳气不能四周。表何尝有风，脉沉固不当汗，且其主诠以参术之补，芍芍之降，又岂足胜解表之任。至仲圣附子用生，非属汗后，即是下利脉沉，汗后宜补表阳，下利脉沉宜挽其气，生用自胜熟用，此仲圣生用之意也。

或难予曰：恶风加附子，越婢汤非明证乎？何说之慎也！曰：大青龙汗出恶风者不可服，越婢汤加附子，则证为汗出恶风，若附子又从而汗之，独不畏厥逆筋惕肉瞤耶？盖加附子正以其汗出。赵氏云：恶风者阳虚，故加附子以入阳。然则舍附子则有亡阳之祸，岂果为驱风哉？

用附子于中风风寒，原可不过分，故三生饮无风药，以阳气一充而邪即自消也。若他风寒证，则定须分治。邹氏亦颇以附子与表药对举，暗中逗出，足见附子外尚有表药，其所引桂枝加附子汤等八方皆是也。惟其中桂枝附子、白术附子、甘草附子，则为治风湿之方；桂甘姜枣麻辛附子，则为治气分之方。夫风为阳邪，附子阳药，以其人阳虚而寒重，非扶阳则风不能以徒驱，故扶阳与驱风并行。寒为阴邪，湿亦为阴邪，风湿之风，与伤风之风，亦致不同，非阳虚不尔，故亦需附子。气分者，水寒之气，结于心下，证由少阴阳虚而来。故麻辛附子，温少阴而发汗；桂甘姜枣，化上焦之阳而开结，此从表解。枳术汤则从中泄，病同而治不同。水饮所作四字，赵氏本上下条皆有之，极是。又麻黄附子汤，以麻黄发表而少阴脉沉用之，正赖有附子温少阴也，否则脉沉无发汗之理矣。

附子为温少阴专药，凡少阴病之宜温者，固取效甚捷。然如理中汤治腹满，黄土汤治下血，附子泻心汤治心痞，甚至薏苡附子败酱散治肠痈，如此之类，亦无往不利。惟其挟纯阳之性，奋至大之力，而阴寒遇之辄解，无他道也。

五十八、清·黄凯钧《友渔斋医话》

附子，辛甘，大热，其性纯阳多浮，其用走而不守，能行十二经，无所不至。能引气药，以复失散之元阳；引补血药，以滋不足之真阴；引发散药，逐在表之风寒；引温暖药，祛下焦之寒湿。治中寒中风，心腹冷痛，暴泻脱阳，脾虚久泄，拘挛风痹，小儿慢惊，痘疮灰白，一切沉寒痼冷之症，开关门，消水肿。通宜冷服（热因寒用），发散生用，峻补熟用。若内有真热，外见假寒，服之祸不旋踵。从前附子野生产罕，价贵功力亦大；近今多是种者。土人以盐腌之，其性愈减。乌头、天雄，名异用同。

五十九、清·叶天士《本草经解》

附子，气温大热，味辛，有大毒。主风寒咳逆邪气，寒湿痿躄拘挛，膝痛不能行步，破癥坚积聚血瘕，金疮。便浸、水煮、去皮脐用。

附子气温大热，温则禀天春和之木气，入足厥阴肝经；大热则禀天纯阳炎烈之火气，入足少阴肾经，补助真阳；味辛而有大毒，得地西方燥酷之金味，入手太阴肺经。气味俱厚，阳也。其主风寒咳逆邪气者，肺受风寒之邪气，则金失下降之性，邪壅于肺，咳而气逆也。附子入肺，辛热可解风寒也。寒湿之气，地气也，感则害人皮肉筋骨，而大筋软短，小筋舒长，拘挛痿躄之症成焉。附子入肝，肝主筋，辛可散湿，热可祛寒，寒湿散，而拘挛痿躄之症愈矣。膝痛不能行步者，肝肾阳虚，而湿流关节也，温热益阳，辛毒行湿，所以主之。癥坚积聚血瘕者，凡物，阳则轻松，阴则坚实，坚者皆寒凝而血滞之症也，附子热可软坚，辛可散结，温可行滞也。金疮寒则不合，附子温肺，肺主皮毛，皮毛暖，则疮口合也。

制方：附子佐人参、肉桂、五味，补肾真阳；佐白术，除寒湿；同人参、白芍、甘草、砂仁、陈皮，治慢惊；同白术、肉桂、牛膝、木瓜、青皮，治寒疝；同人参、陈皮，治久病呕哕；同人参、白芍、甘草、桂枝、北味，治伤寒误汗下，真阳虚脱症。

六十、清·蒋居祉《本草择要纲目》

热性药品，附子辛温有大毒，可升可降，阳中之阴。浮中之沉，无所不至。入手少阳、足少阴、三焦、命门之剂。

主治：风寒咳逆，温中，散脏腑沉寒，拘挛膝痛，补虚散壅，脊强而厥，久病呕哕，反胃噎膈，痈疽不敛，下痢赤白，助阳退阴。凡伤寒传变三阴及中寒夹阴，虽身大热而脉沉者必用之。近世阴症伤寒，往往疑似，不敢遽用，直待阴极阳竭，而莫之救，则惑之甚也。

岂知附子禀雄壮之质，有斩关夺将之功，能引补气药行十二经，以追复散失之元阳；引补血药入血分，以滋养不足之真阴；引发散药开腠理，以祛逐在表之风寒，引温暖药达下焦，以驱除在里之阴湿。功能退阴扶阳，起死回生，信不诬也。

仲景八味丸，用为少阴经之向导，又其性走而不守，健悍走下，以行地黄之滞。后人不审，相习为治风之药，并为补药，亦惑之甚也。又熟附配麻黄，发中有补，仲景麻黄附子细辛汤、麻黄附子甘草汤是也。又曰附子无干姜不热，得甘草则性缓，得桂则补命门真火。

六十一、清·吉益为则《药征》

附子，主逐水也，故能治恶寒、身体四肢及骨节疼痛，或沉重，或不仁，或厥冷，而旁治腹痛、失精、下利。

考证：大乌头煎证曰：绕脐痛，若发，则自出汗、手足厥冷。乌头汤证曰：历节疼痛、不可屈伸。乌头桂枝汤证曰：腹中痛、逆冷、手足不仁。以上三方，乌头皆五枚而为君药也。

桂枝附子汤证曰：身体疼痛、不能自转侧。桂枝附子去桂加术汤证曰：前证而小便不利。大黄附子汤证曰：胁下偏痛。天雄散，证阙。（说在术部）以上四方，附子皆三枚。

桂枝甘草附子汤证曰：疼烦不得伸屈。附子汤证曰：背恶寒。又曰：身体痛、手足寒、骨节痛。以上二方，附子皆二枚。

四逆汤证曰：下利清谷不止、身疼痛。又曰：手足厥冷。真武汤证曰：腹痛。又曰：四肢沉重、疼痛自下利。桂枝加附子汤证曰：四肢微急、难以伸屈。桂枝去芍药加附子汤证曰：恶寒。附子粳米汤证曰：切痛。麻黄附子甘草汤，证不具也。（说在麻黄部）。麻黄附子细辛汤，证不具也。（说在细辛部）附子泻心汤证曰：恶寒。桂姜草枣黄辛附汤，证不具也。（说在术部）以上九方，附子皆一枚。

上历观此诸方，其证一是皆水病也。桂枝附子去桂加术汤条曰：一服觉身痹；半日许再服，三服都尽，其人如冒状，勿怪；即是术附并走皮中逐水气，未得除故耳。乌头桂枝汤条曰：初服二合，不知，即服三合，又不知，复加至五合。其知者，如醉状。得吐者，为中病也。此二者，言附子逐水瞑眩之状也。凡附子中病，则无不瞑眩。甚者脉绝色变，如死人状。

互考：凡附子、大戟、甘遂之类，同逐水气。而其用之也，随毒所在。附子主水气，桂枝加附子汤，附子一枚。桂枝附子汤，附子三枚。四肢微急、难以屈伸者，用附子一枚。身体疼烦、不能自转侧者，用附子三枚。随其痛剧，易附子亦有多少。则附子之功，可得而知也。《本草纲目》曰：天雄散，治失精。其说曰：暖水脏益精，误矣。仲景以天雄逐水耳。

辨误：《本草纲目》曰：附子性大热。又云：大温。夫味之辛酸苦甘咸，食而可知也。性之寒热温凉，尝而不可知也。以不可知也为知，一测诸臆，其说纷纷，吾孰适从。夫仲景用附子以逐水为主，而不拘热之有无也。若麻黄附子细辛汤、大黄附子汤，其证岂得谓之无热乎？

学人察诸。孔子曰：名不正，则言不顺。有是哉？今所谓中风者，非古所谓中风也。仲景氏曰：头痛发热、恶风有汗者，名曰中风。今所谓中风，则肢体不遂者，而其说起于《金匮要略》及《千金》效也，而设一论。更建曰：类中风。

盖类也者，类似也。而《金匮》《千金》之所谓中风，岂类《伤寒论》之所谓中风乎？不类也，宜其不得其治也。为则朝夕苦思，参考仲景氏之方，今所谓中风者，身体疼痛不仁，而往往附子之证也，今举一二而征焉。乌头桂枝汤证曰：手足不仁、身疼痛也。去桂加术汤证曰：身体疼烦、不能自转侧。桂枝加附子汤证曰：四肢微急、难以屈伸。今有此证而用此方，无一不中。中则瞑眩，疾乃瘳。吾故曰：今所谓中风者，非古所谓中风。而仲景氏用附子剂者也，不可不知矣。

品考：附子，今用本邦之乌头也。出于奥州南部津轻松前者，是为上品。今汉客来鬻者，盐藏而非自然之物也，其功能不与古人所论同也。李时珍曰：及一两者难得，但得半两以上者皆良。今汉客来鬻者，大及二两，小不下半两。本邦之乌头，与时珍所说，其轻重只同；而其效与古人之所用，亦只同也。于是乎，吾不用彼而用此也。《博物志》曰：乌头、附子、天雄，一物也。《广雅》曰：奚毒，附子也。一年为侧子，二年为乌喙，三年为附子，四年为乌头，五年为天雄。为则按：其效皆同，而后世辨别之不可从矣。锉用。

六十二、清·沈金鳌《要药分剂》

附子，味辛甘。性大热，有大毒。全禀地中火土燥烈之气，兼得天之热气以生。降多升少，浮中沉无所不至，阳中阴也。地胆为使。恶蜈蚣。畏防风、黑豆、甘草、黄芪、人参、童便、犀角（现用水牛角代）。忌豉汁。得川椒、食盐，能引下行，直达命门。

主治：主风寒咳逆邪气，寒湿痿躄，拘挛膝痛，不能行步，破癥坚积聚血瘕，金疮。（本经）腰脊风寒，香港脚冷弱，心腹冷痛，霍乱转筋，下痢赤白，坚肌骨。又堕胎。为百药长。淫腹寒，阴阳，久聋。

归经：入命门、三焦二经，兼入脾肾膀胱三经，为回阳退阴之品。（兼补剂专补命门相火。）

前论：虞抟曰：附子禀雄壮之质，能引补气药行十二经，以追复散失之元阳，引补血药入血分以滋不足之真阴，引发散药开腠理以逐在表之风寒，引温暖药达下焦祛除在里之冷湿。寒治先其。

鳌按：热药不但附子，一切姜、桂皆然阳俱虚，或阴虚更甚于阳者，以热药治之，原以补阳。余曾见一医治一阴虚之妇，其医不痊，且愈多枯燥象，可见人参补阳，虽有益足，若但与补阳药用之，未见其有济也。

禁忌：经疏曰：一切阳症、火症、热症、阴虚内热、血液衰少症，均忌。

六十三、清·陈其瑞《本草撮要》

附子，味辛温，入足太阴、厥阴经，功专驱风泄湿。熟附得麻黄发中有补，生附得麻黄补中有发，得人参能留阳气，得熟地能固元阳，得干姜、桂枝温经散寒。通经、堕胎。畏人参、甘草、防风、犀角（现用水牛角代）、绿豆、童便。反贝母、半夏、栝蒌、白及、白蔹。中其毒者，黄连、犀角、甘草煎汤解之，或用黄土煎水服亦可。若手足冻裂，附子去皮为末，以水面调涂。若眼赤，以附片贴足心，引火下行自愈。附尖合浆水饮之，可吐胶痰。

六十四、清·张秉成《本草便读》

附子，味辛性热，能回脾肾元阳，质燥气刚，可逐下中寒湿，斩关夺门之将，痼冷何愁。善行疾走之功，沉寒立解。或温经发汗，痹病赖此以宣通。或益气调营，补药仗之而有力。乌头即附子之母，性猛祛风。天雄乃乌附之长，形单无附。均皆有毒，各自分名。（附子甘辛大温，有毒。乌头如芋婆，附子如芋子。从劳相附而生。入脾肾，助元阳，逐寒湿，其性刚猛，为剽悍之将。同表药则发散，同补药则温补。乌头之性味相同附子，但附子长于治寒，乌头长于治风，附子可用于补药中，乌头则不能。故乌头燥散之性，较附子为过之。天雄乃乌头之长，而四周无附子者，故为之雄。性味主治，与乌头相同，而方尤大。以上皆出川中，土人种植而货也。另有一种草乌，系野出，虽能治大风顽痹等证，直前无往，见效固速，然辛热大毒之物，不可轻用。）

六十五、清·何本立《务中药性》

附子大热性纯阳，元阳失散最为良；
三阴阴邪之要药，厥阴唇青肾缩囊；
阴盛格阳脉数散，阳盛实火不宜尝；
损益八言书不尽，一一注解细分详。
大凡天下之物，利于水者，则不利于火。故是书附子之性歌曰：附子大热性纯阳。此句则知阳虚阴盛者宜之，阳盛阴虚者不宜也。二句：元阳失散最为良。元阳者，乃先天之气，先天之气在肾，若夫起居不慎则伤肾，肾伤则先天之气虚矣，补先天之气，无如附子。三句：三阴阴邪之要药。四句：厥阴唇青肾缩囊。此两句皆有阴阳之分，已详大黄性下，兹不重释。五句：阴盛似阳脉数散。阴盛似阳者，其外证面赤发热似阳，脉数似阳，但其脉虽数，按之则散，若不散则纯阳矣。六句：阳盛实火不宜尝。因附子之性大热纯阳，阳盛实火服之，则阳愈盛而火愈炽，故不宜尝也。此六句明而且显，缘何大黄附子一水一火，每每相反而用，此无他，皆由临证分辨阴阳不清，一见手足厥逆，便云阴证，不知厥逆有阴厥、阳厥之分。兹将《金鉴·伤寒心法》内阴证、阳证、阴盛格阳、阳盛格阴、阳毒、阴毒、手足厥逆等纂成歌诀，并注，录之于后，俾学者默识胸中，以免阴阳错误。
阳证歌曰：阳证身轻气高热，目睛了了面唇红；

热烦口燥舌干渴，指甲红分小便同。

注：阳证，为阳热之证也。不论三阴三阳，凡见是证者，均为阳热有余也。阳主动，故身轻也；阳气盛，故气高而喘也；阳主热，故口鼻气热也；阳主寤，故目睛了了而不眠也。目睛不了了，亦有热极朦胧似不了了，然必目赤多眵，非若阴证之不了了，而神短无光也。阳气热，故身热面唇红、指甲红也。阳热入里，故心烦口燥、舌干而渴、小便红也。表热者，三黄石膏汤发之；里热者，三承气汤下之；表里不实而热盛者，白虎解毒等汤清之可也。

阴证歌曰：阴证身重息短冷，目不了了色不红；

　　　　　无热欲卧厥吐利，小便白分爪甲青。

注：阴证，谓阴寒之证也。不论三阴三阳，凡见是证者，均为阴寒不足也。阴主静，故身重也；阴主寐，故目不了了，但欲卧也。阳气虚寒，故息短、口鼻气冷也。阴淫于外，故面无红色，四肢厥冷，爪甲青也。阴邪入内，故呕吐、下利清谷、小便白也。以上皆三阴寒证，临证者以附子、四逆、理中、吴茱萸等汤，择其宜而与之可也。

阳盛格阴歌曰：阳盛格阴身体厥，恶热烦渴大便难；

　　　　　　　沉滑爪赤小便赤，汗下清宜阴自完。

注：经曰：阳气太盛，阴气不得相营也，不相营者，不相入也，既不相入，则格阴于外，故曰阳盛格阴也。其外证虽身肢厥冷颇似阴寒，而内则烦渴，大便难，小便赤，恶热不欲近衣，爪甲赤，脉沉滑，一派阳实热证，汗下清三法得宜，则阳得以消，阴得以完全也。表实无汗，三黄石膏汤；里实不便，三承气汤；热盛无表里证，宜解毒白虎汤。

阴盛格阳歌曰：阴盛格阳色浅赤，发热不渴厥而烦；

　　　　　　　下利尿清爪青白，浮微通脉复阳还。

注：经曰：阴气太盛，阳气不得相营也。不相营者，不相入也，既不相入，则格阳于外，故曰阴盛格阳也。色浅赤，谓面色见浮浅之红赤色也。其处证，面赤发热而烦，颇类阳热，其内则不渴，下利清谷，小便清白，四肢厥冷，脉浮微欲绝，一派阴寒虚证，宜通脉四逆汤冷服之，从其阴而复其阳也。利止脉不出，倍加人参；下利无脉，宜白通加猪胆汁人尿汤；厥烦欲死，宜吴茱萸汤。

阳毒歌曰：阳毒极热失汗下，舌卷焦黑鼻煤烟；

　　　　　昏噤发狂如见鬼，咽痛唾血赤云斑；

　　　　　六七日前尚可治，表里俱实黑奴丸；

　　　　　热盛解毒里实下，表实三黄石膏煎。

注：阳毒，谓阳热至极之证也。失汗下，谓应汗不汗，应下不下，失其汗下之时也。热毒炎炎不已，故舌卷焦黑，鼻内生煤烟也。热毒内攻乘心，故神昏噤慓发狂，如见鬼神，咽疼唾血也。热毒外薄肌肤，故发赤色，如锦云之斑也。六

七日前，谓日浅毒未深入，故尚可治。表里俱实，谓有是证，无汗不大便者，宜黑奴丸两解之；无表里实证、热甚者，宜黄连解毒汤；兼燥渴者，合白虎汤清之；里实不便者，宜解毒承气汤下之；表实无汗者，宜三黄石膏汤发之。

　　阴毒歌曰：阴毒寒极色青黑，咽痛通身厥冷寒；

　　　　　　　重强身疼如被杖，腹中绞痛若石坚；

　　　　　　　或呕或利或烦躁，或出冷汗温补先；

　　　　　　　无汗还阳退阴汗，急灸气海及关元。

　　注：阴毒，谓阴寒至极之证也。血脉受阴毒邪，故面青黑也。阴毒内攻于里，故咽痛、腹中绞痛也；阴毒外攻于表，故厥冷，通身重强疼痛，如被杖也；独阴无阳不化，故阴凝腹，若石之坚硬也，或呕吐、或不利、或烦躁、或冷汗出，皆阳虚不足。或有此证，均以温补为先，宜四逆汤倍人参。若有是证，其人无汗，宜还阳散、退阴散，温而汗之，使寒毒散而阳伸也，凡遇此证，俱益急灸气海、关元二三百壮，随服药饵，未有不生者也。

　　手足厥逆歌曰：太阴手足温无厥，少阴厥冷不能温；

　　　　　　　　　厥阴寒厥分微甚，热厥相因辨浅深。

　　注：太阴经无厥逆，而有手足自温。少阴经有寒厥而无热厥。厥阴经有寒热二厥。寒厥者，只寒而不热也；热厥者，由热而厥，由厥而热，热厥相因无休歇也，当辨阴阳浅深，以当归、四逆、承气等汤施治可也。

六十六、清·吴楚《吴氏医验录全集》

　　俗说附子有毒，不可用。抑知凡攻病之药皆有毒，不独附子为然。所以《周礼》冬至日，命采毒药以攻疾，《黄帝内经》有大毒治病、常毒治病、小毒治病之论。扁鹊云：吾以毒药活人，故名闻诸侯。古先圣贤，皆不讳一"毒"字。盖无毒之品，不能攻病，以惟有毒性者，乃能有大功。凡沉寒痼冷及伤寒中阴等证，非附子不能驱阴回阳，故本草称其有斩关夺将之能，有追魂夺魄之功。正如大将军临阵赴敌，惟其有威猛之气，有战胜之勇，方能除寇乱，靖地方，奠民生，安社稷。凡此等功，岂可责之文弱书生有谦恭谨厚之人乎？今人不思附子有起死回生之功，而但因有"有毒"二字，遂禁锢不用，使阴寒之证无由复生，抑何忍也？又何愚也！且有病则病受之，亦无余性旁及作毒，即使有毒，却能令人生，有毒而生，不胜于无毒而死乎？况又加以炮制之法，尽去其毒矣，而犹必兢兢以有毒为戒，则愚之至矣。余尝亲闻名医自夸云：余行医一世，一般不曾用一厘附子。吾屈指名医行道五十余年，此五十余年之中，岂竟不曾遇一阴证伤寒乎？若遇阴证伤寒，而彼必不用一厘附子，更有何物可代？何术能救此疾耶？此其所以遇阴证，亦云是火，直以黄芩、石膏、竹叶等，一剂杀之，比比而是，历历可指也。此则真大"毒"也。

俗说夏月忌用桂、附辛热等药。若则治病用药不必论证，只论四时可矣。夏月天炎，便用寒凉药，冬月天寒，便用温热药，春秋不寒不热，便用平和药。自古至今，有是理乎？且必夏月绝无虚寒之人，绝无阴寒之证然后可。抑知夏月不但不能无虚寒之人，而中阴、中寒之证，在夏月偏多，正如伤寒在盛冬，乃属传经阳证，偏要用石膏、大黄、三承气之类，岂以冬月天寒，便当忌用寒凉耶？若夏月本属伏阴在内，而人又多食冷物，多饮凉水或冷水洗浴，或裸体贪凉，故中阴、中寒之证，夏月更多，岂以夏月阴寒之证，亦忌用温热以视其死耶？在夏月，疟、痢两证最多，而此疟、痢中亦多夹阴之证，即当同伤寒阴证治法，非温补不能救，而况乎直中阴经之证，舍桂、附更将奚恃乎？第人不能辨认，故只知温热当忌耳。岂知寒凉杀人，易于反掌耶？往往见治夹阴疟、痢，亦同治邪疟、热痢法，直以黄芩、黄连、大黄杀之。遇中阴寒证，不曰中暑，便云受热，并不疑到阴证上，所以一直用白虎汤、六一散、香薷饮之类杀之。彼即杀之，而犹切切告人曰：暑令忌用辛热。辛热因忌矣，不知寒凉杀人亦当忌否？

俗说桂、附灼阴不可用。此说犹近似，人皆遵信之。然亦有辨，未可概以灼阴而禁之，以误人命也。阴虚者，畏灼矣，阴不虚者，亦畏灼乎？阴虚而阳有余者，畏灼矣，阴不虚而阳不足者，亦畏灼乎？惟是阴虚而脉躁气盛、胃强善食者，方可用纯阴药，所谓壮水之主以制阳光，不宜桂、附、姜、术等一派纯阳温燥之气，以灼其阴。若阴虽虚而脉软脾弱，食少气馁者，再用纯阴药，不惟孤阴不生，且使滞膈损脾，消削元气，须少加桂、附于六味群阴药中，使有一线阳光，以济其阴。如一夫而御群妾，方成生育之道。不惟不灼阴，正所以生阴，非欲加桂、附以补阳，正使桂、附引阴药之补阴。况又非合姜、术一派纯阳渐燥之药，更何虑其阴乎？然此犹为阴虚者言也。至于阴不虚而阳虚，阳虚而阴弥炽者，即谓之阴邪。或为阴水上泛，溢于肌肤，或为阴湿生痰，涌于胸胁，或为浊阴不降，上干清道，又或阴气上攻，不能归元而作痛，阴寒凝结，不能无运化而胀满。种种阴邪，正须大剂温补。培肾阳以逐阴火，燥脾土以除阴湿，升清阳以降浊阴，助命门以摄阴气，补土母以开阴凝，总非桂、附不为功。此桂、附之在所必用，欲其消阴而不虞其灼阴者也，所谓益火之源以消阴翳也。何乃不知分辨，概云桂、附灼阴不可用，于阴邪炽盛之证，犹必畏而戒之。此犹之严冬久雪而犹畏近日光，裸体冻僵而犹戒勿衣絮也。何弗思之甚也！

六十七、清·凌奂《本草害利》

脾部药队〔温脾猛将〕制附子：〔害〕大热纯阳，其性浮多沉少。若内真热，而外假寒，阴虚内热，血液衰少，伤寒，温疫，热霍乱，阳厥等症，投之靡不立毙。谨列其害于后。医师令命，宜深凿之，亦人之大幸也。凡病患一见内热口燥，咽干口渴，渴欲引饮，咳嗽痰多，烦燥，五心烦热，恶寒，阴虚内热外寒，虚火上攻齿痛，脾阴不足，以致饮食无味，小便黄赤短涩及不利，大便不通或燥结，腹内觉热闷，喜饮冷浆及鲜果，畏火及日光，兼畏人声及木声，及虚阳易兴，梦泄不止，产后发热，产后血行不止，及恶疮臭秽，小产憎寒壮热，中暑厥晕，阴虚头晕，中暑暴泄，利下如火，赤白带下，小儿中暑伤食作泄，小便短赤，口渴思饮，血虚腹痛，按之即止，火炎欲呕，外类反胃而恶热焦烦，得寒暂止，中热腹中绞痛，中暑霍乱吐泻，或干霍乱，或久疟寒热并盛，或赤白浊，赤白淋，尿血便血，血崩，吐衄，齿衄，舌上出血，目昏神短，耳鸣，盗汗，汗血，多汗，恶热，老人精绝阳痿，少年纵欲伤精，以致阴精失守，妇人血枯无子，血枯经闭，肾虚小便余沥，血虚大便燥结，阴虚口苦，舌干，心经有热，梦寐纷纭，下部湿热，行履重滞，湿热痿痹，湿热作泻，湿热香港脚，小儿急惊内热，痘疮干焦黑陷，痘疮火闭不出，痘疮皮薄娇红，痘疮因热切牙，痘疮挟热下利，痘疮余毒生痈，中风僵仆不语，口眼㖞斜，语言謇涩，半身不遂，中风痰多神昏，一切痈疽未溃，金疮失血发痉，血虚头痛，偏头风痛，以上男女内外小儿约数十症，属阴虚及诸火热，无关阳弱，亦非阴寒，法所均忌。倘误犯之，轻变为重，重者必死。临症施治，宜谨审之！世徒见其投之阳虚之侯，服之功效甚捷，而不知其用之阴虚如上诸病，亦复下咽莫救，枉害人命，可不慎诸。好古云：用附子以补火，必防涸水，若阴虚之人，久服补阳之药，则虚阳易炽，真阴愈耗，精血日枯，而气无所附丽，遂成不救者多。

〔利〕甘辛热，入脾肾，通行诸经。补元阳，益气力，坚筋骨。治心腹冷痛，寒湿痿躄，足膝瘫痪，坚瘕癥积。能坠胎，热而善走，益火之源，以消阴翳。禀雄壮之质，有斩关之能；引补气药，以追散失之元阳；引补血药，以养不足之真阴；引发散药，以驱在表之风寒；引温运药，以逐在里之冷湿。退阴益阳，祛寒湿之要药也。生附子，毒紧功烈。附子尖，宣吐风痰，其性锐达。制川乌，性稍缓于附子。生川乌，毒紧功烈。制天雄，辛热，入肺肾二经，除寒湿痿躄，强阳壮筋骨。生用则发散，熟用则峻补。生用须如阴制之法，去皮脐入药。

〔修治〕十一月播种，春苗生，九月采根者乃佳。初种之小者为乌头；附乌头旁而生为附子；又左右附而偶生者，为㘌子；附而长者，为天雄；附而尖者为天锥附；附而上出者为侧子；附而散生者，为漏蓝子；皆脉络连贯，如子附母，而附子以贵，故专附名也。川产为胜，土人以盐腌之，则减其性。陕西出者名西附，体坚而外皮光洁；四川出者名川附，体松而外皮多细块，以皮黑体圆底平，八角顶大者良。煎甘草汤，浸令透，然后切片，慢火炒黄，而干放泥地上出火毒。有用水浸、面裹、煨令发坼，则虽熟而毒仍未去，非法之善者。有用黑豆煮者，有用甘草、盐水、姜汁、童便煮者，恐煮之气味煎出，其力尤薄。且制之不过欲去其毒性耳，若用童便，是反抑其阳刚之性矣。尤非法之善者。惟用甘草汤泡浸，则毒解而力不减，尤为尽善矣。市医淡漂用之，是徒用附子之名尔。

六十八、清·唐宗海《本草问答》

附子生于根下，与枝叶皮核不同，故不入中上焦，其色纯黑而味辛烈，秉坎中一阳之气所生，单从下焦扶补阳气，极阳极阴，皆有毒。附子之烈，正以其纯是坎阳之性，可以大毒。附子与肉桂之性不同，肉桂是补火，秉于地二之火气者也；附子是助热，热生于水中，是得天水之阳。故附子纯入气分以助阳，为肾与膀胱之药，火煅则无毒，水中之阳毒遇火则散，亦阴阳相引之义。今用盐腌以去毒，使附子之性不全非法也。凡温药，皆秉木气，惟附子是秉水中之阳，为温肾达阳之正药。盖秉木火者，为得地二之火，秉水中之阳，是得天之一阳。

少阴主热，依积阳之气，故性大热者，直入下焦膀胱肾中，附子是也。

附子古用火炮，正是去其毒也，或解为助附子之热，非也。余四川人，知四川彭明县采用附子，必用盐腌，食之毒人至死，并无药可解，可知附子之毒甚矣。然将盐腌附子之盐放于竹筒中，用火煅过，则无毒，入补肾药，又温而不烈，反为良药。据此，则知仲景炮附子，亦是制其毒也。其中生附又是以毒追风，毒因毒用，一生一炮，有一定之理。

六十九、民国·张山雷《本草正义》

附子，本是辛温大热，其性善走，故为通行十二经纯阳之要药，外则达皮毛而除表寒，里则达下元而温痼冷，彻内彻外，凡三焦经络，诸脏诸腑，果有真寒，无不可治。但生者尤烈，如其群阴用事，汩没真阳，地加于天，仓猝暴病之肢冷肤清，脉微欲绝，或上吐下泻，澄澈清冷者，非生用不为功。而其他寒症之尚可缓缓图功者，则皆宜用炮制。

惟此物善腐，市肆中皆盐制之药，而又浸之水中，去净咸味。实则辛温气味，既一制于盐之咸，复再制于水之浸，久久炮制，真性几乎尽失，故用明附片者，必以干姜、吴萸等相助为理，方有功用，独以钱许，其力甚缓。

寿颐尝于临证之余，实地体验，附片二钱，尚不如桂枝三五分之易于桴应，盖真性久已淘汰，所存者寡矣。是以苟遇大症，非用至二三钱不能有效，甚者必四五钱。非敢孟浪从事，实缘物理之真，自有非此不可之势。若用生附，或兼用乌头、草乌，终嫌毒气太烈，非敢操必胜之券矣。

七十、民国·张锡纯《医学衷中参西录》

附子味辛，性大热，为补元阳之主药，其力能升能降，能内达能外散，凡凝寒锢冷之结于脏腑、着于筋骨、痹于经络血脉者，皆能开之、通之。而温通之中，又大具收敛之力，故治汗多亡阳（汗多有亡阳亡阴之殊，亡阳者身凉，亡阴者身热，临证时当审辨。凉亡阳者，宜附子与萸肉、人参并用；热亡阴者，宜生地与萸肉、人参并用），肠冷泄泻，下焦阳虚阴走，精寒自遗，论者谓善补命门相火，而服之能使心脉跳动加速，是于君相二火皆能大有补益也。

种附子于地，其当年旁生者为附子，其种之附子则成乌头矣。乌头之热力减于附子，而宣通之力较优，故《金匮要略》治历节风有乌头汤；治心痛彻背、背痛彻心有乌头赤石脂丸；治寒疝有乌头煎、乌头桂枝汤等方。若种后不旁生附子，惟原种之本长大，若蒜之独头无瓣者，名谓天雄，为其力不旁溢，故其补力更大而独能称雄也。今药局中所鬻之乌附子，其片大而且圆者即是天雄，而其黑色较寻常附子稍重，盖因其力大而色亦稍变也。附子、乌头、天雄，皆反半夏。

附子、肉桂，皆气味辛热，能补助元阳，然至元阳将绝，或浮越脱陷之时，则宜用附子而不宜用肉桂。诚以附子但味厚，肉桂则气味俱厚，补益之中实兼有走散之力，非救危扶颠之大药。

附案：一少妇上焦满闷烦躁，不能饮食，绕脐板硬，月信两月未见。其脉左右皆弦细。仲景谓双弦者寒，偏弦者饮，脉象如此，其为上有寒饮、下有寒积无疑。其烦躁者腹中寒气充溢，迫其元阳浮越也。投以理饮汤，去桂枝加附子三钱，方中芍药改用五钱，一剂满闷烦躁皆见愈。又服一剂能进饮食，且觉腹中凉甚，遂去芍药将附子改用五钱，后来又将干姜减半，附子加至八钱，服逾十剂，大便日行四五次，所下者多白色冷积，汤药仍日进一剂，如此五日，冷积泻尽，大便自止。再诊其脉，见有滑象，尺部较甚，疑其有妊，俾停药勿服，后至期果生子。夫附子原有殒胎之说，此证服附子如此之多，而胎固安然无恙，诚所谓"有故无殒亦无殒也"。

七十一、民国·张宗祥《本草简要方》

附子、乌头、天雄、侧子（一类而四名）。

附子，主治回阳温中补虚，补命门火，暖脾胃，逐风寒，霍肿满，脾滞肾寒，妇女经闭，堕胎。此药，能引补气药行十二分，以养不足之真阴，引发散药开腠理，以逐在表之风寒，引温暖药达下焦，以祛在里之寒湿。有斩关夺隘之功。惟阳症、火症、血亏者，不可用。（附子，生于附子之侧者，曰侧子。种之经年，根独长大，不生附子者，曰天雄，天雄难得。乌头、侧子，功力稍弱。）

附子七味丸。附子（制）一两，熟地（制）八两，山茱萸肉（酒润）、山药各四两，丹皮、泽泻、茯苓（乳拌）各三两。研末，蜜丸梧子大，每服三钱。治阳亏畏冷，气虚火衰，自汗盗汗，腹痛便溏。

附子八味汤。附子（炮去皮脐）、干姜（炮）、芍药、茯苓、人参、炙甘草、桂心各三两，白术四两。㕮咀。每，当归、白茯苓、熟地、川芎、白芍（酒炒）各一钱，木香、肉桂、炙草各五分，水二钟，加生姜三片，红枣一枚，煎至八分，食远服。治房劳伤阴，外寒侵入，而成流注者。

附子六物汤。附子、甘草各一钱，防己、白术、白茯苓各八分，桂枝五分，水二钟，加生姜三片，煎至八分，食远服。治附骨疽在腿里侧，属足太阴脾经者。

附子防风散。附子、防风、甘草、茯苓、干姜各七钱五分，柴胡一两五钱，五味子、白术各一两，桂心五钱，每服三钱，水二盏，加生姜四片，温服。治伤寒阴痉，闭目合面，手足厥逆，筋脉拘急，汗出不止。

附子乌鸡丸。附子三钱，乌鸡肉（去皮油酒蒸）三两，鹿茸一两，山药、肉苁蓉、肉桂、蒲黄（炒黑）、当归、茱萸肉各五钱，白芍一两，熟地一两五钱，研末，米糊丸梧子大，每服百丸，空腹温酒下。治经如绿水。

附子理中汤。附子（炮熟）二钱，干姜（炮黑）、白术（炒焦）、人参、炙甘草各二钱五分，水二钟，煎至八分，食前服。治脾胃虚寒，饮食不化，四肢厥冷，肠鸣腹痛，霍乱转筋，体冷微汗，呕吐泄泻，一切沉寒痼冷等证。入肝加木瓜，入脾多加白术，入肺加桑白皮，入心加茯苓，腹痛甚加木香，下利及渴者多加白术，倦卧沉重多加附子，腹满去炙草。呕吐去白术加半夏、姜汁。脐下动气去白术，加桂。心悸加茯苓，寒积结胸加枳实。

附子麻黄汤。附子、麻黄、干姜、白术、人参、甘草各等分，水煎服。治猝中寒湿，口眼㖞斜，语声混浊，胸腹填胀，气喘昏晕，腰脊强急。

附子散。附子五分，丁香、黑姜、陈皮、甘草各四分，当归二钱，白术一钱，研末，每服二钱，粥饮下。治产后霍乱吐泻，手足逆冷，无块痛者。

附子泻心汤。附子（炮去皮别煎汁）一枚，大黄二两，黄连、黄芩各一两，切碎，以麻沸汤二升渍三黄，须臾绞去滓，内附子汁，分温再服。治伤寒表解，心下痞，恶寒汗出，及寒热不和，胁痞结。

乌荆丸。川乌（炮去肉脐）一两，荆芥穗二两，研末，醋面糊丸梧子大，每服二十丸，温酒下。治诸风纵缓，言语謇滞，遍身麻痛，及妇人血风，头痛目眩，肠风脏毒，下血不止者。

乌头赤石脂丸。川乌（泡）一两，蜀椒、干姜各一两，附子五钱，赤石脂一两，研末，蜜丸梧子大，每服一丸，食后热水下，日三次。治心痛彻背，背痛彻心。

乌头汤。川乌五枚，麻黄、芍药（酒炒）、黄芪（姜汁和蜜炙）、炙甘草各三两，先以蜜二升，煎乌头至一升，出乌头，另四味以水三升，煮取一升，去滓，纳蜜中更煎。服七合，不知，尽服之。治历节痛不可屈伸，及香港脚疼痛。

天雄散。天雄（炮）、龙骨、牡蛎各三两，白术八两，桂枝六两，为散，每服半钱匕，温酒调下，日三次。治阴精不固。天雄难得，可以附子代之。

七十二、近代·彭子益《圆运动的古中医学》

附子性热，乃补阳温水寒之药，非补肾之药，巴戟苁蓉等，才是补肾之药。

非将《伤寒》《金匮》有附子各方，研究清楚，不可使用。如非阳气虚少，水气又寒之病，而误用之，且有将中下阳气引出之患，与拨动木气煽动心气之患，其患大矣。

七十三、近代·刘民叔《素问痿论释难》

附子味辛温，主风寒，咳逆邪气，温中，金创，破癥坚、积聚、血瘕，寒湿痿躄，拘挛，膝痛，不能行步。

痿躄为神气不能游行出入于膝，所致之不能行步者也，与《灵枢·癫狂》篇所云"骨酸体重，懈惰不能动"及《动输》篇所云"其卒然遇邪气及逢大寒，手足懈惰"者不同，或以注夏当痿，解亦当躄者，尤为大错，何者酸重乏力，仅得名为懈惰，必拘挛无力，乃得谓之为痿躄也。《本品》主治云："踒躄拘挛"。《疏五过论》云："痿躄为挛"。然则痿躄真相，从可识矣。夫痛而能动者为痹，其病多浅在肌肉。不痛而又不能动者为痿，其病多深在筋骨。此言拘挛膝痛，则神气尚能游行出入于其间，即运动神经之功用，犹未全失，亦即由痹而痿，为痹痿相续之并病。如《素问·玉版论》"搏脉痹躄"、《逆调论》"骨痹挛节"、《气交变大论》"暴挛痿痹，足不任身"，皆是也，必膝不痛之不能行步。斯诚痿躄矣，若附子者，则统治寒湿痿躄拘挛，膝痛，不能行步，固不必分其为始传病浅之痹，末传病深之痿，此附子功用之所以为大也。

细绎附子主治，知不能行步，为痿躄之主证，寒湿为痿躄之主因，辛温为痿躄之主治矣。乃《神农本草》于白鲜之苦寒也，而主"头风，黄疸，咳逆，淋沥，女子阴中肿痛，湿痹死肌，不可屈伸，起止行步"，于茛宕子之苦寒也，而主"齿痛，出虫，肉痹拘急，使人健行"，于飞廉之苦平也，而主"骨节热，胫重酸疼，久服令人身轻"，于薏苡仁之甘微寒也，而主"筋急拘挛，不能动摇，跌筋结肉，诸不足"。据此五品，则知味不必辛，性不必温，似皆可治不能行步者，何也？此则当求《神农》于此五品主治下，何以不明书"痿躄"二字，苟能参透此旨，斯可知其为非正治痿躄之药矣。夫所谓不可屈伸，起止行步，固已近于痿躄也，第读白鲜"主湿痹死肌"，茛宕子"主肉痹拘急"，飞廉"主骨节热胫重酸疼"，薏苡仁"主筋急拘挛风湿痹"，女萎"主中风暴热"，则是诸药所主，犹是始传热中之疾。虽有传为痿躄之趋势，然究未至末传寒中，必至末传寒中，足部之神机化灭，神气不能游行出入于其间，乃得正其名为痿躄。所以《神农》不轻用痿躄二字，为此五品著录者，即此正名之不可苟也，又龟甲咸平，主"四肢重弱，小儿囟不合"，此则属诸内损，与麋脂辛温，主"四肢拘缓不收"者，有异曲同工之妙。且足以辅附子之不及，然与白鲜、茛宕、飞廉、薏苡仁、女萎五品，又不可同日而语矣。

王氏次注："痿谓痿弱无力以运动""躄谓挛躄足不得伸以行"，诚是也。夫阳之用为神，神之征为力，蹒跚难行，非膝之无力也，乃力之不足也。若病而至于痿弱无力，足不得伸以行，则是运动神经已废，神气出入已绝。心欲行步，而足不应之运动者，岂力之不足乎，直是无力而已矣。考《神农本草》之于力也，有三治焉，曰益力也，曰益气力也，曰倍力也。益力与益气力，乃为力不足者而言，所谓益其不足也，倍犹壮也。倍力者，壮其软弱无力，而复其轻身健行之谓也。按言倍力者，有四品，甘草、葡萄之甘平也，远志之苦温也，蓬蘽之酸平也。言益气力者十品，薯蓣之甘温也，赤箭之辛温也，续断之苦微温也，胡麻、蒲黄、藕实茎之甘平也，菟丝子之辛平也，泽泻、芡实之甘寒也，淫羊藿之辛寒也。言益力者仅一品，茛宕子之苦寒是也。考《神农》称茛宕子"多食令人狂走，久服轻身，走及奔马"。似非性寒之品，所能致之者，疑苦寒之寒字，当为温或热字之讹。据此则倍力无性寒之品，其益气力者，虽间有性寒品类，然不过十分之三而已。

凡病至末传，寒湿窃据，神机化灭，阳明之阳，不能下达，神经之神，不能贯注。膝者筋之府，筋膜得力，乃能束骨而利机关。若寒则僵而无力，湿则软亦无力，纵因暑热火燥，久病末传，神机化灭，亦必为寒湿所窃据。所以两足痿躄无力以运动者，必主性温之品，乃能驱除寒湿，壮益气力。尝考《千金方》马灌酒，《圣济总录》壮元酒，并用附子、天雄、乌头，生剉不炮，其主治俱云："年高者服之，五十日力倍气充，百日致神明，如三十时，力能引弩。"又硫磺丸，其主治云："久服轻身倍力，耐寒暑，壮筋骨。"据此则壮益气力，舍用温药，固莫属也。不然，寒中败胃，阳且伤矣，力何由增，至于性寒益力之品，乃始受热中壮火食气者之所宜。所以然者，火热一清，气力自复故也，此属《灵枢·根结》篇"暴病者取之太阳"之暴病，然暴病非阳者亦多，用者切勿孟浪。

按《神农本草》附子条下注"冬月采为附子，春采为乌头"，缘乌头为母，附子为子，次年则又附子为母，而更环生附子也。又乌头条下注"正月二月采，长三寸以上，为大雄"。天雄条下亦注"二月采根"，然则天雄、乌头，为同时采取者，乃后世本草，谓为八月采，岂天雄较附子为早熟耶？盖附子、乌头，以冬春采时为别。而乌头、天雄，则又以有无附子为识乌头体团，有子附生，性雌故也。天雄形长，独生无子，性雄故也。《神农本草》并载无遗，且鼎立而三，不分轩轾，固知附子、天雄、乌头三品，为同种而异用者也。又附子以八角者良，谓其气全力足也，若位偏侧而体较小者，名为煎子，通称侧子，至于再偏而更小者，则名禹子，亦名白附子，俗称漏蓝子。三者皆环生于乌头，故附子象长子，侧子象次子，漏蓝子象幼子也。或以附子边角之大者为附子，则甚误矣。古方间有用侧子，以治风湿偏痹之证，而漏蓝子则用者甚少，以其赋性不厚故也。

然用者当以附子为正，所以《千金方》称附子与乌头、天雄为"三建"，而不及侧子漏蓝子，盖深通《神农本草》之经义者矣。考"乌头，味辛温，主中风，恶风，洗洗出汗，除寒湿痹，咳逆上气，破积聚寒热，其汁煎之，名射罔，杀禽兽，一名乌喙"。比之附子，则附子为纯阳，乌头为老阳，老阳故毒也，又考"天雄，味辛温，主大风寒湿痹，历节痛，拘挛缓急，破积聚，邪气，金创，强筋骨，轻身健行，一名白幕"。揆诸附子、乌头，则天雄象父，乌头象母，附子象子，所以天雄主大风寒湿痹加一大字，可知天雄之象父者，必较乌头附子之力为雄。《孝经》云："严父莫大于配天。"此天雄之所以名天雄欤？乌头、天雄，在《本草》虽无主治痿躄之明文，然检其一主中风寒湿痹，一主大风寒湿痹及拘挛缓急，强筋骨，轻身健行，试与附子所主之"寒湿踒躄，拘挛膝痛，不能行步"互为比证，则其疗躄之功用，又已跃然于心目间矣。

《神农本草》于乌头条下云："其汁煎之，名射罔，杀禽兽。"按《说文》云："罔，庖牺所结绳以渔，从冂，下象网交文。"注"今经典，变隶作？"《说文》又云："网或从亡。"《易系辞》云："结绳而为罔为罟。"《释文》云："取兽曰罔，取鱼曰罟。"乌头煎汁名射罔者，谓射杀禽兽，正如网之于渔，每取必中。然必野生者，乃有此毒，若田种者，其力则又违逊矣。方书以田种者，名川乌头，野生者，名草乌头。

《太平惠民和剂局方》载有养肾散，方用全蝎半两，天雄三钱，苍术制一两，草乌头生去皮脐二钱，附子二钱，共五味，为细末，主治肾气虚损，腰脚筋骨疼痛，膝胫不能屈伸，及久病膝脚缓弱，并云："服讫，麻痹少时，须臾，疾随药气顿愈。"盖惟此野生之品，乃有此效如桴鼓之验，有故无殒。虽极大毒，亦无危害，所谓有病则病受也。《素问·异法方宜论》云："病生于内，治宜毒药。"王氏次注："药谓金、玉、土、石、草、木、菜、果、虫、鱼、鸟、兽之类，皆可以祛邪养正者也，然辟邪安正，惟毒乃能，以其能然，故通谓之毒药也。"

《新校正》云："按《本草》云，下药为佐使，主治病，以应地，多毒，不可久服，欲除寒热邪气，破积聚，愈疾者，本《下经》故云，毒药攻邪。"据此则知药而无毒，非良药也。大毒治大病，小毒治小病，若无毒之药，而能治大病久病者，未之有也。夫天雄之与乌头，为同时成熟者，且无乌头之毒，况先期采取环生于乌头之附子乎，验诸药肆所售之附子，皆为田种而非野生者。

所以《千金方》金牙酒，有附子四两，而其服法则云："日服一合，此酒无毒，及可小醉，常令酒气相接，不尽一剂，病无不愈。"然则附子固非大毒之药也明矣，又《神农本草》三百六十五品，其味辛温者，菖蒲、细辛、赤箭、卷柏、川芎、徐长卿、云实、牡桂、菌桂、干漆、五加皮、辛夷、麝香、橘柚、孔公孽、干姜、白芷、藁本、款冬花、女菀、吴茱萸、秦椒、蓼实、葱实、薤、假苏、石灰、附子、乌头、天雄、钩吻、羊踯躅、鬼臼、巴豆、蜀椒、皂荚、莽草、药实、芫花、麋脂、蜈蚣、马陆，都四十二品，而附子其一也。至于味辛大热者，仅矾石一品而已，然则附子固非大热之药也又明矣，无如医家著述，不求甚解，但以"附子大辛大热有大毒"数字，抹杀一切，致令以耳为目者，莫不谈虎色变。父以之戒子，师以之戒徒，不知药贵对证，虽毒亦平，苟不对证，虽平亦害。嗟乎！医法陵夷，于今为极，揆其所以，非无故焉。

昔者孟子因腾文公之疑，曾引《商书·说命篇》曰："若药不瞑眩，厥疾不瘳。"《素问·宝命全形论》论针有悬布天下者五，其"三曰：知毒药为真"，岂非真医必知毒药瞑眩，若专以清淡之药，夸诩平稳者，非所谓伪医也乎！《金匮要略》桂枝附子去桂加白术汤云："初一服，其人身如痹，半日许，复服之，三服都尽，其人如冒状，勿怪。"所谓初一服，其人身如痹者，谓轻则身体不仁，如风痹状，盖即麻木之谓也。所谓三服都尽，其人如冒状者，谓重则不胜药力，如眩冒状，盖即瞑眩之谓也。药能使人瞑眩，厥疾未有不瘳者，故又特以勿怪二字为嘱，其反复叮咛示人之意，至深切矣。乃病家因瞑眩而畏不敢服，医家亦因瞑眩而畏不敢用，此附子之所以招大毒之诬，而不能见重于世，何况乌头天雄，更有甚于附子者乎。

《金匮》乌头桂枝汤云："乌头一味，以水一升，煎减半，去滓，以桂枝汤五合解之，令得一升后，初服五合，不知即服三合，又不知复加至五合，其知者如醉状，得吐者为中病。"所谓如醉状者，乃服汤后而麻醉无知也。所谓为中病者，乃中其毒而上吐下泻也。又大乌头煎云："强人服七合，弱人五合，不差，明日更服，不可一日更服。"所谓强人服七合、弱人五合者，乃心为五藏六腑之主。强人心强，可胜乌头麻痹之任，弱人心弱，故须少服二合，亦犹四逆汤之强人可大附子一枚、干姜三两也。所谓不差明日更服者，乃一之为甚，不可再也。所以然者，心脏麻痹，本可来苏，惟麻痹过久，则不易复其运行之常度，故又续申之曰"不可一日更服"。

固知乌头虽毒，不至于死，其汁煎之，名射网，杀禽兽，亦无非麻痹之力，使之如醉状耳。因而缚之，迨其苏醒，则已就擒矣。据经验所行，凡服乌头而瞑眩昏仆者，大抵为二时而极，四时而解，解后惟肢体懈惰无力而已，无他变也。后世医家，既不能领悟古书之遗义，又不能实验药物之效能，所以乌头之为乌头，多有终身不敢尝试者矣。

考《肘后方》独活酒，附子生用，其方后云："服从一合始，以微痹为度。"《千金方》茱萸散，附子、天雄并用，云："先食服方寸匕，日三，药入肌肤中，淫淫然，三日知，一月瘥。"茵芋酒，附子、乌头、天雄并用，云："初服一合，不知加至二合，宁从少起，日再，以微痹为度。"《圣济总录》牛膝饮，附子、乌头、草乌并用，云："每日早晚，旋温五分一盏服，渐加至一盏，如觉麻木，即减分数，以知为度。"巴戟天散，附子、天雄、乌喙并用，云："每服半钱匕，渐加至一钱匕，温酒调下，日二夜一，未觉身唇口痹热，即渐加至一钱匕，如觉大痹心烦，以少许豉汤解之。"类如斯例，不胜征引，可知附子家属性皆麻痹，而用之者，亦正利用其麻痹之性。惟一此可以除寒湿，可以逐水气，可以救助元阳之亡，可以续神机之绝，至可宝也。乃后世本草，妄倡泡制之说，于附子之生者，用盐渍腌，名咸附子，致使麻痹之性，失其过半。又于附子之咸者，用水浸漂，名淡附子，泡制至此，麻性全无。此则形存性亡，与废滓何异，于此足征唐宋而上，说不离经，金元而后，半皆叛道，降及近代，每下愈况，是更不知所云矣。

蜀都人也，风俗习尚，凡觉身重，即用附子和牛肉或羊肉、鸡肉，清焦佐餐，殊无辛味，服之日久，轻身健行，固无大热大毒之象征，亦无中毒致病之流弊。但不久焦，则必发麻而已，由是可知《神农本草》之所谓附子味辛温者，即指此麻味而言也。辛不必麻，而麻则未有不辛者，如吴茱萸、蜀椒之属是也。凡服丸散酒醴，麻痹瞑眩，在所不免。若服汤方，则炮用附子，先煎一时，生用附子，先煎三时，医家可于方笺上端加注一则云："方内附子，必须依时煎足，否则发麻，令人不安。"夫五味者，酸苦甘辛咸也，而麻不当其数，缘麻与辛近，所以麻可属于辛，亦犹淡与甘近，而必属之于甘耳，故曰：附子味辛温。

《伤寒论新校正》序："晋皇甫谧序《甲乙针经》云，伊尹以元圣之才，撰用《神农本草》，以为汤液。汉张仲景论广汤液，为十数卷用之多，难近世太医令王叔和，撰次仲景遗论甚精，皆可施用，是仲景本伊尹之法，伊尹本神农之经。"据此则《神农本草》《伊尹汤液》《仲景伤寒》，为一贯之薪传也。夫欲知本草所用之分两，必当求之于汤液，但《汤液经》既为仲景论广，故又不得求之于《伤寒》《金匮》矣。

按四逆汤，四逆加人参汤，茯苓四逆汤，通脉四逆汤，通脉四逆加猪胆汁汤，白通汤，白通加猪胆汁汤，真武汤，干姜附子汤，芍药甘草附子汤，麻黄附子汤，麻黄附子甘草汤，麻黄附子细辛汤，桂甘姜枣麻辛附子汤，桂枝加附子汤，桂枝去芍药加附子汤，附子粳米汤，附子泻心汤，竹叶汤，此十九方者，皆用附子一枚也。桂枝附子汤，桂枝附子去桂加白术汤，大黄附子汤，此三方者，皆用附子三枚也。附子汤，桂枝甘草附子汤，此二方者，皆用附子二枚也。白术附子汤，则用附子一枚半也。综观以上诸方，所用附子，重则三枚，轻亦一枚，固知凡一日尽剂之汤方，所用附子，皆以枚数。其间有不以枚数而用分两者，如桂枝芍药知母汤之用附子二两，黄土汤之用附子一两，乃为不必用至一枚者言也。

考刘向《说苑》云："十粟重一圭，十圭重一铢，二十四铢重一两。"刘氏汉人，所述衡法，即汉制也，今试以粟十粒衡之，得市称一钱，又以粟二千四百粒衡之，得市称二钱四分，是汉制一两，仅合今称二钱四分而已。又考仲景所用附子，不论其为生用炮用，皆注"去皮破八片"及"强人可大附子一枚"，所谓破八片之附子，必有八角者，乃可当之，衡之常为今称七钱以上，若再选用大附子，则为今称一两有余也。据此则知仲景所用附子，必以枚数者，正示人当用有八角之附子，若无八角者，乃侧子之流亚耳。于以并知乌头、附子，虽为瞑眩之药，苟少用之，厥疾尚有未必能瘳之憾。《素问·汤液醪醴论》云："自古圣人之作汤液醪醴者，以为备耳，上古代作汤液，为而弗服，中古之世，道德稍衰，邪气时至，服之万全，当今之世，必齐毒药，攻其中。"此仲景于乌头汤及大乌头煎，不以乌头之毒，直用五枚之多。所以然者，中病为良故也，晚近医家，久失师传，既胆识之不足，又责任之不负，虽以漂淡薄切之附片，而其用不过数分，至多亦不过钱余而已，安望其能挽垂危而起沉疴哉。如棣孙君文毅，荐治陈万运、计健南两先生之疾，陈服附子，达百斤以上，计服附子，亦过其半数，服药不可谓不多，历时不可谓不久，信任到笃，付托至专，不为浮议所撼动。求之今世，未易多直觏，此之谓医家病家，相得益彰也，医缘凑合，遂结友交。

　　母氏康，为朝庆公之长女，公固安岳乐至之世医也。故母氏亦通医药之义，天性严谨，对子孙督学甚力，昼就外传，晚归必令篝灯夜读。后见大胞兄干臣，四胞弟季伟，长侄文长辈，在外服官，居恒谆谆以勿堕先德洁已奉公为诫。民国九年，成都是大疫，病者如林，目击市医以轻描淡写之方，敷衍塞责，误人性命，及见倡用大剂石膏解疫，活人甚众，乃喜极而言曰："千般疾病，不外寒热虚实。寒者热之，热者寒之，虚者实之，实者虚之，辨证务求精审，用药切勿游移。尔外祖尝谓附子治寒，石膏治热，柴胡治风，此三药者，性强而有力。读仲景方，知其可重用，亦可久用，直至病愈乃止，非若余药之可暂而不可常，亦非平庸无力之药，乃可重用久用者所可比拟也。尔作《时疫解感论》竟能推重石膏，惜尔外祖弃养，未及鉴定，然学有传人，当亦含笑九泉。所不惬意者，厥为学力太稚，浸古不深，斯则望尔切实奋勉也。"日月不居，侨沪七载，深知苏浙闽粤，地处卑湿，病痿躄者，举目皆是，爰撰《素问痿论释难》以发扬"附子疗躄"之功，与在蜀中表章"石膏解疫"之效者，正为绝妙对偶。抚今思昔，外祖既逝，母亦见背，当母氏于是丙寅七月易箦时，命肃立床前，正颜严词以训曰："尔业者，其知医之为仁术乎，吾将逝矣，尔其勿忘三诫，戒摆架子，戒敲竹杠，戒恶作剧，犯之便为大不孝。"呜呼，母何贤耶，母何仁耶！追想音容，不禁泫然泣下。

七十四、近代·冉雪峰《大同药物学》

　　附子补命门，增进体温，鼓舞细胞，唤起全身一切机构能力。即此元阳充蔚，一气所贯注，反之全身气化病变，均可以此治疗，故《名医别录》谓附子为百药之长。然就药理方面言，为百药之长，而生理方面言，并为生命之根。从来注家又多以附子为攻药，不知附子非攻药，而只为温药。为温为攻，实际犹差一黍。非曰不攻，温之即所以攻之也，亦如附子非表药，气不能鼓而外出者，借此则可以表。附子非利尿药，气不能化而下达者，借此则可以利。且气不能统摄者，可借此变发汗为止汗，气不能吸含者，可借此变利尿为止尿。甚至肠冷风秘，温之即所以下之，阳格烦躁，温之即所以摄之。其回阳救逆，镇痉回苏，原具功用，更无论已。但药有正面，即有反面，力大则利大，利大则害大。

七十五、近代·卢铸之《卢氏药物配合阐述》

附子（母以子为荣，故称之为附子），大辛、大温、大毒（三大者，已经大到了极限，凡事不过三，未有再可以伦比者也）。如《老子》云："道生一，一生二，二生三，三生万物。"辛者，辣味也，言其味，口尝后可知也。温者，言其性，非至腹无以感知也，乃服后之感觉耳。毒者，言性之偏者，"物性之偏处则毒，偏而于无可加处则大毒"（《神农本草经读》），如彭师抄本注："大毒者，非砒霜杀人之毒也，言其性刚烈耳"），至刚至烈（至者，到也，达到之意。刚烈之性，无坚不催，未有不能攻破之理也），且刚中有柔（刚柔之性，言其阴阳合一之性也，非人之所谓其功性专一也），能内能外（入腹之后，借助其升动之性，循行于人体脏腑经络，由里向体表之处发越也），能上能下（言其归经，入肾与膀胱，由肾之里到膀胱之表，再由表至里，言其循行为圆也）。如善发挥其力量（言若人擅长能尽用其材之时），以之治人，人健而身轻（言之人服之，阳运无阻，气血流畅，身轻体健而阴邪自无容身之地也）；以之治国，人和而国泰（弘扬正气，人世间之阳气耳，正气流行而民安，民安则国泰也）；以之治天下，而亿万年皆盛世也（弘扬正气，天下太平，人间有序，盛世延年也）。

（附子）得桂枝为先锋使（桂枝尖者，向上伸展之形，先驱之形），领阳循行，由内而中而外（附子在里，桂枝能把肾中坎水之阳气向外引导之用），使阳布满全身（阳运四布），能防患于未然（"正气存内，邪不可干"《黄帝内经》之意也）。

（附子）得姜、草，使火土有用（附子者，火也；姜草者，土也。火能生土，土能伏火），阴阳得理（附子阳也，土者阴也，阴阳协调则互生），气血得调（气血乃阴阳之用也），健强脾胃（脾胃中之火力旺盛，则后天之本自然强健也），而脏腑而经络而肌腠而皮毛之气血（脾胃乃气血生化之源，化源不断，则人身自然气血流畅），往来有衡，交流无阻（生生不息者也），运用有方（意为擅用者乃知其奥妙，运用自如也），身无病矣。

（附子）得葱白，下入肾阳［钦安云："葱白一物，能引离中之阴，下交于肾"（《医理真传·白通汤用药意解》）］，上达肺阴（虽引心阴下行以助火，但又助肾阳上行以济阴，此之谓也），内行冲脉（冲脉，为十二经脉之海，又称之为血海，言其行其阴也），使百脉通达（肺朝百脉而通达），气血交流（既阴阳交互之意），而营卫得以协和，阴阳得以燮理（燮字古字，上面两火下面一火，三火，意为火旺又和谐也），上安下泰（水上而火下，乃为泰卦也），外清内和（外清则凉，内和则温，人身常态也），全身自如矣（阴阳通调，自然灵活自如也）。

（附子）得细辛，为探源使（探源者，探求本源之意。意为本品乃有深入本源之地的作用），使之由内出外（引附子之外行），通网油（三焦之地也），通孔窍（七窍之能通者），循腠理而皮毛（外达之意也），阴出而阳回（阴邪被领出，阳气归其位），邪去而正扶（细辛借附子之扶正之功而引邪外达）。凡邪之所藏（意隐匿之处），无微不到（细辛借附子之力皆能到达），皆能侦之（如同侦察兵之效能，锐利目光，无所不察，邪自然皆能纠出也）。

（附子）得人参，一刚（火也）一柔（水也），一阴（人参也）一阳（附子也），引精中之气（阳聚成阴则为精，精动化阳则生气），由脏腑而脉而血而气（阴阳合一则为气，气不一脏行，无一腑不运），更能助髓通脑（言是助精髓之生成也），上资化源有用（化源虽用阴，其本在阳，阴阳互为其用），而五官灵活（阳正阴守，里则五脏受益，外则五官自然灵活），皮色荣润（阴阳润养之处也），实水火既济之功也（阴阳水火互为其用，则人之生生不息也）。

（附子）得食盐，能软坚（咸则泻下故曰软坚），水精积聚而成（盐乃海水之精），与至刚至大之品合用（指附子），是柔能克刚（附子得盐制者，因盐乃海水之精，水中聚积之阳气耳，虽有阳用，但为阴体，阴擅制阳，以制附子阳，阳乃火也。郑钦安云："附子是一团烈火也"（《医理真传·四逆汤用药意解》）。阴中之精来制阳，助其性而缓其用，如火之着，非有其燃物其易着焉?），与大辛大温之品合用，是化燥烈之气为纯正之气（燥烈为火性也，纯阳正气之称谓，言其盐能助其附子制后阳火其用更为持久耳），又为水火交互之用（经云："人生有形，不离阴阳"。阴阳乃水火可观其形耳，水火交融，成就其生命与活力），引邪外出（制后盐附子直入肾水之中，但其火性未眠，时时由下向上升动者，火之本性也，正为带阴邪从内向外而出走，向导之谓也），正即归根（正者，阳气也，阴邪外出，阳归其位），刚柔交合（水火阴阳互济，"阴平阳秘"《黄帝内经》之谓也），阴阳燮理（"阳生阴长，阳杀阴藏"《黄帝内经》之谓，乃为平人也）。

（附子）得白术，先后并茂（附子补先天，白术补后天），使水土合德（附子坎水也，白术坤土也），土覆其水［郑钦安云："是水也，无土而不停蓄"（《医理真传·真龙约言》）］，使水制而泛滥不生，而天下太平矣［附子者"龙也，无土而潜藏。故土覆水上，水在地中，水中有龙，而水不至寒极；地得龙潜，而地能冲和，水土和德，世界大成矣"（《医理真传·真龙约言》）］。

（附子）得砂仁，纳木火土皆归于水（木生火，火生土，然土中有水。言其助其升又协其降也），使水中之阳随辛润之气（砂仁之辛与附子之辛味，同性相助之力，其升力长也），缘木上行（升者，木之性也），仍返入舍（纳下入坎水之中也）。本末（本者，先天也，末也，后天也）皆治矣。

（附子）得葫芦巴，由肾水入泉底（泉底者，肾火之源也，言之能助其泉水源源不断之功能耳），出微阳转土而达两肾之间（言其能助附子而滋润其两肾之间功能也），出膀胱而达精窍尿窍之地（助气化之功能无所不在），与命门相会（两肾之间无形之火也），循督脉（阳脉之海能壮之），达心肺之际（上达天空），至心窍（神灵之处），上重楼（道家俗言：楼阁也，指人之咽喉部位），而循咽嗌，随附子刚烈之性，降逆水逆气入胃袋（助附子先升后降，助后天脾胃之火力也），分化痰涎（肾中坎水沸腾，一切痰涎皆消），气喘可平（先天真元阳气充足，则后天一切阴邪均消散，何气喘之不平耳！）。

（附子）与潼蒺藜合用，以形（书中原注：像肾即以形）治形，助肾精归精室（滋润先天元阴元阳以归精），而肾之内外充富（外肾之形补，内肾之精得润），得大辛大辛温蒸之炼之（阳得精助，自然源源不断耳），化精为气（附子助精之气化），气行于中（气化出于君相二火，相火即生艮土，君火以坤土，故曰气行于中），沟渎交通（先天之火先助其中焦脾胃之运动耳，升降有序也），达上焦归心归肺，化盖润泽（达上则肺布肃降），天君泰然（离火当位），乾气下行（相火下行），敷润万物（相火流行则万物得滋）。

（附子）得淫羊藿，引坤土之性与水相合（水土合德，全在中土，言其能助其阴阳升降之力也），入肾窍环精室（言其助精气之充满），启男女氤氲之性（阴阳气化之状态耳，神秘感也），上通天（附子上达离火），中达地（淫羊藿下入坤土），水火互功（后天之用），乾坤返本（先天之本），脾肾交固（先后天均滋助也），先后永定矣（先天充足，后天强健，生命之持久，即生生不息也）。

乌头为附子之苗根（附子之母根，其为老阴，生育已竟者），毒大（老阴之体，阴极而毒大），而清浊未分（其中空，以气为用，善于发散而外达腠理）。

天雄得天地之气尚未充分（孤阳而不生育者也），味嫩气软（其中实，以精为用），可驱风湿除湿（其藏精而能入筋骨之内，故可除除在里之风湿），少壮元之能（精主敛藏，壮元阳之力弱也）。

侧子小于天雄，虽有化痰破凝之效，而性太偏，不足为用，仅偶用之。

附：川乌（《卢铸之临证六十法》）

川乌去大风，去风邪之力强，而扶正气之力差于附片，但有推助附片去风、寒、湿之能。

第三章　当代医家应用经验

一、陈苏生经验（《中医临床家·陈苏生》）

（1）温潜法。所谓温潜法，是指温阳药与潜镇药同用的方法。本法温阳药用量较少，潜镇药用量偏大，有引火归元、导龙入海的作用。根据"甚者从之"（《黄帝内经》）的原则，以温阳药如附、桂、姜、椒之属为主，从其性而伏其所主。用潜镇药如三甲、磁石之属为辅，潜其阳而制其虚亢。适用于阳浮于上、上盛下虚之类病证。

（2）温滋法。所谓温滋法，是指温阳药与滋阴药同用。适用于阳衰而阴亦不足，证见虚烦懊憹、失眠、怔忡、肢节酸楚者。凡阳用不彰而阴质亦亏，可无论其见症，病机相合，用之咸宜，收效亦佳。

（3）温通法。温通法，即温阳药与通利药同用，临床常用来治疗痰饮诸证。因为痰饮为阴邪，最易伤人阳气，正因阳气不足，所以招致阴邪凝聚。苟患者阳用彰明，何致产生饮证？《金匮要略》云："病痰饮者，当以温药和之。"此治饮大法，实际上仍然是扶持阳用之法。

（4）温泄法。即温阳药与解毒泄浊药同用。此常用于阳气衰微，秽浊凝聚诸症，一方面是阳气不足，一方面是阴霾之凝滞，故益火温阳与解毒泄浊同用，扶正而不助邪，祛邪而不伤正，有相辅相成之功。至于临床中，温阳与泄浊，孰轻孰重？谁先谁后？当根据患者体质，病邪轻重等标本缓急的原则，辨证用药。

二、龚世澄经验（《临证用药经验》）

（1）温阳止泻。附子温补命门之火，温里回阳，对脾肾阳虚，久泻不止，服理中汤疗效不显时，将汤中干姜易炮用，加熟附片温肾命以燠土，则内寒寒湿消除，虚寒泄泻易止。龚世澄处方常用熟附片 10～12g 先煎，加党参、焦白术、炮姜、炙甘草，独重附子用量，治在下焦，此所谓"补脾不如补肾也"。

（2）回阳救脱。附子暖五脏，回阳气，引火归元，制伏虚热，一定要用得及时。任何疾病濒临汗脱险境，是亡阳抑或亡阴，往往难以卒断，若阴液随汗而亡，误用附子，无异"解径救足"。亡阳者：身凉，汗出稠黏如膏，汗冷，尝之味淡，身恶寒，气息微，手足厥逆而舌润，脉微，或浮数而空，用药宜热，用附子 10～15g，配红参、山萸肉、炒干姜、炙甘草之类；若亡阳并有亡阴动象者，可用六味回阳饮——附子加干姜、炙甘草、人参、熟地黄、当归，刚柔相济，以救脱证。

（3）逐四肢血痹。雷诺症，类似"血痹""四逆"证，双手苍白可转青或紫暗，手指麻木疼痛，四末冰冷，严冬指端乌紫或呈蜡黄色，疼痛加剧。当用当归四逆汤治疗偶有不效者，加熟附片、木香二味，疗效即著。

三、白清佐经验（《医苑英华·白清佐》）

（1）附子配肉桂。戴原礼曰："得桂则补命门。"盖肉桂辛甘大热，为阳中之阳，气沉重入肾和膀胱，亦温补命门之神品。桂、附同用，其温补命火之力倍强。故用治肾阳不足，腰痛背寒，睾丸冰冷，肢体厥逆，水肿喘满各症为宜。临床以熟附子 15g，肉桂 3g，加入适当方中，有立竿见影之效。

（2）附子配干姜。干姜味辛大热，温中调脾，凡脾胃寒冷而呕吐泄泻者，是为对症良药。仲景四逆汤即姜、附、草同用，治太阴、少阴下利，手足厥逆，脉微欲绝诸证。如遇暴患寒泻，或元阳欲绝之证，则去甘草只用炮附子、干姜立救危殆。治虚寒犯胃，则熟附子、干姜同用。

（3）附子配桂枝、白术。桂枝味辛甘气轻，走表和营卫，四肢有寒疾，非此不能达。白术味甘气温，实脾胃运湿痰，三味同用，功能祛寒胜湿，温通四末，故用治风寒湿三气杂至之痹痛为宜也。治痹痛之疾，白清佐常用仲景附子汤加桂枝，方中桂枝、白术、附子同用。附子用量少则 12~15g，多则 30~60g，其效如神速。但痹痛之兼内热或阴虚血少者，则当禁用附子。

（4）附子配人参、黄芪。人参、黄芪为补气之妙品，对中气不足而见精神萎靡、倦怠、面黄肌瘦、言微气短、脉来虚弱等症者，参、芪均得而治之。然虚瘦已久者，仅凭参、芪之力尚感不足，必须微佐附子，以行参、芪之力，其效尤著。惟附子之用量不宜过重，3~6g 即可。

（5）附子配当归。当归味甘而重，故能补血；气轻而辛，故能行血，补中有动，阴中有阳，血中之气药也。归、附合用，补血而具温通之功，用治血海虚寒之月经不调、后期不行以及血证之属虚属寒者，盖血得温则行也。

（6）附子配鹿茸。鹿茸甘咸而温，入肾，补元阳，填精补髓，强筋骨。鹿茸、附子合用，温命火填精髓，用治虚寒腰痛，不得俯仰，腰膝无力或阳痿遗精，均有卓效。斯证白清佐每以鹿茸 3g 研末，熟附子 15g 煎汤送服。

（7）附子配肉豆蔻。肉豆蔻味辛气香，理脾燥湿，逐冷祛痰，涩肠止泻，善治腹中积冷。附子、肉豆蔻合用，温命火而燥脾湿，用治虚寒泄泻、黎明泻及一切脾胃虚寒之证，每用肉豆蔻 60g，附子 30g，研末为丸，每服 9g，效验颇佳。

（8）附子配半夏。脾胃虚寒呕哕者，得附子、半夏合剂，附子补火以生土，半夏降气以止呕，寒呕自愈。治此白清佐每以附子、半夏各 6g，生姜 3 片，水煎温服则愈。

（9）附子配延胡索、木香。延胡索、木香行气滞、止疼痛，更得附子温而善走者，用治寒证腹痛最妙。

（10）附子配腊茶。附子、腊茶合用，善治阴盛格阳证。其证每见四肢厥逆，便溏溺清，脉沉微欲绝，而肌肤浮热，烦渴欲饮，口干咽痛等症，此内真寒而外假热也。白清佐每用附子温命门火而祛真寒，用腊茶可清在外之浮热。茶清热，附助阳，二味合用，且有平调阴阳之妙。

四、李翰卿经验（《中医临床家·李翰卿》）

（1）附子配大黄。李翰卿认为，胆道蛔虫病类似属于中医蛔厥虫痛。其治法有二：一是杀虫，此法如乌梅丸；二是改变虫痛环境，如甘草米蜜汤、米醋等。临床所见胆道蛔虫病，以寒热夹杂证中的寒多热少证较多见，而临证选用大黄附子汤往往较乌梅丸效果更佳。常用剂量为附子9g，大黄4.5g，细辛4.5g。

（2）附子与干姜、炙甘草。李翰卿认为，从回阳救逆看，对心脾肾的阳衰欲亡者有卓效，可以说是中药回阳救逆的最好药物。附子与干姜、炙甘草伍用，治疗脾肾阳衰的四肢厥冷，泄泻如稀水或失禁，脉微欲绝者；若舌苔黄，或兼口苦者，为阴盛格阳之象，可配寒凉之药如黄连或猪胆汁；若兼大汗出者，为气脱，宜加人参。前人治疗亡阳厥脱时用四逆汤、参附汤的主要区别是汗出与否，泄泻有与无，即汗多者必用人参，泄泻者必配干姜，若汗、泻并见，则人参、干姜同时配用。

（3）附子配肉桂。李翰卿认为，从温阳利水看，附子本身没有利尿的作用，但对脾肾阳虚或心肾阳虚的水肿，却有较好的效果。若单纯从通阳利水的作用看，附子的作用不如肉桂，但在脾肾阳虚、心肾阳虚、肾水凌心、肾水凌肺证的水肿、心悸、四肢厥冷、脉沉细微的治疗上，附子又优于肉桂。若单纯肾阳亏损所致的水肿，肉桂、附子配合补肾阳，常能提高利水的效果。

五、周仲瑛经验（《中医临床家·周仲瑛》）

（1）附子配麻黄。麻黄发表散寒，附子温里助阳。两药温经散寒，治阳虚感寒，风湿相搏，身体疼烦，为麻黄附子细辛汤、麻黄附子汤的主要组成。

（2）附子配大黄。大黄通腑下积，附子温中祛寒。两药温散寒积，泻下通便。治寒积便秘，脘腹冷痛，为《金匮要略》大黄附子汤的主药。

六、施今墨经验（《施今墨对药》）

附子配黄芪：黄芪补气升阳，固表止汗，利水消肿；附子回阳救逆，温肾助阳，祛寒止痛。黄芪具有生发之性，善于益气固表，止汗固脱，配伍以附子，相使为用，温阳益气，回阳救逆，固表止汗益彰。主治阳虚自汗，畏寒，四肢不温，舌淡苔白，脉细弱等症；风湿性心脏病、心力衰竭者可用。附子配黄芪，治休克患者，脉微欲绝，四肢逆冷，大汗欲脱。熟附片可用量超过 15g 者，应久煎 1 个小时左右；黄芪须用大量，一次 60~90g 浓煎，止汗固脱之效甚佳。

七、陈耀堂经验（《中医杂志》）

（1）附子配白术。名术附汤，主治脾阳不运，肾阳亦衰，湿浊凝聚之水肿。如面目四肢水肿或大腹膨胀、小溲清长、大便自利等症，可以本方加五苓散、五皮饮等随症加减，使脾阳得运则湿浊化而肿自消。陈耀堂平时对慢性肾炎而有上述症状者，用之多有效验。若加茵陈，名茵陈术附汤，为治阴黄之主方。

（2）附子配人参。名参附汤，陈耀堂专用于西医诊断为休克、虚脱而证见虚寒、元阳不足之患者。此外，如虚喘动则气逆，气短欲脱者亦宜用之。此方能温运阳分，大补元气，为急救之要方。若汗出如珠，或冷汗淋漓，有亡阳之兆者，宜再加龙骨、牡蛎。陈耀堂用于温病后期或喘急气虚、汗多亡阳等证，多能见效。

（3）附子配黄芪。名芪附汤，治气虚阳衰，表分不固，虚汗倦怠等证。用黄芪固表，附子壮阳，则卫阳得以外护，虚汗自敛。

（4）附子配干姜。为祛沉寒、回阳救逆之主方。陈耀堂用于四肢逆冷之霍乱证及虚寒腹痛证有效。附子与干姜均为纯阳之品，古有"干姜无附子不热"之论。凡属寒盛阳衰，或阳气将亡而见吐利、脉微肢厥之症，非用此回阳救逆，不可挽回。

（5）附子配桂枝。可治风湿相搏，不能自转侧，骨节烦疼掣痛，不得屈伸，如《伤寒论》之桂枝附子汤、甘草附子汤证。陈耀堂临床用之于风寒湿痹，效果良好。

（6）附子配肉桂。陈耀堂多用于肾脏虚寒见腰髀痛楚，二足痿软，形寒乏力等症。古方如桂附八味丸、右归饮之类，亦以此为主药，能于水中补火，所谓益火之源，以消阴翳是也。

（7）附子配当归。名归附汤，陈耀堂常用于阳虚失红便血等症。盖脾土虚弱，不能统血，血去阴伤，阳气亦虚，此等症久治不愈或时愈时发，其内有瘀阻，瘀血得热而行，陈耀堂悟之于仲景侧柏叶汤，吐血而用干姜，故遇瘀血证辄用附子、当归加祛瘀之品，多能见效。

（8）附子配熟地黄。凡肾阳不足，舌苔腻而舌质红者，示阴阳俱不足，陈耀堂每以附子与熟地黄，仿八味丸阴阳并补之意，且借附子之走而不守，以行地黄之滞，可使补而不腻。

（9）附子配麻黄。附子与麻黄并用，可温经发表，治少阴病阳虚而兼外感，如麻黄附子甘草汤、麻黄附子细辛汤证。又如治痰饮，《金匮要略》云："病痰饮者，当以温药和之。"陈耀堂仿仲景之意，每于苓桂术甘汤、小青龙汤、麻黄加术汤中加用附子以化寒饮,盖宣肺定喘赖麻黄,而温化痰饮则归功于附子也。

(10)附子配白薇、银柴胡。可治低热、虚热。患者形寒怯冷虚汗倦怠,用一般退热药无效者,陈耀堂每以附子加白薇、银柴胡、生牡蛎、浮小麦及生姜、大枣,投之辄能应手奏效。

(11)附子配石决明、牡蛎。可治阳虚头痛颇佳。一般针对头痛症,医者多不敢用附子,唯恐厥阳独亢,用附子以阳助阳。但不知肝脏体阴而用阳,故有阴虚头痛,亦有阳虚清阳不升之头痛,陈耀堂用附子使清阳上升,用石决明、牡蛎以使浮阳潜降,治之多有愈者。

(12)附子配大黄。如附子泻心汤、附子大黄汤,寒热并用,温攻兼施,能温中通便,是温药下之之义。陈耀堂每于阳虚而有里实,需用攻下者,使里实去而阳不伤。

(13)附子配橘核、川楝子。陈耀堂多用于治寒疝。厥阴之脉络阴器,厥气失于疏泄,加以中阳不足,气虚下陷,故疝气作痛。陈耀堂治以祛寒疏泄,疏泄以橘核、川楝子,而祛寒则当重用附子,以附子加入疏泄厥气之中,则阳气盛而寒气自去,再佐以补益升提之品,则疝痛自释矣。

八、谢海洲经验 (《谢海洲临床经验辑要》)

(1)附子配黄芪。附子回阳救逆,温肾助阳,祛寒止痛;黄芪补气升阳,固表止汗,利水消肿。黄芪具有生发之性,善于益气固表止汗;伍以附子,相须为用,温阳益气,回阳救脱,固表止汗力彰。多用治休克患者,脉微欲绝,四肢逆冷,大汗如洗。

(2)附子配肉桂。附子辛热燥烈,走而不守,为通行十二经的纯阳之品,彻内达外,能升能降,回阳救逆。肉桂甘热,能走能守,偏暖下焦而温肾阳。更能引火归元而摄无根之火。二药相合,附子善入气分而散寒止痛,肉桂善入血分而温经通脉。动静结合,既具强大的温肾助阳作用,又有良好的温经散寒止痛之功。

(3)附子配桂枝。附子辛热,能散寒止痛通关节,搜风除湿;桂枝辛温,轻扬升散,具有走经络,通血脉,散寒邪之功。二药相合,可增强温通经脉,散寒止痛作用。凡遇阳虚寒凝所致的多种病证,都可酌情选用,如感寒所致的月经不调,经行腹痛者,用之可温经止痛;素体阳虚,复受风寒者,用之可助阳解表;阳虚气化不利的水肿病证,配伍利水渗湿药,可通阳化气,加强利水作用。

九、周筱斋经验 (《中医临床家·周筱斋》)

(1)附子配麻黄。麻黄为表药,附子为里药;麻黄散,附子守;加细辛名为麻黄附子细辛汤,而细辛能表能里,治汗不出,伍麻黄则发散之力强,伍附子则振阳驱寒之力增，达到彻表彻里，泄邪外出，益显配伍细辛之妙用，故见全功。麻黄附子细辛汤表里双解，张仲景用治太阳少阴同病，表里俱寒，而表证恶寒未罢，里证蕴寒欲出不得，则反发热。故此，附子配麻黄，加细辛，麻黄附子细辛汤是彻表彻里、驱散表寒、泄逐里寒，是温法与汗法合用的典范。

（2）附子配大黄。附子辛热，大黄苦寒，加细辛名为大黄附子汤，张仲景以治寒实内结，大便不通，故取大黄附子汤温下并施。由寒实内结，大便不通，加细辛性味辛温与大黄相伍则为拮抗作用，而细辛之功在大黄附子汤是彻上彻下、温下寒结，是温法与下法合用的典范。

十、高辉远经验（《中医临床家·高辉远》）

（1）附子配人参。大温大补，回阳益气而固脱。历代医家凡治元气大亏，阳气暴脱，必不可少。如见休克、虚脱，肢冷脉微者，常借大剂人参大补元气，强心救脱，附子温中回阳，振衰起废，参附同用，以挽回亡阳脱液之危。高辉远认为，补后天之气，无如人参，补先天之阳，无如附子，此参附汤之所由立。凡属阴阳气血暴脱之证，用之其效甚捷。

（2）附子配黄芪。高辉远认为，黄芪虽不如人参之能大补元气，但温升之力较人参为强，具有升举阳气之功效。且可外达肌表，固护卫阳，充实表分，以益气固表，取附子温经护阳。芪、附同用，能呈较强的补气助阳，固表止汗作用，用治内伤疾病的阳气虚衰，自汗畏冷，肢冷乏力者。如汗出较多，高辉远又常加白术、防风、浮小麦、煅牡蛎等以增强止汗作用。

（3）附子配干姜。附子大辛大热，温里回阳力强，使心阳振奋，阳气能通达四肢，则肢冷脉微之症可除；干姜辛热温中散寒，使脾阳得温，水谷得运，则下利清谷之症可愈。兼能温肺，治寒饮咳嗽。附子与干姜同用，心脾兼顾，回阳力胜，所谓"附子无干姜不热"。两药相须为用，相得益彰。高辉远还常配伍人参、炙甘草、白芍等温阳救脱，抢救心肌梗死属心阳虚脱致面色苍白、四肢厥冷、冷汗淋漓、肤色青紫、脉微欲绝者，兼有恶寒用附子汤，心下有水气，筋惕肉瞤者，则用真武汤变通救治。

（4）附子配肉桂。附子辛热药性刚燥，入气分，走而不守，上助心阳以通脉，中运脾阳以健运，下补肾阳以益火，能温全身之寒，通行十二经。肉桂甘辛热，归肝肾两经，入血分，守而不走，能引火归元，温营血，助气化，温肾壮阳，温经止痛，可用于气血寒凝之证，又能鼓舞气血，促使阳生阴长。两药相须为用则补阳益火，常用于下焦命门火衰，肾气不足的腰膝酸软，形寒肢冷，阳痿，尿频，也能补命火而健脾土，治脾阳不健之证。

（5）附子配桂枝。据《伤寒论》中载附子合桂枝同用，其义主要有二：一取桂枝散肌表之风邪，附子逐在经之寒湿，桂附相合，温经散寒，祛风除湿，如桂枝附子汤；二是用桂枝汤调和在表之营卫，加附子壮在表之元阳，两者合用，复阳敛液，固表止汗，如桂枝加附子汤。高辉远认为，桂枝通心阳，通血脉，伍用附子则温阳强心而通脉，临床上用治心阳衰微，心悸气短，四肢逆冷，唇指青紫，每多良效。

（6）附子配麻黄。其具有温经发表之功。麻黄发汗解表，附子温经助阳，以散寒邪，俾外感之风寒得以表散，而又固护里阳。如只用麻黄，不用附子助阳，则阳气随汗而泄，恐有亡阳之虑。麻附配伍并用，则温中发表，发中有补，使表解而又无损于阳。高辉远氏谓仲景麻黄附子细辛汤、麻黄附子甘草汤诸方运用附子，其目的亦在于此。

（7）附子配当归。当归活血补血，乃血证之要药，与附子伍用则温通血海。高辉远常用治于血虚寒凝，冲任虚寒之月经不调、经行腹痛、宫寒不孕等症。两药相合，尚可温阳摄血，用治脾虚阳衰，阳不摄阴之失血崩漏，其效亦佳。

（8）附子配白芍。白芍养血敛阴，柔肝安脾，附子辛甘大热，引血药入血分，壮命门之火，而温肾散寒，芍药之酸可益血，附子之辛可以复气，芍药敛阴止汗，附子固肾回阳，两药同用，寒热并施，阴阳同治，主治阴伤阳虚之候。高辉远认为，寒者温之，虽投以附子，也须防刚燥伤阴。附子配白芍，则是引附子入阴分以散寒，刚柔相济，使附子无燥烈之弊。《伤寒论》中附子汤中配用白芍之酸微寒，就是符合"温而毋燥"的原则。

（9）附子配白术。附子温补脾肾散寒，白术健脾燥湿，对于阳虚寒湿内盛，心腹冷痛，呕吐泄泻，痰饮水肿，概可用术附治之。又两药合用，温经益气，散寒除湿，可用治于风湿相搏之肢体关节疼痛，典型的例子表现在仲景真武汤、附子汤、白术附子汤、甘草附子汤方中，正如张洁古所说："附子以白术为佐，乃除寒之圣药，湿药可加之引经。"

（10）附子配茯苓。附子药性刚燥，走而不守，是温阳扶阳要药，配茯苓之甘淡渗利，则有温阳化饮，利水消肿之功，临床用治于脾肾阳虚，水气内停，肢肿尿少者。高辉远以附子配茯苓等利水药物，治疗肾性、心性水肿均有较好疗效。

（11）附子配地黄。地黄滋补肝肾，养血益精，为治疗阴虚之妙品。张景岳谓："善补阴者，必于阳中求阴，则阴得阳升而泉源不竭。"附子与地黄伍用，阴阳相生，可增强地黄滋阴养血的作用，且可减少地黄之滞腻，此时附子用量宜小。

（12）附子配大黄。附子辛热之性以散寒，大黄泻下之用以破结，仲景有大黄附子汤、附子泻心汤，后贤又有温脾汤，都是二者并用之妙方，一热一寒，温通并行，共奏温阳破结，攻积通滞之功，治寒实内结，寒疝腹痛。两药相配尚可扶阳降浊，有降低肾衰竭所致的血尿素氮及肌酐的作用。

十一、查玉明经验（《中医临床家·查玉明》）

（1）附子配人参。用于慢性肾衰竭。精气被夺是肾脏疾病末期的最终结果。肾主水、司开阖，为胃之关。肾关得阳则开，从阴则阖，故取参附合用，有助于阳化气，司开阖，行升降之功能。人参补脾肺之气，助脾化湿；附子辛热，助阳散寒功擅力宏，上补心阳以通脉，下助肾阳益火源，使脾肾阳气衰败、阴寒内盛之证得以改善。

（2）附子配大黄。附子与大黄合用可通腑散寒，重在降浊，能使体内湿浊羁留之邪、久郁形成之水毒得以消除。常以黄芪、大黄、人参、附子四味联合应用，效果更佳，可使尿毒症之危候得以缓解改善，每多奏效。

（3）附子配白术。用于脾肾阳虚、湿浊凝聚、水湿内停所致尿少不利、肢体水肿之水气病，常与茯苓同用，使脾阳得运、温化寒湿、温肾壮阳、助阳化气，使尿利肿消。附子具有温经散寒、回阳气、散阴寒、温补肾阳以益火、振奋心阳以通脉之功，是通行十二经之要药。凡阴寒内盛所致的各种疾病，真阳不足，功能衰退，沉疴痼疾，阳气虚衰者，用之多验。症见：面色苍白，倦怠乏力，身寒足冷，精神萎靡不振，大便不实，小便清长，阳痿尿频，舌淡胖，苔白润，舌质淡，脉沉迟或微细。凡阳虚阴盛之里寒虚证皆可用之。白术既能补气健脾，又能燥湿利水，与附子同用，相得益彰。

（4）附子配黄芪。用于气虚阳衰、卫表不固所致的虚汗出、神疲倦怠。黄芪固表，附子固阳，卫阳得以外护，虚汗自敛。常与五味子合用，疗效更佳。黄芪甘温固表、温分肉、实腠理，无汗能发，有汗能止。阳虚自汗用之多效。

（5）附子配干姜。寒淫于内，治以甘热，姜、附大热之剂伸发阳气、表散寒邪、温胃散寒。用于虚寒腹痛、体寒不温、四肢厥冷及中焦虚寒之脘腹隐痛。具有扶阳止泻之功，能壮真火而逐虚寒，温中止痛力专，效果显著。

十二、颜德馨经验（《颜德馨临床经验集要》）

（1）附子配麻黄。温肺化饮治肺胀。附子味辛，辛入肺经，故能温肺散寒，助阳固表，与麻黄配伍，宣补并用，攻补兼施，则善治肺胀咳喘。肺胀一证，饮邪充斥，淹蔽阳气，以致阳不外卫，无能御邪，稍一冒寒触风，即可引动伏饮，夹感而发，证属本虚标实，此非一般宣肺化痰药所能胜任，三拗汤、华盖散、小青龙汤等麻黄功在宣散，温阳之力多嫌不足，唯有加入附子一味，温扶阳气，庶可克敌，临床凡见咳喘频发，咳痰清稀，背俞寒冷，舌苔白腻等阳虚阴凝证者，取小青龙汤加附子投之，每能奏效。

（2）附子配生脉散。养心温阳治胸痹。附子主入手少阴心经，功能大补心阳，其性走而不守，善于祛除寒邪，疏通血气，用治胸痹有一举三得之妙。心居阳位，为清旷之区，凡心阳不足，阳气失于斡旋，寒邪乘虚而入，两寒相得，凝滞气血，痹阻心脉，不通则痛，则胸痹心痛。症见脉细而微，舌胖而淡属阳微阴弦者，当取附子温阳散寒；若见脉虚而数，舌红质干属气阴两亏者，则宜附子合生脉散同用，用附子振阳，生脉养阴，共成复脉之师。

（3）附子配茵陈。暖脾化湿退阴黄。附子性大热，不仅祛寒，且能燥湿，故张元素谓："附子温暖脾胃，除脾湿。"与退黄专药茵陈相使而用，温阳化湿，专治阴黄。黄疸发病，当以湿邪为要，所谓"黄家所得，从湿得之"，湿性黏滞，缠绵难祛，最易遏气损阳，故而黄疸日久不退，必然损伤阳气，加重水湿的停滞，遂成阴黄变证，症见肤色烟熏，舌润脉沉，治此当在茵陈剂中，佐以少量附子，振奋脾阳，以求"离照当空，阴霾自散"之效。

（4）附子配石韦。温肾通淋疗尿石。附子气雄，擅补肾阳，温膀胱之气，与石韦等清利通淋之剂同用，则有温阳行气，通淋排石之功。石淋一证，肾虚气化失利为本，湿热蕴结下焦为标，肾主水，司二便，肾阳旺盛，气化有权，生化有序，湿热无以蕴结，结石无法形成，若肾阳衰弱，气化乏力，清浊泌别失司，湿浊无法下注而沉积为石，治疗若拘泥清热通淋，不但结石难以攻下，且久服攻利，反有耗气损阳之弊，而施以温肾通阳之附子，以补代通，阳气充盛，气化则能出焉。

（5）附子配大黄。温阳泄浊治关格。附子与大黄相配，乃取《金匮要略》大黄附子汤之意，主治寒积实证，多用于慢性肾炎尿毒症，其脾肾阳亏，寒湿内生，浊邪弥漫三焦。小便不通者曰关，呕吐不止者曰格。大黄为降浊要药，有祛浊通腑之力，其性寒凉，久服必伐肾阳，附子辛热，功能温散寒浊而开闭结，并能制大黄寒性而存其走泄之性，二味同用，共成温散寒浊，苦辛通降之剂，而奏通关格之功。

十三、于凯成经验（《名中医论方药》）

于凯成认为，本品有毒，内服须经炮制，且先煎 0.5 ~ 1 小时，至口尝无麻辣感为度。临床用附子 5~20g，常用以下配伍：附子配桂枝、白术、大腹皮、葶苈子，治心衰水肿；附子配麻黄、桂枝、细辛、淫羊藿，治心动过缓、病态窦房结综合征；附子配人参，治休克。

十四、马连珍经验（《名中医论方药》）

马连珍认为，附子之功在于温五脏之阳，其性辛热燥烈。一般用10g，先煎，根据病情可用至 18~20g。临床用附子 10~20g，常用以下配伍：附子配人参，即参附汤，治充血性心力衰竭；附子配桂枝，治阳虚血瘀型胸痹。附子配白术，治心脾阳虚证；附子配黄芪，治心衰，有补气固表之力。附子配桑白皮、葶苈子，治心衰喘咳；附子配大黄，治心衰，可降气通大肠。附子配水蛭，治心脏病，可逐瘀止痛。

十五、王乐善经验（《名中医论方药》）

临床用附子 3~10g，常用以下配伍：附子配干姜、炙甘草，治四肢厥逆；附子配人参、白术、炮姜，治中寒呕利腹痛；附子配甘草、白术、桂枝，治风湿痹证，关节疼痛。

十六、石景亮经验（《名中医论方药》）

石景亮认为，附子用量 30g 以上者，需先煎 2 小时，以减轻其毒性。临床用附子 5~30g，常用以下配伍：附子配大枣、沉香、炙甘草、太子参、麦门冬、枸杞子，治病态窦房结综合征；附子配茯苓、刘寄奴、白术、白芍、淫羊藿、生姜、仙茅、陈皮、生黄芪、地龙、益母草、玉米须，治脾肾阳虚型肾病综合征；附子配红参、干姜、大枣，治阳虚大汗、休克虚脱。

十七、朱良春经验（《名中医论方药》）

朱良春认为，大剂量使用附子，煎时宜加生姜三五片，或再加蜂蜜一匙，以防中毒，也可将附子先煎半小时。煎附子之水要一次放足，不能中途再加凉水。临床用附子 3~6~30g，常用以下配伍：附子配人参、麦门冬，治感染性休克、心源性休克；附子配党参、炮姜、白术，治脾阳虚之久泻。附子配桂枝、细辛，治风寒湿痹；附子配桃仁、红花、败酱草，治慢性肾炎。附子配黄芪、金刚骨，治慢性肾炎。

十八、朱育华经验（《名中医论方药》）

朱育华认为，临床多从 20g 开始，逐渐加量至 150g，可使痹痛减除。入汤剂先煎 30 分钟，然后入其他药物，未发生过毒性反应。临床用附子 6~150g，常用以下配伍：附子配秦艽、桑枝、桂枝，治寒痹；附子配干姜、茯苓、车前子、高良姜，治脾胃虚寒性胃痛、泄泻；附子配红参，治疗各种休克及虚脱证。

十九、杜雨茂经验（《名中医论方药》）

杜雨茂认为，凡有四肢厥逆、脉微等阳虚欲脱征象者必用附子。临床用附子 3~30g，常用以下配伍：附子配干姜、炙甘草、肉桂等，治阳虚欲脱；附子配桂枝、白芍、高丽参、黄芪等，治阳虚恶风；附子配干姜、炙甘草、人参，治阳虚发热。附子配葱白、胆汁、白芍等，治格阳于外；附子配理中汤等，治虚寒泄泻；附子配熟地黄、川续断、巴戟天、枸杞子、艾叶等，治肾气虚不孕；附子配肉桂、海马、巴戟天、鹿角胶、紫河车等，治五迟五软。附子配茯苓、泽泻、桂枝、葶苈子等，治阳虚水肿；附子配川乌、桂枝、细辛等，治阳虚痹证。桂附丸为主，加牛膝、龙骨、牡蛎等，治上盛下虚证。

二十、李士懋经验（《名中医论方药》）

李士懋认为，附子宜先煎 1 小时，以去毒性。曾有次用附子 8g，因炮制不好而出现口麻、心律不齐，但先煎后则从未见毒性反应。临床用附子 3~60g，常用以下配伍：附子配桂枝、细辛、茯苓、白术，治冠心病；附子配麻黄、细辛，治水饮射肺之咳喘，胸中窒闷；附子配桂枝、茯苓、白术、泽泻，治水肿、尿少。

二十一、李文瑞经验（《名中医论方药》）

李文瑞认为，附子大辛大热，具有温肾壮阳，逐寒生精，倾浊生水，宣痹止痛之功。临证用制附子，如辨证准确可重用，但宜逐渐增量。重用时应延长煎煮时间，以去其毒。临床用附子 3~30g，常用以下配伍：附子配桂枝、白术、白芍等，基本方用天雄散加减，治男子不育之少精症、精液清稀症、精子活动低下症；附子配淫羊藿脾、黄芪等，基本方用真武汤加减，治甲状腺功能减退；附子配麻黄、细辛、桂枝、白芍，基本方用麻黄附子细辛汤加减，治心率慢者；附子配老鹳草、威灵仙、鸡血藤，治风湿病、风湿性关节炎、类风湿关节炎属寒证者。

二十二、吴康衡经验（《名中医论方药》）

吴康衡认为，附子有毒，入药必须使用炮制后的附片，煎药时间必须在 30 分钟以上。经临床验证，本药对多种肾脏疾病有显著疗效，可用于激素的替代治疗，其动物实验表明，它有保护动物肾上腺，并促进肾上腺皮质激素分泌的作用。临床用附子 15~60g，常用以下配伍：附子配大黄、炮姜、党参，治慢性肾功能不全；附子配肉桂、淫羊藿、巴戟天，用于激素治疗减量过程中或停药后，以防复发；附子配芍药、生姜、白术、茯苓，治慢性肾炎、肾病综合征属阳虚水肿者；附子配桂枝、人参、丹参，治慢性充血性心力衰竭，心悸，尿少，身肿者。

二十三、何少山经验（《名中医论方药》）

何少山认为，附子辛热雄壮，逐阴回阳，无所不至，对阴盛阳衰之证，救急有破阴回阳之功，缓治有益火消阴之效，故适用于一切沉寒痼冷。只要辨证得当，暑季但用无妨。临床用附子 3~10g，常用以下配伍：附子配黄芪、炮姜、生地炭、丹皮、鹿角霜、化龙骨、煅牡蛎，治阳虚型血崩；附子配肉桂、当归、川芎、熟地黄、淫羊藿、肉苁蓉、胡芦巴、小茴香，治宫冷不孕及肾阳不足之月经不调、闭经；附子配桂枝、干姜、香附、当归、川芎、吴茱萸、枳壳、乌药，治阴寒内盛、气血凝滞之痛经；附子配黄芪、白术、诃子、肉桂、浮小麦、绿豆衣，治产后自汗不止，便溏。

二十四、汪朋梅经验（《名中医论方药》）

汪朋梅认为，回阳救逆、散寒止痛宜选用生附子，温补命火宜选熟附子，二者均应先煎，生品尤应先煎1小时以上，也可与甘草、生姜同煎，以减其毒。服药后肌肤、脘腹温温然，是正常现象，可继服之。如有咽痛、燥渴、鼻衄，虽非中毒，但可能辨证欠准确，应立即停用，采取补救措施。若感唇舌麻痒，痛觉消失，咽燥腹痛，脉搏奇慢，甚或抽搐昏迷，属中毒现象，应立即抢救。关于附子的用量，个体差异也是值得注意的，有人比较敏感，有人耐受药力很强，有人喜欢用附子炖猪肉佐餐，100g也不算多。然附子毕竟药性猛烈有毒，宁可先用小量，也勿初予大剂，通常以3~5g为宜，确系病重药轻，可逐步增量。

临床用附子3~5~10g，常用以下配伍。

（1）生附子用法。生附子10g（先煎），配干姜、炙甘草，治虚脱，再加人参，治利止而脉沉不复及心力衰竭。生附子10g（先煎），配桂枝、白芍、炙甘草，治卫阳衰微。再加当归、黄芪，治产后营卫大虚，久汗不收。生附子10g（先煎），配麻黄、细辛，治里阳衰微，太少两感。生附子10g（先煎），配苍术、防己、防风、羌活、独活、熟地黄、白芍、白术、桂枝、牛膝、杜仲、黄芪，治风寒湿痹。剧痛者再加川乌5g（先煎）、制草乌5g（先煎）。生附子10g（先煎），配肉桂，治真寒假热证。生附子10g（先煎），配白术、白芍、茯苓、生姜，治少阴腹痛，小便不利，心悸，阳虚水泛证，心阳阳衰证及过汗伤阳之证。生附子10g（先煎），配大黄、桂枝、桃仁、红花、牡蛎、柏子仁，保留灌肠，治慢性肾衰竭。

（2）制附子用法。熟附子配人参，治面色苍白，自汗喘逆，四肢不温，亡阳脱液之证，常用于心衰。熟附子配党参、白术、干姜、炙甘草，治阳虚里寒之慢性结肠炎。熟附子配大黄、黄连、黄芩，治邪热有余，阳气不足，心下痞满，恶寒汗出。熟附子配熟地黄、山萸肉、山药，治命门火衰、虚火上浮之目赤唇裂，肢冷水肿，腰膝酸痛，少腹拘急小便不利或反多。熟附子配阿胶、黄芩、生地黄、白术、炙甘草、灶心土，治脾不统血之便血、呕血。熟附子配大黄、细辛，治冷积。熟附子配茵陈、干姜，治阴黄。熟附子配肉桂、乌梅、细辛、川椒、干姜、党参、黄连、黄柏、当归，治蛔厥。熟附子配龙胆草，治湿热未清，肾阳已虚之慢性肝炎。熟附子配淫羊藿、肉苁蓉、熟地黄、山萸肉、黄芪、川牛膝、杜仲、夏枯草、滁菊，治血压居高不下，阳虚症状明显之高血压。

二十五、张琪经验（《名中医论方药》）

张琪认为，本药为回阳救逆之要药，但因有毒，必须炙用，且须先煎半小时，然后入他药。临床用附子 5~50g，常用以下配伍：附子配山萸肉、人参、干姜、龙骨、牡蛎、五味子，治疗心源性休克，症见手足厥冷，面色青，精神萎靡，昏厥，脉微细，舌滑润者；附子配茯苓、白术、白芍、生姜、红花、丹参、赤芍，治心衰，症见水肿，心悸，气短不能平卧，四肢厥冷，小便少，舌胖嫩，质紫暗，唇甲青紫发绀，脉象沉细或涩结代者；附子配茯苓、白术、麻黄、桂枝、生姜、细辛、甘草，治慢性肾小球肾炎或肾病综合征，症见水肿，咳喘不得平卧，头面肿甚者；附子配人参、黄芪、白术、茯苓、桂枝、五味子，治甲状腺功能低下，症见头眩嗜睡，精神萎靡不振，黏液性水肿，恶寒手足厥冷，舌胖嫩脉沉者。

二十六、张云鹏经验（《名中医论方药》）

张云鹏认为，使用附子时应注意耐药性与当地用药惯例，掌握辨证要点，注意恰当配伍。附子可以温阳救逆，邪盛正虚时亦可以寒温并用。阳气将亡之际，用药须当机立断，方能挽回阳气于顷刻之间。临床用附子 3~90g，常用以下配伍：附子 10~15g，配党参、当归、熟地黄等，治气血两虚的再生障碍性贫血；附子 30g，配干姜、炙甘草、黄精，治肾阳不足的低血压症；附子 15g，配代赭石、蛤蚧，治肺肾两虚的肺心病；附子 10g，配茯苓、苏子等，治阳虚咳喘；附子 90g，配肉桂、葶苈子、茯苓等，治心肾阳虚的风心病、心衰并发肾衰；附子 15~30g，配桂枝、细辛等，治阳气衰微，脉沉迟的病态窦房结综合征；附子 10g，配白芍、木香等，治脾肾阳虚的胃痛；附子 30g，配干姜、白术等，治脾肾阳虚的泄泻；附子 10~15g，配白术、乌梢蛇等，治风寒痹证；附子 30g，配大黄、桃仁等，治阳虚浊阴上逆的尿毒症；附子 10g，配麻黄、生石膏等，治肺热阳虚的肺炎。

二十七、陈益群经验（《名中医论方药》）

陈益群认为，救治重危患者虚脱厥逆，必用附子，可回阳救逆，转危为安。临床用附子 6~15g，常用以下配伍：附子配麻黄、鹿角胶、全蝎、当归、熟地黄、黄芪、雷公藤、寻骨风，治类风湿关节炎。

二十八、邵祖燕经验（《名中医论方药》）

邵祖燕认为，常用量为 3~9g，危重症可用 15~30g，中毒量为 15~60g，且认为不宜久用。临床用附子 3~60g，常用以下配伍：附子配麻黄、党参、黄芪、当归、川芎、丹参、干姜、细辛、甘草，治心动过缓；附子配丹参、桃仁、海马、细辛、当归、肉桂、金银花，治血栓闭塞性脉管炎；附子配白术、艾叶、茴香，治胃下垂。

二十九、武明钦经验（《名中医论方药》）

武明钦认为，附子入肾助阳，通行十二经脉，凡脾肾阳虚，手足逆冷，自汗、乏力，食谷不化，腰酸腿困者必用附子。一般情况用炮附子。量大者先煎附子，后下余药，或分多次服。临床用附子 6～30g，常用以下配伍：附子配西洋参，治心肾阳虚，心悸，畏寒，脉沉而无力，舌体大，质淡红，苔润滑白腻；附子配黄芪、白术、防风、谷麦芽、砂仁，治大便偏溏，纳谷不香，易外感者；附子配太子参、黄芪、当归、天麻、白术、炙甘草、枸杞子、五味子，治低血压引起的眩晕、心悸；附子配茯苓、白芍、白术、生姜，治肾阳虚弱，动则心悸。

三十、罗铨经验（《名中医论方药》）

罗铨认为，阳虚水泛或阳气欲脱之证必用此药。附子须先煎 2～3 小时（开水先煎），以防中毒。忌配冷食物。临床用附子 15～100g，常用以下配伍：附子配黄芪、生晒参，治心力衰竭；附子配桂枝、细辛，治缓慢性心律失常；附子配全蝎、蜈蚣，治慢性风湿、类风湿关节炎。

三十一、周信有经验（《名中医论方药》）

周信有认为，附子含乌头碱，辛热有毒。用量首次从9g开始，服5~7天后，无明显不良反应，可逐渐加大用量，一般加至30g为止。用量大时处方必须标明另包先煎。临床用附子 6～30g，常用以下配伍：附子配桂枝、麻黄、黄芪、当归、赤白芍、丹参、姜黄、桑枝、羌活、独活、海桐皮、淫羊藿、怀牛膝、甘草，治风寒湿痹之周身关节疼痛；附子配桂枝、麻黄、细辛、红参、淫羊藿、黄芪、当归、五味子、仙茅、丹参、肉桂、炙甘草，治病态窦房结综合征、窦性心动过缓；附子配桂枝、细辛、瓜蒌、赤芍、丹参、川芎、地龙、延胡索、山楂、黄芪、淫羊藿、水蛭粉，治冠心病心绞痛；附子配淫羊藿、党参、白术、黄芪、鳖甲、五味子、茵陈、柴胡、丹参、莪术、大腹皮、猪苓、茯苓、车前子、水蛭粉，治肝硬化腹水；附子配熟地黄、山萸肉、泽泻、猪苓、茯苓、车前子、怀牛膝、益母草、桂枝、党参、黄芪、淫羊藿、水蛭粉，治慢性肾炎、肾病综合征、肾功能不全引起的水肿、腹水等。

三十二、赵谦经验（《名中医论方药》）

赵谦认为，附子入煎剂宜先煎 30～60 分钟，以破坏乌头碱，降低毒性。临床用附子3~30g，常用以下配伍：附子配桂枝、太子参，治胸痹；附子配黄芪、桂枝，治阳虚自汗；附子配麻黄、细辛，治阳虚感受风寒；附子配干姜、党参、白术，治脾阳不振之腹痛吐泻；附子配干姜、大黄，治脾肾阳虚之便秘；附子配白术、茯苓，治脾肾阳虚之水肿；附子配干姜、甘草，治亡阳证。附子配人参，治亡阳兼有气虚者。附子配龙骨、牡蛎、白芍，治亡阳证、阴阳欲脱证；附子配干姜、葱白，治阴盛格阳证。

三十三、赵国章经验（《名中医论方药》）

赵国章认为，附子的治疗范围是痛（痛经、痹痛、癌痛）、厥（四肢厥逆）、饮（胸水、腹水、心包积液）、毒（肾病肾衰，尿毒内攻）。应用指征是阳虚里寒，肢体逆冷，恶寒喜温，脉象沉弦。临床用附子10~30g，常用以下配伍：附子配桃仁、红花、香附等，治痛经；附子配柴胡、白芍、佛手，治气厥证；附子配五苓散，治水湿痰饮证；附子配大黄保留灌肠，治肾衰之尿毒症。

三十四、胡毓恒经验（《名中医论方药》）

胡毓恒认为，附子大辛大热，力专而效宏。如辨证准确，用药得当，可收奇功。临床用附子3~15g，常用以下配伍：附子配乌梅、桂枝、当归、川椒、黄连、黄柏、细辛、党参、干姜，治蛔厥；附子配麻黄、细辛、炮姜、党参，治大咯血；附子配熟地黄、山药、山萸肉、丹皮、茯苓、肉桂、泽泻、麦门冬，治复发性口疮溃疡。

三十五、俞长荣经验（《名中医论方药》）

俞长荣认为，附子有生、熟之别，常用熟附子，未发现副作用。临床用附子10~15g，常用以下配伍：附子配干姜、炙甘草，治少阴寒化证；附子配党参、白术，治脾肾阳虚之下利，或水肿；附子配人参、黄芪，治亡阳虚脱；附子配白术、桂枝，治风寒湿痹；附子配肉桂、滋阴药，治肾阴阳两虚之多种慢性疾病，以及虚火上浮之证。

三十六、姜树荆经验（《名中医论方药》）

姜树荆认为，附子的用药指征是肢体寒凉麻胀，皮肤寒冷指青。临床用附子10~30g，常用以下配伍：附子配忍冬藤、地鳖虫、牛膝、川楝子、乌蛇、地龙，治血栓闭塞性脉管炎之寒热并重证；附子配肉桂、桂枝、苍术、黄芪、丹参、白术、甘草、穿心莲，治血栓闭塞性脉管炎之寒证，系统性硬皮病之脾肾阳虚证。

三十七、夏锦堂经验（《名中医论方药》）

临床用附子6~18g，常用以下配伍：附子配桂枝、茯苓、甘草、白术、苏子、杏仁，治肺心病，症见心悸、喘咳、肢冷、水肿者；附子配吴茱萸、白术、茯苓、五味子、肉豆蔻，治慢性肠炎，症见腹痛肠鸣，每晨泄泻，舌淡苔白者；附子配肉桂、白术、猪苓、茯苓、泽泻，治慢性肾炎，症见面浮肢肿，尿少，脉沉者。

三十八、徐迪华经验（《名中医论方药》）

临床用附子5~12g，常用以下配伍：附子配红参、黄芪、甘草，治亡阳急证，兼有亡阴症状者加麦门冬、白芍、五味子。附子配肉桂、黄芪、淫羊藿，治命门火衰；附子配红参、黄芪、桂枝、川芎、茯苓、泽泻，治心阳衰弱证；附子配麻黄、细辛、桂枝、丹参、川芎、甘草，治胸痹脉迟；附子配黄芪、桂枝、川芎、当归、葛根、僵蚕、地龙，治风痰痹阻脉络，寒痰型闭塞性脉管炎；附子配肉桂、黄芪、天麻、钩藤、杜仲、葛根、地龙，治Ⅲ期高血压病有阳虚症状者。

三十九、高忠英经验（《名中医论方药》）

高忠英认为，附子大热暴走，配参芪温中，配熟地温肾，得干姜救逆，配参草强心，得桂枝、羌独活则走络。临床用附子5~50g，常用以下配伍：附子配人参、黄芪、干姜，治脾阳不振，寒凝中焦证；附子配熟地黄、山药、山萸肉、桂枝，治肾气不足，水肿，小便不利；附子配熟地黄、肉桂、菟丝子、巴戟天，治肾阳虚衰，阳痿睾冷无精；附子配黄芪、白术、麻黄，治脾肺阳虚，卫阳不固之证；附子配生地黄、麦门冬、人参、桂枝，治心阳不振，心悸、怔忡、水肿；附子配人参、干姜、桂枝，治寒盛阳虚之四逆证；附子配苍术、桂枝、羌活、独活，治寒湿外侵、经络阻滞之痛痹证。附子配黄芪、白术、茯苓、生姜，治寒湿困脾之臌胀，水肿；附子配伏龙肝、炮姜、赤石脂，治脾虚失统之久痢、便血。

四十、唐祖宣经验（《名中医论方药》）

唐祖宣认为，凡患肢发凉，扪之冰冷，喜暖恶寒，疼痛时感觉发凉者均为附子应用指征。临床用附子6~30g，常用以下配伍：附子配白芍、黄芪、白术、党参、茯苓、当归、桃仁、红花、赤芍、干姜、甘草，治阳虚型脉管炎；附子配桂枝、干姜、白芍、细辛、木通、甘草、川芎、苏木、刘寄奴，治雷诺病。

四十一、唐福安经验（《名中医论方药》）

临床用附子9~30g，常用以下配伍：附子配党参、黄芪、白术、丹参、桂枝、炙甘草、麦冬、茯苓、炮姜、降香，治心气不足、脾阳不振之证；附子配干姜、全瓜蒌、薤白、丹参、桂枝、炙甘草、茯苓，治心阳不足、胸阳痹阻之证。

四十二、诸方受经验（《名中医论方药》）

临床用附子 6~15g，常用以下配伍：附子配天麻、杜仲、续断、薏苡仁、威灵仙，治腰椎骨质增生性关节炎引起的腰腿痛；附子配黄芪、升麻、泽泻、茯苓、防风、牛膝、白术，治坐骨神经痛，病程久，兼有腿足水肿者；附子配党参、白术、当归、血竭，治创伤骨折急症，疼痛剧烈，脉细弦数，手足冷，神气虚怯欲脱。

四十三、焦树德经验（《名中医论方药》）

临床用附子 3~12g，常用以下配伍：附子配干姜、人参、山萸肉、炙甘草，治寒厥；附子配防风、羌活、独活、桂枝、威灵仙、薏苡仁、白术、炙甘草，治痛痹；附子配制草乌 3g，治尫痹肾虚寒盛证。

四十四、焦中华经验（《方药传真》）

焦中华认为，凡具肾阳亏虚的再生障碍性贫血患者，附子用量由小及大疗效颇佳。临床用附子 10~120g，常用以下配伍：附子配肉桂，治阳虚型再生障碍性贫血。

四十五、印会河经验（《方药传真》）

印会河认为，附子的应用指征是脉细，肢凉。临床用附子 3~30g，常用以下配伍：附子配干姜、白术，治阴寒腹泻；附子配茯苓、白术，治阳虚水泛之证；附子配大黄，治慢性肾衰竭。

四十六、王必舜经验（《方药传真》）

王必舜认为，体温低，体温36℃以下，或阴虚低热，气虚之低热，体温37~38℃，均是应用附子的指征。临床用附子 3~30g，常用以下配伍：附子配党参、白术、干姜，治脾胃虚寒；附子配鸡血藤、细辛、秦艽、威灵仙、蜈蚣、川芎、淫羊藿，治风寒湿痹；附子配青蒿、鳖甲、知母、生地黄、丹皮、沙参、肉桂，治低热。

四十七、邹学熹经验（《方药传真》）

临床用附子 30~50g，凡属肾阳虚者，包括关节炎之四肢水肿、肝硬化中期水肿、癌症化疗的突然四肢厥冷及全身水肿，均是应用附子的指征。

四十八、陈潮祖经验（《方药传真》）

临床用附子 10~100g，常用以下配伍：附子配人参，治心气虚衰；附子配白术、茯苓、生姜，治阳虚水肿；附子配白术、茯苓、白芍、生姜、桂枝，治寒湿痹痛。附子配白术、茯苓、白芍、生姜、瓜蒌、薤白、半夏、葛根，治阳虚湿滞之冠心病；附子配白术、生姜、茯苓、白芍、人参、当归、黄芪，治心力衰竭或阳虚表卫不固的自汗、易感冒；附子配白术、茯苓、生姜、白芍、麻黄、细辛，治慢性咽炎或声音嘶哑。

四十九、李天道经验（《方药传真》）

李天道认为，凡属虚寒证、真寒假热证、脉沉迟、微弱及冬病夏治者必用附子。临床用附子 9～30g，常用以下配伍：附子配肉桂，补火助阳，散寒止痛；附子配干姜，温里祛寒；附子配人参、白术，温补脾肾；附子配蜈蚣，蠲痹止痛，治疗顽痹；附子配大黄，温阳泻浊，治慢性肾衰竭尿毒症。

五十、崔公让经验（《方药传真》）

崔公让认为，凡肢体畏寒怕冷，麻木发冷，呈阳虚体征，四肢厥冷者必用附子。临床用附子 10～30g，常用以下配伍：附子配四君子汤或补肾健脾药，治阳虚型肢体缺血性疾病。

五十一、柴有华经验（《方药传真》）

柴有华常从 20g 开始，逐渐加重至 150g，痹痛则可减除。附子宜先煎 30 分钟，然后入其他药物，无毒副作用。临床用附子 6～150g，常用以下配伍：附子配干姜、茯苓、车前子、高良姜，治虚寒性胃痛、泄泻；附子配高丽红参，治各种休克及虚脱证。

五十二、王少华经验（《方药心悟》）

临床用附子 6～15g，常用以下配伍：附子配桂枝、南沙参、北沙参、龙骨、牡蛎、人参等，治肺心病、心衰；附子配干姜、大黄，治寒湿盘肠；附子配干姜，治肠炎寒湿型；湿热型与黄连同用。

五十三、尤松鑫经验（《方药心悟》）

尤松鑫认为，凡是舌质淡胖、脉沉细者均是应用附子的指征。临床用附子 1～30g，常用以下配伍：附子配炮姜、党参、白术、炙甘草、木香、砂仁、徐长卿，治中寒腹痛。

五十四、严冰经验（《方药心悟》）

严冰认为，最小用量为每剂 5g，最大用量为 30～40g，重担大任，用于阴寒陈疾。临床用附子 5~40g，常用以下配伍：附子配干姜，治胃痛、心悸；附子配巴戟天、胡芦巴，治肾阳虚心悸、水肿；附子配熟地黄、麻黄、益母草，治阴疽以及寒入厥少二阴诸证；附子配牛膝、丹参、泽泻等，以降血压。附子配葶苈子等，治心悸、喘急，效佳。

五十五、严明经验 (《方药心悟》)

严明认为，在临床上用熟附子 30~80g，数十年来，凡是经过使用附子久煎 2 小时以上者，并未发现用后的毒副作用。若不守此法而贸然服用者，则一定会发生不良反应，故其用大量附子，一定要注明"煎法请严守医嘱"，其义在此。临床用附子 3~80g，常用以下配伍：附子配干姜、甘草，治一切虚寒证，血压偏低者，并可解附子之毒性，提高附子的效能；附子配龙骨、牡蛎，治虚寒汗出、心慌气怯者；附子配白术、桂枝，治寒湿留经、关节痹痛；附子配麻黄、细辛、五味子，治老年性咳喘而心动过缓者；附子配龙胆草、生石决明，治慢性肝炎活动期。

五十六、徐文华经验 (《方药心悟》)

临床用附子 5~15g，常用以下配伍：附子配党参、白术等，治中焦虚寒性溃疡病；附子配大黄、蒲公英、僵蚕、连翘，治急性扁桃体炎；附子配大青龙汤、党参、麦门冬、五味子，治老年慢性支气管炎；附子配瞿麦、木通，治慢性泌尿道感染；附子配黄芪、防己、石斛，治风湿热；附子配黄连、青蒿，治小儿夏季热。

五十七、胥受天经验 (《方药心悟》)

临床用附子 5~30g，常用以下配伍：附子配桂心、当归、延胡索、艾叶、香附，治少女经行腹痛；附子配肉豆蔻、罂粟壳、薏苡仁，治脏寒脾虚久泄不止；附子配苍术、当归、羌活、红花、秦艽，治风寒湿痹。

五十八、孙浩经验 (《方药心悟》)

临床用附子 5~10g，常用以下配伍：附子配黄连，止胃痛；附子配肉桂，治寒泻。

五十九、施今墨经验 (《施今墨对药临床经验集》)

附子，本品纯阳有毒，其性走而不守，上能助心阳以通脉，下可补肾阳以益火，是一味温补命门之火，温里回阳救逆的要药。既能治疗阳气衰微，阴寒内盛，或因大汗、大吐、大泻而引起的四肢厥逆、冷汗自出、脉微欲绝等亡阳症；

又能治大汗淋漓、手足厥冷、气促喘急等阳气暴脱之症；还能益命门火而暖脾胃，助阳化气以利水消肿，用于治疗肾阳不足、命门火衰、畏寒肢冷、阳痿、尿频等症；又治阴寒内盛、脾阳不振、脘腹冷痛、大便溏泻等症，以及脾肾阳虚、水湿内停，所引起的小便不利、肢体水肿之症。此外，本品还可通行十二经脉、祛寒除湿、温经止痛，用于治疗风寒湿痹、寒湿偏盛、周身骨节疼痛等症。

六十、何绍奇经验（《绍奇谈医》）

何绍奇认为，附子一物，可上可下，可攻可补，可寒可热，可行可止，可内可外，随其配伍之异而变化无穷，用之得当，疗效卓著，在群药中具有不可替代的作用，说它是"百药之长"也并不过分。

附子的用量，向来争议很大。仲景经方用附子一枚，炮，破八片，则每帖约60g，附子质量，一大片即6~8g，曰"炮"，则为生附子，其力更大。所以当用附子时，不必畏忌，初用10~15g，如无问题，完全可以续增至30g以上。

何氏治痹证，阳虚畏寒，用量均在30g以上，屡遭药房拒配，不得不郑重签字，但也有签字后仍不配的时候。何氏曾治张某类风湿性关节炎，每剂用附子30g，药房拒配，医生也不愿抄方，好在有亲戚帮助，这才取得所需附子。张某共服百余剂而愈，前后共用附子十几斤。又治孙某的寒湿痹，每付用附子30g，不应，增至60g，他为省事，两剂药一起煮，则其用量实为120g矣。不是说剂量愈大愈好，但对大证、重证，如仅用数克，则无异于隔靴搔痒，不能解决问题。

附子须先煎，小剂量（9g左右）先煎半小时，中等剂量（15g左右）先煎1小时，大剂量（30g以上）先煎2小时，头煎如此，二煎小火煮40分钟即可。煎附子时加生姜1块（约30g，拍破）、蜂蜜1两更好，可以减低附子的毒性。

用附子不会蓄积中毒，沈阳有位强直性脊柱炎患者，至今服药400剂以上，每方皆重用附子至30g，共用附子数十斤矣，从初诊起到现在一直坚持上班工作，已基本痊愈。

古有乌头反半夏、瓜蒌、贝母、白及、白蔹之说，为"十八反"的一组药，但没有说半夏、瓜蒌等反附子。川乌系附子的母头，但这是两味药，如说附子也反半夏、瓜蒌等，便是"株连"了。何况乌头半夏同用，在医圣张仲景时已开先河。

半夏、附子同用的机会很多，如果要何氏证明，何氏可以举出古今100个以上的医案医方来证明。有一次何氏处方里半夏、附子同用，某药店的药工一看处方，大为不屑，说这是哪儿的江湖医生开的方？连常识都不懂。何氏听了，不生气，只是苦笑。当代名医姜春华、朱良春、颜德馨诸先生都曾郑重地撰文驳斥过半夏反附子之说，读者有兴趣的不妨找来看看。

第四章 扶阳医家应用经验

一、卢铸之应用附子的经验

卢铸之（1876—1963 年）先生，四川省德阳人。他出身于中医世家，少年时期随儒医颜龙臣先生学文学医，其师颜龙臣又亲率卢氏赴成都拜清代名医郑钦安先生为师，成为其入室弟子。其后，卢氏随郑钦安学医达 3 年之久，且有闻必录，学业有进。卢铸之治学严谨，一生致力于经典著作和颜、郑二师学术理论及学术思想的研究。他兼收并蓄，锐意图强，敢于创新。他强调"人生立命在于以火立极，治病立法在于以火消阴"，擅长运用姜（生姜、干姜）、桂（桂枝、肉桂）、附（生附子、熟附子）等辛温扶阳重剂，从而在学术上自成一家，在医林中独树一帜。他 30 余岁就被时人尊称为"卢火神"并饮誉巴蜀内外，著有《卢氏临证实验录》等书，且开创郑卢扶阳医学先河，成为真正意义上的扶阳医学流派。

（一）卢铸之医学特色

卢铸之先生受益于恩师郑钦安始祖，但在师父火神派学术思想基础之上，又进一步发挥形成了自己独到的扶阳医学风格。其理论体系有三个方面：一是"人生立命，以火立极；治病立法，以火消阴"；二是"无先天而后天不生，无后天而先天亦不立"；三是"病在阳者，扶阳抑阴；病在阴者，用阳化阴"。在临床上，恢复到医圣仲景"法"的思想，取代临床"方"的思维方式，使中医学从几千年机械思维"背方"，返璞归真到以"法"指导临床的新思维，他以切脉为切入点，形成了三法治万病（切脉表证应用桂枝法；切脉里证应用附子法，其他情况应用非附桂法）、脉法药一体论（切脉、辨证、立法、遣药、处方一线贯穿）、治病次第（祛邪、建中、填精）三大特色。这是扶阳医学与经典火神派的一道显著的分水岭。

（二）应用附子经验

1. 以切脉为指征。扶阳医学临床以切脉为切入点，应用附子当然也是以切脉为指征，即切脉里证阳虚（左手尺脉至骨缺乏缓力神者）应用附子，或应用附子法（附子、术、炙甘草、姜）。应用附子的剂量，起手为 60g、75g、80g、90g、120g，完全以阴阳辨证为应用标准。临床上煎药，均需先煎 2 小时后，再与群药同时煎煮后，就可以服用。

2. 对附子作用的描述。

用附子大起坎阳，化冰体为液体，化液体为气流。

用附子猛烈之性，大起太阳之气机，使大气得以上升。

用附子大温之品，大温下元，使火红而水沸，使气化上行。

用附子大温肾水，化精为气，使大气布满廊廓，阳气乃布，阴可得消。

用附子益火原壮水主，使水火两相亲洽，大气乃能升举，二元乃可相会。

用附子大辛大温，鼓荡泉水，通行全身内外，意在阴静而阳行，成为处处皆春。

用附子之雄烈，益火壮水，使大气得升，肌肉筋骨都归于柔润之中，生机化机必然畅茂矣。

用附片大温肾水，使火盛而水沸，精化成气，气升于中，五脏得其荣养，气升于上，大气聚于华盖，化源可降，中下之物皆得润泽，清浊自然分化，气血自然交流。

用附子大辛大温之品，使肾水沸腾，大气得以升举，行上而成雾，与沤渎相谐，上下得以交通，阴阳得以互流。

用附子大温肾水，水暖而气行，气行而木畅。木为生火之原，所生之胆火，即肾中之真阳所化，寄居于命门，古人名为相火，即真火也；所生之心火，为离中之假火，即君火为凡火。真火居下，熏蒸于上，凡火居上，照临于下，是离上而坎下。真火藏而不现，凡火露而常用，今得附片，化水为气，气布于上，为云为雨，万物得其润泽。相火居下，温化气机，用以上下相照，首尾相顾，周身全部，皆得其养。

（三）医案欣赏

1. 子宫癌案。向某某，女，27岁。病状：初因经血不调，医用通经滋润寒凉之品，遂致月信久停不行，腹部胀痛，食减不眠，大小便皆闭，而医仍用通利之品，病势加剧，起居难安。乃入医院，用浣肠法，更加闭塞。经检查后，认为是子宫癌已转移，续用镭电放射治疗数月，病反加重，云不能治，令其出院，方到此求诊。

诊断：此病缠绵已久，由其生子之时而得。查其面色枯槁，形容憔悴，呻吟不已，细问情由，生子之时，恶露未尽，房事不慎，精瘀相裹，时常隐痛，已数年之久。其子现已6岁，则其气血之亏损，可想见矣。诊其脉息，二尺坚沉，二关紧急，二寸浮空，与面色情由相对，是阳虚阴盛，阻碍冲任之机。当时因元气未复，精瘀相裹，以致酿成此疾。此时急宜拨转枢纽，助阳化阴，令瘀消而病可愈。治宜壮阳生精，壮气生血，使阴阳无凝，升降得宜，脾肾健强为本。

首诊处方：制升麻12g，白蔻仁6g，砂仁带壳9g，茅术9g，广紫菀12g，炙甘草6g，灶心土60g。

二诊处方：制附片 45g，朱茯神 15g，白蔻仁 9g，制升麻 15g，西砂仁 12g，炙甘草 6g，葱白 5 根。

三诊处方：制附片 60g，贡术 12g，杜仲 18g，砂仁 12g，朱茯神 15g，潞党参 15g，炙甘草 6g，生姜 30g，制升麻 15g。

四诊处方：制附片 60g，上安桂 6g，贡术 15g，砂仁 12g，潞党参 18g，南藿香 15g，炙甘草 6g，筠姜 18g，生姜 30g。

五诊处方：制附片 90g，胡芦巴 21g，砂仁 18g，血竭 6g，杜仲 30g，补骨脂 18g，潞党参 24g，朱茯神 15g，炙升麻 15g，炙甘草 9g，煨姜 60g。

后期调治过程：服五方之后，腹不胀不痛，二便如常，精神增长，心志愉快，其他症状均消失，即渐告愈，随以末药和炖肉方服，遂愈。随访：卢氏家族对此患者随访 50 余年，患者于 2008 年去世，享年 83 岁。

2. 子宫癌案。 王某某，女，49 岁，家住红群巷 63 号。病状：去年 8 月始月经不正常，微有白带，间流黄水或清水，兼下瘀血，少腹内觉有包块几个，眠食均不如常，大便闭塞。曾请中医诊治，未得效果，乃赴医院住院，经检查后，谓所系子宫癌，初以消炎粉擦之未效，继上镭电（放射疗法），则感觉气坠异常，疼痛难忍，再经检查，谓所患之病已转移到肠，无法手术，叫另请中医，因此出院。后又觅请中医诊治，回家后经过四位中医治疗，其病依然，均未获效，拖延至今，人益困惫。现经友人介绍，方到此处求诊。诊断：此病起因是月信衍期，治理未痊，后值经信终了之际，又被寒湿与气凝于胞室，久久未解，酿成下元虚冷，阴阳不分，以致微阳不起，气化不行，伤及肝脾，阻碍枢机，阴阳隔绝，清浊不分，历时既久，则元阴元阳，两不相合，上下四旁，难于照应，竟成气不统血，血不荣内，真气焉得而从，查其面色，印堂与山根，青黑相阻，子处与膀胱阴云四扰，成为生者不生，化者不化，且年已四九，为乾坤返本之时，地道将坏之秋，冲任更宜协和，俾使元阴元阳，互相交换为要。

首诊处方：朱茯神 15g，秦归首 12g，白蔻仁 9g，西砂仁 9g，炙升麻 12g，炙甘草 6g，木耳 6g，韭菜 10 根。

二诊处方：制附片 60g，贡术 12g，潞党参 18g，砂仁 9g，朱茯神 15g，杜仲 15g，熟枣仁 12g，炙甘草 9g，韭菜 10 根，灶心土 50g。

三诊处方：制附片 60g，朱茯神 15g，砂仁 12g，贡术 12g，潞党参 24g，秦归首 24g，炙甘草 6g，生姜 30g，韭菜 10 根。

四诊处方：制附片 60g，桂枝尖 15g，潞党参 18g，淫羊藿 30g，贡术 12g，砂仁 12g，杜仲 15g，益智仁 15g，炙甘草 6g，煨姜 50g。

五诊处方：制附片 75g，筠姜 24g，杜仲 30g，胡芦巴 24g，砂仁 12g，贡术 15g，补骨脂 18g，炙甘草 9g，煨姜 50g。

六诊处方：制附片 75g，贡术 15g，潞党参 24g，砂仁 12g，秦归 15g，肉苏蓉 15g，制黄芪 18g，炙甘草 9g，煨姜 60g，韭菜 10 根。

随访：病愈。

3. 子宫肿瘤案。张某某，女，35 岁。3 月 29 日就诊。病状：经闭已一年，时有白带，头昏腰胀，小腹常痛，下部作冷，膝下更甚。结婚已十余年而未妊育，医治罔效，始来成都就医。经西医检查，谓所病系子宫瘤，须住院治疗，因遇友人介绍，即来此处就诊，未赴医院。诊断：此病因经期不调，久久失治，下元虚冷，带任两脉，均被寒结，酿成带下，脾肾更加冷剧，生化两机，皆不畅达，治宜温暖下元，使气温而土暖，土暖而木调，是调经之法也。

首诊处方：制附片 60g，秦归 12g，茅术 9g，杜仲 15g，砂仁 9g，乌贼骨 12g，生蒲黄 12g，炙甘草 6g，煨姜 60g，灶心土 50g。

二诊处方：制附片 60g，秦归 15g，茅术 9g，淫羊藿 24g，砂仁 9g，桂枝尖 15g，血竭 9g，炙甘草 6g，稀莶草 15g，生姜 45g。

三诊处方：制附片 60g，秦归 15g，川芎 9g，广紫菀 12g，炒西茴香 15g，血竭 9g，桂枝尖 12g，南藿香 12g，炙甘草 6g，生姜 30g。

四诊处方：制附片 60g，血竭 9g，秦归 15g，川芎 9g，桂枝尖 15g，广茜根 15g，益智仁 12g，炙甘草 9g，生姜 30g。

五诊处方：制附片 60g，秦归 15g，桂枝尖 18g，延胡索 12g，山甲珠 9g，高良姜 15g，西茴香 15g，炙甘草 6g，陈艾 3g，生姜 45g。

六诊处方：制附片 60g，筠姜 30g，桂枝尖 15g，秦归 15g，生蒲黄 12g，益智仁 12g，炙甘草 6g，生姜 30g。

七诊处方：制附片 60g，桑螵蛸 15g，桂枝尖 24g，杜仲 18g，筠姜 21g，朱茯神 12g，益智仁 15g，炙甘草 9g，煨姜 60g，韭菜 10 根。

八诊处方：黄附片 75g，筠姜 30g，上安桂 12g，益智仁 18g，补骨脂 30g，桂枝尖 30g，西茴香 18g，炙甘草 9g，煨姜 60g，韭菜 10 根。

末药处方：黄附片 90g，筠姜 60g，补骨脂 30g，胡芦巴 45g，贡术 18g，上安桂 18g，益智仁 24g，韭菜子 21g，炙甘草 15g。（用法：共为细末，每日服 3 次，每次 9g，温开水送服）

随访：此患者自 3 月 29 日来此诊治，至 5 月 18 日开末药处方为止，其医治时间约 50 日，在服四方之后，经信即通，五方后所下瘀浊极多，愈后返家。

4. 子宫癌案。龙某某，女，76 岁。1956 年 5 月 26 日就诊。病状：1952 年，患者子宫流血，经西医检查谓系子宫癌，曾动手术，导出之脓约有一碗，但仍出血不止。若行动稍繁则流血更多，下肢疼痛，夜不能眠，每夜必须服止痛药片，方能入睡。诊断：此病因生育过多，气血两亏，现又年老，以致元阴元阳更欠调和，幸先天富足乃其优点。治宜健强后天，以立先天，用药以交互元阴元阳为主，必使气能统血，乃为治本之要诀，此后再用化瘀消阴与扶正并进，为第二要诀。

首诊处方：制附片 60g，贡术 12g，杜仲 30g，秦归 18g，北黄芪 24g，炙甘草 12g，灶心土 60g，韭菜 10 根。

二诊处方：制附片 75g，贡术 12g，砂仁 12g，秦归 18g，益智仁 15g，北黄芪 15g，杜仲 30g，炙甘草 9g，灶心土 60g，韭菜 10 根。

三诊处方：制附片 75g，贡术 15g，杜仲 30g，砂仁 12g，制升麻 15g，北黄芪 24g，炙甘草 9g，炮姜 12g，煨姜 60g。

四诊处方：制附片 60g，秦归 15g，砂仁 12g，杜仲 30g，补骨脂 24g，朱茯神 18g，潞党参 18g，炙甘草 6g，灶心土 60g。

五诊处方：制附片 75g，北黄芪 30g，砂仁 12g，贡术 12g，杜仲 30g，朱茯神 15g，炒酸枣仁 15g，炙甘草 9g，煨姜 75g。

六诊处方：制附片 90g，贡术 15g，杜仲 30g，秦归 15g，炒酸枣仁 15g，制北黄芪 45g，砂仁 12g，乳香 9g，炙甘草 9g，煨姜 60g。注：3 剂后，去贡术，加升麻 15g。

七诊处方：制附片 90g，蒲黄 15g，砂仁 12g，贡术 15g，炒枣仁 18g，朱茯神 15g，炙北黄芪 45g，秦归 15g，炙甘草 9g，煨姜 60g。

八诊处方：制附片 90g，北黄芪 45g，潞党参 18g，砂仁 12g，杜仲 30g，制升麻 12g，上安桂 9g，秦归 15g，炙甘草 9g，煨姜 60g。

随访：据患者 7 月 24 日来称，服此方后，血已经完全未流，痛也好得多了，不服止痛片，即可入睡，遂暂停服药。

二、吴佩衡应用附子的经验

吴佩衡教授（1886—1971 年），名钟权，云南四大名医之首，火神派当代重要传人之一。笔者曾撰文称其为火神派重量级人物，人送雅号"吴附子"，足见其应用附子颇有特色。由吴佩衡原著，吴生元、吴元坤整理新出版的《吴佩衡医案》一书，是我们研究与学习吴氏应用附子的重要资料，现就其书中应用附子的经验进行整理归纳如下。

（一）附子应用，范围广泛

《吴佩衡医案》一书共收集医案 85 例，其中应用附子的医案共计 56 例，占 65.9%，也就是说在其所治的患者当中，有约 6 成以上的患者应用了附子，同时这也反证了过半数的患者为三阴虚寒病症。在 56 例应用附子医案中，病种涉及内妇儿三科，且这 56 个医案之中，基本上涵盖了中医认为的外感与内伤两大病种。内科病证涉及（按现代病名分类）约 30 种病，如疟疾、重感冒、肠伤寒、头痛、咽炎、肺脓疡、肝炎、肝硬化、冠心病、胃病、便秘、蛔虫症、慢性支气管炎、哮喘、肾炎水肿、肾结石、睾丸病、牙痛、牙龈出血、眼病、风湿性关节炎、下肢静脉曲张、胆囊炎等。妇科病症主要涉及月经不调、妊娠出血、小产或产后出血、急慢性乳腺炎。儿科病证主要涉及小儿发热、惊风、肺炎及麻疹合并症等病症。内科病症治疗范围，年龄从 13~64 岁，最多的患者集中在 20~30 岁之间。儿科病者年龄最小者为 2 个月，大者为 13 岁，年龄悬殊较大。妇科病者年龄多在 20~40 岁之间。

（二）附子量大，重视久煎

吴佩衡教授，人送雅号"吴附子"，从这个雅号中我们就可以感知吴佩衡教授应用附子的风格，笔者曾撰文称其为"火神派重量级人物"，也是从他应用附子量大而说的。纵观《吴佩衡医案》，吴佩衡教授应用附子的量是足够的大，如 1 例 2 个月小儿，患者急惊风，附片应用 20g，对于 1 个 2 个月的小儿来讲，这个附子 20g 的剂量，已经是超乎于一般人的想像与胆识。又案伤寒少阴阴极似阳证（肠伤寒），13 岁之男孩，一起手吴佩衡教授就是附子 250g，二诊渐加 300g、400g，后又减至 300g，共计服用 12 天左右，得以病愈。同样的是小儿伤寒肠出血案，男孩 8 岁，开始就是附片 100g，渐加到 130g，服用 1 周左右病愈。如此小儿，不仅起手附子剂量较大而且服药时间较长，总量加在一起，剂量更是惊人。

除上述特殊病例之后，对于一般成年人的内科杂病，吴佩衡教授依辨证认识，开始应用附子多在 45~100g 之间，然后依病情渐加 150g、200g、300g。例如虚寒胃痛一案，男性，40 岁，开始用附子 100g，渐加 150g，又加至 300g，共 20 多天病愈，足见其胆识超人，均显示出"吴附子"的特色医案。虽说附子应用剂量较大，但吴佩衡教授在附子的煎煮方法上，更有自己的独到之外。虽然《吴佩衡医案》，均未列出附子的具体煎服方法，就有关文献资料得知，吴佩衡教授非常重视附子的煎服方法。

吴佩衡教授在《医药简述》中，关于附子的用法中说："其实附子只在煮透，不在制透，故必煮到不麻口，服之方为安全。"就有关文献资料记载，吴佩衡教授对附子应用之时，凡大剂量者，必是用开水久煎 3 个小时以上，然后拿起煮好的附片，口尝之后，半小时以内药不麻口，才与他药同煎煮后服之。他用附子的特点如下：一是用炮附子；二是与干姜、肉桂（研末泡水冲入）配伍使用；三是必须用开水久煎 3 个小时以上。

除了《吴佩衡医案》之外，我们看云南地区医家医案之时，他们用附子每每以"开水先煨 4 小时"嘱之又嘱，他们这样做的目的，肯定是出于安全考虑。地处云贵一带引种附子以后，由于炮制不规范，曾经出现过不少意外及中毒的情况。此外，吴佩衡教授善用大剂量附子，倡导开水先煎药之法，由于吴佩衡教授之影响面很大，故此后来的医家都以上述方法为参照。

既然吴佩衡教授在应用附子之时，因为需要久煮耗损之故，所以要注入大量的水液，以 3 小时计算，即需要超过一般者的 2 倍。假若如此，则附子溶解到水中的有效治疗成分，便会增加，完成了"物尽其用"，有别于传统的煎药2次方法。

（三）应用附子，重在辨证

吴佩衡教授善用附子，重视辨证，擅用经方，每个处方用药多为3~5味，以附子为主药，以四逆汤为主方，年长日久，有人误认为吴佩衡教授专喜用附片，似乎处方不辨证。为此，曾有学者问过吴佩衡教授，吴附子这样答道："不是我偏用附子，而是这些被介绍来的患者，多是患的'附子病（虚寒证）'，不用四逆汤不行。"为了验证此事，有学员曾在当时的中医院门诊部统计过吴佩衡教授每周3个半天门诊的处方，10个月内约200张处方，用附子的处方在25%左右，处方用药在200味以上。可见，吴佩衡教授应用研究附子，重在辨证，他常说："《伤寒论》活方活法，可治万病而有余。"如不讲辨证，而一味以附子、四逆汤治病，则有背于吴佩衡教授辨证之精神。

吴佩衡教授之所以擅用附子，是因为他非常重视先天心肾这一重要环节，并认为抓住了人体生命活动的关键，也就是抓住了生命过程的主要矛盾。他主张对于阳虚阴寒证的治疗，必须抓住温扶先天心肾阳气这一重要环节，方能获得阳复阴退，克敌制胜的效果。认为扶阳驱寒，宜温而不宜补，温则气血流通，补则寒湿易滞。临床上他擅用长沙诸方，很少用滋补药品，采用四逆汤、通脉四逆汤、白通汤、麻黄细辛附子汤等扶阳散寒之剂，治愈许多阳虚阴寒病证。时值阴寒危笃重证，敢于以温热大剂力挽沉疴。对附子一药，较有研究，在临床应用方面，具有独到之处。临床之际，对阳虚阴寒证，他主张使用附子壮元阳以助少火，并提倡早用；对阴寒重证则敢于大剂量使用。其应用之娴熟，已达炉火纯青的境地。

吴佩衡教授是一位既有创见又有胆识的临床医家，其精研火神派师祖郑钦安医学三书，同时临床之上多有创新和突破。他曾说过："识病之要在于识症，识证之要在于明辨阴阳，唯辨证确凿，方能对症下药，得心应用。"临证之际，吴佩衡教授善于应用张仲景六经辨证法则，特别是对于三阴证的辨识，在危重之际，善于抓住三阴证的本质与规律，识别真寒假热，胸中自有诀窍，如他辨识三阴证的十六字诀："身重恶寒，目瞑嗜卧，声低息短，少气懒言。"临床之时，他还认为若"口润不渴，或汤喜热饮而不多，口气不蒸手"，就可判定为阴证。若掌握了三阴证之"十六字要诀"，就不会在形形色色的症状面前无所适从，更不会被寒热虚实的真假所迷惑。正如吴佩衡教授所说："万病都有虚实寒热，临证之际，务必本此原则上，庶不致贻误。"充分体现出明确辨识三阴病证，要以辨证论治为准绳的原则性。

（四）经方活用，多有创新

吴佩衡教授用药精练，精纯不杂，处方严谨，加减审慎，针对性强，可谓丝丝入扣，弹无虚发，功效显著，值得效法。特别是针对阳虚阴寒证的治疗，主张温扶先天心肾阳气，认为扶阳驱寒，宜温而不宜补，温则气血流通，补则寒湿易滞。因此，临证之时，擅用仲景之经方，且多在经方之上加味而用，形成了自己的独到之处，如四逆汤加肉桂，火神派推崇为大回阳饮，颇多新意。

纵观《吴佩衡医案》内的56个医案，吴佩衡教授应用最为频繁者主要有两张处方，分别为麻黄细辛附子汤（麻辛附子汤）和四逆汤。

麻黄细辛附子汤（麻辛附子汤）是他常用的温经解表、扶正祛邪的方剂，原方治太少两感证。但吴氏应用研究早以远远超出了此方之范围。他曾指出："身体不好，素禀不足，一旦感冒，多属少阴证，易从少阴寒化（体强者在太阳），脉必沉细、沉弱，欲寐无神，怕冷，手足发冷，或有头痛如劈，宜用麻辛附子汤或桂甘姜枣麻辛附子汤。附片，大人用二两（60g），体过虚者用三两（90g），细辛用五分到一钱（1.5~3g），麻黄用一至四钱（3~12g），男女老幼、孕妇都一样，切勿加杭芍……方是开门方，无闭门逐寇之意，若开门不用麻、辛、桂，则附片无外驱风寒之力，故开门宜加之。"临证之际，吴佩衡教授应用麻辛附子汤的加味，主要用来治疗重感冒（太少两虚寒证）、少阴头痛、少阴咽痛、痰饮咳嗽、哮喘、童子痨、目痛、耳痛、鼻塞不通等病证。

四逆汤一方是吴佩衡教授应用最为广泛的，是用于治疗阳虚阴寒证的主要方剂，有回阳救逆之功。本方原由附子、干姜、干草三味组成，吴氏常加一味肉桂，并称之为大回阳饮。受到后世学者的称颂。他认为：此方起死回生，易如反掌，实乃为火种之第一方也。使用得当，因病加减，应用无穷，可以治百病。《伤寒论》六经，可用于四经："太阳证用之以温经，太阴证用之以治寒湿，少阴证用之以救元阳，厥阴证用之以回厥逆。"对于此方的应用研究，吴氏曾引郑钦安的话说："细思此方，既能回阳救逆，则凡世之一切阳虚阴寒为病者，皆可服也……凡属阳虚之人，亦当以此投之。"并主张早用，"用之不早，则恐追之不及"，悔之晚矣。

依据《吴佩衡医案》所载，就其内科应用研究方面，吴氏主要有如下十几种加减法：

（1）慢性咳喘：四逆汤合二陈汤、麻辛附子汤，名为四逆二陈麻辛汤，治一切新老咳嗽、哮喘咳嗽、咳痰清稀、白痰涎沫多者，其效颇宏。

（2）声音嘶哑：三阴寒证者，常用大回阳饮加麻辛附子汤，或合上二陈汤，药简效捷，功效卓著。

（3）牙痛：三阴寒证者，无外感纯用四逆汤或大回阳饮，合并风寒外感者，大回阳饮加麻辛附子汤，虚阳上越者方用潜阳封髓丹加味而治，收效迅速。这是因为，齿为骨之余，内归属肾，肾阳虚弱，牙血管易阻塞而痛，与世之治牙痛之法上固然有别之。

（4）风湿性关节疼痛：多由风寒湿杂合致病，使经络关节痹阻不通，常用大回阳饮加味，多加疏风除湿之品，忌加熟地、当归等滋腻之品，为增效也加川乌、草乌以增强追风散寒除湿之力。

（5）腰痛：常用四逆汤加麻辛附子汤，或合用苓桂术甘汤。郑钦安治腰痛阴证，贯用麻黄细辛附子汤，或苓桂术甘汤，而吴佩衡教授常合用四逆汤，则取效更佳。

（6）胁痛或腹水：慢性肝病属阴证者，常用大回阳饮加茵陈等，治用温化寒湿，舒肝达木之法，临床常大剂而用，疗效显著。伴腹水者，大剂茵陈回阳饮，加五苓散等，扶阳温升之意，思路独特，疗效突出。

（7）胸痹心痛：胸痹心痛发作之时，危在旦夕，证属阴盛阳衰，阴邪上僭者，治宜振奋心阳，方用大剂回阳饮合瓜蒌薤白汤加味，起效神速。

（8）胃痛或胃病虚寒证者：常用大回阳饮加味而治，如小便不利加茯苓，腹胀加木香、香附，寒甚者加高良姜、吴茱萸等；呕逆不止者，加半夏、丁香，食减者加砂仁；寒盛者加胡椒或花椒。

（9）癥瘕积聚：吴氏常用大回阳饮，随证加味。

（10）低血压：多为阳气不足，并阳气不升所致，吴氏常用大回阳饮，加入当归、黄芪，天麻。

（11）中风：多为阳虚而风邪直中，吴氏开始常用四逆汤加天麻、羌活、桂枝、麻黄以散表防风，或用大回阳饮合三生饮加味。

（12）痿证：常用四逆汤加入通阳利湿之品，如苍术、桂枝、白术、薏苡仁、通草，亦加入川乌、草乌以除风邪，需持久服用，方能见效。

（13）男性阳萎早泄：善用回阳饮加阳起石、益智仁等。除上述内科病证之外，凡妇科、儿科病证，只要辨为三阴虚寒证者，吴佩衡教授均多用大回阳饮加味，疗效卓著。

（五）药量精准，疗效确切

中医历来认为，阳病易治，阴病难疗，阴病（阳虚阴盛）不仅多见，并易失治误治而转入危亡。吴佩衡教授历经数十年的摸索和实践，认为只要掌握阴证辨识的"十六字要诀"及辨治的方法，许多阴寒重症均可转危为安。同时，吴氏临证用药，精纯不杂，重用附片，剂量视病证而用，以求药精效专，疗效确切。

以《吴佩衡医案》中的56例医案为例，以初诊处方用药计，最少组方者3味，最多者11味药，其中7～8味方药组成共计21张处方，占处方总数的37.5%；其余4味药组方者占6张处方，5味药组方者占5张处方，6味组方者计占7张处方，9味药组方者占10张处方，11味药组方者占6张处方。从这些组方药味上看，吴佩衡教授组方少而精，以7～8味组方者居多，符合经方组方原则，味少量重，单刀直入，精纯不杂。因此，不仅经方学派眼目清楚，而且被当代火神派专家学者认定为"经典火神派特色"，匠心独居，大将风范。

在用药剂量上，吴佩衡教授更是风格独特，剂量超人，笔者曾撰文称其为火神派重量级人物，便源于此。例如附子初始用于 1 例 2 个月的幼儿，附片 20g，10 天的婴儿，附片用 10g，半岁幼儿附片始量 30g，3 岁幼儿附片始量用到 30～100g，8 岁男童初始附子用 30g，3 剂加到 100g。足见其应用附子剂量胆识超人。

成人应用附子的剂量，依据病情差别较大。如一般附子起始量 30g、45g、60g、100g、150g，一般是有效原剂量应用，若病重药轻者，往往是附片成倍加重，如虚寒胃痛病案，初始附子为 100g，渐到附子 150g，又加到 300g，共服 20 多天后病愈。

总结《吴佩衡医案》中之疗效，不少病案延至吴氏诊治，多已是危急重症，处理难度很大，就其疗效来看，未敢奢求者占多数。但经吴氏诊治，看古人书所说的"效如桴鼓""覆杯而愈"等词，可谓是如在眼前。例如 2 个月小儿急惊风，2 剂而愈；张某，42 岁，太少两感寒证者，2 剂而愈。又如男孩 8 岁，伤寒伴肠出血，7 天而愈；2 例伤寒病 13 岁男童，12～15 天痊愈，而这 2 例病童都是被西医认为无法挽救者，真正是应了事实胜于雄辩之说。

除小儿及妇科病例，单就内科病种来说，大约计 30 个病种，众所周知，内科杂病，一般治疗近期效果，特别是疑难杂症，想取得良效是有难度的。但我们观《吴佩衡医案》之中，如胸痹心痛案，男，50 岁。处方：天雄 100g，配干姜、瓜蒌、丁香、肉桂、甘草，3 剂而愈。又如哮喘案，女，25 岁，附子 100g，配白芍、麻黄、细辛、干姜、桂皮、五味子、甘草，共服 30 剂而愈，且该女子怀孕，并顺产一子，母子健康。又例男，31 岁，伤寒病少阴证，附片 100g，配入干姜、甘草、肉桂，上方为主随症加味，共服半月左右病愈。2 例伤寒西医当时来讲，在这么短的时间内是无法治愈的，可吴佩衡教授却能以扶阳之法，重剂救顽疾，令人佩服。

内科杂病的 30 余例病案，有 1～2 剂取效的，有月余而取效的，而以 10 天左右取效者为最多。例如女性 19 岁，产后肺脓疡案，7 天左右病愈，就算使用抗生素，恐怕在 1 周之内治愈肺脓疡也是不可想像的。多数内科杂病，一般多都在 7～11 天取效，其疗效令人折服。

（六）总结

《吴佩衡医案》一书是凝聚了吴佩衡教授一生心血之经验的结晶。纵观其文章内容，我们不难发现，他深研经典，崇尚伤寒，特别是活用经方，领其要旨，精识方药，对于附子的研究与应用达到了炉火纯青的地步，广泛运用，临证娴熟，独有创新，在附子的用量上，常常是重拳出击，剂量超人，足见其胆识过人。在以附子为主的组方上，精纯不杂，四逆汤加肉桂，命名为大回阳饮，颇受后世火神派追随者的学习与研用。

在《吴佩衡医案》中，共计使用附子的56案，其中成人47案，初诊方附子100g以上者22例，60g以上者11例，30g以上者12例。复诊逐渐加量到150g者4例，加量至200g者5例，剂量最大者某13岁儿童，初诊方用附子250g，后加至每剂400g，而且昼夜连服2剂，合起来就是800g，终于挽回了厥脱重症，令人惊心动魄。

因此，笔者曾撰文称其为"火神派重量级人物"，并得到当代众多火神派学者的认可与赞同，而吴佩衡教授应用附子的经验，则是我们研究与学习的重要内容之一，也是我们临床应用附子的重要参照与借鉴。

三、祝味菊应用附子的经验

祝味菊（1884—1951年）先生，名积德。20世纪初，沪上著名中医学家在《医林春秋》中称其："学兼中西，擅长内科，喜用附子、麻黄、桂枝等温热药，尤善用附子，屡起沉疴，名噪一时，时人誉为'祝附子'。"

（一）理论上重视扶阳

祝氏在理论上是典型的火神派，治病"首重阳气，阳衰一分，则病进一分；正旺一分，则邪却一分。既使高热患者，只要有阳气不足，均予扶阳，清热与扶阳并重"。他认为阴为物质，阳为机能；阴生于阳，阳用不衰，则阴气自然源源不断。阴之用亦在阳，一切营养物质只有在阳气作用下，才能为身体所用，因此而认为，"阴不可盛，以平为度；阳不患多，其要在秘""未病重阴，既病重阳""壮者滋阴为宜，怯者扶阳为本""物质不足者滋其阴，机能不足者扶其阳"。

祝味菊先生治虚弱之病，善用温补法，其因清阳下陷致虚者，用补中益气汤加减，肾气不足，阴阳两虚者，用金匮肾气丸，或景岳右归饮法，阳虚上浮者，以桂枝龙骨牡蛎法，温而潜阳。此其治虚之大略也，惟不用清补之法。弟子问其故口："清补并用者，寒凉以抑其无形之气，滋补以灌输其有形之资，凡虚体而兴奋太过者，似可用清补之法，削有余以补不足，不亦可乎？何以老师排除清补之深也？"祝师曰："济平之道，以善为主。所谓削有余以补不足，非至善之道，夫阴质不足，补之可耳，阳气有余，乃属佳象。《黄帝内经》说'阳气者，若天与日，失其所，则折寿而不彰，岂可伤及阳气，而令其虚乎？'余行医多年，以经验所得，清补非但无益，而身体反受损也。"

善用附子，十方而用八九，典型的火神派风格。他说："附子通十二经，可升可降，为百药之长……我临床三十余年所遇阳热实证百无一二，里阳虚证较多。"一般少则12~15g，多则30g，未见超过45g者。

祝氏善于配伍，他说"我用附子可任我指使，要它走哪条经就走哪条经，要它归哪一脏即归哪一脏。奥秘就在于药物的配伍与监制，引经与佐使"。其常见配伍如附子加磁石，兴奋加镇静，具强壮之功，能抑制虚性兴奋，是其最常见配伍，十有七八，亦即以温阳潜镇为主；附子加酸枣仁，辛通加酸收，有缓和作用，能调节心血管系统植物神经之紊乱，治心动过速、早搏有效；附子加知母，辛热加甘寒，有温润作用，可治热性病心阳不振而兼口渴欲饮者。更奇者，他还常把石膏与附子同时使用，一以清热，一以扶阳，使其各行其道。对湿温伤寒（肠伤寒）症见高热、神昏、舌黑唇黑，也用附子，但与地黄配伍。很显然，这些配伍都是仲景从未用过的。

在研究治疗肠伤寒的过程中，祝氏正是看到温病学派医家弃用伤寒温法，导致疗效无法提高，而他自己则将川医的温法加以改进后运用，从而取得了较好的疗效。祝氏之善用附子，被誉为"祝附子"，不仅是因为其用药习惯，而且与他对重阳学说的深刻理解有关。人体疾病主要体现为邪正相争，治疗疾病，基本原则是扶正祛邪。祝氏认为，这里的"正"，首先指阳气。他说："所以克奏平乱祛邪之功者，阳气之力也，夫邪正消正之机，一以阳气盛衰为转归，善护真阳者，即治伤寒，此要诀也。"在《伤寒质难》中，祝氏用大量的篇幅引证《黄帝内经》、张仲景、张景岳等著名医家的重阳之论，强调阳气在人体生理、病理、治疗方方面面的重要意义。如他说："及其既病，则当首重阳用。阳衰一分，则病进一分；正旺一分，则邪却一分，此必然之理也。"而郑钦安则说："阳气弱一分，阴自盛一分，此一定之至理也。"这与"阴盛则阳必衰，阳盛则阴必弱，不易之理也"很显然是一脉相承的。因此，既使高热患者，只要具有阳气不足之色脉，均予扶正温阳，这也就是为什么他在治疗伤寒时广用附子的道理。正因为如此，祝氏在治疗多种病证的时候，十分重视阳的作用。他说："无论有机之邪，无机之邪，其为病而正属虚者，都不离乎温法，此我祝氏心传也"。在对《黄帝内经》"阴平阳秘"的认识上，祝氏自有看法，即所谓阴平阳秘，仍然体现阳气的重要，他说："阴平阳秘，是曰平人，盖阴不可盛，以平为度，阳不患多，其要在秘，诚千古不磨之论也。"经过多年的研究，他认为"阳常不足，阴常有余"，由此而强调阴阳两者，阳起主导作用。而郑钦安说："阳气充足，则阴气全消，百病不作。"同样也是重阳的作用。根据经典论述和多年体会，祝氏认为，现代人无论就其体质而言，还是患病以后，"宜温者多，可清者少"，这是他十分重要的经验和体会，也是其擅用温热药物的前提。如他说："秦汉体格，去古已远，今人禀赋更薄，斫伤更甚，虚多实少，彰彰然也。大凡壮实之人，能受清药，虚怯之体，只宜温养。余治医三十年，习可温者十之八九，可清者百无一二。"其原因在于，"吾人仆仆终日，万事劳其形，百忧感其心，有动必有耗，所耗者阳也。物质易补，元阳难复，故曰阴常有余，阳常不足"。这种万病重阳学说，不仅与郑钦安所认为的"万病一气论"极为相似，而则用这种扶阳学说理论，"宜温者多，可清者少"，对于提高多种疑难杂病的治疗效果，具有重要的价值与临床意义。

（二）扶阳配伍之灵活

祝味菊用附子侧重于温阳，用制川乌则取其温经散寒止痛。祝味菊用附子、制川乌治疗的病证，一般没有明显的畏寒、肢冷倦怠等症状，但舌脉合参，符合虚寒证的特征。这就是说畏寒肢冷并非虚寒证成立的必备症状。祝氏应用附子、制川乌扶阳药物，主要应用于以下几方面，特色显著。

1. 温中达表。卫气源于中焦，中焦虚寒，卫气不达，则表邪留恋，则症见：发热、苔白、脉虚数或浮缓、浮弦、虚浮等。祝氏用附子、磁石、生龙齿温中潜阳，配合麻黄、桂枝、生姜等，共凑温阳达表之功。兼咳嗽或咳嗽气逆者，加法半夏、细辛、白芥子、杏仁、陈皮等降气化痰饮；头痛，加羌活、蔓荆子祛风清头目；苔腻作呕，或苔黑腻泛恶，为痰湿中阻，加姜半夏、炒六曲、炒枳壳、藿梗等化湿消食，顺气和中；湿浊蒙窍，神识渐昏，舌黑而润，汗出齐颈，酌加杏仁、大豆卷、炒竹茹、法半夏、带皮茯苓、藿梗、陈皮、生姜等宣畅气机，芳化淡渗。

2. 温解少阳。《伤寒论》少阳证之病邪偏于热，因热郁少阳，少阳枢机不利，故有往来寒热、头痛、口苦、咽干、脉弦等症状。故仲景制小柴胡汤，以柴胡、黄芩为主药和解少阳郁热。温病邪入膜原，以湿浊之邪为主，故达原饮用柴胡、川朴、草果、槟榔之类开达膜原。对于脾肾阳虚，寒湿郁滞少阳，以致少阳枢机不利之中满呕恶、间日寒热、苔白脉细等症，祝氏用附子温补脾肾，炒茅术、桂枝、姜半夏、陈皮、大腹皮、生姜、柴胡燥湿散寒，共凑温阳化浊，和解少阳，透达膜原之功。可谓师古而不泥古，善于通常达变。

3. 温调营卫。营卫不和，其实是营卫两虚所致。所以《伤寒论》中桂枝汤，用桂枝、甘草辛甘化阳以实卫，芍药、甘草酸甘化阴以养营，生姜、大枣健脾胃以助营卫之化源。桂枝汤即是通过平补营卫，而起到调和营卫的作用。但对于体质虚寒而营卫不和的病证，桂枝汤就显得药力单薄了。对此，祝氏以温补营卫而达到调和营卫的目的，即所谓温调营卫法。方选黄芪健中汤加减。肺主气，宣卫气，卫气属阳，故用附子、黄芪、桂枝温阳益气，升阳实卫；心主营，营气属阴，故以炒白芍、酸枣仁、朱茯神养心营；营卫源出于中焦，故以炒白术、姜半夏、陈皮健运中州，以资气血生化之源，并使补药灵动不滞。祝氏的温调营卫法，较桂枝汤的力量加强了，并偏于温补，常用于体质虚寒患者外感病后期的调理。若病后纳少，脉细缓，加生谷芽、炒六曲、炙鸡内金等和中开胃之品，既能温调营卫，又可温阳建中；汗多，加重白芍用量；夹痰湿，加白芥子、半夏。

4. 温中导滞。寒湿伤中，积滞内停所致的腹痛、下痢病症初期，祝氏用制川乌温中散寒，燥湿止痛，配以酒军攻积导滞，两者配合，成为温中导滞的主药，酌加淡干姜、木香、法半夏、桂枝、大腹皮、苍术、槟榔、吴茱萸、羌活、葛根等，以助温中、燥湿、行气、升阳、导滞之力，有时还佐以炮姜炭涩肠止泻。随着滞下的好转，渐减去酒制大黄。待滞下瘥后，转从温阳补肾而收功，药用附子、肉苁蓉、巴戟天、补骨脂纸、干姜、炒白术等温补脾肾，佐以半夏、生谷芽、大腹皮调气疏中。

5. 温中化湿。中寒脾弱，水湿内生，下注为带下；溢为水肿、溲短；中阻为胃痞；浊不降清不升，则为头昏、便秘。对于这些病症的治疗，祝氏认为当从温化。他以附子温脾，佐以大腹皮、带皮茯苓、姜半夏、生姜、炒白术、川桂枝、藿梗、西砂仁等通阳顺气，健脾燥湿，芳化淡渗之品，用药颇为灵动。带下症，加大黄炭、炮姜炭、白鸡冠炭、胡芦巴、桑寄生温肾固涩。

6. 温肾化气。淋病后，肾虚气化失司，会阴胀痛，脉细紧。祝氏认为当用温肾化气之法治疗。制川乌既能温经散寒，又善通利止痛，故祝氏便以之作为主药。肾主二阴，厥阴肝经绕阴器，故配以淫羊藿、胡芦巴、金铃子、小茴香、橘核温肾暖肝，以助下焦气化，再佐以黑大豆、车前子、藿梗升清降浊，通利水道，用药全面而严谨。

7. 温养筋骨。肝主筋，肾主骨。肝为罢极之本，肾为作强之官。肝肾亏虚，则筋骨失养。临床上由肝肾精血亏虚而致筋骨失养较为人重视，而肝肾阳虚，筋骨失养，常为人忽视。《素问·生气通天论》曰："阳气者，精则养神，柔则养筋。"针对肝肾虚寒、筋骨失养的下肢痹痛症，祝氏采用温阳法治疗。用药以附子、巴戟天、淫羊藿、桑寄生、当归、黄芪温肾暖肝助阳为主，佐以桂枝、川牛膝、独活通利下肢经脉。祝氏温养筋骨法的组方用药特色，偏于温补肝肾阳气，兼能通利经络。

8. 温阳潜阳。"阴虚则阳亢"，但祝味菊认为阳亢并不均由阴虚所致，若脏阳亏虚而上浮，则亟宜温阳潜阳。唐代王冰在注"阳气者，精则养神，柔则养筋"时说："然阳气者，内化精微，养于神气。"心阳亏虚，阳失潜养，而致失眠，脉细迟。祝氏便仿归脾汤之意加上温阳之药，采用补养心脾，温阳潜阳的方法治疗。药用附子、炒白术、炮姜温阳健脾；茯神、酸枣仁、龙齿养心潜阳宁神；并佐以生姜、半夏、生谷芽和胃以安神，健中州以资气血生化之源。对于肝肾阳虚，虚阳上并，以致络伤血溢，咯血身热等症，祝氏用附子、补骨脂、菟丝子温补肝肾，扶助元阳；黑锡丹、生龙齿、牡蛎、朱茯神潜敛虚阳；三七、炮姜炭止血；法半夏、苏子、百部、玉蝴蝶肃肺降逆。虚阳上浮，也可见于阴阳两虚，阴不敛阳，阳虚不潜。针对此种情况，祝氏则采用扶阳潜阳、益肾温补之法。常用附子、生牡蛎、黑锡丹、生龙齿、朱茯神、破故纸、覆盆子、巴戟天等温肾纳气潜阳的同时，以鸡子黄育阴配阳，达扶阳益肾潜阳之双重目的。

（三）临床小结

祝味菊先生广泛运用附子治疗各科杂病，剂量常为 15～30g，尤精于配伍，或师法先贤，或独出心裁。如附子与羚羊角同用，古方资寿解语汤有之，后世用之不多，而祝氏则常用之。尝谓：羚羊角治脑，附子强心，体虚而有脑症状者最宜。附子与石膏同用，治高热屡效。二药一以制炎而解热，一以扶阳而固本。《千金》之越婢汤，即石膏与附子同用，一以制亢，一以强心。附子之温配大黄之攻下，治阿米巴痢疾其功甚伟，乃祝氏独特经验。他认为治阿米巴痢疾虽用芍药汤最验，但必须与附子、熟大黄共用，效力方著。又以二药治风疹块，尤有特效，此皆师法先贤而别有会心者。

祝氏用附子，每与活磁石或生龙齿、生牡蛎并投（一般用附子 15g，磁石50g，生龙齿和生牡蛎各用 50g），如此温阳与潜阳配伍，可以监制附子辛燥升浮之弊。这种温潜结合的配伍方法，补充发展了《伤寒论》中附子的用法，使附子的应用更为广泛。祝氏还常以附子与酸枣仁、朱茯神配合使用，取其温阳和营，使温而不燥。这与仲景以白芍监制附子辛燥伤阴有异曲同工之妙。

祝氏还独创了一些配伍。如附子与酸枣仁同用具有强心之效力。祝氏认为此二药之效能，胜于西药之毛地黄，对伤寒及杂病患者的心脏衰弱，无不在处方中重用二药。附子与柴胡同用，此法祝氏用得最多。寒热往来与疟疾，以附子配小柴胡汤、柴胡桂枝汤；肝肿大胁肋胀满，附子配柴胡、当归、芍药，重则加三棱、莪术，可使肝肿逐渐消失；附子配柴胡、控涎丹治胸膜炎有特效，则为祝氏独得之秘。他还常以附子配伍瓜蒌、薤白治风湿性心脏病。他说：《金匮要略》瓜蒌薤白白酒汤治胸痹甚效，近世所谓风湿性心脏病颇类乎此，若再加附子等振阳之品，其效更彰。此外祝氏根据仲景桂枝龙骨牡蛎汤而立温潜之法，即用附子之温与磁石、龙齿等之潜而成，治咯血、失眠、心悸、怔忡、遗精、梦交甚验。其实在祝氏医案中，常可见到附子与潜阳药或安神药并用，其意是使阳气振作而得潜藏，勿致躁扰不安，可谓深得配伍之妙。

四、范中林应用附子的经验

范中林（1895—1989 年）老中医，四川郫县太和镇人，蜀中现代名医，曾师从潘竹均等名医。范氏潜心研究《伤寒论》，遥承郑钦安扶阳学术理念，善于运用六经辨证治疗外感及内伤杂病，对诸多虚寒证、疑难病，擅于应用大剂量姜附，屡起痼疾沉疴，因而有"范火神"之誉。《范中林六经辨证医案选》是研究范氏学术思想的重要资料，现就范氏应用姜附的学术思想进行浅探如下。

（一）崇尚阳气，广用姜附

火神派领袖郑钦安先生的嫡传弟子卢铸之，1911 年起在成都主持"扶阳医坛"，主要讲授中医四大经典及郑钦安医学三书（《医理真传》《医法圆通》《伤寒恒论》）。范中林先生是众多位受益者之一，深受郑钦安扶阳学术思想的影响，除其在《范中林六经辨证医案选》中有两处直接引用郑钦安医话之外，其余众多的病案中，虽然未直引郑钦安之原话，但在其医案中无不透射出崇尚阳气的学术思想，如他认为有阳则生，无阳则死，可以说他传承了郑钦安的扶阳理论。如同郑钦安在《医法圆通·食气篇》中说："夫人之所以奉生而不死者，唯赖此先天一点真气耳。真气在一日，人即活一日，真气立刻亡，人亦立刻亡。故曰：人活一口气，气即阳也，火也，人非此火不生。"在治疗时，郑钦安强调"治之但扶真阳，内外两邪皆灭，是不治邪而实治邪也"。范中林先生传承了火神派这一学术思想，认为要"抓住根本，坚持回阳救逆，益火消阴，大补命门真火，峻逐脏腑沉寒"，并在诸多的临床医案中实践了这一学术主张，而广用姜附之温热之药，正是实践或体现这一思想的重要手段。

由于范中林先生非常崇尚阳气，因此范氏最为人津津乐道的一点，就是其对干姜、附子的使用，具有典型的火神派风格和独到的应用经验。火神派最大的用药特点就是善于应用大剂量附子，范氏在运用方面十分突出，其用量附子少则30g，多至60g、120g，甚至更多。在《范中林六经辨证医案选》的69个医案中，以附子为主的医案共计36个，占总数的52.2%。初诊方用30g者9例，用60g者17例，用120g者10例；最大剂量为治11岁患儿黄某下利虚脱案，初诊用附子120g，复诊加至500g（用鸡蛋汤煮药），半月内累计用附子6500g，随访30年，未发现不良反应。

中医认为附子无干姜不热，因此，范中林先生应用姜（生姜、炮姜、干姜）的机会更多，有时配附子，有时则与其他药物配用，在69个医案中，首次用生姜者22个，剂量分别为10g、30g、60g，最大量用至120g；干姜首次应用者22个，量为15g、30g不等；在生姜的应用过程中，不少病案多是首用生姜，次用干姜，这与生姜走表，干姜温里有关；而干姜与炮姜也有合用的机会，多与病情特殊和复杂有关。若把生姜、干姜与炮姜合起来计算，首次应用姜者为53个，占整个病案的76.8%；而首次应用附子的36个医案，占病案总数的52.2%。由此表明，范中林先生为落实扶阳理念，应用姜附的比例足以证明其扶阳学术思想，的确是落实到了实处，落实到了药物之上。

范中林先生应用干姜的思路颇具创意，很值得我们玩味。由于干姜辛温无毒，具有温中散寒、回阳通脉、燥湿消痰等功效，广泛用于脘腹冷痛、呕吐泻泄、腹冷脉微、痰饮咳喘等多种三阴病证。本书有22个医案中首次使用干姜，若加上病后用干姜的次数，有近30个医案使用，并且多数情况下与附子相须为用。值得一提的是"少阴寒厥证"案，本应急投四逆汤驱阴回阳，但附子须久煎，恐失救逆之机，故先投甘草干姜汤以复胸中之阳，使欲绝之阳不致立断，故为用四逆汤赢得时间。由此可知，在措手不及用附子的紧急情况下，干姜可暂代为救急首选药物，值得我们思考与借鉴。

附子大辛大热而有毒，为纯阳之性，走而不守，为通行十二经之要药，能上助心阳以通脉，中温脾阳以助运化，下补肾阳以益火，外固卫阳以祛寒，为温里扶阳祛寒之第一要药，故称为回阳救逆第一品药。范中林先生运用附子，少则30g，多则60g、120g，甚至更多。为减低毒性以保证安全用药，多久煎1.5小时。在其69个医案中，有24个医案使用附子久煎减毒，唯有"太阳少阴证头痛案"，先用60g附子久煎，连服10余剂而疗效不佳时，考虑病重药轻，毅然120g附子略煎20分钟而取良效。由此可见，范中林先生有胆有识，而能预先告知患者服药反应，更见其对生理、病机、方药的深入理解能力。

（二）广用四逆，以治百病

由姜、附、草组成的方剂，乃为四逆汤，范中林先生临床应用四逆汤可谓是得心应手，推崇直至，他继承了郑钦安擅用四逆汤的学术主张。在其69个医案中，有30个医案（有的只用姜、附者）首次或二诊之中即用四逆汤，足见其四逆应用之广泛程度。《伤寒论》中的四逆汤，为回阳救逆的主方，依据范氏的多年临床经验，其作用不局限于此。他认为除阳虚欲脱、脉微欲绝等典型的四逆汤证外，还可广泛用于一切阳虚阴盛之患者。从伤寒六经辨证来看，大凡三阳病中某些变证、坏证，三阴病中之虚寒证，皆可酌情用之。

在临床上如何准确、灵活地运用四逆汤呢？范中林先生认为，关键在于严格掌握阳虚阴盛疾病的基本要点。除上述典型的四逆汤证以外，这些要点大体上还包括：舌质淡白，苔润有津；面色晦暗无泽；神疲、恶寒，四肢清冷，口不渴，或渴而不思饮；或喜热饮；大便不结，或虽大便难而腹无所苦，或先硬后溏，夜尿多，脉弱等。

范中林先生认为，在准确辨证的前提下，还必须严格掌握用药配伍和剂量的轻重。附子用量应是针对病情恰如其分，并须久煎1.5小时以上。附子无干姜不热，干姜的用量须灵活掌握。在阳虚阴盛而未至四逆，舌质虽淡而不甚，苔虽白而不厚的情况下，干姜酌情少用；反之可多加，直至与附子等量。甘草的用量不超过附子的一半，大体与干姜相等。

郑钦安在《医理真传》中说："细思此方（四逆汤），既能回阳，则凡世之一切阳虚阴盛为病者，皆可服也。"显然范中林先生继承了郑钦安这一学术主张，拓宽了四逆汤的应用范围与指征。因此，郑钦安又说："此方功用颇多，知其要者，一方可治数百种病，因病加减，其功用更为无穷。予每用此方救好多人，人咸目予为姜附先生。"（《医法圆通》）范中林先生恰好延续了郑钦安火神派之风格，擅用大剂量姜附辛热之品，因而人誉"范火神"，这与他应用四逆汤显然密不可分。这与郑钦安如出一辙，在药物配伍应用上，范氏应用姜附不夹阴药，这与郑钦安先生"阳虚一切病证忌滋阴也"之观点更一致。郑钦安认为"凡阳虚之人，多属气衰血盛，无论发何疾病，多缘阴邪为殃，切不可再滋其阴。若滋其阴，则阴愈盛而阳愈消，每每酿出真阳外越之候，不可不知"。范氏忠实地继承了郑钦安这一观点，在投用姜附热药之际，讲究单刀直入，不夹阴药，显示出火神派的这一独特风格。观其医案中初诊选用理中汤、桂枝汤、真武汤、小青龙汤等方时，一般均去掉方中的白芍、人参、五味子等阴药，很少有例外。推其意，嫌其恋阴，不利于阳衰阴盛之病机。如其多次应用理中汤之时，往往去掉党参或人参，加肉桂、茯苓等，即昭示其去掉阴药之意义。范氏在应用四逆汤之时，多加肉桂，此即吴附子、吴佩衡教授所称之为的大回阳饮，而不是郑钦安所谓的回阳饮（四逆汤加人参），显然其赞同吴佩衡教授之重在扶阳，不夹阴药之主张。其不少的医案中，都体现出了这种火神派独到之风格与精神。

（三）熟谙药性，进退有法

范中林先生虽擅用大剂量附子，但并非一味蛮干，而是有胆有识，审慎有道，并且进退有法，为我们提供了有益的借鉴。其经验主要体现在四个方面：

一是间隔用药。范氏在使用大剂量附子，有时出现皮疹等反应之时，则暂时停用附子，改为他药，待皮疹消失，再用附子。此时则是采用间隔用药法，即服药四五剂，停用几天再服，间断服药，既要治病，又要避免蓄积中毒，如傅某嘴眼畸形案等就是这样处理的。

二是增减药量。范氏初诊处方附子的用量，大多是 30g 试服药后，然后再增加用量，一般是翻番增倍。大剂量附子取效后，再减量改为初诊用药量，范氏所谓"阳气渐回，则姜附酌减"。这既可防止蓄积中毒，又体现了"大毒治病，十去其六"（《黄帝内经》）的经旨。例如宋某甲状腺囊肿案，就是这样处理的。

三是善后用药。范氏对久病阳虚阴盛病证，在应用大剂量姜附取得显效后，善后之策，多是加人参、枸杞子、虫草等阴药，以求阴阳平衡，或以丸剂缓图收功，体现了郑钦安阳复之际，滋阴善后的观点；另一种思路是多以附子理中丸加味方，缓图久治，以求远效，这种情况主要是针对一些慢性病情需要长期用药，才能达到最佳治疗效果的，或是防止病情反复的一种重要手段。

四是熟谙反应。一个合格的火神派人物，对附子应用后的药效反应是否应付自如，是衡量一个合格火神派人物的试金石，而范氏可谓是应用附子的圣手，对郑钦安所谓"阳药运行，阴邪化去"之反应，可谓是经验丰富，成竹在胸，他说："必须指出，阳虚阴盛之人，初服辛温大热之品，常有心中烦躁，鼻出黑血，喉干，目涩或赤，咳嗽痰多，面目及周身水肿，或腹痛泄泻，或更加困倦等，此并非药误，而是阳药运行，阴去阳升，邪消正长，从阴出阳之佳兆。服药后比较理想的反应，是周身暖和，舌质和面色均现红润，此时即要用少量滋阴之品，以敛其所复之阳，阳得阴敛，则有所依，自然阴阳互根相济，邪去正安。"这种经验与认识不仅丰富了郑钦安之"用药须知"的内容，与此同时，范氏在实践中论证了郑钦安之"阳药运行，阴邪化去"的"此道最微"之说。例如太阴少阴证头痛案，李某某服附片 60g 久煎后，虽有效，但仍然觉得病重药轻，而深知附片久煎，难奏其功，遂令附片用到 120g，改久煎为略煎（煎煮附片 20 分钟后，即下群药），并嘱其患者，尽量多服，若身麻，甚则失去知觉，不必惊骇，任其自行恢复。果如其然，患者服后失去知觉 2 次，但从此病愈。另例是少阴证下利虚脱案，患儿服附片 120g 后，发现鼻中出血，家长惊慌失措，以为误用姜附必死无疑！范氏认为，殊不知此病后期一派弥漫，复进苦寒退热之品，犹如冰上加霜，周身气血趋于凝聚。而范氏在转投大剂通脉四逆汤，回阳返本，峻逐阴寒，冰伏凝聚之血脉为之温通；阳药运行，阴邪渐化，血从上窍而出，实通脉四逆推墙倒壁之功，初见起死回生之兆，范氏早以成竹在胸，抓住转机，当机立断，在原方大剂量的基础上，再加倍翻番，把姜、附均增加至 500g，凝聚之血条血块，均被温通而逐出，患儿从此得救。由此看出，范氏对附子的药后反应积累了丰富的经验，且对临床出现的各种情况应付自如，足见其火神派学术经验与风格独到之处。

（四）姜附毒性，重新审视

附子之毒性，历代本草及医家均有明确指出，特别是近代教科书的普及，附子之毒性早已成为定局，因而不敢越雷池一步，视附子如蝎蛇者早已成风。火神派医家对此确有重要的突破与新知，而范中林先生尤其如此。如少阴证下利虚脱案，11 岁的患儿在半月之内，每剂附子用量 250g，累计 6500g，经过 30 年随访，患者身体良好。因此，范氏认为附子的有效量和中毒问题，是否值得重新探讨呢？无独有偶，一例少阴证哮喘案的患者，在范氏治愈病后，着重提出 2 个问题：一是据说附片超过四钱，就要中毒，多服干姜有害于肾；但范氏所处方药，每剂药附片用到二两以上，干姜用量亦不小，四个月内，附片累计服用二十余斤，不仅没有中毒和其他反应，而且疗效显著，究竟是何缘故呢？二是患者在北京服汤药，从 1978 年 7 月 12 日开始，至 9 月 20 日；时值伏天，每天一剂，早中晚三次分服，有的医生对于盛暑服用如此大量热药很担心，缘类似陈规，范氏为什么敢于突破呢？建议一并做出专门课题研究总结。作为一个服用姜附的患者来说，能提出如此尖锐的问题，是否值得我们业内人士的思考呢？实践是检验真理的唯一标准。关于附子之毒性问题，将随着临床用药与研究的深入，一些过去的认识都会发现有不足之处，或者有了新的认知与发现。因此，我们对于附子毒性的说法，应该重新审视，以发挥附子临床效能。

（五）总结

《范中林六经辨证医案选》一书，集中地反映了范氏传承火神派学术思想之精髓，继承了张仲景和郑钦安重视阳气的学术思想，并认为："病有万端，亦非数十条可尽，学者即在这点元气上探求盈虚出入消息，虽千万病情，亦不能出其范围。""治之但扶其真元，内外两邪皆能绝灭……握要之法也。"（郑钦安语）由于理论上崇尚阳气，而临床上擅用大剂姜附，并对姜附的运用出神入化，范中林先生被公认为火神派医家，而"范火神"一誉当之无愧，即使被称为"火神派大家"亦非过誉。然而，范中林先生不只是擅用姜附，除此之外，值得我们学习与关注的还很多。范氏除深受郑钦安学术影响而竭用姜附之外，先生深厚的学术功底仍在《伤寒论》上，比如其医案中都可见到仲景学术思想的影响，且病案的编排体例也是遵从伤寒六经辨证体系的。范氏潜心研究张仲景的《伤寒论》，而揭力主张"六经铃百病"的学术思想，且擅用经方，用药精准，法度严明；并妙用吐下，自制数方，注重调理。在三阴证的辨证上，范氏重视舌诊，经验独特。在辨识阴证上，有突出之处，即在寒热真假难分之际，全面审度，强调舌诊的关键意义。他就"运用四逆汤关键在于严格掌握阳虚阴盛疾病的基本要点"的第一条就是："舌质淡白，苔润津。"他说："其舌质淡为阴寒盛，苔黑而润滑有津，乃肾水上泛。断不可误认为阳热，实为阴寒内盛至极，虚阳外露之假象。"他这些独到认识阴证的经验，不仅丰富了郑钦安"阴证辨识"，而且对于我们学习好阴证的辨识，具有重要的临床价值与意义。

五、唐步祺应用附子的经验

唐步祺（1917—2004 年）先生，历时数十年注解郑钦安医学三书，特别是《郑钦安医书阐释》一书的发行，为宣扬火神派扶阳理念起到了积极推动作用。在注解郑钦安医学三书的同时，唐氏在书中多附有自己的医案医话，这给我们学习研究唐氏学术思想与经验，提供了翔实的资料，但这些经验医论多散布于书中各处，现进行归纳总结如下。

（一）表里同治法

1. 感冒。 唐氏曾治一外感引发之阳虚汗证，即本郑钦安所说加以化裁而施治。患者夜间房屋倒塌冒受风寒，大汗淋漓而昏倒，次晨来治仍头痛、发热、恶风，大汗不止，治以桂枝汤而病情减轻，但稍动作即汗大出，随用黄芪建中汤及加味附子理中汤以扶其脾胃之阳，各服 2 剂，而汗止病愈。唐氏曾治一刘姓患者，其症状为头昏、全身无力，发热微渴，喜滚饮，恶油晕食品，初服清凉之剂，继服滋阴药方，其热总不退。虽胡言乱语，见神见鬼，但声音确很细小，风吹帐子，则说鬼来捉他，将被子紧紧裹着身体。脉息无神，二便尚利，知其系阳虚体质，元气外越，病情近似外感，实为伏气温病。初投以麻黄附子细辛汤加味而诸症有所减轻，继进回阳饮加味而痊愈。

2. 咳嗽。 卢姓妇女怀妊 6 个月，因感寒咳嗽 1 个月，坚持不治疗、不服药，而咳喘愈甚，通夜不眠。告之以不服药，则将早产。因感寒而咳嗽，用麻黄附子细辛汤加半夏，2 剂而愈，方中有附片、半夏，并未堕胎。唐氏对怀孕妇女，只要辨证其为阳虚感寒咳嗽、喘促者，附片剂量达 100g，半夏 30g，并未闻有胎堕者，从不顾忌某药动胎，某药堕胎，疑而不用。《黄帝内经》所谓有故无殒，即此意也。又见刘姓妇女，为多子女所苦，怀孕 3 月，用麝香一个带在脐前，而胎不堕，甚至吞服麝香二分（约合 0.6g）亦不堕。可见郑钦安所说胎不易因药堕是可信的。至于孕妇应当忌服某些药品，亦有一定道理，至今某些成药，仍有标明孕妇忌服的。

3. 鼻炎。唐氏在临症中，常见鼻流清涕或浓涕，经年如此，中医俗称脑漏。脑髓乃人身立命之物，岂可流出乎？现代医学检查为鼻窦炎，久治不愈者，多为上焦之阳不足，不能统摄津液，每以姜桂汤治之而获效。如病者林某某患此症 5 年，服姜桂汤 2 剂见效。因其中下焦之阳亦显不足，故继以附子理中汤加补肾药，连服 8 剂而竟全功。

4. 鼓胀。唐氏曾治鼓胀 2 例。1 例腹大如怀双胎，肚脐高出一寸，生殖器常缩入，病已 3 年，百药不效，近更畏寒，不思饮食，不能劳动，唐氏审其全属阴寒积滞，法当大力回阳，先治以大剂四逆汤加上肉桂，继用当归四逆加吴茱萸、干姜、附片，各服四剂。按《金匮要略》气分，心下坚大如盘，边如旋杯，水饮所作，桂枝去芍药加麻辛附子汤主之，又服 4 剂，最后用加味附子理中汤数剂而治愈。

另 1 例鼓胀更大，已坐不下去，中西医治疗无效有时肿胀稍消，2~3 日后更甚。唐氏审其病系水气为害，用大剂五皮饮加味以行水服药后病情反而加重，细审其胀按之坚实，当为阳不化阴，饮食积滞而成，分别用四逆汤加桂以扶阳，大承气汤以推荡积滞，相间服用，各尽 2 剂而病减轻。复以大黄附子细辛汤温下之，附子理中汤健运之，俟其邪实而正不虚，乃用十枣汤峻下之，服后大、小便 10 余次，甚感疲乏，复进以独参汤，天明起床，肿胀全消，顿觉轻快。但胃弱乏力，复以理中汤加味而收功。审证用药，各有所宜，诚不可一概而论。皆师郑钦安治胀满之意而获效。

5. 惊风。唐氏曾治 1 小儿慢惊风，其眼扯嘴喎，2~3 分钟搐 1 次，面容青白而黯，手口冰凉，鼻孔煽动等症状，予以成品药附子理中丸，用温开水冲服，其后则 5~6 分钟 1 次，9~10 分钟 1 次，逐渐减轻。2 日后又来诊，1 小时内，仍抽掣 2~3 次，手足稍温，即以附子理中汤加砂、半、琥珀治之，连服 8 剂而愈。以后用此方治愈慢惊风患儿数十人。

6. 中风。唐氏曾治 1 例 70 岁的教授，卒然昏倒，不省人事，舌不能转动，四肢不能升举，口流涎水，喉中有声。唐氏断为中痰而非中风，为平日习饮茶水，久积寒湿，与外邪相感召而发病，法当回阳降逆，行水化痰，主以姜附茯半汤，连尽 2 剂，仍不能言语，四肢无知觉，不能活动，知为病重药轻，乃以大剂四逆汤加茯、半、生姜治之，服后病势稍减，但寒痰堵塞不去，系茯、半力微，须另用攻药，又恐患者体力不支，乃先服附子理中汤 2 剂，以培其本，病势又有所好转，遂以矾石汤探吐之。服药后呕吐痰涎泡沫清水半痰盂，大感疲乏，先后以附子理中汤去参加桂，加茯、半治之，连尽 8 剂后，痰涎减少，能说话，手足亦较活动，能坐在床上。继以苓桂术甘汤加附片、防己、半夏治之，尽 4 剂后能扶桌在室内行走，并能翻阅书报，但时觉头痛身痛，此乃内外寒湿相感召，以麻黄附子细辛汤加味治之，服 2 剂后，痛大减，饮食增加，大、小便无需他人照顾，言语神识更清楚，又先后服附子理中汤、苓桂术甘汤加味治之，症状大大减轻，即以小建中汤、黄芪建中汤善其后。治疗近半年时间，患者已能在室外步行，阅读书报，饮食便溺能自理，即停止服药。

7. 痹证。唐氏曾治湖北财经学院文某，患此症已 18 年，医药罔效，专函叙述其症状谓："双手腕强直不能弯曲，双肘双踝关节强直，双膝关节肿痛加剧，其他关节经常疼痛，天阴雨加重，两手臂和小腿肌肉逐渐萎缩。"据郑钦安治膝肿痛、痿躄之理法方药分析其病，系由吹大风、淋大雨引起，逐渐发展成关节肿痛强直僵硬。嘱先以独味甘草汤 250g 煎汤顿服，以清解过去服药过多所受之药毒，并以姜、葱煎汤洗手足关节处。继服麻附细辛汤加味，附片、川乌剂量每味50g，连服 5 剂，膝肿痛有所减轻，能下床扶桌椅站立；然后用大辛大热药味以守中复阳，制成丸药内服，丸药内加微量之马钱子，以通络止痛，消肿散结，筋络拘挛。服 5 天后，大便屙风泡沫涎，症状又有所减轻，能扶桌椅及墙壁行走。继服附子理中合当归补血汤丸药 5 天，此后两种丸药轮流服用，症状更减。约 4个月时间，即能下床行走，骑自行车，继续服药 3 月后，即能上班工作。

8. 发斑。唐氏曾治 1 发斑之患者，经年治疗无效，又用艾火烧之，遍体瘢痕、斑点，而斑点隐含青色，声低息微等症状，显属阳虚发斑，乃师法郑钦安之意，用王洪绪所订阳和汤加附片治之，1 剂轻，4 剂痊愈。盖用附片固其根本，麻黄以开腠里，肉桂、炮姜以解其寒凝。腠里一开，寒凝一解，气血流行，则斑点随之消失矣。

9. 月经不调。唐氏曾治 1 例身体强健之中年妇女，过去月经按时而至，此次月经将至，贪凉而暴吃西瓜，寒凉闭束荣卫气机，月经 50 日不至，治以麻附细辛汤温经散寒，2 剂便通。

（二）阴火证治法

阴火证认识。唐氏认为，虚火上冲之病最常见者，为现今医学所称之慢性咽炎、喉炎、口腔炎等，虽经清热解毒，滋阴降火等法治疗，如六神丸、喉炎丸等，而病终不愈。其常用扶阳抑阴，如甘草干姜汤、附子理中汤等方剂施治，每获良效。

1. 血证。唐氏每治血症，无论其为吐血、衄血、牙血、二便血，先不分其阴阳，都先止其血，用大剂甘草干姜汤加血余炭，屡用屡效。取其辛甘化阳，苦甘化阴之用也。然后审察病情，按法治之。例如李某牙齿出血，经年累月治疗，非但牙血不止，反而牙齿松动，嚼食痛，拟全拔其牙而安假牙。连服甘草干姜汤加血余炭 5 剂而血止。因齿属肾，继治以金匮肾气丸，续服 10 剂，齿牙松动及嚼食痛诸症悉愈。唐氏对治多种肺、胃虚寒病症，常用甘草干姜汤加味而获效。对治血症，无论其为血热妄行，或阴虚火动，或阳不统血，皆先选用甘草干姜汤加血余炭，以止其血，然后才对症下药，屡屡获效。口齿出血。郑钦安曾提到满口齿缝流血，系阳虚不能统血，血盛因而外越，亦属确见。唐氏常本"齿属肾"之义，用四逆汤加上桂以治此等症候，而取得显著效果。有气喘促、咳嗽痰涌者，郑钦安指为心肺之阳不足，故不能制僭上之肾水肾火，确属经验有得之言。唐氏对治此种病症，只要所吐系白泡沫痰或涎痰，略带咸味，气喘促，恶寒，投以附子理中汤加砂仁，无不应手辄效。至大便不利，有如羊矢，一般都认为火大，郑钦安指出有阳不化阴，亦即阴结。唐氏师其意，而用附子理中汤合半硫丸加肉苁蓉、麻仁、杏仁取效。硫黄性大热，能补命门真火，推动阳气以疏利大肠，又佐半夏之降浊。故半硫丸向为治阴结之良剂。满口齿牙肿痛，流血不止，口亦流清涎不止，下身畏寒，烤火不热，自是假热真寒，阳气欲脱之危症。故宜投以大剂四逆汤，以回阳救脱。

唐氏在临症中，常见患牙齿出血者，医者以为火重而治以清火之剂，多不有见效，实由不知其为肾阳不足而致。唐氏治此症，常先以炮姜甘草汤加血余炭以止血，继以四逆汤加补肾药而痊愈。咳嗽吐血。唐氏曾治一虚劳患者，咳嗽吐血已 5 年，经中西医治疗无效。近日大吐血 2 次，每次一大碗，病势垂危。经唐氏综合分析诊治，断为阳虚所致。以大剂四逆汤、白通汤治之，有虚热时加童便引，水湿盛时加茯苓。服药 10 剂后，忽吐血加甚，其色乌黯系瘀血经热药蒸化而出，急用大剂甘草炮姜汤治之，2 剂而血止咳减。复用四逆汤加上桂以扶其肾阳，并加生姜、茯苓、白术以健脾利水，连续服 16 剂而诸症悉减，乃以封髓丹、潜阳丹轮服以纳气归肾，而缓姜、附之峻烈，病势更逐渐减轻，复以苓桂术甘汤善其后。前后时间约 3 个月，服药 40 余剂，患者症状已基本缓解，并能参加轻微家务劳动。

2. 痔疮出血。唐氏曾治一痔瘘病患者，血流不止，用大剂炮姜甘草汤加升麻、荷叶治之，1 剂而血止，连服 5 剂，痔即上升而告愈，继服封髓丹善后，巩固疗效。

3. 月经过多。唐氏曾治一中年妇女血崩症，其人面容乌黯，特别怕冷，尤以两足为甚，虽暑热炎天，亦穿绒衣，舌质淡，苔白腻中microscope微黑，脉沉细。先以大剂甘草干姜汤加血余炭、棕炭以止血；继以回阳饮而重用党参治之，数剂即获痊愈。并嘱咐病者，今后忌吃生冷，注意饮食调理，以巩固疗效。

（三）温补中焦法

理中汤认识。唐氏经验用此方（理中汤）加味治疗脾脏咳嗽，其因脾脏阳虚而咳嗽者，乃脾脏之阳不足，不能转输津液水谷而作，其人饮食减少，腹满时痛，多吐清冷涎痰，痰多而滑，身体消瘦，面色苍黄而带白，声低息短，唇口青白，有时四肢冷，喜食辛辣椒姜热物，舌苔白润而滑，脉沉细而迟。理中汤能温阳利湿，益气化痰，故可治之而愈。例如由于胃寒发吐而咳嗽者，则加砂、蔻、半夏，其效始著。因脾主湿，湿动则为痰；肾主水，水泛亦为痰。故痰之化无不在脾，而痰之本无不在肾。治痰者，必当温脾强肾，以治痰之本，使根本渐充，则痰将不治而自去矣。其方则以理中汤加附子为最好。今人用本方加减化裁以治虚寒型的消化道疾病，如慢性胃炎、肠炎及胃痛、胃溃疡，多见良效。实则理中汤能治的疾病不限于消化道，凡由脾胃虚寒而引起的疾病，均可加减施治，郑钦安所举各例，即可见其一斑。

小建中汤认识。小建中汤为仲景治阳虚之总方，善于加减化裁，唐氏可治百十种阳虚症候，尤具卓见。按本方由桂枝汤倍芍药加饴糖组成，取温以祛寒，辛以宣通，甘以缓急之义，一般用于太阳病及脾阳虚的病症。实则凡身体虚弱有腹痛、心悸、盗汗、衄血、梦遗、手足烦热、四肢倦怠疼痛、尿频数且量多等，均可应用。现代有人用以治虚弱小儿的感冒，夜尿、糖尿病、肺结核、贫血、胃炎。加淫羊藿治阳痿，加茵陈治黄疸，加龙齿治高血压，均获显著效果。若加当归、黄芪，更具滋养强壮之效，诚不愧为治阳虚之要方。唐氏用建中汤加丁香以治各种胃痛症，屡获良效，实由丁香辛温，能温中降逆，暖胃助阳之故。加补骨脂，益智仁、桑螵蛸治老年人尿频数，小儿遗尿，十用九效，实由三药皆能补肾、命门之不足，益精气而固肾、有缩小便之功。

1. 咽喉炎。唐氏认为，近来所谓咽炎、喉炎症，与此颇相类似，亦有用清热、消炎药久治不愈者，用温热药施治，往往能见速效，可见郑钦安所说是有见地的，唐氏在临症中，对西医诊断为咽炎、喉炎久治不愈者，先以炮姜甘草汤加桔梗治之。若不加重，则以附子理中汤加桔梗治之，屡治屡效，有时亦用潜阳丹治之而愈。

2. 胃痛。唐氏常用理中汤加丁香治慢性胃病，患者大多胃胀痛或隐痛，饮食减少，人困无神，可说屡治屡效。唐氏曾治一胃痛患者，由于胃阳不足，饮药饮水即吐，故先以小半夏汤温胃降逆而止呕，1剂而呕止，继以理中汤温中除寒，加官桂、香附以行气，2剂而痛止。但下肢寒冷，食少作胀，系中下焦之阳不足，复以附子理中汤加上桂、丁香治之，2剂而痊愈。约10个月后，复胃痛大作，经诊断乃重感外寒，与内寒相感召而致，先以麻桂各半汤祛其外感之风寒，2剂而痛减，继进加味理中汤、甘草干姜汤加味治之而愈。又1年后胃痛复发求治，诊断为内伤生冷食积，大便不通，先以大黄附子细辛汤温下之，大便通而痛减，继以理中汤加味扶其脾胃之阳，2剂而痊愈。同一患者，3次患同一病症，而病因各不相同，治法亦异，故辨证不可不慎。

3. 胃病不食。唐氏则用附子理中汤而倍附子加上桂、砂仁治之，效如桴鼓。

患者朱某，面色萎黄无神，恶寒，胸膈饱闷，不能饮食，日渐羸瘦，年未 50 而有阳痿之病。前医治以消食、行气、开郁之药不效，用附子理中汤加上桂、砂仁治之，连服数剂而食自进矣，阳痿亦有所好转，续服四逆汤加补肾药如蛤蚧、肉苁蓉、仙茅、益智仁等 10 剂，阳痿亦随之而愈。

4. 口臭。 唐氏在临症中，若口臭无阴象，多为胃火旺极，用白虎加人参汤治之。亦有阴盛逼阳于外而口臭者，用大剂附子理中汤加味治之。

5. 贲门癌。 唐氏在临症中，见有检查为贲门癌者，实即寒凝贲门，食不得下，即以大剂附子理中汤加味治之，数剂见效。至于胃阳不足，中寒顿起，及下元无火，朝食暮吐之症，以附子理中汤加味治疗，亦常收到良好效果。

6. 口腔溃疡。 郑钦安所说的口糜，满口生白疮，现代医学谓为"口腔溃疡"，亦非仅由于胃火旺极所致，治以甘露饮、凉膈散，或用西药消炎，虽可暂时告愈，但如吃辛辣煎炒食品，甚至吃炒花生、瓜子，满口又生白疮。唐氏治蒋某口糜，细察其面容，苍白无神，易疲乏，特别怕冷，虽满口溃疡，而却纯阴毕露，先治以炮姜甘草汤加桔梗，连服两剂，无不良反应；继以附子理中汤治之，又服 4 剂，最后服潜阳丹 4 剂而痊愈。虽吃煎炒辛辣食物，亦未复发。以后即用此方，治愈此类患者数十人。

7. 肩周炎。 两手膀臂痛，因外感风寒闭塞经络而作者，法宜宣散；因中气不足内寒阻滞而作者，法宜温中行气，所用方药，俱各允当。至谓中老年妇女每多两手膀痛不能举，系由于年轻时经期习用冷水积寒为病，至衰老时由寒引动而发痛，故以甘草干姜汤加鹿茸、桂尖、附子、葱、酒治多效，可谓是经验良方。唐氏治中老年男、女手膀痛，无论其由外感风寒闭塞经络，或因中气不足内寒阻滞而作者，统以麻黄附子细辛汤加川乌、草乌、桂枝、延胡索、甘松等治之多效。郑钦安用甘草干姜汤加鹿茸等味，治中老年妇女两手膀痛不能举，虽是经验良方，但现今鹿茸昂贵，唐氏师其意，改用甘草干姜汤加鹿角霜、木瓜、延胡索、附片等治之多效。末论手指麻木一证，多属脾气不能充周，或更兼痰湿，故治法仍以温中行气为主，用归脾、四君、六君、建中加味治之，疗效亦可靠。

8. 久痢。 唐氏治刘某久痢，自夏迄冬，大便溏泄，每日 5~6 次，稍吃多脂油腻食品，则腹泻加重，吃生冷食品，则腹痛而泻，其人面容苍白，困倦无神，四肢软弱无力，舌质淡，苔白腻，脉沉细，治以附子理中汤加减，先后服药 16 剂而痊愈。

9. 脱肛。 唐氏在临证中，所见脱肛患者，大多为下焦阳衰，中气不足，即投以补中益气汤倍升麻、参，易生姜为炮姜，再加附片、婴粟壳治之，或用附子理中汤加升麻、粟壳治之亦可。屡用屡效。至于妇女患"阴挺""阴颓"者，现代医学称为子宫脱垂，其原因为素体不强，产后体虚，胞络松弛，气虚下陷，不能收摄所致，其治法亦与脱肛相同，唐氏治一患儿脱肛已两年多，医治无效。经常腹泻，脚冷，知为脾胃虚寒，真阳不足，先后以附子理中汤加吴萸，又加升麻、粟壳、葛根之方治之而获效告愈。因患儿体太虚，复用附子理中汤合当归补血汤以巩固疗效。另治一子宫脱出如拳大而淌水之妇女，系 10 年前产后得病，医药罔效。唐氏审其病情，先以加味参苏饮去其外感，继以附子理中汤加吴萸、上桂以温其阳，再以补中益气汤加粟壳治之，病已减轻大半，更以原方加龙牡治之，连服 2 剂，得收全功。不久即能参加劳动，并于 2 年后生 1 女孩，母子皆平安。此等治法，皆本钦安之说也。

10. 便秘。唐氏在临症中，常见老年人大便艰涩难出，积粪若羊矢，其人全现阴证病形，治以附子理中汤加大黄、麻仁，先通其便，或用大黄附子细辛汤亦可。惟大黄性味薄，不能久煎，用水沸 1~2 分钟即可，久煎则药效损失较大。其后即用附子理中汤加麻仁、杏仁连服数剂，或 10 余剂，其人饮食日增，精神饱满，而大便畅通，至 1 日 1 次。凡属此类病症，均可用此法治之。

11. 痿证。唐氏曾治抽脊髓之后遗症而成痿躄的患者王某，平时坐着犹如好人，但不能站立行动，大小便都需其母亲扶持，先以大剂甘草干姜汤守中复阳，连服 4 剂，稍见好转；继进大剂附子理中汤加鹿角霜、牛膝 4 剂，能在室内扶墙壁桌椅而行走一二十步；仍以附子理中汤为主方，合当归补血汤治之；以后或加上桂，加鹿角胶，加枸杞，连服 30 剂而痊愈。

12. 月经不调。唐氏曾治一患者，月经差前错后，干净 2~3 天又来，来即 7~8 日或半月淋漓不断。其人面色苍白，神疲嗜眠，饮食不多，脉沉细，诊断为阳气虚弱，不能统摄阴血所致。先以炮姜甘草汤加棕炭以止淋漓不断之经水，继用附子理中汤，连服 4 剂，经水未再来，最后原方合当归补血汤以善其后，而巩固疗效。自此之后，每次月经来时，4~5 日即干净。

13. 月经血块。唐氏治元气不足而经色成紫块之证，患者大都面容苍白或灰黯，精神萎靡不振，食少便溏，怕冷，月经来时小腹胀痛，脉沉细，此乃阳衰之征，火化不足，用附子理中汤加砂仁、香附治之而愈。

14. 经期腹痛。唐氏曾治患者多人，月经来前而剧烈腹痛，痛不可忍，可从床上滚下地来，同时呕吐，食入即吐，不能饮食。治以附子理中汤加茯苓、半夏、玄胡，而重用小茴香，二剂即痊愈。为巩固疗效，嘱患者平时应忌吃生冷，月经来前不吃生冷，不用冷水洗衣，可服上方四剂，连续数月。唐氏曾治一经水行后而腹痛之患者，平时即常感腹痛，小腹冰凉，行经后腹痛加剧，痛不可忍、必注射潘生丁以镇痛。其人精神萎靡，面容苍白无神，舌苔白腻，脉沉细，此为内阳不足，经后血又虚，法当扶阳生血以止痛，用附子理中汤合当归补血汤加小茴、玄胡治之，1 剂痛减，2 剂痛止而愈。以后遇此病症，即按此方施治，皆获满意疗效。

15. 经闭。唐氏对治经闭一证，即按郑钦安五种原因，细加分析，对症处方用药，获得良好效果。而五种原因中，又以素禀中气不足，生化太微而致者为多，常用附子理中汤合当归补血汤加砂仁、丁香、甘松治之，十治十效。

16. 白带。唐氏治一白带患者，已历 3 年，乌贼骨已服数斤，无效而反加甚。唐氏见其带重而咳嗽痰多，先治以麻附细辛汤加味而咳嗽愈，继进附子理中汤 4 剂，最后以潜阳丹纳气归肾而痊愈。另一患者系 16 岁的中学女生，月经不正常，白带多而清冷，脉细弱，唐氏断为元阳衰弱所致，服附子理中汤加味而病减，复感寒邪直中三阴，腰背酸痛，咳嗽痰多，乃以麻附细辛汤加味治之，最后仍服附子理中汤加桂、益智仁，2 剂而痊愈。3 年后病者已上大学，复病带下来求治，而病情全变，唐氏断为湿热下注，以葛根芩连汤加味治之，4 剂而愈。一人同患一症而治各不同，足见郑钦安所云确属握要辨证的经验之谈。

（四）扶阳固本法

现代所谓的炎症，唐氏数十年临床经验，凡遇阳虚证，无论肾炎、肝炎、肺炎、心肌炎、胃炎等，只要临床症状有阳虚之实据，即不考虑炎症，辄以四逆汤加味治疗，取得满意效果。益佩郑钦安之卓见。

白通汤认识。白通汤即四逆汤去甘草而加葱白，以葱白辛温，合姜、附能通周身上下之阳气，为治阳隔于上的要药。本病主要由于在里之阴寒太盛，致上越之阳不能与下焦残存之阳相续，葱白能引心阴下交于肾，附子能启肾阳上交于心，阴阳交媾，水火互根，格越之症，自可立解。潜阳丹有纳气归肾，伏火互根之妙用，故亦能治此病。唐氏用白通汤治疗发高热不退，取得满意效果。患儿张某某，9 岁，高热 39℃ 以上，注射针药已 4 天，高热不退。来诊的前夜，哭闹不宁，将转为抽风。唐氏以手摩小儿头部及上身，热可烫手，但腿部以下渐凉，至脚冰冷。此为阴阳相格，上下不通，虽发高烧，却非凉药可治。因白通汤虽能宣通上下之阳，但必须加猪胆汁或童便乃能入阴，故为之处方如下：附片 30g，干姜 20g，葱白 30g，童便引。病者服 1 剂减轻，2 剂痊愈。以后凡治此类患者发高烧，久治不愈者，即以此方轻重上斟酌治之而愈，其例不下十数。

1. 咽喉炎。唐氏经验认为本方（四逆汤）治慢性咽炎、喉炎有很好疗效。因少阴经脉循于咽喉，挟舌本，故咽喉疼痛与痹阻，属少阴病者甚多。选用此方治愈慢性咽炎、喉炎患者十数人，皆药到病除。如教师陈某某，患慢性咽炎已数年，服用六神丸，麦迪霉素无效，注射青霉素、链霉素针剂亦无效，服清热解毒汤药百唐氏剂，非但无效，反而声嘶，讲课困难。唐氏先治以麻黄附子细辛汤，连服 4 剂而症状减轻。由于病者面容萎黄无神，怕冷，口虽干而不思饮，此为肾虚不能启真水上升而口干，治以附子理中汤加补肾药味，如上桂、枸杞子、肉苁蓉、补骨脂等数剂而愈。又本方加干姜、桂枝、甘草，可治寒邪入里，表里同病，恶寒发热，口不渴，全身倦怠无力，但欲寐，时时背部恶寒、小便清长，咳甚痰多，全身骨节疼痛，项强、心累，手足酸软无力，舌苔黄白而腻，脉沉细而紧之咳嗽、哮喘，伤寒虚弱咳、喘，以及因伤寒引起之各种疾病数十种。有时用于奇难之症，其效果常常出于意外。

2. 头痛。 唐氏曾治一头痛如裂的患者，下肤冰冷，失眠，全身痛，恶寒特甚，经中西医治疗，数月无效。唐氏综合分析，断为肾阳虚所致。先后用四逆汤、吴茱萸汤、麻附细辛汤、白通汤等治之，服药 10 剂而诸症悉去，复以理中汤善其后，以后从未复发。又曾治一由于中宫阳虚的头痛患者，只服小建中汤 4 剂，理中汤 2 剂而痊愈。又曾治一头痛、头重而胀，觉有重物压在头部，西医诊断为神经官能症，服药、打针无效，服中药数十剂亦无效，仅天麻一味（炖鸡服），先后服了两斤多。综合各种症状来分析，头痛、头胀而感觉重，四肢酸疼而觉冷，头顶如压一石块，此为湿邪上升，清阳不上升，浊阴上扰而不下降，用清震汤数剂而愈，但剂量特大：苍术 100g，升麻 60g，荷叶 30g，因苍术散风而祛寒湿、升麻升清阳，荷叶清头目，辅助升麻、苍术升发胃气，驱风湿从上而散，故头痛、头胀而重之症，随之而愈。

3. 耳鸣聋。 唐氏治老年人耳鸣耳聋，常用附子理中汤加补肾药物，如熟地、枸杞子、补骨脂、肉苁蓉等，再加石菖蒲以开窍，但非 30~40 剂，不易见功。

4. 重舌。 唐氏曾治一重舌患者，前三天晚上睡觉时贪凉，突然大风雨，气温骤降，次晨起床，觉说话不爽，以镜自照之，见大舌下又生一小舌，服清热解毒之药不效，即来求治。唐氏审其病因乃感寒，又恶嗅油脂等物，脉浮紧，乃断定其为受寒，处以麻黄附子细辛汤加味，2 剂而愈。

5. 脐痛。 唐氏治陈姓患者，初时脐下隐隐作痛，因淋大雨，衣裤皆湿，脐下痛甚，其人面容黧黑，人困无神，喜热饮，以手揉按之，以热敷熨之则痛减，舌苔白滑，脉浮紧而细，此厥阴阴寒之气积滞不通，复受外寒之侵袭，故脐下痛甚。先以大剂麻黄附子细辛汤治之，附片剂量 60g，连服 2 剂，服后脐下痛减。继用大剂吴萸四逆汤加小茴、延胡索治之，连服 4 剂而痊愈。

6. 疝气。 唐氏治寒疝本温中行气之旨，常用四逆汤加小茴、荔枝核、肉桂、甘松、延胡索煎熬汤药内服，并外用盐、花椒、小茴、木香炒热熨患处，获效屡屡，亦从肿缩盈虚悟来。

7. 遗精。 唐氏遵郑钦安之旨意，对遗精由于肾虚而致者，即用补肾法来治疗。由于肾阳虚而致者，常用附子理中汤加补骨脂、仙茅、益智仁等；由于肾阴虚而致者，则用六味地黄丸加味；亦有由精关不固，且滑泄难止者，即用固精的方剂，用秘精丸及金锁固精丸加减治之。

8. 便秘。 唐氏曾治阴结寒闭者多人，大多精神萎靡不振，面容苍白或黧黯、恶寒，大便若羊矢。先治以附子理中汤加大黄，俟其便通，即用郑钦安所说回阳饮加安桂、砂仁，或附子理中汤加肉苁蓉、火麻仁治之，屡获良效。

9. 尿频症。 尿频数症，膀胱与肾有寒，以老年人居多，有一夜尿达 7~8 次者，治以大剂附子理中汤加小茴、安桂、益智仁，唐氏曾以此方治愈老年患者多人。小儿遗溺或尿床者，乃膀胱虚冷，不能禁约，故尿自出也。夫肾主水，下通于阴，小便者津液之唐氏也。膀胱为津液之腑，因虚弱内寒不能约制，其尿出而不禁，故云遗溺也。夜间不禁，小便睡中自出谓之尿床。宜六味回阳饮加小茴、益智仁治之，唐氏用此方治愈小儿遗尿者数十人，无不应手辄效。凡此皆本钦安下焦阳微之意而施也。

10. 结石。（郑钦安）主张结石在肾，属脏属阴，当温阳补肾治之；结石在输尿管膀胱，属腑属阳，当清热利湿治之。郑钦安在百年前即早有此见解，诚属难能可贵。唐氏治刘某石淋，师郑钦安之法，用五苓散加上桂以化膀胱之气，连服 2 剂而小便稍通畅，胀痛如常。继用大剂回阳饮加肉桂、细辛、吴茱萸，附片剂量达 50g，尽 2 剂后，自觉稍有减轻。仍用原方加大剂量，附片增至 100g，服后小便痛更加甚，嘱患者多饮茶水、小便时用力，将结石冲出，解出如绿豆大的结石 1 枚，痛始减轻，尿来觉畅。以后继续服此方，每次小便来时，尿浑浊，都有细小砂粒。直至尿清无渣滓，小便畅通而痊愈，始停服药。

11. 腰痛。唐氏对治肾虚复感寒邪而腰痛者，先治以麻黄附子细辛汤加味，继用四逆汤加杜仲、上桂、延胡索治之而愈，屡用屡效者矣。

12. 中风。唐氏曾治一例 60 多岁、中风半身瘫痪卧床 2 年多、百药无效的患者，其症状为恶寒特甚，两胯以下冰冷，两膝以下如泡在水中，两腿无力，不能站立，舌苔白厚腻，脉沉细，综合其全身症状，断为阳虚阴寒湿甚所致，期以 4 月，服药 60 剂，可望痊愈，或者减轻，能生活自理。先以四逆汤加肉桂、白术，连续服 10 剂，始略见减轻，已能扶杖站立，行走几步，惟觉一身重痛，乃用麻附细辛汤加味，以温经散寒去湿，复用白通、四逆加童便，以通达周身之阳，各服数剂，已能在室内行走，大、小便无须人照顾，但一身仍畏寒，复以附子理中汤加上桂，及加鹿茸粉之方，嘱其轮服，服至 7~8 剂，诸症大减，全身转暖，饮食增多，可不用手杖走数百步，乃就原方减小剂量以进，殊知 1 周以后，病势转坏，舌苔黑腻，唐氏百思难解，疑其拣药有误，或另有他故，嘱另请高明，病家固请，仍处原方。又 1 周以后，其子来告病稍好转，前次病情变坏，由其父误信江湖医生，服了"透骨消"所致。至此疑团虽释，但前功尽弃。当告以误于药则难治，只以前方缓服可也。今举此例，主要为病家信心不专，乱服药者戒。

13. 谵语。唐氏曾治一谵语患者，两目直视，两膝以下冰冷，说脚下常有风吹，人如悬半空中，六脉沉迟而细，此乃正气虚极，神不守舍，真阳欲从上脱之危候。先以大剂桂甘姜枣麻辛附子汤治之，服药后病无进展，而亦无不良反应。遂以大剂四逆加上桂、童便施治。连服 4 剂而谵语减，食量增。再以附子理中汤先后补之，并加上桂以助命门之火，加琥珀以宁心定魄，连进 4 剂而诸症大减，惟两膝以下仍冰冷，乃就上方加龙牡、龟板以迎阳归舍，并配猪心蒸朱辰砂食疗。又服数剂，始基本痊愈，复以附子理中汤加茯神以巩固疗效而收功。

（五）潜阳封髓法

1. 头痛。 唐氏曾用此方治愈头痛如裂（一般所说之脑震荡）患者多人，即以其无外感可凭，有阳虚之症状足征，而断为阴气逼阳上浮，用潜阳丹一服即效，数剂痊愈。

2. 失眠。 唐氏每用桂枝加龙牡附子汤以治心虚怔忡，遗精及失眠等病，常获得显著疗效。又曾治一冯姓患者，腹大如鼓，能听见水响，用峻剂十枣汤，一服而解大小便半桶，腹鼓胀顿失，继以独参汤善其后。至小青龙汤，系麻桂合方后的加减方，应用颇广，除治此病外，又能治咳嗽、哮喘、痰饮诸病。唐氏治心肾阳衰，及伤及中宫之阳而失眠者，除用补坎益离丹、理中汤外，常配合桂枝龙牡汤加附片，轮流服用，取得满意效果。

3. 心脏病。 现代医学所说各种原因所引起之心律失常，如心动过速、心动过缓、心房颤动、心力衰竭、心肌炎、心包炎等均属本病范围。唐氏曾治患儿陈某某、王某某之心肌炎，病者面容苍白无神，经年鼻流清涕，最易感冒，脉见结代，此为心阳不足，即用此方加减施治而获效，最后用附子理中汤合当归补血汤治之，诸症痊愈。至于心悸，是指患者自觉心中跳动，心慌不安的一种证候，病者常现心慌、气短或气喘，心胸闷痛，形寒怕冷，面浮肢肿，容颜苍白，舌质淡紫，苔白，脉细数，或见歇止。

病者李某某，年已 60 岁，心房颤动，1 分钟达 120 次以上，其面容苍白无神。两脚水肿，特别怕冷，虽暑热炎天，两足亦冰凉，口干口苦，咽喉干燥，无津液，但不思饮水，舌质淡红，苔白滑，动则气喘，心跳更速，心慌不安，脉则细数，有时歇止。根据各种症状分析，此为心阳虚弱，故治以大剂补坎益离丹，连服 2 剂，服后自觉咽喉干燥减轻，微有津液。附片用量由最初每剂 50g，逐渐增加达 200g，又尽 8 剂，自觉精神好转，两脚水肿消，不复畏寒，口中津液多，已不口干口苦，气喘亦减轻，心房颤动，稳定在 1 分钟 100 次左右。继用原方加补肾药物，如蛤蚧、砂仁、补骨脂、益智仁等，连续服 10 剂，基本上告愈。此例重用附片以补真火，真火旺则君火自旺，又肾为水火之脏，真火上升，真水亦随之上升以交于心，心肾相交，水火互济，故治之而愈。

唐氏曾治一林某患者，其面容青黯无神，饮食减少，怕冷，口虽干而不思茶水，心慌心跳，惶惶不安，猜疑他人而恐惧，心律失常，有时 1 分钟达 120 次。先治以补坎益离丹，使其心肾相交，自觉较前安宁。继则治以白通汤，附片剂量 150g，重在回阳，使水火相交，而调和上下，则葱白一味，能引心火下交于肾，启肾水上交于心，阴阳相交，而水火互根矣。连服 10 剂而愈。

4. 鼻流清涕。 唐氏遵师郑钦安之意，用潜阳、封髓二方加细辛、吴萸治之获效，亦可证其立说之精当。今之各种鼻炎病，治以清凉消炎之剂，每多取效于一时而不能根治，其故或由于此。末论鼻血亦有两种，由火旺逼出者法宜清火攻下，由元阳久虚阴邪上僭所致者，无火形可征，只宜潜阳收纳，其处方亦各不同。总由于将内外病情，阴阳实据，掌握确切，故能应手取效。

5. 牙病。至于一般所说虫牙、龋齿，用乌梅化虫散，或用川椒、雄黄为末放入空洞内，均可治愈。如齿痛而牙龈松动，多为肾阳虚，唐氏曾治陈某某，牙齿痛，牙龈松动，人困无神，每月遗精 7~8 次，先治以白通汤，最后治以封髓丹、潜阳丹，遗精及齿牙痛皆愈。另一患者牙齿肿痛月余，诸医俱按火治服清凉药无效，唐氏诊断为肾阳虚而虚火上浮，仅服潜阳丹 2 剂而痊愈。

（六）善后调理法

唐氏治阳虚阴盛之患者，用大剂扶阳药品，病者服此等热药，服至周身发热难安时，然后与以一剂滋阴之药，以敛其所复之阳，阳得阴敛，而阳有所依，自然互根相济，而病愈矣。所选用之方剂，即此黄连阿胶汤，屡用而屡效者。

郑钦安以擅长治阳虚证，善用大辛大热之姜、桂、附著称，故本节仅论阳虚阴盛之患者，服热药的剂数与反应，郑钦安将其独特的经验总结出来，预为医者及病者增加服药信心。谈到服药一二剂、七八剂、十余剂、二十余剂后，所现烦躁、昏死、鼻血、口泡、喉干、喉痛、目赤、咳嗽痰多、面目水肿、发斑、痛痒、腹痛泄泻、困倦、不食、大痛、大热等，都是阳药运行，化去阴邪，从上窍、从肺胃、从皮肤、从下窍而外解，只要不思水饮，或饮食渐加，即不可停药，改服寒凉、消润。必待服至周身腹中发热难安时，然后与以一剂滋阴，以敛其所服之阳，而后病愈体健。这确是他书没有谈到的重要经验，唐氏临症深有体会，确信其真。病者服辛温一二剂，有流鼻血者，有喉干喉痛者，有口内起泡，口腔溃滥者，病者及其家属多认为是辛热太过所致，当即向其解释，如系热甚火大，何以不思冷饮以自救，明是阳药化尽阴邪从上而出，继服病将好转。病者亦遂相信，安心服热药，不久即收功。更有多服几剂热药而咳嗽痰多，日夜不辍者，乃肺胃之阴邪，因阳药运化而上出。亦有痰饮病服热药数剂，反觉胸中满闷不舒，有痰黏在喉中，甚至干咳无痰，此为阳药将凝聚之寒湿痰蒸化，病将因此而解之兆。更有服热药数剂或十数剂，而周身面目水肿或发斑者，此为阳药荡去阴邪从毛窍而出。至于多服热药而腹痛泄泻者，大多系风泡沫状，遇咳嗽即减轻，并未用攻下药品如大黄、芒硝等而腹痛泄泻，自然是阳药涤去腹中凝聚渣滓从大便而出。此诸种情况，唐氏都曾亲身见过，即以郑钦安所说，一一向病者及其家属善为解释，以坚定其信心，因而治愈者不少。这是业医者除用药治病外的另一种功夫，颇为重要。郑钦安还提到阳药服至通身发热，阳已大复之后，即与以一剂滋阴之品，以敛其所复之阳，阳得阴敛，而阳有所依，自然互根相济，而诸症自愈。亦系重要经验，唐氏每用黄连阿胶汤，获得满意效果。

六、戴丽三应用附子的经验

戴丽三（1901—1968 年）老中医，云南省著名中医学家。由戴丽三所著，经后人戴慧芬等重新整理的《戴丽三医疗经验选》，于 2011 年初由北京人民军医出版社出版。细读该书之后，发现戴氏应用附子颇有特色，现就其应用附子的经验归纳整理如下。

（一）重视经典，推崇钦安

戴丽三老中医，年少即继承家学，随父清代名医戴显臣学医，除随父临证之外，还博览众家群书，对四大经典和历代各家著作都有深刻研究，而百家之中尤其尊崇仲景之学，特别是善于运用《伤寒论》与《金匮要略》方证论治，从其《经验选》中可以看出，戴氏多用经方，灵活化裁，在其 49 年的临床实践中，展示出了其毕生苦心钻研仲景之学的精深心得。临证之中，他认为"病无常法，医无常方，药无常品，概因病无常形，须唯变所定，灵活变动，毫无偏执"，这样临床才能左右逢源，取得良效。

戴氏除对仲景之书精研之外，对郑钦安医学三书研究也多有体会。如在其《经验选》中，多处引用郑钦安之原话，来分析医案病情或进行按语总结，足见其对郑钦安扶阳医论与重视阳气学术思想研究颇有心悟。与此同时，戴氏对郑钦安的姜桂苓半汤进行了系统的研究，专论姜桂苓半汤组成原理及临床应用，特别是他认为："本方用药四味，平平无奇，但其理甚深。组合之后，既能扶阳强心温肺，又能宣通表里，交通上下，中医治病，全在掌握气化升降原理。"因此，临床广泛应用该方化裁，治疗各种心脏病、高血压等心肝脾肾虚寒证。足见其对郑钦安扶阳学术思想之认可程度，并在临床上发扬光大郑钦安姜桂苓半汤的治疗范围。

（二）扶阳经方，独重附子

戴氏《经验选》中，75 种病 100 余例医案中，30 例医案涉及扶阳方法，约占总数的 1/3，且在这些扶阳医案中，以附子为主的方剂，几乎均采用经方原方，加减变化极为简洁。

戴氏应用附子的剂量在医案中，都是比较大的，一般小剂量附子用 30g，中剂量附子用 60g，大剂量附子用 90~120g。书中虽未标出其煎药方法，但在其前言中，却明确指出，本书所指附子，均系四川省产的熟附子，用量在 30g 以上者，宜用开水先煎 2~3 个小时，口尝无麻味后，再入余药同煎，以防中毒。云南省医家煎煮附子，均是以开水先煎 2~3 个小时，这种方法目前在云南省一带仍然继续沿用。

在 30 个医案中，戴氏所用扶阳经方，均是原方照搬，加减变化也多以仲景为榜样。如夹阴伤寒案，五诊之中方用大剂量白通汤：附子 120g，干姜 15g，葱白 3 茎。又如伤寒太阳少阴两感证案，首诊用麻黄附子细辛汤：黑附子 60g，麻黄 6g，细辛 3g。1 剂而病减，二诊开出二方，第一方是四逆汤：黑附子 60g，干姜 12g，甘草 6g；第二方是白通汤：黑附子 60g，干姜 15g，葱白 3 茎。各服 3 剂而病愈。

在以后的医案中，如应用茯苓四逆汤时，去掉人参，而 8 岁男孩，全身性水肿，处方为：附子 60g，干姜 15g，茯苓 15g，炙甘草 6g，3 剂后病轻，改用附子理中汤：附子 60g，党参 15g，白术 9g，干姜 9g，炙甘草 6g。3 剂后水肿再减，而改为白通汤方：附子 90g，干姜 24g，葱白 3 茎。共服药 7 剂后病愈。

例如戴阳证医案中，某女，17 岁，发热持续不退，首诊处方用白通汤：附子 60g，干姜 12g，葱白 3 茎。续服干姜附子汤：附子 60g，干姜 15g。共服药 3 剂而愈。

（三）阳虚辨识，舌脉独到

辨识阳虚证，中医强调四诊合参，但戴氏在辨识阳虚证时，对舌脉的描述尤其详细，而且舌脉的相关性与变化，也是判断阳虚程度与用药进退的重要参照标准。

例如在戴氏应用附子的医案中，舌脉记录极为详细：如舌苔厚腻，脉沉迟而紧；舌淡苔白腻，脉濡滑；舌不能伸，脉沉细而紧；舌润滑，脉沉细如丝；舌淡紫，脉细而欲绝；舌青滑，右脉沉细，左脉浮大无根；舌紫而腻，脉浮大而劲；舌淡青滑，脉沉；舌心黑而干燥，脉沉而细微；舌白滑，脉代；舌白滑，脉沉紧细；舌苔黄腻而润，脉无根；舌白滑，脉弦滑；苔白腻，脉沉紧；舌质青滑，苔薄腻，脉浮而无力；舌苔滑腻，脉象三五不整；舌质略青，苔白腻，脉弦紧；舌淡苔薄白，脉细小无力；舌质青滑，脉沉；舌苔白腻，脉弦紧；舌苔白而厚腻，脉空而无根；舌苔滑润质淡，脉来沉细，重按无根；舌青滑，脉沉而弦；舌质淡，苔薄白，脉细弱；舌淡无华，两尺脉芤；舌淡润、苔白，脉浮弦无力；舌淡润，苔薄白，脉沉小而紧；舌润，脉沉；舌质青滑苔薄白，脉沉细；舌淡苔白，脉弦涩微紧。

从上述舌脉描述中，我们不难发现，戴氏在阳虚证的判断中，舌脉相关一致性的重要作用。我们所知道的，舌苔质的变化在一个人的一生中，虽然会有各种情况不同的变化，但相对而言其变化程度与速度都是比较缓慢的。戴氏认为，舌淡、苔薄白、白腻、质青、紫、伴润、滑者，均是典型的阳虚舌。而脉象由于其变异系数较大，受外界因素影响很大，而且是变化也较快，但也不是没有规律性可循，如阳虚脉多表现为脉沉、细、紧、弦、无力，就是典型的阴证之脉象，但部分脉反映出的滑、空而无力、浮而无力、芤、代、不整齐等特殊脉象之时，一定要结合舌质情况与全身表现来判断阳虚的程度。分析医案之中还发现，戴氏分析舌脉之相一致的程度情况，是判断应用附子剂量大小的参照标准。也就是说当舌脉阴证相一至程度较高时，则附子应用剂量较大，反之则应用附子剂量较小，并在应用附子过程中，观察舌脉变化情况，是调整附子用量的重要参考指标之一。

（四）阳药反应，顺势化解

应用以附子为主的方剂后，郑钦安认为，可能出现"阳药运行，阴邪化去"的药效反应，也就是说服热药的反映。药效反应是一种体内的反映过程，这种反应过程，对于患者来说是一种好现象，但这种反应过程会产生诸多不适与难受，为了尽快化解这种现象，戴氏常顺势而治，化解这种反应，同时尽快帮助患者减轻这种反应带来的不适。

如夹阴伤寒案，某男，51岁，发热不退而确诊为"肠伤寒"，首诊之时服用经验方桂枝独活寄生汤（附子60g，桂枝9g，桑寄生9g，白芍9g，法半夏9g，茯苓15g，独活6g，防风9g，川芎6g，乌药9g，陈皮6g，烧生姜3片，甘草6g，大枣3枚），同时告诉病家说："此症之机转，若能由阴转阳，阳回阴消，则属易治，似此发热不退至20余日，将来恐不免白㾦红斑接踵而发。此方主旨，即在导邪外出，庶免肠壁穿孔之患。"首诊服药，即告诉患者出现排病反映勿恐慌。五诊之时选用大剂白通汤：附子120g，干姜15g，葱白3茎，服药1剂后，热退而脉现洪大有力，立转服用白虎加人参汤，服药后果然胸间隐隐出现白㾦，而脉仍有力，脐气已实，又服用大承气汤、半夏泻心汤，后又用附子泻心汤，服后又出现周身红斑、色甚鲜艳，又服药养阴清热犀角地黄汤加味方，药后又现鼻衄，又服用经验方扁鹊三豆饮，服后鼻衄止，最后经调养而愈。

从中我们可以看出，阴证转阳之际，全身症状反应剧烈，除皮疹红斑之外，全身情况也表现突出，为尽快化解阴转阳证之反映，顺势泻下、清热、养阴、凉血等法尽施，体现出戴氏顺势调理的学术思想，尽快化解病情由阴转阳所带来的一系列变化。

又例肝寒腹痛案，某男，32岁，腹部疼痛伴大便不解，服苦寒消导药及自吃香蕉数枚后，腹痛更甚。戴氏首选经验方霹雳汤（黑附子30g，吴茱萸6g，公丁香4g，木瓜6g，丝瓜络6g，伏龙肝30g），服药1次之后，腹痛减轻，尽剂则腹痛消失。但皮肤出现红色斑块，戴氏认为这是"病邪从里达表之佳象，宜因势利导，用通阳化气之剂的调畅气机。方用刘河间大橘皮汤加干姜"。服药1剂，斑块即消失，但大便又不爽，"湿从热化，注于膀胱而小便短赤。予《金匮要略》大黄附子汤"：黑附子30g，大黄9g，细辛3g。服药1剂，大便通畅，但觉肛门灼热、口渴，"是湿热又注于大肠，宜泻热和胃。用《伤寒论》调胃承气汤"。又服2剂而愈。可见戴氏对阳药入里化热，由阴转阳之际，要顺从疾病发展而调节，这样可顺势而化解热药反映，病愈而反应在减轻，是一种上全之策。

（五）扶阳方药，持久建功

三阴病虚寒证患者，均是"冰冻三尺，非一日之寒"，扶阳药物，虽然可以祛除阴寒之邪，但非一日之功。戴氏针对这样的患者，多是循序渐进，走水到渠成之功。例如花某，男，28岁，患疟疾阳气大虚证，开始交替服用四逆汤（黑附子60g，干姜30g，炙甘草6g）与白通汤（黑附子60g，干姜30g，葱白3茎），又改服附子理中汤（黑附子90g，党参15g，白术15g，干姜24g，甘草9g），再服附子汤与桂枝汤合方（黑附子90g，党参15g，白术12g，茯苓15g，桂枝15g，白芍15g，炙甘草9g，生姜5片，大枣5枚），最后又服四逆加党参方（黑附子90g，干姜45g，炙甘草9g，党参15g）及外用姜汁牛皮胶贴背部肺俞穴。共计历时3个月之久，服药百余剂，所用附子甚多，最终病得以治愈。

由此可以看出，"治慢性病，贵在有方有守，既确诊为阳气大虚之阴寒重证，则回阳救逆之法不可轻易改变。一经确诊，则宜持重守方，直至见功为止"。

（六）总结

戴丽三老中医认为，阳证易治，阴证难疗，病势由阳转阴则重，反之则轻。故他常对某些慢性病有意识地选用温阳之剂，使其阳热外显后，再以凉润之剂清解之，往往使一些疑难重证由危转安随之而愈。

郑钦安认为，气有余便是火，气不足便中寒。戴氏认为，在整个疾病治疗过程中，用寒用热，悉以体气盛衰而为定，在体功（机体功能）与病邪方面，则根据"体功重于病邪，阳气重于阴气"观点，先着重调理体功及扶持阳气，使正气旺盛，抗力增强，然后再处以治病之方，总以救人为先。而戴氏还认为治疗的关键在于峻扶元阳，振奋全身气机。可见，戴丽三老中医理论上推崇钦安学说，临床上重视人体之阳气扶持，这对于众多疑难杂病的治疗，都是很好的一种方法。

七、李可应用附子的经验

李可（1933—2013年）老中医，山西灵石县人，当代著名的火神派特色医家，以擅长应用大剂量附子而著称，崇尚火神派扶阳理念，精研郑钦安阳主阴从论之理，重剂应用以附子为主的方剂治疗奇难杂症，疗效卓著，受到当代众多临床医家的研究与学习。继《李可老中医急危重症疑难杂病经验专辑》出版之后，又有门人弟子整理出版了《跟师李可抄方记·肿瘤篇》《李可学术经验学步实录》等著作，现就其应用附子的经验归纳整理如下。

（一）附子的剂量探索

近代由于受教科书的影响，附子的用量一般在10g左右，而且还注明要先煎，这样的方法已经成了当代应用附子的定律。李可老中医认为，为什么中医救治心衰垂危重症乃生死参半？细究其原因，不外乎两点：一是历代医家用伤寒方，剂量过轻，主药附子仅10g左右；二是考《伤寒论》四逆汤原方，用生附子1枚，按考古已有定论的汉代度量衡折算，附子1枚，约合今之20g，假定生附子之毒性与药效为制附子之两倍以上，则《伤寒论》原方剂量所用附子，相当于现代制附子 40~60g，而历代及近代用四逆汤仅为原方剂量的 1/6~1/10。如现代教科书四逆汤剂量常为制附子（先煎）6~10g，干姜 10g，炙甘草 6g。像这样轻的剂量，李可老中医认为要救生死于顷刻，诚然难矣!

李可老中医为了探索附子的用量，历经 9 年的时间，在临床上一步一步地进行摸索。1961 年 7 月，曾治 1 例 60 岁垂死老妇时，患者四肢冰冷，测不到血压，摸不到脉搏，仅心口微温，呼吸心跳未停，遂破格重用制附子 150g，于四逆加人参汤中，武火急煎，随煎随喂，1 小时后终于起死回生。由此之后，李可老中医认为，凡用经方治大症，一定要辨证得当，见机即投，不可犹豫;二是要掌握经方的基础有效剂量，一次用足，大剂频投，日夜连服，方能阻断病势，解救危亡。

经数十年的临证考究，李可老中医以经方原方折半量为准（按张仲景《伤寒论》中论述的剂量），此点又为 80 年代后考古发现汉代度量衡所证实，即汉代一两，合现代 15.625g。不仅是上海柯雪帆教授先期已有专著论述，并经临床验证，合乎实际情况。《经方剂量揭秘》一书证实，考证所得经方剂量，一两折合 13.88g，符合经方药物组成配伍及用量比例。而近年来的多次经方学术会议中，都基本认同上述观点，认为一两折合 3g 的折算方法，背离了经方的原义。用一两折算 13.8g（李可认同 15.625g）剂量的附子，李可老中医认为，此量可救重危急症，可收到一剂知、二剂已，有攻无不克之奇效。更为有趣的是，李可老中医运用这样大的剂量附子组方，尤为擅长用破格救心汤抢救濒危患者，使数以千计的垂危患者得以起死回生，真的是一剂知，二剂已，遐尔闻名于当地。

与此同时，李可老中医认为，若低于（一两折算 15.625g）这样附子的剂量，去治疗这些濒死患者则无效，或缓不应急，贻误病机，误人性命! 回顾中医历史，自明代医界流行"古之一两，即今之一钱"之说，数百年来，已成定律。习用轻剂，固然可以四平八稳，但却阉割了张仲景学术思想中最为优秀的部分内容。《经方剂量揭秘》一书中提到，若按一两附子折合 13.8g 计算，与一两附子折合 3g 剂量，组成大剂量四逆汤组与小剂量四逆汤组进行对比试验，观察其对小动物失血性休克升压的作用，发现大剂量附子四逆汤组有显效，而小剂量附子四逆汤组无效。结果提示，用附子组成的四逆汤作用与其剂量呈正相关。这一结果也证实了，李可老中医以摸索应用的附子大剂量，不仅有历史依据，同时也有实验依据，证明其有效性。因此，李可老中医认为，只有革除这一陋习，走出误区，中医才能治大病、治危病、治重症，而且近些年火神派学术思想的热潮，足以证明了李可老中医的预见性。

（二）附子的应用剂量

李可老中医不仅从临床上探索出了附子的剂量，张仲景时代的一两折合现代的 15g 左右，同时应用张仲景时代的附子应用剂量为参照，结合不同的病症，形成了自己应用附子的特色剂量。例如以他治疗各种心衰的破格救心汤为例，其制附子用 30~100~200g，经治万例患者以上，垂死患者有 24 小时用制附子 500g 以上者。李氏认为，当心衰垂危之时，患者全身功能衰竭，五脏六腑，表里三焦，已被重重阴寒所困，生死存亡，系于一发之际，阳回则生，阳去则死。非破格重用附子纯阳之品的大辛大热之性，不以雷霆万钧之力，不能斩关夺门，破阴回阳，而挽垂绝之生命。况且以附子为主药，附子的剧毒，正是其起死回生药效之所在。关于这点认识，近代的动物实验研究，以附子为主的四逆汤方，大剂量对各种动物休克均有很好的救治作用，而以小剂量附子为主的四逆汤却没有这样作用。进一步论证了李可老中医临床应用大剂量附子的科学论断。

近代动物实验表明，附子的剂量与治疗作用，呈明显的量效关系。而李可老中医在几十年临床上应用附子观察，也充分证明了附子的剂量与作用疗效，有显著的量效关系。但李可老中医应用附子剂量不仅要精确的辨证，同时还要兼顾患者的合并兼杂证候，才能取得良好的临床效果。

李可老中医后期诊治奇难杂症较多，对附子的剂量应用又有了新的突破。如治疗癌症，制附子起手用量多在 100g 左右，然后依患者的耐受程度，逐渐递增到 200g、300g、400g，直至达最大的临床治疗效果。重症癌症患者，如果对用制附子大剂量效果欠佳者，常用生附子 30~60g，以取得攻毒扶正的双重作用。

李可老中医应用制附子治疗重症或癌症患者，常常是用制附子逐渐加量的方法，以达到最大的治疗剂量。一般采用两种方法：一是他用附子成倍增加，如首次用制附子 45g，二诊之后加制附子为 90g，三诊制附子加至 150g，再诊加之 300g，直至达到最大疗效。另一种方法是，制附子起始量为 60~100g，以每天逐渐增加 10g 的方法，即每服 1 剂中药，就增加 10g 的制附子，直至达到最大剂量 200~300~400g，以求临床上最佳疗效。例如 1 例淋巴瘤患者，李可老中医指导学生，其制附片由初始剂量 100g，附片逐日叠加 10g，至达到 300g、800g、900g、1000g，最后改用生附子 30g，终于挽回了患者的生命，临床治愈。但取得临床疗效之后，制附子或生附子用量，应即减为小量，或是原剂量减去 30g 进行维持治疗。

又如 1 例多发性骨癌女性，58 岁，初治制附子 100g，采用附子逐日增加 10g 的方法，达到 150g、200g、300g，患者疼痛减轻之后，立即改制附子 100g 进行维持治疗，最后为取得最大的疗效，又用生附子 30g、生川乌 30g，进行强化治疗效果。

李可老中医在治疗内科疑难杂症的时候，制附子的初始剂量一般用 100g 左右，然后依据病情，可逐日叠加到制附子 200g、300g，取得疗效后，立即减量，用中小剂量制附子 90~100g 进行维持。

至于为什么李可老中医在治疗疑难杂症之时，要逐日叠加附片的剂量，他认为，应用附片一定要出现"瞑眩效应"后，才能达到临床上的最佳疗效。这是因为，人体阳气在与阴邪争斗过程中，如果人体之阳气无法与阴邪抗争，那么只能眼睁睁地看着自己的病情一天天恶化，而也无力回天。要想改变这种阴盛阳衰的局面，只有逐日叠加制附片的用量，以便促进人体阳气的回升，当阳气回升到人体已经能与阴邪相抗争的时候，这时候就会出现"瞑眩反应"，才是人体强大的阳气在附片的鼓动之下所能做出的最大排阴邪反应，这时候人体才能由原来的阴盛阳衰状态，逐渐恢复到人体以阳气为主、阳主阴从的生理状态，人体才可以真正走出病魔缠身的境地，恢复到人体"阴平阳秘"（《黄帝内经》）之状态。

（三）附子的煎服方法

李可老中医在应用附子煎煮方法上，坚持沿用张仲景在《伤寒论》的应用方法，如张仲景四逆汤：生附子一枚（约一两，去皮、破八片），炙甘草二两（约30g），干姜一两半（约23g）。煮服法：上方药三味，以水三升（约600mL）煮取一升二合（约240mL），分温再服，即分两次服，每次仅服120mL，特别的提醒是：张仲景还强调，强人可用大附子一枚（生附子50g），干姜二两（30g）。

李可老中医认为，四逆汤在煮服法中，用三升水煮到一升二合，火候不大不小，超不过半小时，此时正是附子毒性的最高峰。少阴亡阳呈垂危急症，生死在顷刻之间，如果按现教课书或药典的规定，文火煮2个小时以上，则患者已经离开人间。所以李可老中医在救垂死患者时，就是用开水武火急煎，随煮随灌，才有可能救危亡患者。

破格救心汤：制附子30～100～200g，干姜60g，炙甘草60g，高丽参（另煎）10～30g，山萸肉60～120g，生龙牡各30g，磁石30g，麝香0.5g（冲服）。它里面除去单煎的高丽参及冲服的麝香，只有6味药。病势缓者，上药加冷水2000mL，文火煮取1000mL，5次分服，即等于每次服用200mI，每2小时1次，日夜连服1～2剂。病势危急者，开水武火急煎，随煎随喂，或鼻饲给药，24小时内，不分昼夜连续喂服1～3剂。

对于内科肿瘤等疑难杂病的治疗，李可老中医基本上都是采用上述方法，即我们常说的宽水久煎法，至于汤药加水之多少，李可老中医自有一套方法。比如遇到急症患者，估计加水量不宜过细，但煮好的药汁剂量，则是一定是要弄清楚的。比如500mL相当于我们喝的矿泉水瓶子1瓶，而1000mL就是2瓶子。每次服用剂量，也以此为标准进行分次服用。

李可老中医的方剂组成一般都比较大，即剂大、量重、药多。故此，他一般不管是选用制附子，还是用生附子，均是与群药一块煎煮，依据药物味数的多少，一般都是加水2000～3000～4500mL，文火煮2小时，取汁后再浓缩至300～400～500mL，然后分次服用。浓煎的目的：一是充分控制药液数量，以把握好煎药后的服药次数与量数，胃口好的时候，一般药物剂量可以多一些，胃口差的时候，则药物一定应是浓煎量少；二是如果最后放入人参汁、蜂蜜后，浓缩的最后剂量与数量，对于服药与减毒也是非常重要的。

煎好附子组方的汤剂之后，依据患者目前吃饭胃口情况，一般都是每天 2~3~4 次，每次 100~200~300mL。病情重者，一般药物浓煎之后，服药往往只有 100~200mL，这时候服药要频频服用，每次 30~50mL，连续少量进服，以使药物浓度达到治疗效果。

（四）附子的毒性防范

附子是中医手中一味救命仙丹，既然要用附子，就要了解附子。书上虽然写得很清楚，但李可老中医认为，不如自己用过更踏实。因此，李可老中医从自己做起，尝服附子，同时其弟子均要过这一关，无一例外的都要亲尝附子，特别是患病时自己处方服药，对于掌握了解附子的应用与研究，能够达到心中有数，防止失手与毒副作用，具有重要的临床意义。

除前面总结的附子煎服方法之外，与附子配伍应用的药物，对于防止附子毒性的产生，也具有重要的作用。李可老中医在组方上为防止附子的毒性，多应用甘草。甘草善解百毒，李可认为，为保证附子用药安全，早期凡附子超过 30g 时，皆用炙甘草 60g，可有效监制其附子的毒性，但有时炙甘草用量也达 90~100~120g，这时候除应用炙甘草除解毒之外，尚应配合其他药物产生综合性作用。而当附子与乌头同用之时，在组方上又加防风、黑小豆各 30g，蜂蜜 150g。蜂蜜的另一用法是，当药液煎好之后，再入蜂蜜 150g，进行浓煎药汁，这样可在最大程度上控制住了乌附的毒性，使其发挥最大效果，产生最好的药物治疗作用。特别是后一种方法，蜂蜜三两，与煎好的汤药（特别是用生附子）汤液，混合后进行浓煎，在最后关口上，把握住防毒治病，达到最佳的临床疗效。

除防风、黑小豆、蜂蜜之外，李可老中医在一些组方之中，配伍的一些药物，这些药物一般都有双重作用：一是药物本身的治疗作用，二是对附子的毒副作用也有很好的监制作用。例如生姜、大枣、童子尿，以及扶正益气药物人参等，对于增效减毒都具有重要的作用。

李可老中医 50 余年临床应用附子，统计估计超过 10 吨以上（《李可专辑》记载的是 2005 年之前后用附子估量，由于该书在全国的影响较大，全国求治者众多，其附子用量应该更为惊人）。经治患者在数万例以上，并有垂死患者 24 小时用附子 500g 以上者，从未发现 1 例中毒者。除炙甘草 60~120g 等有效的监制附子毒性之外，李可老中医凡用乌附之剂，必亲临病家，亲为示范煎药，待患者服药后，必守护观察，详询服药后唇舌感觉。待患者安危无事，方才离去。而且李可老中医的弟子们继承了这一优良传统，凡用重剂附子之剂，必然是亲自安排示范煎服药物，以达到万无一失，才能保证安全而有效。

万一有附子中毒者，李可老中医的经验药剂如下：生大黄 30g，防风 30g，黑小豆 30g，生甘草 30g，蜂蜜 150g，煎汤送服生绿豆粉 30g，均可在 40 分钟内救活患者。救治附子中毒的方法虽然很多，但怎样最快呢？最快是蜂蜜 3 两到半斤，立即口服，或用炙甘草 100～300g 煎服，其次用前面的药液送服生绿豆粉。这些均是简洁而有效的方法之一。

（五）附子的药效反映

能否过了附子药后反应关，是衡量一个合格的火神派医家的重要标准。李可老中医擅用重剂附子，不仅对附子的药效反应了如指掌，同时为了使附子达到最大的疗效，一定要使附子达到郑钦安所说的"阳药运行，阴邪化去"之表现，出现"瞑眩"，即眩晕倒跌，或昏厥一时后苏醒等，即《尚书·说命》中所说："药不瞑眩，厥疾勿瘳。"也就是说，服用附子达不到"瞑眩"者，其病是难以治愈的。李可老中医近些年所治疗的奇难杂症，使用附子的剂量不仅初诊时较大，而是为了达到"瞑眩"反映，往往是附子剂量成倍增加，或是附子逐日叠加，直至吃附子后达"瞑眩"反应之后，才减附子量而用维持量服药。

郑钦安在《医法圆通·服药须知》中，详细地记述了附子服后的药效反应，笔者在《火神派扶阳第一要药——附子》中，更是收集了国内众位医家记录的药效反应特点。但笔者细读李可老中医的著述之中，发现其对附子反应的记录十分详细，同时许多的症状表现也比较典型，具有重要的临床参考价值，总结主要有以下几方面：

1. 阴证转阳发高热。李可老中医认为，阴阳的转化，也是以患者正气的修复为转机。阴证，用药得当，正气来复，伏邪由里出表，阴证化阳，为向愈。阳证，过用苦寒，损伤脾肾，阳证转阴，则缠绵难愈。如治 1 例女性阳虚狼疮患者，温通重剂（当归、吴茱萸各 50g，桂枝、白芍、细辛 15g，炙甘草、通草、附子、肉桂各 30g，生姜 125g）3 剂服用之后，患者突然出现寒颤高热，体温达 40.5℃。后经因势利导而治得愈。故此，李可老中医认为，这是因为寒邪久伏，得温阳之助，阴证转阳，逐阴化热外透之机，故而出现高热。这也就是人体在借助阳药运行之际，强烈的逐阴邪反映，邪正相炽，故而发高热。此时，除做积极的应对治疗之外，李可老中医认为，一定要时刻注意保护患者的正气，以防过而伤正。

2. 瘤肿脱落。《黄帝内经》云："阳化气，阴成形。"故凡成形之瘤肿物，均因是阳气不化，乃至肿物而形成。而重用扶阳药物附子之后，人体阳气振奋，打通了肿瘤之间的道路，故此成形之肿瘤便会脱落从腔道排出。例如李可老中医治直肠癌白血病 1 例，曾出现反复便出大豆般烂肉、肿瘤、肛门部肿瘤脱落块，而且是随着附子扶阳之品的大剂服用，从肛门中经常脱落肿物数块。中间还伴有排黑血便、脓团、淡红水，肛周肿胀出血，并不断排出脱落瘤体。这些异物脱落外排现象，李可老中医认为均是佳兆，均是由阴转阳，阴邪化去之表现，要成竹在胸，千万不要被这些现象迷惑。

3. 瞑眩反应。李可老中医擅大剂应用附子，特别是附子逐日加量10g，以求出现"瞑眩反应"。因古人云："药不瞑眩，厥疾弗瘳。"（《尚书·说命》）这是古人留下的宝贵治疗经验。有一些重病痼疾，服药之后出现眩晕昏厥、呕吐、腹鸣转矢气、泻秽等现象，即是瞑眩。李可老中医认为，一旦出现瞑眩反应，必是非常之效，是佳兆，乃是身体自我修复的一种特殊现象。出现了这种瞑眩反应，不必害怕，不要乱动患者，但要预防护理好，避免摔伤等危险。李可老中医及其弟子们，经常接到重症患者服药后出现瞑眩反应的电话，告知患者大多几秒钟至几分钟就可恢复知觉，之后还会呕吐、腹泻等持续半天，自然可恢复。

瞑眩反应有一种特殊的表现，就是忘事。李可老中医指导学生治疗某男性33岁，患不稳定性心绞痛发作。服制附子100g之后，在吃药过程中，每天觉得迷迷糊糊，即轻度瞑眩反应，且因此而将银行卡弄丢，后来连驾驶证也丢了。此后病愈，全身不适症状消失。这种忘事，其实就是典型的瞑眩反应轻度现象。

瞑眩反应是阳药起效的一种特殊现象，也就是阳气奋力驱逐阴寒之邪的剧烈争斗过程，当阴邪散去，阳气回升之后，瞑眩反应也就过去，病情才能转入坦途。李可老中医及其弟子们当亲自试药服生附子的时候，也出现了类似的瞑眩反应。他们认为，这种反应与药量大小无关，而与其自身的体质密切相关。同时还认为，这种反应是可遇而不可求的，并不是所有的服附子者都会出现。特别是一些小病轻症，治疗过程中不必出现这种瞑眩反应更好，同样也能达到愈病之目的。

4. 全身性热感。李可老中医指导学生治疗1例淋巴瘤患者，当制附子服用800g时，出现"腹中火烧火燎"，伴全身汗出如洗，约半个小时换1次睡衣，再次服制附子800g后，"顿觉腹中如热浪翻涌，下至双膝，上至胸中，一浪接一浪"，同时腹痛消失，并呕吐大量黏稠顽痰，并有一指甲盖大小块状物被吐出，随即又出现"不能睁眼，欲喊家人帮助，却不能说话，意识清楚，无心悸"，一刻钟内出现八九次瞑眩反应。当服附子900g时，服1/3的量后，"顿觉胸热、头面热汗，阴囊下（至阴穴）发热感"。服制附子1000g之时，服药后突然出现瞑眩反应，即服药后突觉一身不适，昏昏欲睡，能听到女儿的呼声，自觉声音由远及近，不能应答，睁眼，约10分钟后清醒，然后出现口、舌及周身麻，觉得有"阵阵热气走窜"，双下肢有小泡破感，频频矢气，双膝关节凉，一身津津汗出，畅快。最终患者得以治愈。

又如李可老中医指导学生治疗冠心病危症案，患者服制附子100g时，服药2次，出现"全身性发热，腹中雷鸣，面、唇、舌、甲转红"，从此患者进入坦途而病愈。

上述患者出现身体烘热感，正是附子之大辛大热的作用表现，同时也是附子扶助人体阳气，人体阳气回升，与附子之热一道奋力驱逐阴寒之邪的剧烈反映，也就是郑钦安所说"阳药运行，阴邪化去"的典型表现。

5. 阴寒邪毒从虚处而发。李可老中医认为，人体五脏六腑，五官九窍，四肢百骸，皮毛筋骨，一处阳气不到便是病。既然阳气不到之处便是阴寒之邪积聚之所，当应用扶阳药附子之后，振奋人体阳气之时，这些积聚在各处体表之阴邪，就会乘热而出，故而可出现诸多的表现。例如 17 岁女性红斑狼疮患者，当服用制附子 135g 复方汤剂时，出现面颊、指肚、小关节不断透发红疹、红斑、小结节，腰、腿部大结节多个，旋起旋消，全身脱壳一层，最后终于病得治愈。

李可老中医指导学生治疗某女，65 岁，关节炎病，服制附子 100g 汤剂第 8 天的时候，发现膝盖处生一包，又把制附子用到 120g 继续服用 6 剂后，患者请教西医认为是附子中毒，经理化检查未发现肝肾损害，最终患者因无法理解而中断服药。至于为什么会出现这种情况，他分析认为，因该患者年纪较大，久病耗伤元气，本气自衰，机体被重寒所困，日久随自身本气越虚，寒邪便随之入里，邪之入路便是邪之出路，今本气自旺（在附子扶阳之助正下），伏邪自退"起包"，只是伏邪外透的一种方式而已。

李可老中医指导学生治疗 1 例老年 90 岁的重症患者，经反复大剂量附子、天雄等复方治疗后，病情由危转安。之后由于阳气的回升，患者身发带状疱疹，这只是体内之寒湿之阴毒邪气，透过皮肤向外发泄而已，即由里及表而出之阴寒邪毒，可惜后来西药治疗不当患者最终不治。

服附子后的药效反应，在李可老中医的专著及指导学生的著作中，记录地都比较详细。这些反应除一般性发汗、发热、感冒、吐痰、咳嗽、腹泻、肠鸣、麻木等表现之外，均是在一般的病证当中比较少见的。正确帮助患者渡过这些激烈的关口，对于疾病的恢复是非常重要的。李可老中医认为，病的来路，亦是病的去路。特别是从表而来的病邪，由阳化阴，即由阴转阳之际，大都表现出突然的感冒、发热、咳嗽等阳证之表现，李可老中医认为诸多的病邪是由太阳而入里，只有从里出表，由太阳而出，最终才能使患者得以治愈。

（六）附子的组方配伍

李可老中医自学成才，经临床 50 多年的实践证明，不少以附子为主组方配伍，都具有良好的临床疗效。如破格救心汤就是一例，该方在全国众多火神派医家手中重复应用，的确效果良好，这在中医历史上也是比较罕见的。为此，现就其常用的以附子为主组成的经验方，进行整理如下。

1. 破格救心汤。制附子 30～100～200g，干姜 60g，炙甘草 60g，高丽参 10～30g（另取汁），山萸肉 60～120g，生龙骨、生牡蛎各 30g，磁石 30g，麝香 0.5g（冲服）。用法：病势缓者，加冷水 2000mL，文火煮取 1000mL，5 次分服，2 小时 1 次，日夜连服 1~2 剂，病势危急者。开水武火急煎，随煎、随喂，或鼻饲给药，24 小时内，不分昼夜频频喂服 1~3 剂。主治各种急慢性心衰。

2. 加味乌头汤。制附子 60g，生黄芪 240g，当归 60g，制川乌、丹参、黑小豆、川牛膝、防风各 30g，麻黄、桂枝、细辛、赤芍、桃仁各 15g，肉桂 10g，吴茱萸 20g，蜂蜜 150g，生姜 40g，大枣 20 枚，麝香 1.0g（冲服），穿山甲 5g，水蛭 3g，全蝎 30g，蜈蚣 2 条（后四味研粉冲服）。用法：加冷水 2500mL，文火煮取 500mL，兑入黄酒 500mL，日 3 服夜 1 服。主治血栓闭塞性脉管炎证属虚寒者。

3. 乌头汤加味方。制川乌 30g，制附子 30g，生黄芪 100g，当归、丹参、乳香、没药、白芍、黑小豆、乌梢蛇肉各 30g，蜂蜜 120g，桂枝、防风、全蝎、甘草各 15g，蜈蚣 30 条，豹骨 15g。用法：上药共捣粗末，加上白酒 1.5kg 入瓶内浸泡 7 昼夜后，早晚各热服 1 次，从 1 酒盅起服，逐日渐加，至服药后唇、舌稍麻木为度，即以此量维持至服完。主治类风湿性关节炎属寒性者。

4. 补阳还五汤加味方。制附子 30g，生黄芪 120g，葛根 90g，炙甘草、当归、桂枝、赤芍、首乌、白蒺藜、黑木耳各 30g，川芎、桃仁、红花、地龙、白芥子、红参（另煎）、生姜各 10g，大枣 10 枚。后期加肾四味各 30g。用法：加水 1500mL，煮取 500mL，每天分 2 次服。主治颈椎病伴眩晕者。

5. 消跟骨刺痛方。制附子 30g，生黄芪 120g，当归、白芍各 30g，熟地黄 45g，肉桂、川牛膝、木瓜、乳香、没药、通草、细辛、防己、泽泻各 10g，吴茱萸、茯苓、炙甘草各 15g，楮实子、威灵仙各 20g，炮甲珠 6g，象牙屑 4g，生姜 10g，大枣 10 枚。后期加肾四味各 30g。用法：加水 1500mL，煮取 500mL，每天分 2 次服。主治跟骨骨刺引发的跟骨痛。

6. 温氏奔豚汤。制附子 10~15~30~100~200g，红参 10~30g（另煎），山药 30g，山萸肉 90~120g，炙甘草 10~60g，肉桂 3~10g，沉香、砂仁 3~5g。用法：小剂，加冷水 1500mL，文火煮取 600mL，分 3 次服。大剂，加冷水 2500mL，文火煮取 750mL，日 3 服夜 1 服。上有假热，热药冷服，偷渡上焦。主治肝脾肾三阴寒证，以"厥气上逆"为主症，此外还治寒霍乱，脘腹绞痛；气上冲逆，上吐下泻，四肢厥逆，甚则痛厥；寒疝；水肿鼓胀；阳虚高血压、肥胖症等。

7. 肝癌基本方。制附子 45g，高丽参 15g（另煎），海藻、炙甘草、熟地黄、五灵脂各 30g，全蝎 12 只，蜈蚣 3 条、白芥子、生南星、肉桂各 10g，鹿角霜、姜炭、茯苓、细辛、木瓜各 45g，浙贝母 120g。用法：上方药加水 3000mL，文火煮取 400mL 分 3 次服，连服 2 个月。主治肝癌。

8. 胃癌基本方。制附子 90g，海藻、生甘草、生姜、两头尖、牡蛎、玄参各 45g，木鳖子、吴茱萸、生晒参（另煎）、五灵脂、生南星各 30g，大贝母 120g。用法：加水 3000mL，文火煮取 300mL，日分 3 次服。同时配用散剂：硇砂 10g，火硝 10g，冰片 1g，雄黄 10g，儿茶 10g。制粉，每次 1g，每天 2 次，蜂蜜水调匀后缓缓咽下。主治食管癌及胃癌。

9. 肺癌基本方。制附子 45～90～120g，高丽参 15g（另煎），生半夏、两头尖、海藻、细辛、鹿角霜各 45g，生南星、熟地黄、干姜、炙甘草各 30g，白芥子、肉桂、姜炭各 10g，麻黄 5g，山萸肉 60g，生姜 90g，全蝎 3g（冲服），蜈蚣 3 条（冲服）。用法：加水 2500mL，文火煮取 600mL，日分 3 次服。30 天为 1 个疗程。主治肺癌。

10. 风湿性心脏病方。制附子 45g，生黄芪 250g，当归、干姜、桂枝、白芍、党参、细辛、生姜各 45g，制川乌、黑小豆、防风各 30g，麻黄 10～45g（得汗后则小量），炙甘草、山萸肉各 60g，全蝎 6g，蜈蚣 3 条，大枣 12 枚，蜂蜜 150mL。用法：加冷水 2500mL，文火煮取 500mL，日分 3 次服。主治风湿性心脏病。

11. 肺源性心脏病方。制附子 45g，高丽参 15g（另煎），麻黄 5～10g，干姜、桂枝、生半夏、白芍、生姜各 45g，五味子、枸杞子、补骨脂、淫羊藿、菟丝子各 30g，炙紫菀、炙款冬花各 15g，炙甘草、山萸肉各 60g，壳白果 20g，核桃 6 枚（打碎），大枣 12 枚。用法：加冷水 2500mL，文火煮取 500mL，日分 3 次服。主治肺源性心脏病。

12. 冠心病方。制附子 100g，炙甘草、干姜 90g，高丽参 15g（另煎），山萸肉 60g，桃仁、五灵脂、生龙牡、磁石各 30g，丹参 120g，檀香、降香、沉香、砂仁各 10g，桂枝 45g，麝香 0.5g（冲），苏合香丸 2 丸。用法：加冷水 2500mL，文火煮取 500mL，日分 3 次服。主治冠心病。

13. 加味理中汤。制附子 12g，干姜、白术 12g，炙甘草 24g，高丽参 15g（另煎），砂仁、肉桂、藿香、佩兰各 10g，炒麦芽 60g。用法：加水 1000mL，文火煮取 300mL，兑入人参汁，日分 4 次服。主治脾胃虚寒证。

14. 过敏性鼻炎方。制附子 30g，麻黄、石菖蒲各 10g，干姜、枸杞子、菟丝子、淫羊藿、补骨脂各 30g，茯苓、生姜各 45g，白芷、辛夷花、苍耳子、防风各 20g，苍术、佩兰各 15g，炙甘草 60g。用法：加水 2500mL，文火煮取 350mL，日分 3 次服。主治过敏性鼻炎。

15. 加味桂附地黄汤。制附子 100g，熟地黄 100g，山药 60g，茯苓 45g，丹皮、泽泻、肉桂各 10g，怀牛膝、生龙牡、磁石各 30g。用法：加水 3000mL，文火煮取 600mL，日分 3 次服，30 天为 1 个疗程。主治高血压阳虚证。

16. 参芪桂附理中汤。制附子 100g，生黄芪 120g，干姜、白术、熟地黄各 90g，乌梅 40g，砂仁 30g，红参 25g（另煎），炙甘草 60g。用法：加水 2500mL，文火煮取 350mL，日分 3 次温服。30 天为 1 个疗程。主治糖尿病。

17. 加味桂附理中汤。制附子 45g（逐日叠加 10g，以 200g 为度，出现瞑眩反复，停药 3 天，制附子减去 30g），干姜、熟地黄、白术各 45g，高丽参（另煎）、巴戟天、肉苁蓉、菟丝子各 30g，山萸肉 90g，肉桂 10g。用法：加水 3500mL，文火煮取 350mL，每天分 3 次服。42 天为 1 个疗程，每旬服 7 剂，休息 3 天。主治 2 型糖尿病。

（七）总结

李可老中医因其比较独特的成长经历和行医经验，使其成为火神派擅用附子并有独到之处的特色临床医家，笔者曾撰文称其为"火神派创新者"，就是因为其应用附子的个性特色。李可老中医行医 50 余年来，仍然在探索以附子为主组方的扶阳思路，治疗临床上诸多的疑难杂病，取得了令人瞩目的成就，从他的弟子们的著述医案中，就可以感触到其风格犹存，并且探索出了不少扶阳方法治疗奇难杂症的经验，特别是李可老中医的弟子们在应用附子时，一脉相承地延续了李可老中医的经验与优秀方法，如其采用附子宽水久煎，附子逐日加量方法，以至患者出现瞑眩反应后减量的方法，对于治疗诸多的肿瘤患者，提供了有益的尝试与探索，为我们学习与借鉴提供了重要的参考。

纵观李可老中医的经验方药，均是以经验方为基础，大都在破格救心汤的基础之上灵活化裁。有学生统计了李可老中医 2006 年到 2007 年间收集的 470 张处方，进行用药规律性分析，使用频率超过 50% 的处方用药如下：制附子（含川乌）占 84.32%，姜（干姜、生姜、姜炭）占 91.68%，桂（桂枝、肉桂）占 56%，参（晒参、红参、党参）占 75.11%，炙甘草占 78%。这些药物组成就是典型的附桂理中汤（去白术），这恰恰证明了李可老中医扶阳理路，是放在理中汤的框架里，加桂附而成为桂附理中汤的原形。这就给我们一个很好的启示，火神派扶阳理念，其着重点始终是放在脾肾上，这样对于我们治疗诸多的疑难杂症都是一个很好指引与启迪。

八、曾辅民应用附子的经验

曾辅民（1936—2009 年），教授，出生在四川省简阳县石盘乡，1963 年毕业于成都中医学院，早期在凉山州人民医院内科工作，1979 年在成都中医学院工作，任中医基础教研室副主任。曾氏早年精研《伤寒论》，善用经方，后来接触到《郑钦安医学三书》，形成了独到的经典火神派临床风格，多用乌附，效果神奇。其弟子著有《擅用乌附——曾辅民》一书，曾辅民的思想主要体现以下几个方面。

（一）服膺郑氏，扶阳为主

曾氏通过研究郑钦安医著，深刻认识到"认证只分阴阳"，从此一改自己以往的治疗思路，临床上处处重视阳气，以郑钦安"阳主阴从"学术思想指导临床，在不惑之年全面接受郑氏所倡导的扶阳医学思想，步入郑氏火神派行列，使其医学理论及临证技能均得到提高。纵观曾氏医案，绝大部分都始终贯穿着郑氏扶阳重阳为先的辨治思想，从外感小疾到诸多内科杂病、重症，功夫始终都在阴阳上打算，辨证论治，处处护阳；处方用药，步步扶阳，诸多书中医案，彰显其扶阳风采。

（二）阳主阴从，扶阳抑阴

郑钦安在其著作中反复阐述并强调阳主阴从，扶阳抑阴："阳者阴之根也，阳气充足，则有气全消，百病不作。""阳统乎阴，阳者阴之主也，阳气流通，阴气无滞。"这是火神派最基本的观点及鲜明的特色。曾氏对此亦领会深刻，并融会贯通。他遵循"阳生阴长"之经旨，认为"养阳在滋阴之上"。在临床上，辨证以是否阳气受损为重，治疗以免损阳气、扶阳固本为主，并从气之推动、温煦、防御、固摄、气化五方面功用为着眼点，通过四诊诊察患者阳气盛衰虚实，为辨证提供可靠的实据。其诸多的医案中皆体现出"阳主阴从，扶阳抑阴"之火神派心法。

（三）禀火神心法，擅用姜附

曾氏常言，附子大辛大热，气味雄厚，通行十二经无处不到，为扶阳第一要药。临证中，娴熟运用姜附等温热药，且以广用、重用为特色。凡病者辨证为阳气受损，或久病及肾者，必用姜附等温热药以扶阳为治，往往附子开手剂量就在50g、70g以上，并随着患者服药反应，常以20g量递加，直至量证对应后方才停止。有些患者，因熟知其素体阳虚，故而附子开手就用200g，可谓惊世骇俗。他主要有以下体会：

1. 运用指征。面白，舌淡有齿痕，舌面有津，畏寒肢厥，或便溏或便秘，或二者交替出现。

2. 用量问题。应视病之轻重程度、阴寒程度而决定其用量。一般应从小量开始，只要确认辨证无误，药后无效或效微，而舌仍淡、津多，脉沉细未变且有根时，就应加量，脾肾阳虚者，每次加量20g。

3. 药后反应。姜附大剂量使用后，患者常有两种反应：一是口苦舌燥、喜饮冷，这是温热药之太过，应停用，改用滋阴之剂，以解决过热之弊；二是出现出血，或便泄，或身痛，或痰多，或肿等，这是药量与阳虚阴盛之程度相吻，不可更改药物，应继续加量，其效果最好，上述反应二三日自愈。

4. 乌附煎法。大剂量用附子、川乌时，皆当大火先煎0.5~1小时；当附子用量超过80g或合用川乌时，均应大火先煎1~2小时，口尝无麻味后，再共煎余药，以防乌附中毒。

5. 处方分析。2008年统计曾氏处方1476张，其中应用附子、姜者，占了87.4%，涉及外感、内伤、内外科妇儿堵多病种。又调出7月22日半天处方30张，其中5张是附子与川乌合用；用姜（生姜、干姜、炮姜）者27张，计姜附应用所占比例达 90%，若将全部温热性质药物，如桂枝、肉桂、炙甘草、砂仁等一并统计来看，则 30 张处方，无一例不辛温，无一例不扶阳。曾氏曾说治病，方不离温热，药不离姜附。

6. 姜附剂量。 在曾氏的诸多医案中，开始使用附子时就用 50g、70g，干姜 30g、40g，生姜则常重用至 90g 以上，其余温药热亦多在 30g 以上。若用药后病未减或未见好转时，则时常谓"姜附当加量"。仍然以 7 月 22 日处方中，5 张处方中附子与川乌同用，川乌最大用量为 70g，并同时用附子 120g；川乌最小剂量 30g，附子同时用量为 70g。不讲川乌量，平均每剂附子用量为 81g。27 张用姜（生姜、干姜、炮姜）处方中，生姜、干姜同用者 11 张，三姜同用者 1 张。生姜少则 30g，多则 90g，94 剂总量为 3990g，平均每剂 42g。

（四）辨证论治，重视舌象

曾氏诊病，非常重视患者的舌诊，他曾说过："观察舌象，伸舌是关键！必叫患者自然张口，自然伸出，舌尖置于下唇外缘。伸短了，看不清，伸长了，要失色！舌象不清，辨证不明！如何再谈处方治疗？""观察舌象，伸舌是关键。"一语指出了多少医者之错误！"只有查舌方法正确了，我们才能获得最直观、最真切的舌象变化，才能对疾病进行快速准确的定性辨证。尤其是在病症阴阳难辨之时，观其舌象，常可一锤定音！"在曾氏大剂量使用姜附的经验体会中，舌诊的重要性贯穿于诊治过程始终，运用指征中着重提到"舌淡有齿痕，舌面有津"为使用姜附依据。治疗中"舌仍淡、津多"即为姜附加量的重要依据；而"大苦舌燥"则为姜附温热太过的依据。特别是曾氏诸多处方医案中，皆详细描述患者的舌象。

（五）医案欣赏

1. 眠差——四逆汤合半硫丸加味。徐某，女，32 岁。眠差多梦，怕冷烦躁多年，夜间易醒，纳差，五心烦热，大便秘结，腰胀痛，易疲倦，舌淡清，苔薄白，脉沉细。

处方：制附片 80g（先煎），干姜 30g，炙甘草 40g，法半夏 20g，制硫黄 20g，肉苁蓉 30g，淫羊藿 20g，菟丝子 20g。4 剂。

服药后，睡眠已经正常，继续补肾填精、兼收虚火而收功。

2. 不寐——四逆汤加味。蒋某，女，54 岁。

一诊：不寐有年，阴阳两虚，养心安神，滋阴潜阳之剂遍用无效。寝食几近于废，时常上火之症状（如经常起口疮，常觉咽痛等），而用清火之中西成药服用，近几日益觉难寐，虽寐亦浅时间短（2~3 个小时），手足心热，身阵阵发热，便干，尿热，舌红有津、边有齿痕，脉沉细数。此虚阳外越之不寐也，以四逆汤加龟板、肉桂、砂仁治疗。

处方：制附子 60g（先煎），干姜 60g，龟板 20g，肉桂 10g，砂仁 25g，炙甘草 25g。3 剂。

二诊：入睡改善，可熟睡 5 个小时，予原方加重附子、干姜用量。

处方：制附子 80g（先煎），干姜 60g，龟板 20g，西砂仁 25g，炙甘草 25g，炙甘草 20g。5 剂。

三诊：服药后，整个夜晚睡眠香甜，余症若失，舌仍淡，脉沉已起，予温补之剂为丸，长期服用进行巩固。

3. 虚汗——白通汤。哈某，女，40 岁。因流产而导致虚汗 3 个月。静坐亦出汗，怕风，时有身烘热而红而出汗加重，汗后怕冷明显，眠差，舌淡青，白润苔，脉沉细。

处方：制附子 100g（先煎），干姜 80g，葱头 5 个。2 剂。每剂分 3 服，每 3 小时 1 服。烘热减后，每日服 4 次。

复诊：服药后，阵热、面红、出汗显减，以桂枝加附子汤善后。

4. 痛经——通脉四逆汤加味。张某，女，25 岁。痛经 3 年，上两次经来痛甚而晕厥，但无呕吐，痛时腹冷，腹胀明显。舌淡白、苔白润，脉沉紧。

处方：制附子 100g（先煎），川乌 40g（先煎），肉桂 20g，沉香 4g，干姜 30g，白酒 70 毫升。5 剂。

复诊：服药后，腹冷减，即将来月经，舌脉同前，前方加炙甘草 60g，黑豆 50g。5 剂。

随访：本次月经来时疼痛明显缓解，嘱其下次经来继续服用原方。

5. 痹病——乌附麻辛桂姜汤加味。汪某，女，51 岁。肌肉、关节冷胀痛 30 年，舌淡有痕，经治无效。

处方：制附子 80g（先煎），川乌 40g（先煎），细辛 30g，桂枝 40g，生姜 70g，苍术 30g，薏苡仁 30g，威灵仙 20g，蜜糖 50g。3 剂。

复诊：服药后，明显好转，守方出入。

处方：制附子 100g（先煎），川乌、草乌各 30g（先煎），细辛 30g，桂枝 40g，生姜 60g，乌梢蛇 20g，威灵仙 30g，川芎 8g，稀莶草 60g，蜜糖 20g。3 剂。

随访：共进药 10 余剂，直至痊愈。

6. 身痒——潜阳丹加味。邓某，女，31 岁。身痒，项、腿部散布小红点，似蚊虫咬伤，发痒。右手腕搔后出现一圆形感染面。患者每年入夏皆发一次，从小记忆至今。手足心热，腰酸便秘，畏寒，舌淡，脉沉。此阳虚外浮而致。

处方：制附子 70g（先煎），龟板 20g，西砂仁 20g，炙甘草 20g，蛇床子 20g，地肤子 20g，肉桂 5g，制硫黄 20g，法半夏 20g，肉苁蓉 30g。5 剂。

二诊处方：制附子 80g（先煎），肉桂 20g，生姜 60g，西砂仁 20g，干姜 30g，杭巴戟 20g，菟丝子 20g，枸杞子 20g，补骨脂 20g，白蔻仁 20g，山萸肉 20g。4 剂。

三诊处方：制附子 70g（先煎），龟板 20g，西砂仁 20g，炙甘草 20g，山萸肉 20g，肉桂 5g，淫羊藿 20g，菟丝子 20g，肉苁蓉 30g，法半夏 20g，制硫黄 20g。5 剂。

四诊处方：制附子 70g（先煎），肉桂 20g，龟板 20g，西砂仁 20g，炙甘草 20g，淫羊藿 20g，菟丝子 20g，杭巴戟 20g，鹿衔草 30g。4 剂。

随访：上方出入化载，又服 10 余剂，身痒消失，手足心热减，精神好转，腰酸减。

7. 胃胀呃气——四逆汤加味。孟某，女，42 岁。胃胀三天，胃冷且局部发凉，不饥，不食，呃出之气亦冷，身重难受，舌淡，脉沉细。予以温散解沉寒痼冷之剂。

处方：制附子 150g（先煎），川乌 30g（先煎），干姜 100g，炙甘草 60g，肉桂 10g，沉香 5g，西砂仁 20g，黑豆 50g，吴茱萸 30g。3 剂。

随访：服药后，胃冷、呃气、胃胀均消失。

8. 腹痛——乌头煎。周某，女，24 岁。脐腹痛，每日阵发已有旬日，近日则频频作痛。查脐处冷，周围不冷。舌淡，脉沉。予以乌头煎。

处方：川乌 100g（先煎），蜜糖 300g。1 剂，分 5 次服，第 1 日服 2 次。

复诊：服药后，腹痛逐渐减轻，4 日后消失。近日又痛，予以理中汤加吴茱萸、川乌，继续调整。

9. 呃逆——附子川乌汤。戴某，男，37 岁。近一月来呃逆频作，进食后胃胀，大便不成形，手心多汗，胃脘触诊感觉略冷。舌淡嫩、边齿痕，苔薄白而润，脉缓。

处方：制附子 70g（先煎），川乌 30g（先煎），干姜 40g，炙甘草 40g，桂枝 30g，砂仁 10g，红参 20g，五灵脂 20g，黑豆 30g。4 剂。

随访：服 1 剂，即明显好转，服完病愈。

10. 带状疱疹疼痛——乌头汤化裁。钟某，女，32 岁。右侧背胁患带状疱疹，痛痒难眠二日，疱疹经治疗后其皮痂已脱落，局部隐隐淡红，痛痒不止，衣服触及后痛痒难忍，故在家露背胁不着衣；但夜晚痛甚，呈收缩性阵痛，已两夜未眠；着衣则痛，不着衣又冷。神倦，面色尚可，舌淡、边有齿痕，脉沉细。予以扶阳内托之法治之。

处方：制附片 50g（先煎），川乌 30g（先煎），生黄芪 40g，乌梢蛇 30g，薏苡仁 30g，白芷 20g，生姜 30g，生半夏 30g，细辛 30g，白芥子 30g，丹参 7g，紫草 7g，黑豆 30g。5 剂。

二诊：服药 4 次后，痛痒大减，夜能入眠，精神好转，守方出入。

处方：制附子 80g（先煎），川乌 30g（先煎），生黄芪 40g，薏苡仁 30g，白芷 20g，乌梢蛇 30g，细辛 30g，丹参 7g，紫草 7g，西砂仁 20g，生姜 40g，黑豆

30g。4 剂。

随访：后上方加减，继续服用 8 剂而愈。

九、倪海厦应用附子的经验

倪海厦（1954—2012 年），执业中医师，出生于中国台湾省，祖籍浙江瑞安。早年在台湾省行医，后去美国，在美国创立汉唐中医诊所，曾任美国汉唐中医学院院长，担任过美国加州中医药大学博士指导教授。倪海厦先名远海内外，他的一生经历很有传奇色彩，他的传世系列著作中文版在国内流传很广，其学术思想与经验得到了很多人的学习与传承。人们称其为"中医鬼才"。他在经方应用与扶阳方面积累了独到经验，主要体现在以下几个方面。

（一）辨证识阴阳，先识正常人

《黄帝内经》上有"阴平阳秘"乃为"正常人"，我们临床辨证都是去认识人体的病症表现，从古至今对于中医学所说的正常人，描述得均十分模糊，没有标准。倪氏认为，只有把正常人的标准弄明白，才能真正辨识清楚阴虚、阴实、阳虚的根本内涵与实质。倪氏总结有以下参考标准。

1. 可以通宵睡眠。半夜子时是阳气开始启动的时候，一直到早上 6 点，阴阳是协调的，阳能入阴，也就是阴能够吸收阳气，能够把阳气固定在里面。如果肺脏有肿瘤（3—5 点必然醒来），或肝脏有肿瘤（1—3 点必然会醒来），在夜晚这段时间就会经常失眠，也就没有办法通宵睡觉。

2. 有正常的胃口。如果一个人没有办法很好地吸收食物，这个人就有问题。比如说很多癌症患者到疾病后期的时候，没有胃口，开始恶心、呕吐。如患者经过治疗后，感到饿了，想吃东西，就代表病情有好转。

3. 口渴与流汗保持正常比例。当人体阴平阳秘的时候，口渴与流汗的比例是正常的，即出汗多的时候，会有口渴而想喝水的情况，这就是正常的。很多患者不断流汗，但其本身没有口渴，这就是有问题的，说明这个人的气化功能不行。

4. 大小便正常。大便每天 1 次，小便每天 5~7 次，呈淡黄色。如果这个人有便秘，3~7 天才能排出大便一次，这就有问题。老年人夜晚小便多次，也是不正常的，说明人老年阳气衰而气化不行。

5. 符合正常体的定义。每天早上 6 点起床之后，眼睛张开的时候，马上可以跳下床，而不是说还觉得累，这就是体力恢复的良好，是正常的。同时，男人的腹部为阳，早上在眼睛张开之前，会出现阳举，即男性阳物举起来，这就是阳气很旺的表现。女人的胸部为阳，早上起来的时候，其胸部乳房过于敏感，乳房也会挺起来，就是阳气旺盛的表现。如果是一个患者，早上起来的时候，是没有这些阳旺之表现的。

6. 常年头面觉冷，手脚温热。这是正常阴平阳秘、水上火下之表现。

（二）阴阳辨证，阴实与阳虚

1. 所谓的阴阳辨证。倪氏认为，阳就是精神，用眼睛是看不到的，而用眼睛所看到的都是阴。如看到手臂就是阴，手臂肌肉里的力量多少就是阳，阳是绝对存在的，有阴没有阳，就是病态。

2. 阴虚与阳虚。倪氏认为：正常人的阳气聚集在里面，即隐藏在身体里面，是看不出来的，阴平阳秘是人之常态。当有疾病的时候，患者刚开始出现的就是阴虚，阴虚是疾病的一个过程，阴虚如果没有治好，才会变成阳虚。阳就是力量，阳气不足，气血循环的力量不够，就会出现阳虚。阳虚的时候人会自救，即阳虚了自己就可以去找东西来吃，把这个阳虚补回来。阳虚代表肌肉的力量，代表内脏的力量，代表心脏、肝脏、肺脏各种脏腑的力量，如果这些虚掉了，累积的结果就会出现所谓的"阴实"。"阴"是脏，"实"就是长东西。按照中医的治法，阴实，就要开出药性属阳的药，如炮附子、生附子、生硫黄等阳性的药来救阴。

3. 阴实与阳不入阴。倪氏曾举例，如果女人的乳房形状非常均匀，说明阴平阳秘；如果两个乳房形状不等，看到凸出来一块，这就叫作阳不入阴。如果用手去触摸，凸出来这一块的地方是热的，旁边是凉的，这就是阳不入阴，就可以怀疑是乳腺癌，这与切片诊断没有什么区别。因此，倪氏得出一个结论：预防患者得癌症的方法就是扶阳。你的阳气足，就不会有阴的东西累积。阴实，是虚胜于实的观点，中医宁可让你阴虚，也不要你得阴实。而且很多的实验研究也发现，虚胜于实，才会有好的结果，即宁可虚一点，宁可不足，不要有余。

（三）经方（与扶阳）组成依据

倪氏认为，人做出正确的经方药物组合，以阴平阳秘、阴实阳虚为判断，并参照以下六方面来决定阴阳的判断：

（1）以手脚的冰冷来判断。

（2）以身体的恶寒、发热为依据来判断。

（3）以喜热饮、喜冷饮为主症来判断。

（4）以脉形的洪大、细小来判断。

（5）以有汗、无汗来判断。

（6）以人体从子时到午时的睡眠和体力变化为主来判断。

（四）医案欣赏

1. 红斑性狼疮病案。某女，52 岁。2004 年 5 月 10 日就诊。主要症状：手指关节痛，尿失禁有几年，长期失眠身体冷，不知道渴，胃口还好，8 年无月经。正在服用止痛药。诊断：真寒假热，心肾阳虚。

处方：生附子 5 钱，细辛 3 钱，阳起石 3 钱，石膏 6 两，知母 5 钱，防己 5

钱，茯苓 5 钱，泽泻 6 钱，黄精 3 钱，桑螵蛸 3 钱，炙甘草 5 钱，柴胡 3 钱，郁金 5 钱，龙胆草 3 钱，瓦楞子 5 钱。

复诊（5 月 22 日）：服药后，出现左乳痛，流出很多奶水，身体开始热了。处方：上方增加乌药 5 钱，白术 4 钱。

复诊（6 月 5 日）：自述乳房胀满好转，奶水出渐止，关节痛去八成以上，体重下降，睡眠已好，足热，睡眠时出现咳嗽，有白痰且泡沫多，其他皆好。处方：上方增加桔梗 6 钱，炙甘草 3 钱。

复诊（6 月 18 日）：一切正常，唯仍有咳嗽。处方：上方增加：麦门冬 3 钱，杏仁 3 钱，半夏 3 钱。

随访（7 月 4 日）：到医院复查血，检查报告示已经痊愈。

2. 脑瘤病案。某男，51 岁。2004 年 9 月 20 日就诊。去年 8 月发现脑瘤，经手术后肿瘤反而加速生长，症状如同中风，左耳失聪，左手冰冷，双脚温，小便无力，大便秘结，脸色青黑，脉沉细附骨，没有头痛。诊断：里寒重症，肾阳精不足，肝脏损伤，阴实之证。

处方：生附子 5 钱，生半夏 3 钱，阳起石 3 钱，桂枝 5 钱，黄精 3 钱，柴胡 3 钱，郁金 5 钱，熟地 3 钱，补骨脂 3 钱，防己 3 钱，炙甘草 5 钱，白芍 5 钱，乌药 3 钱，菟丝子 3 钱，茵陈 3 钱，龙胆草 3 钱，川芎 3 钱，生姜 2 片，大枣 10 枚。附配合针法治疗。

复诊（9 月 24 日）：早上阳举好转，增加瓦楞子 5 钱。

复诊（9 月 28 日）：大便 1 日 2 次，小便力量增加，走路平衡好转，已经不需要拐杖，左手转温。

复诊（10 月中旬）：告知，MRI 证实脑瘤缩小一半，到 10 月底再复查又减少 1 厘米。之后开始到第 2 年 3 月，都没有再变小，于是从 4 月开始增加剂量：生附子 6 钱，阳起石 5 钱，生硫黄 5 钱，其他药不变，患者坚持吃到当年 7 月，经 MRI 证实肿瘤消失。

3. 肾衰尿毒症。某男，32 岁，2007 年 10 月 15 日就诊。慢性肾功能衰竭尿毒症，正在进行洗肾。

处方：生附子 3 钱，炮附子 4 钱，干姜 3 钱，桂枝 5 钱，细辛 2 钱，生姜 2 钱，茯苓 5 钱，泽泻 6 钱，黄芩 3 钱，白芍 5 钱，麦门冬 3 钱，党参 3 钱，炙甘草 3 钱，乌药 8 钱，补骨脂 3 钱，熟地 3 钱。

复诊（2008 年 4 月 28 日）：服药到现在已经停止洗肾至今。

复诊（2009 年 7 月 29 日）：心脏出现刺痛，再增加枳实、瓜蒌、薤白，并配合针刺方法，针后痛止。

4. 肝癌病案。某男，2008 年 12 月 2 日就诊，2 厘米肿瘤在肝脏里。处方：生附子 3 钱，半夏 3 钱，南星 3 钱，生硫黄 3 钱，干姜 2 钱，黄连 2 钱，黄芩 3

钱，柴胡 3 钱，茜草 3 钱，炙鳖甲 3 钱，白芍 5 钱，伸筋草 4 钱，泽泻 5 钱，决明子 3 钱，枸杞子 5 钱，栀子 3 钱，茵陈 3 钱，白术 3 钱，茯苓 5 钱。平时煮四神汤（薏苡仁、莲子、欠实、茯苓）当成点心吃。

复诊（2009 年 7 月 20 日）：复诊肝脏肿瘤一直没有扩散而且变小了。

十、吴生元应用附子的经验

吴生元（1937—2016 年），教授，云南昆明人，云南省中医医院主任医师、教授，硕士生导师，著名中医学家、扶阳学派代表人物吴佩衡之子，吴附子学术继承人。出生中医世家，幼承庭训，勤奋好学，熟读经典，临证擅用仲景之四逆汤与附子辨治诸多疑难危急重症，力挽沉疴，为我国当代扶阳学术流派中杰出的代表，世誉"第二代吴附子"。著有《扶阳存津，擅用温通大法：吴生元学术思想与临床经验集》等著作留传于世。吴氏学术秉承《黄帝内经》重"阳气"及仲景温阳扶正思想，传承、发扬了郑钦安、吴佩衡扶阳学说之精华，系统阐述了"产热不足所致阳虚阴寒证"发病理论，主张"扶阳气、存津液"治疗大法。建立"国家中医药管理局吴佩衡扶阳学术流派与吴生元名医工作室"，传承、创新了扶阳学术理论与实践，受益的人众多。

（一）高压煎煮附子，有效避免中毒

吴氏认为，要避免服用附子时中毒，关键是要把附子"煮透"，服食"煮透"的附子中毒的可能性微乎其微。他摸索出煎煮附子的简便方法：炙附片不拘多少，先用冷水浸泡 2~3 小时，待附子浸透变软时，用高压锅加压煎煮。待上汽之后再持续煮 40~50 分钟，熄火后自然冷却，开盖后一定要观察附子是否煮透，以口尝附片心不麻口为"煮透"标准。然后依处方之多少取部分附子与汤汁加入其他药物按常规煎煮即可服用。此种方法应用多年，未发现有中毒者。

（二）附子配伍，应用经验

吴生元认为，制附片成人每剂药用 30~60g，个别阳虚阴寒重证亦有用至 100g 以上者。临床用附子 30~60~100g，常用以下配伍：附子配干姜、甘草，治一般阳虚证；附子配干姜、肉桂、甘草，治阳虚里寒证；附子配党参、白术、干姜、甘草，治虚寒泻利；附子配麻黄、细辛、桂枝、生姜、大枣、甘草，治阳虚感冒；附子配陈皮、半夏、茯苓、炙麻黄、细辛、杏仁、干姜、甘草，治慢性痰饮咳嗽；附子配补中益气汤，治中阳虚、气虚下陷之脱肛、脱疝、子宫脱垂。附子配苓桂术甘汤，治心悸怔忡及心力衰弱。附子配桂枝、细辛、川芎、怀牛膝、羌活、独活、五加皮、薏苡仁，治风寒湿痹；附子配半夏、生姜，治妊娠恶阻。附子配干姜、葱白，治阳虚发热。独附汤、参附汤加肉桂，治脱阳、亡阳证。

（三）老年患者，重在扶阳

吴氏认为，现代社会人类寿命延长，老年人群及老年病大量增加。老年病的

产生根本就是人体阳气逐渐递减的结果。阳气不足和过度损耗，正是老年人衰老和患病的关键因素，故而老年人的健康和长寿主要依赖于自身阳气充足与温养。因而，老年人疾病的治疗，首重扶阳。针对老年人出现百病病症，虽有万病，法有万条，只有重在扶阳，在治疗过程中时时、处处顾护老年人的阳气，以守阳扶阳为要，也就抓住了老年病治疗之精要，才不会陷入无从下手的困境。在辨识老年病的时候，知脉症互参，其中尤以舌脉与饮水的辨识为要，而不必囿于口干、便秘、苔黄、脉数、舌红等"热性"状态的有无，一概以温阳益气为治疗法则。

（四）医案欣赏

1. 2 型糖尿病案。刘某，男，58 岁。患者糖尿病 16 年，5 年前出现腹泻，逐渐加重，近 2 年每日泻水样便 5~15 次不等，曾经中西医治疗无改善，已病休 2 年。症见：泻泄水样便，进食油腻、酸冷、辛辣均会加重，面色少华，毛发枯槁，口干不欲饮水，舌暗红、苔腻微黄，脉细弱。证属脾肾阳虚、摄纳无权。治予温肾健脾、燥湿固摄为法。

处方用药：制附片 80g（先煎），炮姜 20g，肉桂 15g，补骨脂 15g，肉豆蔻 10g，山药 20g，白术 15g，茯苓 20g，陈皮 6g，党参 20g，芡实 15g。5 剂。

复诊：服药 5 天后，腹泻减为每天 1~2 次，继续服上方，2 周后大便正常，调治 2 个月后治愈，未发生腹泻。

2. 阳虚发热案。李某，女，35 岁。一年前分娩后大出血，出现发热，体温达 38~39℃，在医院抗感染治疗后出院，出院后反复出现发热，体温波动于 37~38℃，午后为甚，形寒肢冷，发热欲近衣，纳差，时有咳嗽，期间曾作检查，未发现明确感染病灶，自行用各种抗生素及清凉苦寒药，无明显效果，遂到门诊就医。症见：恶寒、低热 37℃，汗出，形寒肢冷，身困乏力，不思饮或喜少量热饮，大便稀溏，舌质青乌、苔白腻，脉沉细紧。证属气血两虚，感受风寒，阴盛格阳，虚阳发热。治用扶阳抑阴，回阳收纳，交通心肾。方用白通汤加味。

处方用药：制附片 50g（先煎），干姜 15g，葱白 3 个，银柴胡 15g，陈皮 10g，法半夏 15g，茯苓 10g，砂仁 10g，猪胆汁 10 滴。3 剂。

复诊：服药后，体温降至 37.5℃，恶寒减少，食欲稍增，但仍有夜间发热，进食后饱闷，舌质青乌较前减轻，苔白腻，脉沉细紧。方药有效，拟用通脉四逆汤。

处方用药：制附片 60g（先煎），干姜 15g，桂枝 20g，细辛 8g，砂仁 10g，陈皮 10g，法半夏 15g，茯苓 10g，甘草 10g，猪胆汁 10 滴，葱白 3 个。5 剂。

复诊：服药后，体温降至 37℃，病症也明显改善，又用四逆二陈汤加砂仁、山楂、丁香调理善后。

十一、吴荣祖应用附子的经验

吴荣祖（1945—），四川会理人，云南省火神派创始人——名中医吴佩衡先生之嫡孙，云南火神派扶阳医学吴氏第三代传人。全国名中医、昆明市名中医，云南省昆明市中医院主任医师。其曾经发表《附子通行十二经》，指导弟子著《扶阳薪火：吴荣祖全国名老中医弟子医案选》等著作，并多次出席全国扶阳论坛大会并演讲，是目前云南省吴氏家族火神派扶阳医学代表性人物，亦有"吴附子"之雅称。

（一）阳虚证的征象

1. 阳虚证的一般征象。畏冷、肢凉、口淡不渴，或喜热饮，小便清长或尿少不利、大便稀溏、面色苍白，舌苔发白，脉沉迟细数无力，可兼有神疲、乏力、气短等气虚表现。

2. 阳虚证的特殊证及其辨证。舌质和舌苔的变化；脉取的力度强弱；痰吐的颜色；口渴与不渴；脸红与否；阳烦与阴躁。《医学心悟》中"寒热虚实表里阴阳辨"具有重要的价值与参考意义。

（二）隐潜性阳虚

所谓的隐潜性阳虚，是指"十七羟""十七酮"的化验值低于正常值，而注重用温阳扶阳药物治疗，就能取得很好的效果。和我们进行仔细观察，隐潜性阳虚也是能够发现的，如从脉象的沉取、中取、浮取的变化，从天人相应的角度，从患者证候的季节时差的变化，以及从小便、大便各方面来观察，就不难找到它的指征。及时发现，早期扶阳进行干预，不仅是张仲景的思想，而郑钦安也更是如此，"夫知几者，一见是阳虚证，而即以此方（四逆汤）在分两轻重上斟酌，预为防之，万不致酿成纯阴无阳之候也"（《医理真传》）。这个就是"上工治未病"，这才是真正扶阳医学真谛。

（三）阳虚与寒证的互应

阳虚和寒证是如何互应的呢？阳虚证的辨证，其实就是去抓寒象。四肢逆冷、背部恶寒、腹部恶寒，一个可能表寒，另一个可能有里寒。"寒"对于临床上把握阳虚、用阳药温寒是一个重要的临床指征。吴佩衡老中医认为，"炎"字有两火，但其不等于中医学"热"。

（四）温阳扶正大法

（1）七损八益，贵阳贱阴。吴氏认为，虽然阳气的生理衰减是自然的事，但可以从各个方面努力使它衰减得慢点，保护得好一点。要像呵护幼苗一样保护我们的阳气，这样身体就会健康一些，耳目就不会衰得过早，行动、思维都会相对衰得慢些，代谢也会好些。

（2）少火生气，气食少火。壮火是邪气，少火是元气，少火壮是好事，越壮越好，但是壮火不能壮。壮火是邪火，那是不能用的。对于壮火与少火的治疗原则：一个消，一个是益；一个是灭，一个是护。

（3）天一生水，阳生阴长。在人的生理过程中，有阳气，有天一乾阳的作用，你就能够有水的生长。如果你护了阳气，护了少火，你的精和阴就能够增长。

（4）冬夏之差，昼夜节律。吴氏认为，当看到患者的病情与冬夏的变化或者昼夜之间的变化密切相关，你就要考虑到这个患者的阳气状况，采用人与天地相参、与日月相应的理论来指导你的治疗思维。那么，如何采用扶阳方法，你心里就有底了。

（5）温阳扶正，治病求本。吴氏认为，温阳扶正其实就是要人体达到"阳密乃固"的状态，因为《黄帝内经》是"治病求本，本于阴阳"，而阴阳之间的关系就是"阴平阳秘，精神乃治"，且"几阴阳之要，阳密乃固，二者不和，若春无秋，若冬无夏，因而和之，视为圣度"。圣度就是健康的终极目标。

（6）真寒假热，阴盛格阳。吴氏认为，疾病在危重期，往往会出现假象，阴盛格阳，一定要仔细分辨才能确知，而《伤寒论》中通脉四逆汤加猪胆汁，就是治疗格阳于外的重症。

（7）下寒上热，龙腾火浮。扶阳医学认为"阳秘乃固"这个非常重要，因为命门火是阳之根，这个根一定要在下面。就如一棵大树一样，把树倒过来，把根裸露在上面，这棵树必然会死。因此火神派扶阳要去崇根、求根、培根这样一种方法。

（8）阳虚阴燥，气化失司。

（9）温经解表，扶正驱邪。针对临床上治疗带状疱疹性疼痛，吴氏用麻辛附汤加桂枝、川芎。让患者出现发热、透发更多的疱疹，等到疱疹出完结痂后，其疼痛慢慢就解除了，病也就好了。

（10）肝寒木郁，气滞土壅。吴氏发现临床上诊断为肝寒的人多，而诊为肝热的人少，针对一例反流性食道炎患者，其病机是肝失升致胆胃不降而上逆，辨证为肝寒气郁，采用温肝的方法：用吴萸四逆汤加茵陈、法半夏、茯苓、香附、佛手、鸡内金等，服用 5 天，就有显著临床效果。因此，秉承吴佩衡先生教海，理论要学黄元御，用药要学郑钦安。

（11）三阴脏寒，水寒土湿，木郁不达。针对这样的情况，提出应用温水、燥土、达木的大法，临床效果显著。

（12）少阴寒化证的四逆、白通汤。本质是心肾阳气衰微，扶益心肾阳气是治疗之关键，而附子为温阳药之首，功能强心温肾，补命门火，为少阴正药。

（13）离照当空，阴霾四散。阴霾过盛，温扶阳气，会出现排病反应。吴氏认为在排病的时候，或者在排毒的时候，用治本温阳的方法，出现出汗、呕吐、腹泻等，不能慌，不能乱，要学会把握、学会观察。

（14）温阳扶阳，首选附子。吴氏认为，附子是个温热药，虽然它有大毒，但在《伤寒论》中张仲景广泛使用附子，能起死回生。特别是张仲景还用生附子，现在用的人少了。附子就像电，你要能够把握它就能造福人类。因附子是温阳的，阳气是人类文化和中医文化的一个支撑，所以中药附子是一味重要的温里回阳要药。附子有一个特点，"通行十二经，走而不守"，能把这一点悟通，十二经都通，说明它治疗药效的广泛性，而且它走而不守，它治疗的时候都是动，动可生阳，动也是生命的根本，如果阳气不动就不成为阳气。同时，吴氏发现附子就是一"坎"卦，江油地区属黑沙土，湿度相当大，饱含水分；且附子皮为黑，肉为白，黑白搭配就是一个阴阳之体。附子性热如火，长成于水湿之地，有水中之火的性态，状如"坎"卦，所以附子能直补命火，是一个非常完满的温阳药。

十二、吴文笛应用附子的经验

吴文笛（1978—），副教授，云南昆明人，云南四大名医之首、全国扶阳学术流派重量级人物吴佩衡（第一代吴附子）先生之嫡重孙，为云南吴氏扶阳学术流派第四代传人，师承吴氏扶阳学术流派第三代学术继承人吴荣祖教授。云南省昆明市中医院副主任医师、云南中医药大学硕士研究生导师。曾发表多篇关于附子研究与应用的论文，有《扶阳薪火》一书传世，临床上擅用附子等治疗脾胃病，效果显著，亦有"吴附子"之雅称。

（一）脑梗死头昏头晕案

王某，男，70 岁。2014 年 7 月 1 日首诊，诉头昏头晕 3 个月。2014 年 4 月诊断为脑梗死（左侧大脑中动脉供血区），经治疗好转。出院后，自觉右下肢乏力及言语不利症状明显改善，但头昏头晕症状却无缓解。症见：头昏头晕，头重如裹，口中流涎，言语时有不清，双上肢肘关节以下麻木，身体困重，神疲乏力，困倦思睡，纳眠欠佳，二便自调。平素受凉易感冒，感冒时口痰较多。检查：舌淡暗，质嫩，舌下脉络粗大，苔白厚腻，脉沉细弦，双尺脉细弱无力。证候诊断：三阴不升，痰风内停，阴火上扰。治法：升举三阴，化痰祛风，秘阳醒脑。方用吴茱萸四逆汤加味。

处方：川附片（另包，开水先煎 4 小时）100g，吴茱萸 10g，干姜 20g，茯苓 40g，桂枝 30g，炒白术 15g，姜半夏 15g，姜南星 15g，苏子 15g，莱菔子 15g，白芥子 15g，石菖蒲 15g，炙远志 15g，川芎 10g，益母草 15g，天麻 15g，生龙骨 20g，生牡蛎 20g，焦黄柏 10g，砂仁粒 10g，骨碎补 30g，炙麻根 15g，炙甘草 10g。10 剂。

复诊：服药两周后复诊，头昏头晕症状有所好转，头部沉重及周身困重感较上诊减轻过半。观其厚腻之白苔，较上诊退去三分有二。四诊合参，证治同前，守方治疗。

按语：此类非典型阳虚阴寒之征象，临证谓之"临床亚阳虚证候群"，临床应善于把握亚阳虚证候群，实则为把握住阳虚证之萌芽状态，此乃中医扶阳学术流派学术思想的一大特色。患者阳虚之萌芽态势已成，体内之湿邪必从寒化，而变生寒湿停滞。寒湿停滞，土湿木郁，阴风内动，阴风夹寒湿上扰清明之府，故眩晕作而头身困重也。口中流涎为脾湿，中阳失于固摄，故涎津外流。语言不利，则为痰蒙神窍之象。此等病患，如若只看西医之"脑梗死"诊断，而一味活血化瘀，则易造成破气之颓态，而寒湿更著，久之必酿成阳虚痰湿蒙窍重证，而为再次中风至中脏腑之重证矣。

（二）脑梗死后神经感觉功能障碍案

徐某，男，59 岁。就诊日期：2014 年 7 月 1 日。主诉：右下肢烧灼感近 10 个月。现病史：2013 年 8 月脑梗死，因就诊医院无病床，故未系统治疗。至同年 11 月，渐感右下肢烧灼，局部皮肤温度正常。烧灼感昼轻夜重，夜间右下肢不能盖被，自觉皮肤发冷，但内部烧灼明显，并伴有疼痛。大便稀溏，每日大便 2~4 次，痰较多，平素进食香辣之品后易有"上火"症状。曾到多家省市级医院就诊，诊断为"脑梗死后神经感觉功能障碍"。经多方中医治疗，皆言"血热"，予水牛角等凉血之品服用，无效。既往有高血压病史多年。检查：舌暗红，质嫩，舌下脉络粗大，苔白腻，脉弦滑，重取无力，双尺脉细弱无力。证候诊断：三阴脏寒，痰瘀风阻。治法：温升三阴，化痰活血。方用吴茱萸四逆汤加味。

处方：川附片（另包，开水先煎 4 小时）100g，炒吴茱萸 10g，干姜 20g，茯苓 40g，桂枝 30g，炒白术 15g，姜南星 15g，姜半夏 15g，紫苏 15g，莱菔子 15g，白芥子 15g，益母草 15g，川芎 10g，泽泻 20g，丹参 15g，天麻 15g，杜仲 20g，骨碎补 30g，生龙骨 20g，焦黄柏 10g，砂仁 10g，炙甘草 10g，生牡蛎 20g。10 剂。

复诊：2 周后患者复诊，诉右下肢烧灼感已有所好转，白腻苔开始消退。四诊合参，证治同前，守方治疗 10 剂后，患者右下肢烧灼感消除。

按语：今患者右下肢烧灼感，其必有火，细思此火，当为少火离位也。患者虽无明显恶寒怕冷、四末欠温之典型阳虚之象，但切脉重取无力，双尺脉细弱无力，已现少阴脉象，少阴病可明。自觉烧灼，但皮肤温度正常，烧灼感旦慧昼安，夕加夜甚，更为阳虚阴盛之明证。中医治病重视患病之人，西医治病重视人所得之病；中医为治人抗病，西医为治病救人，个中区别，非潜心于中不能体会矣。

十三、卓同年应用附子的经验

卓同年（1960—），高级中医师，祖籍浙江诸暨人，早年毕业于新疆中医学院，后出国发展，成为加拿大卑诗省注册高级中医师，现任加拿大极康中医院院长，还担任世界中医药学会理事、北京中医药大学特聘临床专家。曾经出席扶阳论坛会议并演讲，对扶阳医学火神派多有研究与应用，是把火神派及扶阳医学远扬海内外的著名学者与专家。

（一）扶阳层面的问题

（1）温阳。温阳是临床扶阳之正法，它着眼于"阴盛"二字，以"通"得法，体现了《黄帝内经》"寒者温之"之大法：一是郑钦安讲的"阴阳实据"；二是虚阳外越、真气上浮等；三是郑钦安所说的"阳气流通，阴气无滞"。

（2）救阳。一般是指少阴病，阳虚阴盛的急、危、重症，亦着眼于"阴盛"以"回阳"得法。举例说明李可老中医的破格救心汤作用，就是回阳救危的处方。

（3）助阳。着眼于"虚损"二字，以"补得法"。

（二）扶阳次第问题

历代医家虽然说也有这种次第的思想，但主要是针对某一个病症而采用的，没有普遍的指导作用。卢氏家族把仲景的四逆辈演化成四逆法，使其成为归根复命之法，具有纳下收功之用，从"一"的层面集中体现了"病在阳者，扶阳抑阴；病在阴者，用阳化阴"的原始意义，其次第思想是包含在其中的。况且，扶阳温散之法，其中就有次第的意思。

（三）扶阳的复方多法与临床医案

1. 肌纤维疼痛综合征案。 温某，女，52岁。自述诊断为肌纤维疼痛综合征10年余，严重影响其生活工作。刻下：按压身体任何一处，均会痛哭，尤其是18个疼痛点的11个。伴疲倦乏力，面色㿠白，精神抑郁，不能入睡，四肢冰冷，舌质淡，苔薄，脉沉。治用开通经络，施针治痛点，然后第二步，方用加味乌头汤。

处方：制附片60g（先煎），川乌20g（先煎），生黄芪80g，桂枝20g，桃仁20g，防风30g，羌活30，鳖甲10g，黑小豆30g，蜂蜜30g，大枣4枚，生姜10片，续断20g，红花10g，麻黄10g，细辛10g。30剂。

复诊：服药后，能活动，但关节活动尚差，加全蝎4.5g，蜈蚣4.5g，20剂。下一步，上方加肾四味，30剂，每一旬加大葱3根，核桃4枚。服用4剂，寒邪排出，经治3个月后脏寒完全排除，疼痛消失。

2. 心肌梗死案。 蒂姆某，男，49岁。素有心绞痛病史，2007年4月10日在吃午饭时因突然跌倒而被急送至医院，诊断为心肌梗塞，经6天西医抢救反出现无自主心律，认为逆转困难，告诉家属可找其他医生协助治疗。16日晚到ICU病房，观患者面色黑青呼吸不均，神色昏迷，四肢水肿如泥，口眼紧闭，触之皮肤发冷，腹部、双下肢发冷，但元气尚在，查脉小而细弦，拟用破格救心汤加减。

　　处方：制附片 400g（先煎），干姜 100g，炙甘草 80g，红参 60g，生龙骨、生牡蛎各 80g，丹参 18g，磁石 60g，桂枝 20g，石菖蒲 20g，薤白头 12g，麝香 0.5g。2 剂。

　　复诊：煎好每半小时从胃管打入 30mL 药液，6 小时后开始有大小便，水肿逐渐消失，血压回升，自主心律恢复。再用 12 剂上方后出院并坚持服用培元固本散一料，至今安好健在。

十四、赵杰应用附子的经验

　　赵杰（1963—），教授，山西代县人，山西中西医结合医院副院长、主任医师，兼名中医工作室主任，山西中医药大学硕士研究生导师，全国第六批名老中医药专家学术经验继承工作指导老师。临床上主倡"阳主阴从"是达到"阴平阳秘"之关键，疾病不愈乃损伤阳气所致；治疗疾病当以扶阳为先，扶助阳气即是扶助生命；留住阳气即可延续生命。擅长大量运用附子姜桂等温阳药治疗重大疑难病症，效果显著。其《经方扶阳三十年》等著作受到众多经典火神派学习者的关注。

（一）经方扶阳派释义

　　赵氏认为，经方扶阳是指运用"经方扶阳"理念认识人体生理机制、病理变化及防治疾病的中医流派，隶属于伤寒派或经方派。经方扶阳，并不是指经方加扶阳的混合体，也不是扶阳派的分支，而是主张经方的根本理念就是"扶阳"，经方治病的基本原理也是"扶阳"。

（二）经方扶阳派的阴阳观

　　经方扶阳派认为，虚性亢奋的本质依然是功能的低下，功能衰退不能满足日常需要，机体不得不过度调用就会表现为虚性亢奋。针对虚性亢奋，从治本而言仍然要扶助阳气，在扶阳的基础上，采用具有抑制亢奋的药物，在治标的同时也可减少阳气的过度消耗，从而达到标本兼治的效果。

　　经方扶阳派还认为，阳气绝对亢奋的阳实证只能暂时的存在，而不会形成长期稳定的机制。特别是持续存在的阳实证多为假象，针对这样的情况，治疗上必须是补虚泻实。因为无论是营养转输有通道为病理产物阻滞，还是上皮组织的排泄功能障碍，本质上均属于机体功能的障碍，也就是阳气的不足。而运用药物调动身体机能，打通运化障碍的前提是要增强功能，即扶阳，在此前提下，才能运用泻实的方法获得预期的疗效。

（三）经方扶阳派的六经观

　　其共分为七个方面，即三层表里观，太阳病与扶阳法，阳明病与扶阳法，少阳病与扶阳法，太阴病与扶阳法，少阴病与扶阳法，厥阴病与扶阳法。

（四）经方扶阳治疗中的阳复之象

1. 阳复之象的表现。运用经方扶阳治疗疾病，若患者正气恢复，阳气来复时，患者会出现诸如寒战、发热、汗出、口渴、烦躁、下利等反应，若能正确辨识，处理得当，则疾病往往很快就会受到抑制。相反，若认证不明，心无定见，或者因医患缺乏信任，随便改弦更张，则往往不能取得很好的疗效。

2. 阳复之象出现的条件。出现阳复之象的条件是病情为虚证、阴寒证，或阳虚津液不足证。或是出现在重病、久病阳气恢复的情况下。

3. 如何识别阳复之象。其主要有阴凝乍解、里邪出表、阳复太过三个方面。

（五）如何突破中医的"疗效极限"

突破中医的"疗效极限"共分为九个方面，即扶阳增效法，解痉增效法，通阳增效法，量效增效法，动态增效法，温清增效法，收散增效法，表里佐助法，阳气之法可动痼疾。在这九方面，赵杰认为量效增效法最为关键，在确定具体使用剂量时，则必须依据情况而定，若用量少，则不能兴奋全身循环机能，局部组织兴奋导致代谢产生增加反而出现热象，若用到足量，全身机能得到兴奋，机体排泄代谢产生的功能同时增加，反而不容易上火。若按常规剂量（10g），用于辅助治疗略有阳虚太阳病尚可能获效，若治疗真正的少阴病，则剂量不足。一般来说，附子起始量用到30g以上方可使阴寒之脉象短期内得到改善，若对于沉寒痼冷，则需逐渐加量，有时甚至加量到100g左右，方能使脉象迅速改善的同时，病情也得到改观。

（六）医案欣赏

1. 焦虑性抑郁症。某男，52岁。2017年5月9日就诊。1年前意外丧偶后出现情绪异常，时时担心相同意外发生，偶有心悸、胸闷，就医检查心脏系列未发现明显异常，近1周患者担忧、焦虑情绪加重，不能独处，害怕外出，常坐立不安，烦躁易怒，睡眠差，大便干，小便可，舌淡胖、苔白，左脉寸弱滑、关细弦、尺沉紧，右脉寸弱、关沉弦、尺沉。证属精不养神，治用温心扶阳安神。

处方：制附子30g（先煎），桂枝15g，海蛤粉20g，炙甘草15g，砂仁10g，乌梅30g，连翘10g，生地黄30g，熟地黄30g，牡蛎30g，龙骨30g。

复诊：上处方加减化裁，服用3个左右，情况好转。1年后随访，病情稳定，未见反复。

2. 抑郁症案。张某，女，21岁。2015年11月30日就诊。患者3年前开始出现情绪低落、失眠、纳差，注意力不集中、烦躁易怒等症状，且进入学校即诸症加重，不能学习。就诊于某三甲医院确诊为抑郁症。秋冬季节病情加剧，春夏缓解。父亲述患者少言寡语，对注意力不集中、不能学习的症状感到焦虑，每当此时便只欲逛商场缓解情绪，但同时又难以控制购物欲，大肆购买后又产生自责心理，如此往复，形成恶性循环，现全身不适，常汗出，便秘，腹胀，有自杀欲望。诊脉：右寸弱、关浮滑中空、尺沉弦，右寸弱、关弱弦、尺沉弦。

处方一：制附片 30g（先煎），桂枝 15g，炙甘草 10g，牡蛎 30g，党参 30g，厚朴 30g，生白术 45g，干姜 30g，砂仁 10g，蛤粉 20g，巴戟天 10g，生地黄 30g。15 剂。

复诊（12 月 29 日）：服药后，精神、情绪好转，语言沟通情况较前有所改善，但仍不能上学，舌苔厚腻。诊脉：左寸弱、关弦细弱、尺沉，右寸弱、关弱细滑、尺弱。

处方二：制附片 60g（先煎），桂枝 15g，炙甘草 10g，牡蛎 30g，蛤粉 20g，生白术 90g，干姜 30g，生晒参 10g，巴戟天 10g，砂仁 10g。30 剂。

随访：服药后，诸症好转，继续治疗半年余痊愈。

十五、顾石松应用附子的经验

顾石松（1964—），教授，天津市人，毕业于天津中医药大学，天津市中医药研究院附属医院主任医师，心身科主任，全国第二批名老中医学术经验继承人指导老师，曾专业研修心理疗法，并把心理与扶阳疗法进行有机的结合，擅长治疗失眠、焦虑症、抑郁症等多种心身疾病，临床效果显著。

（一）应用附子的经验

顾氏认为，慢性病患者、阳虚体寒患者较多，这类人群都会用到附子。因为当今社会"阳虚证，十有八九"。一方面各种慢性病功能衰弱类疾病、各脏腑气化功能不足、功能减退，进而影响气血化生。因此以姜附桂为主扶阳化气，恢复脏腑气化功能。另一方面诸多现代医学所治器质性病变及痰湿瘀血等病症从中医讲属阳化不及，阴成形之类病变。采用扶阳抑阴，气化有形之病的作用，所以功能性疾病与器质性病变均可用扶阳方法，均有用到姜桂附的时候。

顾氏还认为，附子为扶阳第一要药，通行十二经。阳生阴长，阳化气，阴成形，五脏六腑周身上下各种病症，凡有阳虚证均可配伍附子以求标本兼治，取得长久疗效。如潜阳封髓丹加减用附子可以扶阳化阴，治疗阴火证，亦可治失眠、焦虑、牙痛、头痛、舌痛、口咽眼鼻干燥、自汗、盗汗等多种阴阳错位的阴火证。附子配伍酸枣仁、磁石等滋潜养血之药可治疗失眠、多梦、焦虑、心烦诸证。恶梦、恐惧梦、多梦去世之人的梦，可用桂枝龙骨牡蛎加附子汤加减治疗，确有较好效果。气虚者补气不效时，配伍附子化气常有佳效。还有服补气药虚不受补者，也可用四逆辈取效。如果肝郁、心情抑郁、委屈、易哭、神疲倦卧者可用四逆加吴茱萸、桂枝，扶阳暖肝取效。如兼脾胃虚弱，大便不实或便溏者可用附子理中加减。尚有慢性痤疮久治不愈，多属上热下寒类型，上有浮火热毒，下有阳虚阴寒，女孩多伴痛经，常选薏苡附子败酱散加减，效果较佳。

（二）医案欣赏

1. 哮喘案。王某某，男，68 岁。病史：支气管炎，支气管扩张，咳血，心衰，房颤病史 30 余年，现咳吐白痰，量多，气短，气喘，纳少，舌淡，苔薄白，脉沉 1 周，饮酒史。诊断：喘证（阳虚，肾不纳气）。

处方：制附子 45g（先煎），肉桂 10g，麻黄 5g，细辛 3g，桃仁 10g，苦杏仁 10g，山萸肉 15g，熟地黄 15g，党参 10g，补骨脂 30g，炒白术 15g。7 剂。

复诊：服药 7 剂好转，服药 2 周后，诸证缓解。

2. 湿疹案。高某某，男，88 岁。病史：全身湿疹，皮肤瘙痒，抓破，体无完肤，嗜睡状态，神清，精神好，经皮肤科诊疗半年效果不明显，经人介绍转诊。舌淡苔白，脉沉。诊断：湿疹，嗜睡（阳虚证，湿热蕴结）。

处方：制附子 15g，干姜 15g，炙甘草 10g，肉桂 10g，补骨脂 15g，磁石 30g，龟甲 10g，砂仁 15g，黄柏 10g，炒薏苡 15g，败酱草 15g，地肤子 15g，白鲜皮 15g，蛇床子 10g。6 剂。

复诊：服药情况：服药 6 剂明显好转，服药 1 个月，湿疹诸证均愈，精神好，并发视频道谢。

3. 恶梦案。刘某某，女，42 岁。病史：失眠，噩梦，大蛇缠身一年，面色不华，手足不温，气短，工作环境阴凉，舌淡苔薄白，脉沉。诊断：失眠，噩梦（阳虚，气虚，血虚）。

处方：制附子 60g（先煎），干姜 60g，炙甘草 10g，黄芪 75g，酸枣仁 30g，首乌藤 60g，延胡索 10g，党参 30g，高良姜 15g，生龙齿 30g，茯苓 30g。7 剂。

复诊：服药 2 周，噩梦消失，继续调理 2 个月余，体质改善停药。

4. 子宫脱脱案。谢某某，女，48 岁。病史：患者子宫脱出病史，谵语，排便时均脱出伴心悸，出汗，痛苦异常，曾在妇科服用补中益气类方剂 80 余剂，黄芪每剂 80g，效果不显来诊，舌淡有瘀斑，脉沉。诊断：子宫脱垂（阳虚气陷）。

处方：制附子 100g（先煎），砂仁 15g，干姜 45g，炙甘草 10g，补骨脂 30g，桂枝 30g，黄芪 60g，升麻 7g，肉桂 10g，山萸肉 15g，党参 15g。7 剂。

复诊：服药 1 周好转，服药 1 个月子宫脱出诸证好转，继服用 3 个月余巩固，数年后随家属看诊，问及前症，一直未复发。

5. 抑郁症案。吴某某，男，35 岁。2022 年 6 月 25 日就诊。病史：工作压力大，心烦，焦虑不安，失眠，心情抑郁 3 个月，服抗焦虑抑郁西药，自觉呆滞感明显，转求治中医，大便稀，舌淡苔薄白脉沉。诊断：郁证（阳虚，血虚，脾虚肝郁）。处方：制附子 10g，炙甘草 10g，合欢皮 10g，合欢花 10g，酸枣仁 60g，首乌藤 30g，茯神 30g，磁石 30g，桂枝 15g，生龙牡各 15g，吴茱萸 5g，香附 10g，白芍 15g，柴胡 6g，升麻 5g。7 剂。

二诊（2022 年 7 月 2 日）：服药后，焦虑心烦好转，无力，自觉，舌淡苔薄白，脉沉，大便不成形。

处方：制附子（先煎）15g，炙甘草10g，酸枣仁60g，首乌藤30g，茯神30g，磁石30g，桂枝30g，龙骨、牡蛎各15g，吴茱萸5g，香附10g，肉桂10g，补骨脂15g，苍术15g，石菖蒲10g，佩兰10g，茯苓15g。7剂。

三诊（22年7月11日）：服药后，患者停西药罗拉后，病情波动，病情有反复，舌淡苔薄白脉沉，继用前方加减7剂。四诊时，病情继续好转，续前方服用上处方，7剂。

五诊（22年7月23日）：患者感觉，病情突然明显缓解，患者讲"一切都回来了"，继用前方7剂巩固。

6. 更年期抑郁症案。剂某某，女，50岁。病史：失眠1年，烘热，出汗，早醒，入睡困难，喜温饮食，心情抑郁，委屈，易哭，心悸，舌淡，苔薄白，脉沉。诊断：失眠（阳虚血虚，肝郁）。

处方：制附子15g（先煎），干姜15g，炙甘草10g，桂枝15g，酸枣仁40g，首乌藤45g，茯神30g，煅磁石30g，肉桂10g，补骨脂30g，砂仁15g，龟甲6g，黄柏6g，柴胡6g，升麻6g，白芍15g，五味子6g，煅龙骨、煅牡蛎各30g，合欢皮10g。7剂。

二诊（22年6月17日）：服药后失眠，抑郁，委屈好转，纳少，舌淡苔薄白脉沉。前方加：炒麦芽10g，山楂10g。7剂。

三诊：服药后，心悸、失眠诸证均减，舌淡苔薄白脉沉。

调整处方：制附子15g，干姜15g，炙甘草10g，桂枝30g，生龙牡各30g，酸枣仁90g，首乌藤45g，茯神30g，磁石30g，肉桂10g，合欢皮10g，柏子仁30。7剂。

四诊：睡眠心情好转，遇凉易泄，舌淡，苔薄白，脉沉。

调整处方：制附子15g，干姜15g，炙甘草10g，桂枝15g，酸枣仁90g，首乌藤30g，茯神30g，煅龙牡各30g，肉桂10g，合欢皮10g，炒白术15g，砂仁15g，浮小麦60g，茯苓15g。7剂。

随访：诸症均减，病情缓解。继续巩固治疗用原方。

十六、高允旺应用附子的经验

高允旺（1938—），主任医师，山西大宁县人，山西临汾永旺脑病医院院长，从事脑病的医疗临床、科研教学50余年，山西省名老中医，专注中医50余载，开创性提出"温热扶阳"治疗脑病思路与方法，出版《脑病心悟》等图书。

（一）扶阳法治脑病

高氏研究认为，人体的正常生理状态是以阳为主，阴阳二者相对平衡协调的结果，人体疾病的发生和发展是以阳气为主的阴阳对立统一的协调关系遭到破坏所致。疾病虽然有万种，归纳起来一共有三大症，痛、瘀、积，它们的形成都与寒有关，因寒而痛，用热性药物可以祛除；因为寒而瘀，用热药亦可以消除；因寒而积，积指的是肿瘤，如各种肿瘤，都是因寒而积，亦可用热性药物而解。在临床上，脑中风、脑梗死、脑出血、脑萎缩、脑痴呆、脑瘤以及较为难治的运动神经元病等，都是因寒而引起的。这些病都是阳气不化，阴邪成形，阳气机能降低，阴气阻滞，阳气一旦失固，寒气凝聚，不是疼痛发作，便是瘀血阻滞而成阴证，或是者积症成瘤。高氏体会到冰无热不化，水无热不沸，瘀无热不散，血无热不行，痛无热不消，瘤无热不解。因为有火才有热，有热才有气。扶阳理论指导脑病的治疗，使治愈率提高20%，减少致残率，提高了肿瘤的生存率。

（二）温热扶阳法

高氏认为，阳损及阴，阴损及阳。疾病是千变万化，很复杂的，有寒证、热证、虚证、实证。但归纳起来就开证、合证两大证。病虽复杂，不是开证，就是合证，只是一合一开而已。开证的原因是阳不敛气，阳不抑阴；合证的原因是阳不化气而阴成形。开证与合证均与阳密有关。开为阳，合为阴。阴阳之证，为什么都要以阳来治疗呢？因为阳主阴从，有阳则兴旺，无阳则衰败，无阳则得病，有阳则病愈。阴阳是一不是二，阳能主，阴就能从。阳主阴从，称为阴阳合一。合则开之，开则合之，一阳也。病在阳者，以阳抑阴，病在阴者，以阳化气。这就是扶阳的核心，阳能治百病，能治千病，能治万病。

（三）创用经验方二个

1. 脑瘤丸。 处方：附子、细辛、麻黄、辛夷、山萸肉、人参、甘草、山慈菇、蚤休。功能：温热扶阳，以阳化阴，消坚化瘀，通利九窍，温通脉络，消散肿块。主治：各种脑瘤。

2. 心脑复苏汤。 处方：附子50g，麻黄15g，山萸肉60g，龙骨、牡蛎各50g，炙甘草20g，人参15g，辛夷15g。功能：使心脑复苏，抢救心衰，扶正固本，末窍醒脑，回阳救逆。剂量大者，宜复苏，剂量小者，宜慢养。

（四）医案欣赏

1. 脑瘤案。 姚某，女，33岁，2005年7月21日就诊。2005年5月15日早晨起床着地时突然感到右侧下肢麻木、站立不稳、畏寒怕冷，急送铁路医院诊治，经磁共振发现左侧脑部可见3cm×2.5cm脑膜瘤。后经手术取出瘤体，活检确诊为良性脑瘤，术后不到1个月，脑膜又膨出颅外约2.8cm×2.5cm大小，瘤体有水囊感，前来我院经CT确诊为脑瘤复发。患者当时面色苍白，声音低微，表情淡漠，畏寒怕冷，纳呆少食，呕吐频繁，间断性抽搐，脉迟沉。中医辨证：症瘕聚集，寒气凝结，脉络不通。依证立法，宜投以麻黄附子细辛汤原方：炙麻黄14g，制附子30g，细辛10g。

服用3剂后，抽搐渐渐停止，尿量增加，膨出的脑膜瘤缩小。右侧肢体仍然瘫痪，经用附子人参补阳还五汤加减，并采用吸氧疗法半个月后，患侧肢体可以抬动，上肢已动。效不更方，继用当归 20g，茯苓 50g，泽泻 30g，人参 20g，附子 50g，麻黄 10g，红花 10g，丹参 20g，车前子 60g，独活 20g，羌活 20g，半夏 15g，乌药 15g。以此方先后内服 20 余天，头皮塌陷，复查 CT 显示瘤体缩小至 1.2cm×0.5cm，患侧肢体开始活动，前臂已可抬起。继用针灸和药氧疗法加以治疗，食纳增加，体重减轻，精神好转。

2. 脑出血案。某男，69 岁。2007 年 11 月 2 日就诊。左半身突然不能活动，倒在厕所。送到医院经 CT 确认为脑血出，症见：面色微红，大汗出，湿透内衣，手足厥冷，痰声辘辘，二便失禁，神志昏迷，呼之不应，牙关紧闭不张，两手握拳不开，脉浮大而软，按之中空，中空外实，状如葱管，沉取欲绝危证。

证属闭证，处方：制附子 50g（先煎），人参 50g，煎好后，100mL，鼻饲，2 个小时后病情好转，立即服用回阳救逆汤：制附片 100g（先煎），人参 80g，干姜 50g，炙甘草 60g，水煎 300mL，每隔 30 分钟鼻饲 100mL，慢慢地病情稳定，微微出汗，手足转温，体温升高。

复诊：经过 5 小时的挽救，又结合病情加减用药，最后用补阳还五汤加附子、人参，配合手法针法，2 个月后能够扶杖行走，又调整 2 个多月后，生活可以自理。

十七、邢斌应用附子的经验

邢斌（1975—），主治医师，硕士研究生，师从颜德馨教授，擅用温阳法治疗内科杂病，曾出版《危症难病倚附子》等书。其临床应用附子多有体验。

（一）关于附子止汗与发汗

附子是止汗的，是治疗汗症的药，如经方当中，桂枝加附子汤治疗出汗不止。在临床当中，附子治疗汗症确实是有效的。邢氏常用桂枝加附子汤，后来认为桂枝汤本身就能治疗汗症，有没有必要凡是汗症都用桂枝加附子汤？如果适用桂枝汤证，还是用桂枝汤，如果是出汗如洗，出汗的程度很严重的情况，才用桂枝加附子汤。桂枝汤也非常有效，桂枝加附子汤也很有效，只是应用上有差别。除了一般的汗症之外，在一些心脏病，有类似于亡阳的这个前兆的情况下，本来好好的，突然之间出现了出汗很多，而且心脏不舒服，手脚冰冷的情况，这个时候用桂枝加附子汤效果非常好。

附子究竟能否发汗？有些资料提示附子是能发汗的，在邢氏《危症难病倚附子》里面，曾谈到有一位金希聪老先生，认为附子有双向调节作用，他就提到附子既能发汗，又能止汗，发汗的方子就是麻黄附子细辛汤。同时，上海中医药大学的张再良教授在一次学术讲座中向大家介绍了一本书，叫《宋以前<伤寒论>考》，这本书是三位日本学者出版的，这本书考据很严谨，可以提供很多思考。

什么是宋以前《伤寒论》？就是宋本《伤寒论》，就是在《千金方》《外台秘要》《太平圣惠方》里面所保留的《伤寒论》里面的一些资料，提示宋本《伤寒论》与宋以前《伤寒论》之间是有差别的。《伤寒论》并不是从古至今一成不变的。在这些残存的《伤寒论》当中，就有阳病发汗，阴病吐下法的这些方法。其中，就有记载附子的发汗法。宋本《伤寒论》里面，实际上是明确否定附子发汗的，附子到底有没有发汗的作用？在《太平圣惠方》卷九里记载有霹雳散。其方用大黑附子 1 枚，为细散。主治伤寒 2 日，头痛，腰脊强硬，憎寒壮热，遍身疼痛。每服 1 钱，以热酒调下，不拘时候，汗出立愈。这里面没有阳虚的表现，只有真正伤寒的表现。而且用单味附子，汗出立愈。后来，在《南阳活人书》中，记载的是附子 1 枚、真腊茶 1 大钱，主治阴盛格阳，身冷，烦躁，面青唇黑，腹痛，大便自利，脉沉细欲绝。每服用水 1 盏，煎 6 分，临熟入蜜半匙，放温冷服之。须臾躁止，得睡，汗出即愈。腊茶，是陈年的茶叶，"以其经冬过腊，故以命名"。王好古在《汤液本草》里说："茗，治阴证汤药内用此，去格拒之寒。"《南阳活人书》里面的霹雳散是附子和腊茶，治疗阴盛格阳，患者的表现和前面《太平圣惠方》里面所记载的这个表现就已经不一样了。什么道理呢？这可能跟人们观念的变化有关系，因为大家逐渐认识到，附子能够回阳救逆，能够止汗，能够温阳，逐步就把原先可能是治疗伤寒早期表寒，这个能够发汗的附子，演变为治疗阴盛格阳的附子了。

（二）附子治疗类风湿性关节炎

邢氏治疗的第一个类风湿患者就是他的妈妈。1999 年夏天，她病情加重，在 1990 年初期就有这个病，当时还不算太严重，到 1999 年病情明显加重了，行动、做事、走路都很不方便，躺着要坐起来，或坐着要站起来时都很困难。她曾经看了很多中医效果不明显，只能邢氏自己看了。当时他看了很多书后，就开始给妈妈用附子，当时附子用到 30g，已经是大剂量附子了，同时还用大剂量的黄芪 200g，还用穿山甲等通络的药。开始吃没有效果，大概到 3 个星期的时候，逐渐就有了效果，到了 3～4 个月的时候，明显好转，到半年的时候，基本上能够正常做家务，行动自如，各种检查指标正常。

这个病大概稳定了 2 年左右，到 2002 年后又复发了。但情况不是很严重，正好他有一个同学到仁济医院读博士，是专门研究类风湿病的，邢氏就介绍她去看一看，想了解一下西医对其母亲当时情况怎么治疗。其同学使用的是一种激素针剂，一针下去，可以 1 个月不痛，当时打了一针后，疼痛立即缓解。由此，邢氏的妈妈认为这种药效果好，就开始吃西药，病情基本控制，关节也不是太疼，就一直这样维持着。邢氏有一点遗憾，因为没能继续用中医治疗。后来，邢氏的第 2 个类风湿患者是邢氏妈妈的同学，她和邢氏妈妈一样，都是阳虚的症状，非常典型，邢氏也是如法炮制，用大剂量的黄芪 200g，附子 30g，穿山甲之类的药。服药之后，效果非常好，症状 2～3 个月就完全缓解了，到现在也没吃过西药。就是在冬天的时候，她自己吃一些益肾蠲痹丸，效果还是比较好的。

还有一个类风湿性关节炎的患者，她出汗的症状很明显，10个手指和10个脚趾的关节严重变形，膝关节和髋关节有3个都置换过，主要症状就是出汗非常明显，怕风，在夏天要是窗子开着，即使外面没有什么风，她都能明显感觉到有风进来。邢氏用了桂枝汤加大剂量的黄芪和附子，药用得比较简单，吃了2~3个星期的时候，把黄芪加到200g，桂枝加到30g，附子加到30g，效果也非常明显，本来她是10个手指完全变形了，简直就不能动，稍微动一动就会喊疼，并有肌肉萎缩，旁边人要是帮她做点事，如帮她刷牙，她也会马上叫疼。吃了这个方子之后，这些症状都缓解了。能够自己吃饭，手上的活都能干，但是脚不行，因为她脚趾完全变形了，走路还是不行。她也是比较典型的阳虚和气虚。

类风湿还有两种类型也是比较常见的，一种是寒热夹杂的患者，表现为关节红肿热痛，但是怕风、怕冷，甚至坐在冰箱旁边，都能感觉有冷气进来。这类患者邢氏常常用的是寒热并用的方法，既用石膏、寒水石、滑石，又用附子、麻黄、桂枝、细辛之类的药，再用虫类药。对这类患者虽有一定的效果，但是效果不如寒证及阳虚的患者效果好。还有一类患者，是很明显的阳热的症状，没有一点寒，或是阳虚的表现。邢氏曾经也试过用附子，因为附子有止痛的作用，把它作为一个治标的药去用，用它止痛，但是效果并不是很好。邢氏感觉这类患者最难治，即使用清热的药物，大剂量的生地黄用120g，石膏、寒水石、滑石之类的药用下去，效果虽然有，但不明显。

（三）附子治疗高血压

高血压患者有一类是阳虚证，这类患者多表现出肥胖、头晕，舌质淡胖，容易出汗。血压可能有两种情况：年轻人可能舒张压高；年纪大的可能收缩压高。这类患者也有用附子、黄芪的指征，而且效果很好。邢氏就是用桂枝汤，即用桂枝汤加附子，加大剂量的黄芪200g，一方面有减肥的效果，另外一方面有降压的效果。后来，邢氏根据祝味菊对症状的理解治疗，就是看是否符合自然疗能。这个症状如果是帮你的，你不要去硬性压制它，它是给你一个提醒，给你一个帮助。而有的症状是违背了抵抗程序的，这种症状才需要去压制它。高血压患者的血压升高是一个指标，他血压升高其实是为了保护心脑肾等重要脏器的供血，从这个思路来讲，我们应当去补充这个供血，你就可能要用补气、补血的方法。当然也可能是实证，是络脉不通，此时就要用活血的方法去治疗。所以对于阳虚、气虚的患者，邢氏多使用桂枝汤加附子，再加大剂量的黄芪。

有一类患者表现出肝阳上亢的表现，但用平肝潜阳的方法没有效果，王德光先生在方中加5g附子，把血压降了下来，效果很明显。邢氏也试过这个方法，就是明显的肝阳上亢的患者，在平肝的方法基础上加附子，但并没有达到预期的效果。这个时候，邢氏就用了李士懋老中医的方法，加全蝎、蜈蚣，全蝎用12g，蜈蚣用二三十条。在这个基础上加了全蝎、蜈蚣之后，血压也降下来了。邢氏认为高血压是血供不到引起的，一方面要考虑用补的方法，另一方面可能是络脉痹阻了，要考虑用全蝎、蜈蚣之类的去通，这样能提高降压效果。

（四）治疗慢性肝病

治疗慢性肝病的观点，如果患者表现为脾虚，用健脾的方法。邢氏常用大剂量的白术和熟地，白术 30~60g，熟地黄 30g。白术是脾家要药，熟地黄也是脾家正药，然后用附子。其实就是附子理中汤加大剂量的白术与熟地黄，然后再加鳖甲等一些药。肝硬化失代偿腹水的患者，邢氏治过 2 个，效果都不明显。但是，肝硬化白蛋白低没有腹水的患者，吃了上述方子，2~3 个月之后，白蛋白能够明显提高，肝纤维化的指标也能够明显改善。这时候附子的用法一方面可能是扶正，另外一方面可能也是活血的作用，因为这类患者面色都表现为发黑、发灰。附子除了起到一补的作用之外，还有活血的用途。

（五）过敏性鼻炎

现在这类患者非常多，周围好像到处都是过敏性鼻炎的患者，这可能与人的抵抗力下降有关，也可能和环境污染有关。邢氏觉得中医治疗过敏性鼻炎效果非常好，如果是初发的小孩子，或者初发的大人，单单用桂枝汤加味可能几天就有效果，而且效果非常明显。如果是患病时间较长，就要加附子，此时患者往往也有面色灰黑的表现，加了附子 30g 之后，鼻炎能够明显被控制。

十八、孙其新应用附子的经验

孙其新（1947—），主任医师，任职于辽宁中医药大学附属医院，近几年潜心研究李可老中医学术思想，多有成就，已出版《李可临证要旨》等系列书。孙其新老中医对附子的研究多有独到之处。现就其对附子煎服方法与经验进行介绍如下。

（一）仲景附子服量煎服法

张仲景是古代医家中最善用附子者，《伤寒论》113 方，其中 20 方用附子。孙氏考《伤寒论》四逆汤的原方，生附子 1 枚，约合今之 20g（附子大者为 20~30g），假定生附子之毒性与药效是制附子之两倍以上，则伤寒四逆汤类方所用附子相当于现代制附子 40~60g（附子大者为 60~90g），而历代用四逆汤仅是原方的 1/10~1/6。四逆汤原方在用法中指出，强人大附子 1 枚；而通脉四逆汤、通脉四逆加猪胆汁汤之附子均为大者 1 枚，相当于制附子 60~90g，这是经方用药的本来面目。

在附子的煎服法上，首先是药与水的比例问题。孙氏初步统计，伤寒之附子剂 19 方（除乌梅丸），其汤剂中药剂量按经方基础有效量（以原方折半计量为准）计算，药与水之比例最低为 1∶6，为通脉四逆汤；最高为 1∶26，为麻黄附

子细辛汤；其药与水之比例平均值为 1∶10。其次是煎煮时间。孙氏考四逆汤类
方用于救急，所用的应为鲜附子（如生地瓜），既容易浸泡，又易煎煮，故加水
少，恒为 600mL，文火煎煮半小时左右（煎取 220mL，分 2 次服）；其他制附子
剂，加水 1200~1600mL，文火久煎，煎煮 1.5 小时左右。而比较特殊的是麻黄附
子细辛汤，因麻黄先煎去沫，故加水较多，为 2000mL，煎煮时间 2 小时左右。
最后是煎服法。附子剂均煎煮 1 次，煮取 200~600mL，每次服 110~200mL；其
顿服者 1 方，为干姜附子汤；分 2 次服者 6 方，为四逆汤类方；分 3 次服者 10
方，为附子汤等；分 4 次服者 1 方，为真武汤。

(二) 关于附子久煎的思考

关于附子是否能免于久煎的问题，早在 1977 年《中药大辞典》就指出，日
本将川乌、生附子在加压罐内用 110℃ 1kg/cm² 40 分钟进行处理，此毒性乌头碱
已分解，而其毒性则为生药的 1/150。经过 20 多年的临床实践，日本又进一步完
善了附子高温高压法，即高压 120℃，经 2 小时可破坏乌头碱之剧毒，这样入汤
药毋需先煎、久煎。

1958 年卫生部简化中药商品规格，决定只保留附子的 3 个品种，即盐附子、
黑顺片、白附片。《中华本草》指出，黑顺片、白附片因加工方法类似，其炮制
品的总生物碱含量下降为原生药的 1/9~1/6，而毒性双酯型乌头碱含量只相当于
原生药的 1/100；盐附子因加工条件比较温和，总生物碱与上述附片类似，而毒
性双酯型乌头碱比上者高得多。从中可以看出，经过这样炮制，总生物碱含量只
是原生药的 1/9~1/6，那么附子药效流失则为 83.4%~88.9%，其流失的比例是
惊人的。

附子高温高压去毒的问题，1997 年《中华本草》是集传统药学大成并反映
当代科研成果的本草巨著。该书认为，古今对川乌、附子的炮制方法虽然繁多，
但归纳说来，可分为浸、泡、漂等水处理，烘、焙、炮等干热处理，蒸、煮等湿
热处理 3 种类型。这些方法皆能达到去毒目的。但水处理生物碱随水流失较多，
药效受到影响；干热处理对总生物碱含量影响不大，对药效影响较小，而毒性双
酯型乌头碱含量相对较高；湿热处理，特别是热压蒸制处理（高温高压），总生
物碱含量高，毒性双酯型乌头碱含量低，去毒效果好。

(三) 附子用热压力锅处理

孙氏用附子热压蒸制法，对黑顺片进行了系统的实验研究工作。由于黑顺片
的炮制过程是取泥附子洗净，浸入食用胆巴的水溶液中数日，连同浸液煮至透心
捞出水漂，纵切成厚片，蒸熟取出烘至半干，再晒干，因此把黑顺片高温高压时
间设定为 1.5 小时。

将黑顺片 1kg 放在 22 型压力锅里，放冷水 500mL 拌匀，盖上锅盖闷 2 个半
小时。每隔 15 分钟，即翻动一次或颠簸一下；闷半小时后，用根筷子蘸一滴浸

液点在舌尖上，会感到微苦涩；闷 1 小时（第 2 个半小时），尝后舌尖有微麻辣感；闷 1 个半小时后，会有明显麻辣感；闷 2 小时后，会有刺舌感，此时黑顺片已基本闷透，只是大个、片厚的还有硬心；闷 2.5 小时后，尝后会有针扎感，黑顺片已经没有硬心了，即全部泡软，可进行热压处理。

附子热压操作过程：用 22 型压力锅，放冷水 1000mL（或 24 型压力锅，放冷水 1200mL），然后放入箅子（水要低于箅子），铺上已闷好的黑顺片，盖上锅盖，加热至排气管冒蒸汽时，扣上限压阀。当蒸汽稳定由限压阀处排气时，应立即调低火力，保持限压阀间歇排气和发生轻微响声。1.5 小时后闭火，稍停片刻，然后打开锅盖，凉透后取出烘半干、再晒干。这样处理的制附子，入煎剂就可以免于久煎了。注意：如果限压阀不是"间歇排气"，而是"持续排气"，说明火急了，容易烧干锅。

（四）关于附子煎服法探讨

对于附子煎服法，看似简单，可认真操作起来，每个细节都有学问。一般认为，煎药以砂锅为好。但由于砂锅体积小，附子重剂多不适用。另外，砂锅易坏，如放开水，或急煎，或煎煮完放在石板上，均容易炸裂。孙氏经过实践发现，压力锅不但具有砂锅的优点，如传热速度慢，受热均匀，汤温始终保持在 95℃左右，有利于饮片内的可溶性有机物向外渗出。它还有独特的优势，因压力锅密封，即使久煎，只能从排气孔排出微量的气体，药液挥发少，始终保持药与水之适当比例，保证有效成分煎出。

一般煎药，多加水淹过药面一寸。由于煎药锅大小不一，单用淹过药面"一寸"来表示，那水量的差别过大，急需改进。《伤寒论》附子剂，四逆汤类方加水 600mL，其他制附子剂，加水 1200~1600mL，药与水之比例平均值为 1∶10。李可之附子剂，附子 30~100~200g，加水 1500~2000~2500mL，药与水之比例为 1∶3~1∶7。这都是值得我们效法的。

一般附子煎剂，多为冷水浸泡半小时，偶尔有浸泡 1 小时的。孙氏的临床经验，制附子至少得浸泡 2 小时。因为浸泡半小时，尝后只有微苦涩；浸泡 1 小时，会有微麻辣感；浸泡 1 个半小时，会有明显麻辣感；浸泡 2 小时，会有刺舌感，此时附子的有效成分已达到高峰。从理论上讲，制附片只有充分泡软、细胞膨胀，有效成分才能溶解于饮片组织中，产生渗透压，然后扩散到水中。从中可以看出，附子浸泡少于 1 小时，就不会有麻辣感，而浸泡 2 小时，则出现刺舌感。真可谓好的浸泡等于煎煮的一半。

关于《伤寒论》附子煎煮时间，张仲景之四逆汤类方用鲜附子（如生地瓜）救急，加水 600mL，文火煎煮半小时左右；其他制附子剂，加水 1200~1600mL，文火久煎，煎煮时间 1.5 小时左右。孙氏治慢性心衰，使用热压处理（高温高压1.5 小时）之制附子，只煎煮 1 次，煎煮时间为 1 小时。

其具体方法：用 22 或 24 型压力锅浸泡黑顺片，药与水的比例按李可的经验加水，浸泡 2 小时，然后加热至排气管冒蒸气时，不扣限压阀，而应立即调低火力，保持排气管间歇排气，此火候正是煲汤的温度，有利于蛋白质及可溶性有效成分向外渗出，煎煮 1 小时后，将药渣捞出，如药液多，则用武火急煎浓缩即可。为了验证此法是否安全，孙氏曾试服附子重剂（45～155g）1 个月，附子最高达 155g，均煎服 1 小时，则无不良反应，值得推广。注意：如果排气管不是"间歇排气"，而是"持续排气"，说明火急了，容易烧干锅；压力锅在煎煮过程中，不能打开锅盖，否则药液会溢出伤人。

为了临床方便用附子，孙氏把热压处理之制附子，磨成玉米样大，浸泡 1 小时即可。因为附子价格很便宜，不存在造假问题，故院方可自行磨成"附子米"（玉米粒大），这样就方便多了。经实验证实，黑顺片经过热压处理 1.5 小时，已经去毒，毋需多虑。

（五）附子能否免煎的问题

目前，附子用重剂已经屡见不鲜了。即便是经热压处理之附子，可免于先煎、久煎，仍有不尽人意的地方。因为附子大剂量，则加水 1500～2000～2500mL，若煎煮 1 小时，那煎取的药汁多数会超过 600mL，这势必要再用半小时至 1 小时浓缩药汁，是否有更简便的方法？孙氏又进一步把热压处理之附子磨成粉，从每次 1g 服起，逐日增加 1g，每日 3 次，以其汤药送服，连续服用 11 天，附子粉最高达 11g，每日 3 次。结果附子粉用到 33g，相当于入煎剂之制附子 66～99g，均无不良反应。所以，孙氏体会，除急危重症外，凡制附子用量在 100g 以下，均可改为附子粉在 33g 以下。为了稳妥起见，暂定为热压处理之附子粉 1g 相当于入煎剂之制附子 3g（1∶3）。注意：不能用制附子直接磨粉，必须用热压处理之制附子（已有效破坏双酯型乌头碱之毒性），这样就安全、方便多了。

（六）结语

孙其新老中医在学习李可应用附子经验的同时，发现诸多的方法可以改进。特别是孙氏采用压力锅煎药的方法，以及对附子进行减毒服用粉剂的方法，在提高附子功效的同时，简化了服药的复杂性，也避免了毒副作用的产生，做了一次很好的尝试与研究，这些成功的经验与方法，很值得火神派医家临床应用附子时参考，具有重要的价值与意义。

十九、吕英应用附子的经验

吕英（1966—），女，主任医师，硕士生导师，南方医院李可中医药学术流派国家传承基地主任，古中医科主任，广东省中医儿科学会副主任委员。师承李可老中医，重视人体阳气与元气，立志继承和发扬李可老中医学术思想，临床上把《周易》作为理论基础，以六经辨证为大法，创用"气一元论"学术思想体系，有效应用于临床，取得了显著的治疗效果，已出版《气一元论与中医临床》与《参悟集》等传承李可精神的著作，是李可老中医最著名的弟子之一。

（一）附子的煎煮方法

吕氏继承了李可老中医应用附子的风格，辨证为阳虚者当用则用，辨证为阴虚者不当用则不用，温阳当用者可以小剂量用，重扶阳就大剂量用附子，而且附子日剂量逐渐递增，宽水久煎，不用先煎。如当用附子180g时，群药（北黄芪500g，熟附子120g，酒大黄60g，细辛60g，山萸肉90g）加水2000mL，一直文火煮至300mL，分早晚两次服用。当用附子用量超过300g以上时，群药（熟附子200g，干姜90g，炙甘草60g，山萸肉90g，油肉桂30g，麻黄15g，细辛60g）加水2000mL，一直文火煮至400mL，分早晚2次服用。如果是应用生附子的剂量也是比较大的，煎煮方药，也是群药同时煮2.5小时以上，2000mL水，煮至300mL，分早晚服用。

（二）临床医案欣赏

1. 肾萎缩致尿频案。张某，男，68岁，2009年1月16日就诊。2年前无明显原因出现尿频、尿痛、尿急，一天可达28次之多，约50分钟1次，排尿时有灼热感，平时尿道口有刺痛，精神疲劳，汗少，口干，喜温水，日饮水量达4000mL，纳食可，大便难排，需借助通便药，2天1次，质黏；舌淡，边尖郁红，苔白腻，脉沉细。证属三阴伏寒，治宜定轴、厚土、伏火法。

处方：北黄芪250g，山萸肉60g，乌梅69g，油肉桂30g。3剂。

二诊（1月21日）处方：黄芪360g，山萸肉60g，乌梅69g，油肉桂30g。3剂。

三诊（2月1日）处方：熟附子12g，干姜24g，炙甘草12g，白术30g，肉桂10g，红参10g，山萸肉24g，云苓30g，泽泻30g。3剂。

四诊（2月3日）处方：北黄芪500g，山萸肉120g，熟附子45g，干姜45g，白术15g，云苓45g，泽泻45g，炙甘草30g，红参30g，油肉桂30g。3剂。

五诊（2月10日）处方：北黄芪500g，熟附子60g，酒大黄30g，细辛30g，山萸肉90g。3剂。

六诊（2月13日）处方：北黄芪500g，熟附子120g，酒大黄60g，细辛60g，山萸肉90g。3剂。

七诊（2月18日）处方：北黄芪500g，熟附子180g，酒大黄60g，细辛75g，山萸肉120g。5剂。

八诊（2月23日）处方：熟附子120g，干姜90g，炙甘草60g，油肉桂30g，红参30g，泽泻45g，白术90g，云苓45g。3剂。

九诊（2月26日）处方：熟附子150g，干姜120g，炙甘草60g，葱白3根，麻黄 10g，细辛 45g，山萸肉 60g。5 剂。

十诊（3 月 3 日）处方：熟附子 200g，干姜 90g，炙甘草 60g，山萸肉 90g，油肉桂 30g，麻黄 15g，细辛 60g。3 剂。

十一诊（3 月 6 日）处方：北黄芪 500g，熟附子 300g，干姜 120g，炙甘草 60g，炮姜炭 45g，山萸肉 120g，麻黄 30g，细辛 90g。3 剂。

十二诊（3 月 11 日）处方：北黄芪 500g，熟附子 500g，干姜 120g，炙甘草 60g，炮姜炭 45g，山萸肉 120g，麻黄 60g，细辛 120g。3 剂。

十三诊（3 月 19 日）处方：北黄芪 500g，熟附子 600g，干姜 150g，炙甘草 60g，油肉桂 30g，山萸肉 120g，麻黄 30g，细辛 90g。3 剂。

十四诊（3 月 24 日）：用上方出入治疗 1 个月余，排尿症状显著改善，每天 12 次，无排尿异常，大便每天 1 次，有微汗，生活与活动正常。巩固治疗处方：熟附子 3g，干姜 6g，炙甘草 9g，山萸肉 6g。煮水喝。

2. 脑出血案。 黎某，女，71 岁。2011 年 1 月 26 日就诊。就诊时神清，疲倦，言语不清，易结巴，饮水呛咳，右侧肢体肌力下降，右侧口角漏食物，CT 示：左侧内囊小量出血。舌淡红，体伴，苔白微腻，脉滑实细。拟用李可老中医三生饮加味，送服续命散。

处方：北黄芪 500g，生附子 210g，生半夏 90g，生南星 30g，生姜 75g，干姜 90g，炙甘草 60g，山萸肉 120g，红参 30g，炮姜炭 30g。

用法：每剂加水 2000mL，一直文火煮 2.5 小时以上，煮取 300mL，红参加水 100mL，煮 1 小时后兑入。用煮好的药汁，加入续命散 30g，煮 30 分钟后，分 3~4 次温服。

续命散处方：麻黄 45g，川芎 45g，独活 45g，防己 45g，甘草 45g，杏仁 45g，油肉桂 30g，生附子 30g，茯苓 30g，升麻 30g，细辛 30g，高丽参 30g，防风 30g，生石膏 75g，白术 60g。15 味药，打粗粉。

服药情况：服药后，开始出现各种各样的极度不适感，肢体内自觉有"突、突"推动感觉，甚至时有濒死的感觉（患者自己记录）。

复诊（3 月 31 日）：说话恢复正常，偶尔口吃。不适症状 20 天后基本消除。

随访（5 月 17 日）：完全恢复正常，可以停服中药，只服降压西药。

3. 绝经期综合征案。 花某某，女，60 岁。2006 年 8 月 21 日就诊。主诉：烘热，汗出，睡眠差已有半个月。患者在半个月前突发烘热汗出，不定时，难以入睡，或入睡不实，易惊醒，醒后心悸，烦躁，略显口干但不思饮，自年轻时大便一直日解数次，稍食不洁之物或生冷之物不到 2 分钟必解稀水样大便，畏寒已多年，盛夏时又因汗多怕热，但空调又不可过低，自诉不知是寒是热，查舌红，苔白腻，脉搏指。方用附子理中加味。

处方：制附片 30g，干姜 30g，炙甘草 30g，生龙骨牡蛎各 15g，山萸肉 15g，党参 24g，土炒白术 24g，砂仁 10g。10 剂。

二诊（2006 年 8 月 30 日）处方四逆汤加砂仁。

处方：熟附片 60g，干姜 70g，炙甘草 80g，砂仁 10g。10 剂。

三诊（2006 年 9 月 7 日）处方用四逆汤合麻附细。

处方：熟附子 70g，干姜 80g，炙甘草 90g，麻黄 5g，细辛 30g，葱白 3 根。12 剂。

四诊（2006 年 9 月 21 日）处方人参四逆合来复汤合肾四味。

处方：熟附子 60g，干姜 70g，炙甘草 80g，生龙牡各 15g，龟板 15g，红参 15g，山茱萸 30g，紫油桂 3g，淫羊藿 30g，菟丝子 30g，补骨脂 30g，枸杞子 30g。

五诊（2006 年 9 月 28 日）处方用 9 月 21 日方加砂仁。

4. 糖尿病并更年期案。某女，58 岁。2006 年 8 月 29 日就诊。主诉：面易潮红并烦躁已 7 年，当时自认是为更年期综合征，服用中药后，症状有所缓解，5 年前单位体检发现血压偏高，血糖高。睡眠近二年易惊醒，时有难以入睡，二便正常，汗少，盛夏亦出汗极少，畏寒，口不干，出于保健主动多饮热水，间有头晕，腰骶劳累后酸软，无腰痛，大便正常，夜尿 1 次，纳食正常，月经于 47 岁已闭。查：舌淡体胖，苔中略白腻，脉浮取关部略有，脉沉取均觉有顶关之象。治以扶益元阳，温化寒邪，敛降相火。方用白通汤。

处方：熟附子 60g，干姜 60g，葱白 1 根。14 剂。

二诊（2006 年 9 月 13 日）处方用四逆汤。

处方：熟附子 90g、干姜 90g、炙甘草 90 g。15 剂。

三诊（2006 年 10 月 28 日）处方用桂附理中汤加味。

处方：熟附子 200g，干姜 120g，炙甘草 120g，白术 90g，红参 20g，砂仁 30g，淮山药 60 g。30 剂。

四诊（2006 年 12 月 14 日）：患者停用西药后，血糖一直正常，血压波动在 130/80mmHg，因工作忙碌，至今 30 剂未服完，由于患者担心的血压与血糖指标正常，多年的顾虑顿然消失。

二十、颜芳应用附子的经验

颜芳（1975—），教授，医学博上，广东省中医院中医经典病房主任、主任医师，医院首批青年名中医，全国名老中医学术继承人，师从李可老中医及仝小林院士，崇尚李可老中医危急重症重在扶阳为主的思路与方法，擅长应用附子重剂量治疗疑难杂病，多有奇效，著有《实践中医之阴阳篇》传世，受到众多人群的关注与学习。

（一）阴阳辨证理念

颜氏认为，阴阳是中医学最为关键的学术思想与理念，也是扶阳医学每天所要面对的现实问题，但是在临床上，则需要深入理解、仔细观察、缜密思考、四诊合参之后，才能在临床上真正把火神派大药附子用好。因此，他从临床角度总结出标本阴阳、升降阴阳、表里阴阳、寒热阴阳、邪正阴阳、脉症阴阳、两本阴阳、六经阴阳、五行阴阳、虚实阴阳、真假阴阳等十个方面，并以医案的形式展现出来，对于临床多有指导意义与实用价值。

（二）重剂用附子

颜氏在临床上擅长应用大剂量制附子与生附子，特别是生附子对于回脱危症是必用之品，炮天雄即有附子的作用，又有川乌的作用，温阳通达效果好。由于重用制附子与生附子，其在医院内部煮药，安全有效，未见出现药物的不良反应。

（三）医案欣赏

1. 顽固性心衰案。 某男，63 岁。2013 年 6 月 25 日住院。西医诊断：心衰、肺炎、高血压、肺心病、心律失常、糖尿病、慢性肾衰、胆结石、贫血、左胸部外伤手术后等多种病症。症见：神清，精神疲倦，面色黧黑，形体肥胖，半坐卧位，气促，活动后明显，夜间阵发性加重，头晕，少许头痛、胸闷、心悸，时时有咳嗽，吐黄黏痰，双下肢重度水肿，口干口苦，腹胀，纳眠差，尿少，大便调，舌质红、呈镜面舌，右脉寸关沉弱，右尺稍浮，左脉轻取浮细，沉取而弱。治宜温少阴、运太阴。

处方：炮天雄 120g，干姜 60g，炙甘草 60g，山萸肉 120g，生龙骨、牡蛎各 30g，磁石 30g，红参 30g。

复诊：服药后，有所改善，6 月 26 日将炮天雄改为生附子等调整处方，6 月 27 日病情再次加剧，进入 ICU 抢救，7 月 4 日又返回本科室治疗。继续应用破格救心汤为主。

处方：生附子 30g，干姜 60g，炙甘草 90g，山萸肉 120g，生龙牡各 30g，磁石 30g，红参 30g，茯苓 90g，沉香 10g，砂仁 15g，泽泻 30g，山药 60g，怀牛膝 30g，炒麦芽 45g，炒稻芽 45g，炒山楂 45g，五灵脂 30g。

复诊处方：生附子 30g，干姜 120g，炙甘草 90g，山萸肉 120g，生龙牡各 30g，磁石 30g，生晒参 45g，茯苓 120g，五灵脂 30g，泽泻 45g，山萸 60g，菟丝子 30g，枸杞子 30g，补骨脂 30g，淫羊藿 30g，怀牛膝 45g，巴戟天 40g，沉香 10g，肉桂 15g，砂仁 15g。

复诊：在服药期间，病情反反复复，直到 7 月 12 日病情才得以缓解，症状好转后已出院。

2. 老年哮喘案。 某女，79 岁，2012 年 7 月 13 日住院。病史：患者有高血压、糖尿病、胃病、胆囊结石等病。患有哮喘 30 多年，近 10 年多次反复住院治疗，确诊为慢阻肺、哮喘、肺心病等。症见：神清，精神疲倦，气促，动则加重，夜间更甚，心悸胸闷，心下隐痛，口干口苦，纳眠差，小便少，大便可，舌淡红，苔白根部稍厚，脉沉细无力。治宜温阳固本，蒸动气化。治用破格救心汤化裁。

处方：熟附子 60g，干姜 60g，炙甘草 60g，高丽参 20g，山萸肉 90g，生龙牡各 30g，煅磁石 30g，白术 30g，茯苓 30g，猪苓 30g，泽泻 30g，桂枝 20g，炒麦芽 30g，神曲 30g，炒山楂 30g。

二诊（7 月 16 日）处方：熟附子 60g，干姜 60g，炙甘草 60g，高丽参 20g，山萸肉 90g，生龙牡各 30g，煅磁石 30g，麻黄 10g，杏仁 15g，葶苈子 30g，大枣 30g。

三诊（7 月 18 日）处方：炮天雄 30g，桂枝 30g，红参 30g，白术 45g，干姜 45g，炙甘草 45g，杏仁 30g，法半夏 45g，细辛 30g，五味子 30g，茯苓 45g。

四诊（7 月 21 日）处方：炙甘草 60g，炮姜 60g。

随访：7 月 27 日出院，出院后配合用培元固本散，定期在门诊诊治，住院次数较往年大为减少。

3. 反复性咳嗽案。某女，25 岁。2013 年 7 月 30 日住院。患者于 2012 年 10 月行剖宫产手术，术后 2 天出现咳嗽，一至咳嗽到 10 月左右，患者精神疲倦，畏寒，全身乏力，咳嗽痰少色白难咯，四肢关节少许酸痛，遇寒加重，胃纳一般，眠差，二便调，舌淡暗，苔薄白，脉沉细无力。治用附子理中汤。

处方：炮天雄 30g，干姜 45g，炙甘草 45g，白术 45g，红参 30g。3 剂。

二诊（8 月 3 日）处方：生附子 30g，生姜 45g，炙甘草 45g，桂枝 45g，当归 45g，赤芍 45g，通草 30g，大枣 75g，吴茱萸 30g，生半夏 65g，生晒参 45g。3 剂。

三诊（8 月 6 日）处方：生附子 15g，干姜 25g，炙甘草 45g，细辛 15g，砂仁 10g，桔梗 30g。

随访（8 月 8 日）：带药出院，坚持定期门诊随访，半年内未再出现过咳嗽。

4. 抑郁症案。某女，52 岁，2012 年 10 月 12 日住院。患者有糖尿病与高血压病多年，月经停止 3 个月，目前情绪低落，无所欲，全身乏力，双下肢为重，腰膝酸软，易汗出，动则加重，偶有头晕、胸闷，纳差，口干口淡，喜饮温水，入睡困难，易醒，小便可，大便烂。舌淡暗，边有齿痕，苔白微腻，脉沉细，尺无力。治用附子理中汤。

处方：炮天雄 30g，干姜 45g，炙甘草 45g，白术 45g，红参 45g。

二诊（10 月 13 日）处方：炮天雄 30g，干姜 45g，炙甘草 45g，白术 45g，红参 45g，菟丝子 30g，淫羊藿 30g，补骨脂 30g，枸杞子 30g，乌梅 30g，山萸肉 30g。

三诊（10 月 15）处方：生附子 30g，干姜 45g，炙甘草 45g，白术 45g，红参

45g，砂仁 30g，生半夏 65g，猪苓 30g，泽泻 30g，茯苓 30g，桂枝 15g。

四诊（10 月 16 日）处方：生附子 20g，干姜 25g，炙甘草 30g。

随访：上方药服后情况逐渐好转，10 月 22 日症状基本上消除。10 月 25 日出院。

5. 痹证案。 某女，39 岁。2013 年 9 月 3 日住院。反复骶髂关节疼痛半年余，加重已 2 周。目前患处酸胀疼痛，以左侧为重，活动时疼痛明显，久坐久站后加重，平躺休息可减轻，眠差，多梦易醒，纳可，二便调。舌淡红，苔薄白微腻，寸脉浮，左脉明显，六脉滑细，沉取而弱。方用当归四逆汤加味。

处方：生附子 70g，干姜 90g，生姜 45g，炙甘草 45g，制川乌 45g，生半夏 65g，黄芪 200g，当归 45g，桂枝 45g，赤芍 45g，大枣 75 ，通草 30g，细辛 45g，吴茱萸 30g，生晒参 45g，防风 30g。

二诊（9 月 5 日）处方：上方用生附子 80g，加茯苓 60g，白术 45g，余同上药。

三诊（9 月 7 日）处方：生附子 90g，干姜 100g，生姜 45g，炙甘草 45g，制川乌 45g，生半夏 65g，黄芪 200g，当归 45g，桂枝 45g，赤芍 45g，大枣 75 ，通草 30g，细辛 45g，川芎 30g，生晒参 45g，防风 30g，葛根 90g。加入续命散 30g，高粱米 100g，同煎。

四诊（9 月 14 日）：服药后，症状缓解而出院。

6. 下肢溃疡案。 某男，59 岁。2014 年 2 月 8 日住院。患者半年前因外伤导致左下肢溃破，并形成溃疡面，反复发作，溃疡而逐渐扩大，曾经治疗过未见效果。症见：左下肢可见 3 厘米×6 厘米的溃疡面，边缘不完整，有渗液，周围皮肤潮红，肤温较周围略高，周围皮肤色瘀暗，血脉迂曲，夜间疼痛明显，睡眠较差，纳可，二便调。舌淡暗，苔白浊，脉弦细紧，双尺微浮。方用吴萸四逆汤加味。

处方：生附子 30g，生姜 45g，炙甘草 45g，吴茱萸 30g，干姜 45g，当归 45g，桂枝 45g，赤芍 45g，大枣 75g，通草 30g，细辛 45g，生半夏 65g，生晒参 45g，薏苡仁 30g，茯苓 60g，黄芪 200g。并配外用药物与艾灸。

二诊（2 月 9 日）处方：生附子 40g，生姜 45g，炙甘草 45g，吴茱萸 30g，干姜 90g，当归 45g，桂枝 45g，赤芍 45g，大枣 75g，通草 30g，细辛 45g，生半夏 65g，红参 60g，薏苡仁 30g，茯苓 60g，黄芪 200g，熟地黄 30g，白芥子 30g，麻黄 5g。

三诊（2 月 10 日）处方：生附子用至 50g，余药不变，继续用。

四诊（2 月 12 日）处方：上处方加鹿角霜 45g，酒大黄 30g，继续应用。

五诊（2 月 15 日）处方：上处方生附子 70g，再加枳实 30g，白术 60g，继续应用。

六诊（2月18日）治用附子理中汤加味。

处方：生附子60g，干姜90g，炙甘草60g，白术60g，砂仁30g，沉香10g，黄芪200g，五灵脂30g，茯苓90g，红参30g，鹿角霜45g。

随访：服完上处方，溃疡处已结痂愈合，周围组织鲜活，下肢静脉曲张明显好转，择期出院。

二十一、张宗祥应用附子的经验

张宗祥（1970—）先生，河南济源人，李可老中医亲传弟子，自学中医，追随李老精神，创办汉古李可古中医学堂，以纯中医手段验证中医理论，效果奇佳，传承李可学术精粹，著有《李可学术思想临床实践》一书。

（一）重用附子与生附子

张氏自学中医，亲自尝试各种剂型的附子与生附子、天雄、川乌等生药，特别是擅长应用大剂量生附子，他认为这是李可老师遵循《伤寒论》中的剂量应用，并非是凭空而来的，具有历史考证与亲自尝试得来的结果，才敢用这样大剂量的生附子、川乌，而且在应用过程中，还要根据病情而逐渐递增制附子、生附子的剂量（起始量为30~60g，日加5~90~120g），达到"以知为度"时，才能取得良好的效果，才能突破常规而治疗疑难杂病。在煮药的过程中，基本上都是加水3公斤（3000g）左右，煮成300g，早晚服用。

（二）创用专病专方

1. 外敷治疗疼痛处方。 生川乌75g，生附子75g，生南星75g，乳香25g，没药25g，冰片50g，延胡索75g。制粉，蜂蜜调，敷在癌症疼痛处。

2. 五生饮基本方。 生附子30~60g，制川乌30g，生半夏130g，生南星60g，生禹白附30g。结合病症而加味，专治各类肿瘤癌症。

（三）临床医案欣赏

1. 淋巴癌案。 李某某，男，38岁，2012年11月25日就诊。确诊为淋巴癌，并手术切除脾脏，尚未拆线，面色晦暗萎黄，体瘦，弯腰气喘，食纳极差，便干，胃病多年，无钱医治，舌苔厚腻，脉沉细急、数。治用理补中土、调养先天。

处方：黄芪150g，制附片45g，干姜45g，炙甘草45g，党参45g，肉桂10g，砂仁30g，白术45g，当归45g，桔梗30g，川芎45g，海藻45g，白芍45g，麦芽60g，谷芽30g，厚朴45g，五灵脂30g，生姜45g，大枣10枚，肾四味各30g。7剂。用法：加水2.5kg，熬至300g，分3次服用。

二诊（12月10日）处方：制附片45g（日加5~90g），干姜60g，炙甘草60g，生半夏65g，党参30g，五灵脂30g，公丁香30g，郁金30g，海藻90g，当归30g，川芎30g，熟地黄30g，白芍30g，肾四味各30g，麦芽60g，谷芽30g，厚术 45g，肉桂 10g，砂仁 30g，生姜 45g，大枣 12 枚，黑豆 30g。14 剂。并配合用培元固本散。

三诊（12 月 31 日）处方：生附子 30g（日加 5~60g），生川乌 30g，生半夏 130g，生南星 65g，生禹白附 30g，防风 30g，干姜 90g，炙甘草 120g，海藻 120g，白术 90g，茯苓 45g，泽泻 30g，生晒参 30g，五灵脂 30g，麻黄 10g，细辛 45g，桂枝 45g，白芍 45g，吴茱萸 30g，墓头回 30g，两头尖 45g，止痉散 6g，天龙 6g，生姜 75g，大枣 25 枚，黑豆 30g，蜂蜜 150g。21 剂。

四诊（2013 年 2 月 2 日）处方：生附子 60g（日加 5~120g），余上药同上继续应用。21 剂。

五诊（2013 年 3 月 27 日）处方：生附子 100g，干姜 90g，白术 90g，党参 45g，五灵脂 30g，生半夏 130g，麦芽 60g，藿香 10g，佩兰 10g，焦山楂神各 30g，海螵蛸 15g，黄芪 500g，当归 45g，生麦芽 15g，肉桂 10g，砂仁 30g，生姜 90g。7 剂。

六诊、七诊、八诊、九诊、十诊，处方基本上都以上述处方继续应用。

十一诊（2013 年 9 月 6 日）处方：生附子 120g（日加 5~130g），生川乌 45g，生半夏 130g，生南星 60g，生禹白附 30g，茯苓 45g，党参 45g，五灵脂 30g，炙甘草 120g，海藻 120g，两头尖 45g，柴胡 63g，茵陈 30g，蜂房 10g，吴茱萸 50g，大黄 60g，麻黄 15g，细辛 45g，桂枝 45g，白芍 45g，乌梅 90g，肾四味各 30g，巴戟肉 30g，黄芪 500g，当归 45g，干姜 90g，白术 90g，焦山楂神曲各 45g，天龙 6g，止痉散 6g，生姜 75g，大枣 25 枚，黑豆 30g，蜂蜜 150g。7 剂。每剂吃 2 天。配合培元固本散。

十二诊、十三诊、十四诊、十五诊、十六诊，基本上就是以上处方稍变化而用。

十八诊（2014 年 4 月 17 日）处方：生附子 45g，干姜 90g，白术 90g，海螵蛸 30g，焦曲楂各 30g，炒麦芽 60g，党参 45g，五灵脂 30g，生半夏 65g，柴胡 63g，桂枝 15g，白芍 30g，瓦楞子 60g，羌活 9g，鱼鳔 10g，急性子 15g，砂仁 15g，黄精 30g，生姜 45g，大枣 12 枚。7 剂。

复诊（2014 年 9 月 4 日）：仍然以上处方变化，继续应用，患者情况比较稳定，病情未发展与恶化，在坚持 2 年的治疗中，可以正常生活与劳动。最后用五行复原散进行巩固治疗。

2. 股骨头坏死案。风某，男，37 岁。检查出现股骨头坏死，疼痛，走路不行，平时喜饮酒，特别是饮凉啤酒，大便干燥。

处方一：黄芪 250g，生附子 30g，生川乌 30g，炙甘草 60g，炮姜 30g，生姜 90g，当归 45g，防风 30g，麻黄 15g，老鹳草 30g，稀莶草 30g，细辛 30g，吴茱萸 15g，怀牛膝 45g，通草 15g，生半夏 65g，肾四味各 30g，砂仁 30g，大枣 12

枚，蜂蜜 150g，偏正散 9g。14 剂。

处方二：紫河车 2 个，鹿茸、红参、五灵脂、琥珀各 100g，三七 200g，生附子 300g，炮甲珠 150g，止痉散 100g，红花 100g，砂仁 100g，牛膝 50g，丹参 100g，地龙 50g，肉桂 30g。制粉。

复诊：汤药服完，疼痛减轻，坚持用散剂，3 个月后疼痛消失，恢复正常。

3. 高血压案。白某某，男，49 岁。2013 年 3 月 10 日就诊。患者患高血压多年，凌晨有胸闷痛、乏力，小便淋漓，因突发心脏病曾住院治疗 2 次，服降压药维持，面暗，舌淡、湿、边缘齿印明显，右脉劲，左寸滑弱，左关弦紧，双尺弱。

处方：制附片 45g（日加 5~60g），干姜 60g，三石各 30g，白术 45g，茯苓 45g，泽泻 45g，山萸肉 90g，丹参 120g，生半夏 65g，红参 30g，五灵脂 30g，檀香、降香、沉香、肉桂各 10g，砂仁 30g，桂枝 45g，白芍 45g，生姜 45g，大枣 12 枚，麝香 0.2g。7 剂。

复诊（2014 年 3 月 3 日）：上处方化裁服用，断续服用半年多，其血压恢复正常。胸闷消失，近期出现双膝盖疼痛，上楼更甚，调整处方。

处方：制附片 100g，干姜 60g，炙甘草 60g，三石各 30g，山萸肉 90g，黄芪 250g，党参 45g，细辛 45g，五灵脂 30g，生半夏 65g，怀牛膝 45g，茯苓 45g，泽泻 45g，肾四味各 30g，生姜 45g，大枣 12 枚。5 剂。

4. 睾丸炎案。庞某某，男，43 岁。2011 年 11 月 12 日就诊。患者半年来一直右腹部隐隐隐作痛，下阴胀痛，服药打针效果不佳，大便干结，腰困痛。舌淡白，诊脉：双脉浮数，尺弱。

处方：制附片 45g（日加 5~90g），干姜 45g，炙甘草 30g，吴茱萸 30g，白术 45g，党参 45g，茯苓 30g，泽泻 30g，肾四味各 30g，巴戟天 30g，细辛 45g，桂枝 45g，白芍 30g，生姜 45g，大枣 25 枚。7 剂。

复诊（2014 年 12 月 18 日）：服药 1 个月左右，诸症全消，采用善后处方：

炮附子 30g，干姜 30g，炙甘草 60g，红参 30g，吴茱萸 10g，五味子 10g，白芍 45g，黄芪 60g。10 剂。配合服用培元固本散。

随访：多次随访，一切恢复正常。

二十二、王献民应用附子的经验

王献民（1959—），医师，河南西平县人，号"洄溪堂主"，出身中医世家，在省城郑州创办"洄溪堂中医馆"，悬壶济世。王献民老中医自幼受中华传统文化熏陶，精思《伤寒杂病论》及扶阳心法，纵横于扶阳与温病，且处方往往是寒热药共用一炉，温补与清下合为一方，透邪与扶阳交织一处，临床上践行仲景遗风，川乌与附子应用剂量惊世骇俗，往往是重剂出手力挽狂澜，奇迹屡现，颇有当年李可老中医之风采，成为当代扶阳医家中独树一帜者，著有《扶阳显义录》，受到众多火神派学习者的关注。

（一）创用川乌法及应用经验

川乌法的组成：制川乌30~75g（先煎2个小时），炙黄芪75~250g，人参10~60g，三七10~30g，姜（生姜或筎姜）30~60g，炒小茴香30~75g，术（白术或苍术）30~90g，陈皮30~60g，半夏30~75g，炙甘草5~15g。

作用：畅通气机，疏通经络，除湿祛痰，散寒止痛，化瘀解毒，消症祛积，护阳护正，补气生血。

主治：一切因气机不畅、痰湿瘀阻、经络不通、瘀毒结聚、本虚标实所致的内外妇儿及五官科之疾病。

1. 不孕症伴子宫腺肌症案。郎某，女，38岁，2017年3月19日就诊。

一诊：患者患子宫腺肌症多年，结婚十年一直未能怀孕，痛经明显，每次月经来潮即服止痛药方可缓解，月经量少，月经周期正常。怕冷，面有黄褐斑，急躁，乏力。睡眠不佳，梦多，腹胀脘痞，嗳气食少，偶有泛酸，大便干结，2~3三天一次，腰痛腰酸。舌脉：脉沉弦滑大紧滞稍缓，舌淡红暗，苔厚白腻有裂纹。

处方：制川乌60g（先煎2小时），黄芪120g，人参15g（另炖），三七20g（另炖），独活30g，寄生50g，炒杜仲30g，川芎30g，赤芍30g，朱茯神25g，清半夏60g，生白术30g，香附25g，干姜45g，炙甘草15g。10剂，水煎两次，两次药汁混合后分三次温服，日1剂。

二诊（2017年4月18日）：服上方后，月经来潮，痛经已无，经量不大。胃胀无，胃泛酸无，偶有痉挛性疼痛。睡眠食欲均可，怕冷无，大便一天一次，腰酸痛无。舌脉：脉沉细弦滑紧滞稍缓，舌淡红稍暗苔白腻，已无裂纹。

处方：制附子（先煎2小时）90g，桂枝尖30g，高良姜30g，香附25g，百合30g，乌药30g，丹参50g，西砂仁25g，白檀香25g，天花粉45g，瞿麦30g，生白术45g，新会皮30g，广木香15g（后下），生姜75g，炙甘草15g。10剂。

三诊（2017年5月6日）：服上方后自觉一切情况较好，彩超示：子宫腺肌症已无。月经正常，无痛经及其他不适，唯有胃时有痉挛痛，宫颈糜烂，面部黄褐斑消退明显，眠食均佳，大便顺畅。舌脉：脉沉细缓滑稍紧滞，舌淡红稍暗，苔薄少，有浅裂纹。

处方：制附子90g（先煎2小时），炒杜仲50g，川芎50g，郁金50g，百合30g，乌药30g，杭白芍30g，炒枳壳15g，广陈皮45g，清半夏50g，生白术30g，内金30g，鸡矢藤50g，炒小茴50g，筎姜50g，炙甘草15g。10剂。

追访：上方服后，患者诸症均无而停药，于2017年7月份为末次月经，9月初证实已怀孕，并电话告知，嘱其忌生冷，适劳逸，注意保暖养胎。

2. 不孕症伴多囊卵巢综合征案。陈某，女，35 岁，2017 年 8 月 16 日就诊。

一诊：患者患多囊卵巢综合征多年，三四年前月经即二三月一次，有时要服用黄体酮才来潮，结婚多年未有怀孕，此次月经已有三个多月未来。面有黄褐斑，鼻炎较重，睡眠不佳，梦多，急躁，胃稍胀，腰痛。餐后 2 小时血糖稍高。舌脉：脉弦滑紧滞而逆，舌淡红稍暗，苔薄白腻。处方：

制川乌（先煎 2 小时）50g，炙黄芪 90g，人参 15g，三七 20g，白芷 50g，黄芩 25g，防风 30g，僵蚕 30g，当归 30g，郁金 50g，广陈皮 45g，清半夏 45g，生白术 45g，炒小茴香 50g，筠姜 50g，炙甘草 15g。30 剂。

二诊（2017 年 10 月 3 日诊）：上方服 40 余剂，月经 5 天前来潮，鼻炎尚未愈，流涕明显，食眠均可，腰痛无，月经量不大，先色暗有块，后血色鲜红，餐后血糖已不高，面部黄褐斑已有消退。舌脉：脉沉细弦滑紧滞稍逆，舌淡红暗有齿痕，苔白厚腻水滑。

处方：制川乌 60g（先煎 2 小时），炙黄芪 120g，人参 20g，三七 25g（另炖），白芷 50g，黄芩 25g，独活 30g，僵蚕 30g，川芎 30g，郁金 50g，广陈皮 45g，清半夏 50g，生白术 45g，炒小茴香 60g，筠姜 50g，炙甘草 15g。30 剂。

三诊（2017 年 12 月 17 日诊）：服上方后诸症均无，月经有时延后十天，有时正常，色正，无腹痛，稍有乏力，B 超示：多囊卵巢未愈。舌脉：脉沉细弦滑紧滞稍逆，舌淡红暗，苔白腻。

处方：制川乌（先煎 2 小时）60g，炙黄芪 120g，人参 20g，三七 25g，白芷 50g，黄芩 25g，独活 30g，僵蚕 30g，川芎 30g，郁金 50g，广陈皮 45g，清半夏 50g，生白术 45g，炒小茴 60g，筠姜 50g，炙甘草 15g。30 剂。

四诊（2018 年 4 月 3 日诊）：此次来诊，被告知月经已过十余天未潮，以往月经每月均来潮，此次不潮，心里很慌，特来复诊，无不适。体力精力均可，上方服了约四十剂，由于春节，停服了一段时间。并告知其可能已经怀孕，开一方进行保胎。舌脉：脉缓滑稍有滞象，舌淡红稍暗，苔薄白腻。

处方：制江油附子 90g（先煎 2 小时），人参 15g，鹿角片 45g，龟板胶 30g，阿胶 15g，杜仲炭 30g，桑寄生 50g，菟丝子 30g，防风 30g，广木香 15g，砂仁 25g，广陈皮 45g，姜半夏 45g，生白术 45g，炙甘草 15g。30 剂。

追访：四诊后第二天即到妇产院做了检查，确定怀孕，心情特别激动。二十剂药服完已停服中药，嘱其劳逸适当，忌生冷，注意养胎。后追访，足月产一女婴，母女平安健康。

3. 前列腺炎案。葛某某，男，39 岁，2017 年 11 月 25 日就诊。

一诊：患者前列腺炎十余年，未结婚前有手淫习惯，因此后来就有尿急、尿频、尿不净、遗精、早泄等症状。近一年阳痿、早泄明显，不能完成性生活。服用过大量的附子，一次 200～300g，未见效果，深以为苦，自觉生活没有意义。

乏力，睡眠不佳，梦多，急躁，头晕耳鸣，胸闷、心慌，易惊恐，四肢发木，腰痛而凉，小腹隐痛，夜尿多。舌脉：脉沉弦滑紧滞逆劲，舌淡暗，体大，苔白腻水滑。

处方：制川乌60g（先煎2小时），炙黄芪120g，人参25g，三七25g，桂枝尖30g，清半夏60g，生南星60g，滴水珠60g，炒杜仲50g，川芎50g，刘寄奴30g，水红花子30g，鸡内金30g，白首乌30g，鸡矢藤50g，广陈皮45g，云苓45g，炒小茴香60g，生姜60g，炙甘草15g。20剂。

二诊（2017年12月28日）：服上方后，失眠、急躁、乏力、怕冷、遗精、尿频、尿不净、腰腹痛，易惊恐均有不同程度的减轻，四肢发凉也有改善，治疗信心大增，精神状态有了质的飞跃，不再有轻生之念，虽然性功能改善不明显，但整体得到较大的改善。舌脉：脉沉细缓滑紧滞，舌淡暗稍红，体大，苔白腻。

处方：制川乌60g（先煎2小时），炙黄芪120g，人参50g，三七25g，上安桂25g，炒杜仲50g，川芎50g，紫石英45g（先煎），锁阳50g，肉苁蓉30g，山萸肉30g，生半夏60g（先煎），生南星60g（先煎），滴水珠60g（先煎），刘寄奴30g，水红花子30g，鸡内金30g，炙甘草15g。30剂。

三诊（2018年1月28日）：服上方后，性功能明显改善，早泄减轻，尿急、尿频、尿不净、夜尿多均无，四肢已温，怕冷无，眠食均可。舌脉：脉沉细缓滑稍紧滞，舌淡红暗，苔薄白腻。

处方：制江油附子90g（先煎2小时），鹿角片30g，水牛角60g，紫石英45g，肉苁蓉30g，锁阳50g，炒杜仲50g，川芎50g，郁金50g，炒酸枣仁50g，刘寄奴30g，内金30g，南山楂30g，清半夏60g，广陈皮45g，生白术45g，炒小茴香60g，炙甘草15g。30剂。

追访：由于过春节停药，上方加减服药50多剂，诸症均除。

4. 癫狂案。段某某，男，71岁，2017年10月20日就诊。

一诊：患者近期由于过度操劳，加之心中生气，郁闷不能发泄，先睡眠不佳，继之则喃喃自语，一天突然登高骂唰，脱衣而狂，见人又骂又打。当地医院以精神分裂症治疗，打镇静剂，暂可控制，不吃不喝。药效过后又如当前，其家属开车将其拉到医馆诊治。刻诊：双目红丝，面目呆滞，说话时而配合，时而胡言乱语，耳鸣，头胀，头痛，口臭，烦躁不安，大便多日未解，呼吸气粗。舌脉：脉弦滑紧滞逆劲，舌暗红，苔厚腻，黄而燥。

处方：制川乌60g（先煎2小时），炙黄芪120g，朱茯神25g，磁石60g，生铁落60g，紫贝齿45g，生半夏60g（先煎），生南星60g（先煎），大黄30g（后下），油厚朴50g，枳实30g，炒杜仲50g，川芎45g，赤芍60g，玄参60g，生地黄60g，肉桂25g，生姜60g。5剂。

二诊（2017年10月5日）：服上方后泻大量水样黑便，日七八次，恶臭满室，神志清醒，可以配合治疗，说话交流非常配合，食欲增加，睡眠尚可。但梦多，时头痛，乏力，口无异味。舌脉：脉沉弦滑紧滞稍逆劲，舌淡红暗，苔白腻。

处方：制川乌 60g（先煎 2 小时），炙黄芪 120g，人参 20g，三七 25g，紫石英 30g，紫贝齿 30g，生铁落 60g，生半夏 60g（先煎），生南星 60g（先煎），油厚朴 50g，枳实 30g，玄参 60g，上安桂 25g，炒杜仲 50g，川芎 50g，赤芍 50g，生白术 50g，生姜 60g。10 剂。

追访：上方加减治疗约三个多月，诸证均除而愈。

（二）四逆败毒综合法医案

1. 丹毒发热案。靳某某，男，37 岁，2013 年 9 月 18 日就诊。

一诊：患者患下肢"丹毒"已一月余，下肢肿胀，红斑如扣，痛而压之褪色，色紫暗红。开始应用抗生素（静脉滴注），时好时坏，每天体温下午较高，在 39℃ 以下，已连续治疗一月余，病情不能得到缓解，输液时加激素，可暂时退热三五小时，之后比输液前体温更高，出院后经朋友介绍到郑州洄溪堂就诊。刻诊：体胖，下肢静脉曲张，脚踝部内侧皮肤暗黑，左脚重于右脚，下肢膝以下肿胀，红斑较多，疼痛压之褪色。发烧 38～39℃。舌淡胖暗，苔白厚腻。脉沉细数无力。

处方：制附片 90g（先煎 2 小时），忍冬藤 75g，丹参 60g，炒车前子 60g（包煎），丹皮 45g，生白术 60g，炒小茴香 30g，川牛膝 45g，独活 30g，炙升麻 15g，炙鳖甲 30g，黄柏 30g，上安桂 25g，生薏苡仁 60g，木瓜 30g，吴茱萸 30g，生姜 75g。7 剂。

二诊：服上方后体温正常，下肢肿消，丹毒留有色素沉着，但下肢瘀暗，大便通畅，日二三次，恶臭而黑。乏力，体重减少 4kg 左右。舌淡胖，苔薄白腻。脉沉细滑滞稍弱。

处方：制附片（先煎 2 小时）150g，忍冬藤 90g，水蛭 45g，炒车前子（包煎）60g，吴茱萸 30g，生白术 60g，炒小茴香 50g，川牛膝 45g，骨碎补 50g，透骨草 30g，补骨脂 30g，独活 30g，桑寄生 50g，川芎 30g，木瓜 30g，炙甘草 15g。10 剂。

反应：上方服完后，下肢已有明显的改善，肿消，瘀暗变淡。患者由于在外地，又让医馆给其快递 10 剂药，药尽病愈。经超声波检查，下肢静脉曲张也基本消失。

2. 产后发热案。欧某某，女，24 岁，2017 年 4 月 7 日就诊。

一诊：该患者产后发热一周，即在医院已输液一周后，体温始终在 38～40℃ 之间，持续不退。顺产 3 天后，因出汗多而又头痒而臭，便自行用热水洗头，洗后用吹风机将头发吹干，第二天即开始发烧。输抗生素及抗病毒等药物后，体温越来越高。刻诊：现高热不退，食欲不振，汗多怕冷，大便三五天一次；面色苍白，贫血貌，基本没有乳汁；头痛头重，乏力，全身沉困；恶露腥臭难闻。舌脉：舌淡暗体大苔白腻水滑。脉浮数大而芤。

处方：制附片 90g（先煎 2 小时），生白术 60g，云苓 30g，炒车前子 45g（包煎），当归 30g，独活 30g，防风 30g，人参 20g（另炖），上安桂 25g（后下），黄柏 25g，知母 25g，川芎 30g，炒小茴香 50g，筠姜 60g，炙甘草 15g。3 剂。2 天将 3 剂药服完。

二诊：服上方后，第三天大便 3 次，体温开始下降，3 剂服完，已降至正常。恶露腥臭味减少，出汗怕冷减轻。舌淡红，苔薄白腻，体稍大。脉沉细缓滑而滞弱。

处方：制附片 90g（先煎 2 小时），炙黄芪 45g，人参 25g，三七参 25g，当归 30g，炒小茴香 30g，广陈皮 45g，生白术 45g，炒杜仲 30g，川芎 30g，筠姜 60g，炙甘草 15g。10 剂。

反应：上方服完病愈。

二十三、张存悌应用附子的经验

张存悌（1947—），主任医师，辽宁沈阳人，曾经任职于辽宁中医药大学第二附属医院。最早在《辽宁中医杂志》上连载过关于火神派的介绍，在全国掀起了学习火神派的热潮，其所著《中医火神派探讨》《中医火神派医案全解》《中医火神派医案新选》及《火神派温阳九法》等书，受到众多学习者的关注。其不仅在理论上独树一帜，而且在临床应用附子上也颇有心得。

（一）应用附子四 A 原则

关于附子用法，张氏提出四条原则，即辨证、先煎、渐加、验药。由于每个字的拼音中均含字母"A"，故称"四 A"原则。

1. 辨证。所谓辨证，即坚持辨证论治的原则，郑钦安所谓"总之，用姜附亦必究其虚实，相其阴阳，观其神色，当凉则凉，当热则热，何拘拘以姜附为咎哉？"（《伤寒恒论·太阳少阴总论》）附子用法，固然要讲三因制宜，注意天时、地域、个体差异等因素，但最重要的还是遵从辨证论治大法，既或在热带地区，暑热季节，遇到阴证照用不误，所谓"病之当服，附子、大黄、砒霜，皆是至宝。病之不当服，参、芪、鹿茸、枸杞，都是砒霜"（《医法圆通·卷一》）。

2. 先煎。所谓先煎，即附子要单独先煎，这差不多是众多火神派医家的共识。吴佩衡先生所谓"附子只在煮透，不在制透，故必煮到不麻口，服之方为安全"。但在抢救急危重症时，可相机权变，如李可先生认为："按现代药理实验研究，附子武火急煎 1 小时，正是其毒性分解的高峰。由此悟出，对垂死的心衰患者而言，附子的剧毒，正是救命的仙丹。"因此，治疗心衰重症，倡用开水武火急煎，随煎随喂，或鼻饲给药，24 小时内不分昼夜频频喂服 1~3 剂，可收起死回生之效。

张氏出手一般用到 25g，并不先煎，未见偾事，有道是以三阴方治三阴证，虽失不远，由于方向对头，很多案例用此剂量时即已取效，不一定大动干戈。当然附子用至 30g 以上理应先煎 1 小时，100g 以上先煎 2 小时。

3. 渐加。 所谓渐加，即开手宜从小剂量用起，得效后逐渐增加，即可小量递加，如每次 10g 或 15g，也可翻番大量倍加，全凭用药反应而定。李可先生有一方法可资参考，他从一个起始剂量如 30g 或 60g 用起，然后逐日递增 10g，一直吃到感觉舌麻或唇麻时为止，即以此时剂量守服下去。但此法应限于舌麻或唇麻为止，麻木面积若再扩大，则为附子过量迹象。

附子并不一定概用大剂量，即郑钦安也并非都用大剂量，而是"在分量轻重上斟酌"，不少医家用中小剂量也治好了很多急危重症，其经验更属宝贵，同等病情如用中小剂量取得与大剂量相同效果者，当然更高明，前贤有句名言："用方简者，其术益精；用方繁者，其术益粗。"虽然指的是药味多少，其实亦含有剂量轻重之意。但是如果病重，则应用大剂量，吴佩衡所谓"病大药大"是也。"该用大剂量时绝不手软，能否熟练应用大剂量附子，是衡量一个火神派医家成熟与否的标志。

4. 验药。 所谓验药，即要检查尝验所用附子的产地、质量，尤其原来未曾用过的附子，新进的附子，要谨慎尝试，用过几次后收集一下患者反应，才能做到心中有数，前贤所谓"屡用达药"是也。一般而论，好的附子呈半透明状，质地干脆有声，闻之没有异味，颜色或黄或黑，尝之微甘微苦，稍感舌麻或无此感觉，无皮者尤佳。

要想熟练掌握附子用法，必须在临床中反复体会，有一个历练过程，名家经验只可供参照，不能代替亲身实践。一般而言，只要掌握好这四项原则，即或使用大剂量附子也不会出事，象吴佩衡、范中林、唐步祺等辈均曾声言，用了一辈子附子也没出过事。

（二）阴阳辨决的内涵

对于学习火神派而言，张氏认为，其最重要的莫过于阴阳辨诀了，而且是临床阴阳辨诀意义重大。

郑钦安所谓以阴阳为纲，判分万病，意味着"认证只分阴阳""功夫全在阴阳上打算"。那么，临床辨认阴阳就是头等大事。为了辨识阴阳，郑钦安总结了阴阳辨诀，作为辨认阴证、阳证的根据，因而又称"阴阳实据"。他强调辨认任何病症，"总在考究阴阳实据为要""挈定阴阳实据治之，发无不中"（《医法圆通·卷一》）。能做到这一点，用郑钦安的话来说，"便可超人上乘，臻于神化"。为了更有条理起见，张氏以"舌脉神色口气便"为纲，将郑钦安"用药真机"归纳如下：

舌：舌青或舌淡润，满口津液。

脉：脉息无神。

神：其人安静。

色：唇口淡白。

口气：口不渴，即渴而喜热饮。

二便：二便自利。

这就是阴证辨识要点，反过来就是阳证。这就是郑钦安所谓的"阴阳辨诀"，亦即判断阴虚阳虚的"秘诀"，由此可进一步归纳出郑钦安判断阴证的"真机"：只要舌淡润口不渴，或渴喜热饮，无神，二便自利，"即外现大热，身疼头痛，目肿，口疮，一切诸症，一概不究"，统统按阴证看待，这就是郑氏强调的百发百中的"用药真机"。

在郑钦安的学说中，"钦安用药金针"一节具有十分重要的地位。因为，郑钦安在即将完成《医理真传》这一火神派的奠基之作时，也许在想，还有什么重要的话应该强调一下呢？几经思考，郑钦安在全书最后写下了这节"钦安用药金针"，提出"用药真机"这一概念，归纳了他对阴证、阳证的精辟认识和用药心法，堪称郑钦安全部著作中最重要、最精彩的一段句，值得反复玩味。

郑钦安提出的阴阳辨诀，等于给了我们衡量阴阳的两把尺子。即使用现在的中医高校讲义衡量，阴阳辨诀也没有任何出格的地方，阴证什么样，阳证什么样，舌、脉如何，气色如何，哪本讲义都这么讲，绝非火神派一家标新立异，我们说它是"中医正统正脉"，也正因为这一点。那么，这一阴阳辨诀，可以说具有十分重要的临床意义。

（三）阴阳辨诀意义重大

1. 对某些传统观点的重新认识。张氏认为，用阴阳辨诀来衡量某些传统或市习的观点，就会发现有些观点是有问题的，应该重新认识，比如痈疽，尤其是疮痈，一向认为是热毒，"疮痈原是火毒生"，首选方是消疮饮，如果用阴阳辨诀衡量一下，就会发现有些疮痈是阴证，用消疮饮是治不好的。张氏曾治刘某，女，26 岁。张氏的校友，毕业后在建昌中医院当志愿者。自幼身有疖疮，颜面较多，胸背俱发，大者如豆粒，小者如粟米，色红暗，不痒，此起彼伏，屡治乏效。便干艰涩，手足发凉，无汗，舌淡胖润有痕，脉滑软尺弱。用阴阳辨诀衡量舌脉这显然是阴证，用真武汤加味：附子 30g（先煎 1 小时），茯苓 30g，苍术 30g，白芍 20g，炮姜 30g，麻黄 15g，桂枝 20g，炙甘草 10g，穿山甲 10g，皂角刺 10g，白芷 10g，肉桂 10g，黑芥穗 15g，蝉蜕 5g，炙甘草 10g，生姜 10 片。7 剂。药后疖肿显减，已有汗，原方去掉麻黄，附子增至 45g，再服 7 剂，全身疖肿基本消失，守方 7 剂。10 个月后因其他病来诊，迄未复发。

张氏用此法治疗阴证疮痈五六例，均用本法治疗，收效满意。但不认为凡是疮痈都是阴证，而要强调的是，疮痈既有阳证，也有阴证，不要只知其一，不知其二。那些久治不愈的疮痈，多数都是阴证，用清热泻火法治不好，关键是没掌握好阴阳辨诀。

再比如皮肤病，如带状疱疹，这个病现在都按肝火论处，用药无非龙胆泻肝汤之类。张氏治刘某，女，48 岁。患带状疱疹 2 天，发布于左胁三五片，色红成簇，灼热疼痛，无汗，余无异常，舌淡胖润，苔薄白，脉滑数而软，右关沉。按阴阳辨诀衡量舌脉这也是阴证，考虑无汗，选麻黄细辛附子汤加味：麻黄 10g，细辛 10g，附子 25g，瓜蒌 30g，红花 10g，连翘 20g，甘草 10g。7 剂。开药后，听人说这病治不好，想退药，无奈药已抓出，只好听之任之。5 天后其邻居来看湿疹，言及刘某服药 5 天即愈，尚剩煎好药汁 8 袋。

还有各种出血之症，"今人一见失血诸症，莫不称为火旺也。称为火旺，治之莫不用寒凉以泻火。举世宗之而不疑，群医信之而不察，所以一得失血证，群皆畏死。由其一经失血，死者甚多，不知非死于病，实死于泻火之凉药耳"（《医法圆通·卷四》，下同）。郑钦安说："失血之人正气实者少也，正气一衰，阴邪上逆，十居八九，邪火所致十仅一二。""宜苦（寒）者，十仅一二，宜辛（热）者十居八九。"（《医法圆通·卷四》）这一点确为真知灼见，与世行观点大不相同，是他关于血症理论最独到的观点。以张氏的认识，郑钦安的经验才符合临床实际，张氏的书中所附很多验案可以证明。

其他如潮热、午后发热、盗汗、五心烦热等一些被我们视为阴虚火旺的症状，其实都有阳虚外浮的可能，我们要不囿于市习，坚持用阴阳辨诀衡量这些证候的属性，防止只知其一，不知其二，认阴证为阳热，滥用苦寒滋润，陷入庸医之流。

郑钦安对潮热、午后发热、盗汗等症的阴阳属性做了很好的论述，是郑钦安独具慧眼的创新之见。

潮热：潮热本指发热如潮而有定时之证，一般多指午后或夜间发热而言，诸书均认为是阴虚所致。郑钦安不同意此说，认为是阴盛所致。他说："世人以为午后发热为阴虚，是未识阴阳消长之道也""人身真气从子时一阳发动，历丑寅卯辰巳，阳气旺极，至午未申酉戌亥，阳衰而下潜藏"（《医法圆通·卷三》，下同）。也就是说，午后至夜间子时这一时段，是阴气当令，此时发病或病情加重者，是阳虚逢到阴令，雪地加霜，故而发病或病情加重。"予于此证，无论夜间、午后发热，或面赤，或唇赤，脉空，饮滚，无神，即以白通汤治之，屡治屡效"，并例举验案加以证明："予治一易姓妇，每日午初即面赤，发热，口渴，喜热汤，至半夜即愈，诸医概以补阴不效，予以白通汤，一服而愈"（《医理真传·卷二》）。可以看出，对于潮热的认识，无论从理论上还是从临床上看，郑钦安所言都是言之有据，持之有故。

足心发热如焚："夫足心发热如焚，人皆谓阴之虚也。夫阴虚由于火旺。火旺之人，尿必短赤，口必饮冷，理势然也。今则不渴而尿多，明是下焦无阳，不能统束肾气，以致阴火沸腾，故见足心发热如焚也。四逆汤力能补火，火旺即能统束群阴，故治之而愈。此病予亲身患过，并治好多人"（《医法圆通·卷四》）。

盗汗亦有阳虚所致者："各书俱称盗汗为阴虚者，是言其在夜分也。夜分乃阳气潜藏之时，然而夜分实阴盛之候，阴盛可以逼阳于外，阳浮外亡，血液随之，故汗出，曰盗汗。医者不知其为阳虚，不能镇纳阴气，阴气外越，血液亦出，阴盛隔阳于外，阳不得潜亦汗出，此旨甚微，学者务须在互根处理会"（《医法圆通·卷二》）。

2. 对某些西医病症的判认回归本原。《黄帝内经》云："善诊者，察色按脉，先别阴阳。"这样一个大家都清楚、都认识到的阴阳判断问题，遗憾的是现在却出了大毛病，很多人不会辨别阴阳，一遇到具体病证（症）就犹豫不决，阴阳不辨，寒热不分，典型的就是对常见病，如炎症、糖尿病、高血压、前列腺炎、肿瘤等，跟着西医的诊断走，将西医的指标，如白细胞计数、体温、血压、血糖等，理解为阴虚阳亢、湿热、热毒等，施以清利、寒凉、滋阴之法，结果离题太远，甚至南辕北辙，疗效不得而知，说到底是中医西化的毛病在作怪。

张氏认为，现在中医最主要的通病就在于"中医西化"上，而西化最主要的表现就在于认寒为热，视阴为阳；反过来，认热为寒，视阳为阴者则不常见，其源盖出于"中医西化"上，当然也与吴门温病学派的长期影响有关。

在许多人看来，前列腺炎一定是湿热，肝炎也是湿热，肾炎更是湿热，高血压一定阴虚阳亢，糖尿病更是阴虚无疑，肿瘤则是热毒……归根结底，是跟着西医的诊断与指标走，不知道或者说没有认识到这个判断标准搞错了。毛病就出在这辨证标准上，背离了阴阳辨诀这两把尺子。

让我们重温"钦安用药金针"："予考究多年，用药有一点真机与众不同。无论一切上中下诸病，不问男妇老幼，但见舌青，满口津液，脉息无神，其人安静，唇口淡白，口不渴，即渴而喜热饮，二便自利者，即外现大热，身疼头痛，目肿，口疮，一切诸症，一概不究，用药专在这先天立极真种子上治之，百发百中。若见舌苔干黄，津液枯槁，口渴饮冷，脉息有神，其人烦躁，即身冷如冰，一概不究，专在这先天立极之元阴上求之，百发百中。"

这句话有两个玄机：其一，在阴证前提下，"即外现大热，身疼头痛，目肿，口疮，一切诸症，一概不究"，不被这些表现各异的假热、假象所迷惑，一概专主扶阳；反之，专主益阴。其中，"一切诸症，一概不究"一语，就包括西医某些病症和化验指标的异常，只有这样理解，才算识得"阴阳辨诀"之真谛。唐步祺先生曾言："数十年临床经验，凡遇阳虚症，无论一般所称之肾炎、肝炎、肺炎、心肌炎、胃炎等等，只要临床症状有阳虚之实据，即不考虑炎症，辄以四逆汤加味治疗，取得满意效果，益佩郑氏之卓见"。其二，照此辨证用药，无论阴证阳证，其疗效都是"百发百中"，说得何等坚定！郑钦安将"考究多年"的这一"用药真机"喻为"用药金针"，如此自信，足以表明遵循阴阳辨诀的重要性。

用郑钦安给我们的这两把尺子，实际上也是老祖宗留给我们来衡量阴阳的标准，上述各病可能根本就不是湿热、阴虚、火热之证，恐怕属于阳虚的更多，从而用温阳法取得疗效。火神派名家有许多关于高血压、糖尿病、肿瘤、肺结核等病十分精彩、令人惊叹的案例，《中医火神派医案全解》《中医火神派医案新选》都有引录，实践才是检验理论的试金石。

3. 回归中医的切入点。掌握阴阳辨诀，可以说是回归中医的最佳切入点。张氏强调跟着中医脉证走，即时时手握阴阳辨诀两把尺子，不是因为学火了习神派，这些病就都是阳虚，而是强调要用阴阳辨诀来衡量病症，坚持中医的传统特色。"做中医的始终要跟着脉证走，不要跟着指标走"。这句话说得实在经典。中医一旦跟着指标走，就会陷入西化的误区。所以强调掌握阴阳辨诀，最大的现实意义就是校正中医西化倾向，回归中医的正统正脉上来。

张氏认为自从学习了火神派扶阳理念之后，乃有登堂入室之感，首先是分清了阴阳，辨明了真假，这是学习中医首先要解决的问题。《灵枢·病传》中三次提到"明于阴阳，如惑之解，如醉之醒"。再三强调"明于阴阳"的意义，而要"明于阴阳"，非阴阳辨诀莫属。从这个角度上说，怎么估计阴阳辨诀的意义都不为过。可以说，不学郑钦安，阴阳不过关。其重要性不下于掌握附子的用法，要知道，"徒记几个汤头，几味药品，不求至理，不探玄奥"（郑钦安语），只在几个药物上打转，不从阴阳至理高度上认识问题是舍本逐末。

4. 感悟。张氏临床30余年，研究与应用火神派扶阳学术思想，还是这些年的事情，用张氏自己的话讲：前几十年中医学习很认真，临床上尽管努力，却是得失参半。一入郑钦安阴阳辨证之门墙，心中洞开，应用郑钦安阴阳辨证这把尺子，去恒量临床上的一切病证，大凡阴证者只管应用扶阳之法，有道是以三阴之方，治三阴病，虽失不远，临床收效大焉。

（四）郑钦安应用附子特点

1. 附子为主，体现扶阳。郑钦安认为附子是立极之品，用以"补人身立命之至极"的元阳，自是顺理成章，重视阳气，善用附子。

2. 用药简练，经典风格。分析郑钦安全部的13首自制方，用药没有超过8味的，5味药以内者占80%，8味者算是大方，其他的都是四五味，七八味。这个正是经典火神派的标志之一。而张氏则是积极步其后尘者，临床应用药物多在

10 味以内，颇有风格，并认为开方若超过十二三味药（特别是 20 味药以上者），这个大夫肯定是不靠谱的。

3. 附子用量，三个层次。郑钦安应用附子，小剂量为 6~12g；中等剂量为 24~30g；病情危重，剂量为 100~200g。这个应该是郑钦安应用附子剂量的特色。

4. 扶阳药不排斥阴药。郑钦安虽然讲究专注于阳药，用附子时慎用夹阴药，这一点是肯定的。但从阴阳互根的角度出发，郑钦安没有排斥阴药，但用时均十分谨慎。

（五）阴火证研究与发挥

1. 阴火的概念。张氏认为，阴火，简单地说，就是阴证所生之火，阴盛格阳，逼阳外越所致。阴火除了阴证所生之火这个根本概念之外，还有两个很重要的附加条件：一是它属于虚证范围，只能是虚证；二是阴火只能以热药治疗，肉桂、附子、干姜，用药则唯大辛大热之剂，所谓以火治火，补阳即消，就是说的这个意思。这个阴火非李东垣所谓的阴火。

2. 郑钦安的阴火论。郑钦安提出"火有阴阳之别"的纲领，同时指出阴火误是千年流弊。当然，郑钦安对阴火的辨治是非常有效果的，他制定的阴阳辨诀，用以判断阴证、阳证，作为辨别阴火、阳火的不二法门。

3. 临床体悟。张氏认为，阴火证多见，误治者频发，这已经成为临床上一个重大问题。阴火证的辨证治疗，在阴证大背景下，其他"一切诸证，一概不究"，这是辨认阴火证的关键。在治疗上提出：一本六佐，即扶阳为本，强调用桂附不是引火归元，而桂附治本核心；六佐，即六种辅佐方法，分别为潜镇、引降、纳归、酸敛、厚土和反佐。

（六）医案欣赏

1. 不孕症。曹某，女，28 岁。2011 年 3 月 19 日初诊。结婚五年未孕，其丈夫三代单传，屡治乏效，家庭关系已受影响。患盆腔炎半年，中等量积液，腰以下发凉，小腹胀痛，白带量较多，大便偏干艰涩，经期尚准，舌淡胖润，脉浮滑尺弱。子宫肌瘤 2.1x70px。考虑胞宫寒湿偏盛，种子着床不易，真武汤加味温阳利水，胞宫温暖，自易受孕，处方真武汤加味。

处方：制附子 30g（先煎），苍术 30g，白术 30g，茯苓 30g，干姜 20g，吴茱萸 10g，肉桂 15g，沉香 10g，泽泻 20g，猪苓 25g，蒲黄 10g，艾叶 10g，乌药 10g，牡蛎 45g，生姜 10 片，炙甘草 10g。10 剂。

复诊：小腹胀痛显减，腰以下发凉转温，便干改善，寸脉见沉象，前方去沉香、蒲黄、乌药，加黄芪 30g，当归 30g，再服 10 剂，不觉竟已受孕，喜出望外，辞去工作，专意保胎，足月顺产一男，今应 4 岁矣。

2. 心悸案。某院长，男，55 岁。2013 年 4 月 20 日就诊。患者心悸，眠差 1 周，乏力，畏冷，尿无力，舌淡胖润，脉浮滑寸弱。证属心阳不足，应用补坎益离丹加味。

处方：制附片 30g（先煎），干姜 20g，海蛤粉 30g，桂心 30g，红参 30g，五灵脂 10g，龙齿 30g，茯神 30g，肉桂 10g，酸枣仁 45g，炙甘草 10g，生姜 20 片。7 剂。

复诊：服药后，心悸消失，眠差改善。

3. 痛风。某男，45 岁。右踝关节及大足趾关节疼痛红肿，走路、夜晚加重已近 10 年，9 年前发现尿酸偏高，近时项背强痛，夜间发热畏寒，睡眠很差，纳食一般，大便不成形，脉浮紧弦，舌苔淡、质红润。方用麻黄附子细辛汤加味。

处方：制附片 30g（先煎），生黄麻 10g，细辛 15g，黄柏 15g，川牛膝 30g，薏苡仁 30g，茯苓 30g，生半夏 30g，枳壳 10g，芒硝 10g，生甘草 10g，生姜 30g。

复诊：服 10 剂后，疼痛消失，并打粉常用，进行巩固治疗。

4. 失眠案。高某，男，73 岁。患者失眠一年多，午夜醒后再难入睡，靠服安定药维持。夜间身热汗多，素来痰多，咽干，目赤，大便涩滞，目眵较多，鼻如冒火，舌淡紫胖润，脉弦似数。证属阳虚不入阴，治宜温潜，方用潜阳封髓丹加味。

处方：制附子 25g（先煎），砂仁 30g，龟甲 25g，黄柏 15g，肉桂 10g，炙甘草 30g，炮姜 30g，龙骨 30g，磁石 40g，酸枣仁 30g，茯神 30g，牛膝 15g。7 剂。

复诊：服药症状大减，夜间汗明显减少，附子用 30g，余药不变，再 7 剂，睡眠可达 6 小时，自觉很满意。再用 10 剂，巩固治疗，二年后因它病求治，言失眠未再反复过。

二十四、卢崇汉应用附子的经验

卢崇汉（1947—），教授，四川德阳人，曾任职于成都中医药大学，出身于中医世家，当代郑钦安卢铸之医学传人及发扬者。卢崇汉教授深得祖（卢铸之）父（卢永定）二辈悉心教培，临床积 40 余年的经验，深得扶阳三昧，善用姜桂附起沉疴大疾，特别是郑卢扶阳医学独特之医学体系，成为目前大家学习与关注的焦点。其著作《扶阳讲记》《卢氏临证实验录》《卢氏药物配合阐述》，以及历届全国扶阳论坛的演讲，均展现了卢铸的医学风采。

（一）郑卢扶阳医学体系与特点

1. 人生立命，以火立极；治病立法，以火消阴。卢崇汉研究认为，沈古斋在为《医法圆通》书序中也说到："闻之医者，意也。谓以我之意，消息患者之气机，审其盈缩，相其阴阳，定其中外，各守其乡，以施攻补，症有千变，药亦千变，而其收效则如一……夫神明造化，乾坤定位，主宰者理，流行者气，对待者数。理气数三者，浑为太极，判为两仪、四相，成乎八卦……作之谓圣，述之谓贤，钦安之书，吾无间然矣。非洞明乎一身之气机，圆乎三才之理数，而先得医之意者，其能之乎？"其认为当时郑钦安先生的医书，不仅传承于刘止唐老夫子的儒家学术思想，而且将其融入医学临床之中，且又脱颖而出自成一家。因为其书中又说到"论乾坤，论坎离，论五行，论六步，论气血，论水火，论外感，论内因，论阳虚，论阴虚，总其要曰阴阳而已。又曰有余不足尽矣，又曰人活一口气"，即创建了扶阳医学之先河。中医学内容浩瀚如海，然其要在于阴阳而已，阴阳就是人活一口气，即二即一、一即二，这就是刘止唐老夫子在《槐轩约言》中所说的太极与阴阳之理。郑钦安先生不仅认为"万病都在阴阳之中"，若用儒家精髓最高境界来统摄之，即"一以贯之"，这就是"人活一口气，气者，阳也，火也，神也。人非此火不生"（《医法圆通》）。刘止唐老夫子认为，"天以一理运化万物，圣人以一理贯串古今""万物之道，一以贯之"（《中庸恒解》），且"又阳气即元也，阴阳二气，统于元阳"（《医论》）。因此郑钦安认为阴阳之间应是"阳主阴从"。如其说到："阳者，阴之根也。阳气充足，则阴气全消，百病不作；阳气散漫，则阴邪立起。"（《医理真传》）而刘沅老夫子在《医论》中指出："火乃人身生化之源，无火，则不能运化。"卢铸之更是指出："人身就是一个火炉子，无火不生，无火不化。"（《郑钦安卢铸之医学讲授》）

　　人身立命，以火立极。卢氏认为，此语旨在说明阳气对人身的绝对重要性。正如郑钦安所谓"坎……中一爻，即天也……在人身为肾，一点真阳，含于二阴之中，居于至阴之地，乃人立命之根，真种子也。诸书称为真阳。"此火乃人身之原动力。卢崇汉指出："潜藏不可见的星星之火（真阳）命门火，它威力无比，是我们人身生理功能的源泉，作用遍及全身任何部位，它是我们人体生理功能的主导者，是我们人体生命活动的核心。"他还进一步指出："如果命门火（真阳）衰减一分。"那么我们人体的健康就被摧残一分，疾病就会增加一分，命门火一旦脱离人体，人的生命也就随之而结束，治疗学上来看，我们理法方药的制定，应该以保护命门火作为第一要义、第一法门；在理上应该以扶命门火为第一理，在法上以扶命门火为第一法，在方上以扶命门火为第一方，在药上以扶命门火为第一药……在预防防病学上……千万不要损伤命门火。"况且，从现代人体生理学可知，人体近70%都是液体，其余30%才是人体的阳气、温度和能量。生命就是水火，水为阴为有形，温度则为无形为阳气，而人体内部生命的运动形式就是《黄帝内经》中所说的："上焦如雾，中焦如沤，下焦如渎。"这种人体内部气机的升降出入形式，就是扶阳医学所说的"气化"二字，而郑钦安始祖早就指出过："伤寒论一书的真机，就是气化二字。"在阴阳之间，只有火蒸腾水，才能产生气化过程，而离开了火的燃烧，水自然就不可能气化。由此我们可得知，在阴阳之间阳气的主导作用作为首要之务。正如郑钦安所说："夫人所以奉生而不知死者，惟赖有此先天一点真气耳。真气在一日，人即活一日，真气立刻亡，人亦立刻亡，故曰人活一口气，气即阳气，火也。"（《医法圆通·食气篇》）。

治病立法，以火消阴。这是卢铸之医学的疾病观，也是其总治则。如上所述，既然人身立命在于以火立极，此真火必然属阳，而相对地，其他内容自然属于阴，如果出现了病理因素干扰到了这个"阳"的正常运行，自然就需要扶助真火，借助"火"的力量，消除干扰阳气运行之"阴"。需要注意的是，这里的以火消阴，并不等于盲目的使用辛温的姜桂附等热药，来扶助真阳，保全真阳，以促进人体内部气化过程而已。因为我们每天所吃进的种种食物，都是有形的进入人体内部之后，要把这些大分子物质中的能量精华提炼出来，要想把这些体内有形的物质消化吸收，没有"火"的参与是无法把这些大分子变化成小分子而被人体所吸收，没有火力的运动与燃烧，是无法进行的。因此，卢铸之曾说"无火不生，无火不化"，人生就是一个火炉子，讲的就是这个道理。郑钦安说得更清楚："人活一口气，气即阳也，火也。又曰人非此火不生。此火一存，凡后天一切食物，下喉一刻，立刻锻炼。"（《医法圆通·食气篇》）

2. 无先天而后天不生，无后天而先天亦不立。卢崇汉研究认为，扶阳医学中的先天与后天的概念和关系，是卢铸之医学之精髓，而郑钦安多次在他的书中指出："无先天而后天不生，无后天而先天亦不立。"（《医理真传》）这是中医学上最早记录与应用先后天概念与理论的，完全都出自刘沅老夫子的槐轩学说之中。如《槐轩约言》中指出，"先天生初，后天生后。先天心属乾，纯阳也，是为人生而静之性。后天心属离，阳中阴也，是为流动忘返之情。乾破而为离，坤实而为坎……坎，月也，水也，阳也。离，日也，火也，阴也。心属离，肾属坎"，且"未生之前，心肾是乾坤。既生以后，心肾是离坎。火上水下，未济卦也。惟乾坤变为坎离，于是心中含阴，肾中含阳。阴者为精，阳者为性"；因此，"惟坎离得乾坤之正体，故天以日月为纲，人以水火为命""坎离虽仅水火，而离中有木液，是为木公。坎中有金精，是为金母。金木者，水火之性情所本也。至于土胎中气，惟戊己为中央之土。坎纳戊土，离纳己土。坎离之变，必赖中土……坎离交媾，而三家既合，一元之气自生"。而郑钦安在《医法圆通》分脾肾为先后二天解中，又进一步把儒家文化精髓应用于中医学之中，他指出："夫人自乾坤颠倒化育以来，先天纯粹之精，卑于人身，浑然一气……先天也，先天一气，造成五官百骸，后天也，先天一气即寓于其中。先天为体，后天为用；先天立命，后天成形，形合乎命，命合乎形，神宰乎中，性命乃成，合之则生，散之则亡。"刘沅老夫子在《医论》中又特别指出："治病者，是在后天，讲求先天……凡先天，均要补。"卢铸之则更是强调，"无先天而后天不生，无后天而先天亦不立"，其在临床上的应用与落地，更是达到了炉火纯青的地步，如他指出："健立后天，以扶先天……引坎中一阳，交于离，乾仍为乾，坤仍为坤，是取坎填离，返本还原，养成先后二天，无

乘无谬，即借古却病延年之旨圭也。"（《卢氏临证实验录》）

卢铸之在临床上非常重视"扶持先后两天"，因为先天为乾坤，而后天为坎离，坎离之象为水火，即"乾坤二卦之变成为坎离，坎离即水火之用，乾坤之本"；且"引坎中一阳，交于离，乾仍为乾，坤仍为坤，是取坎填离，返本还原，养成先后二天"，这就是所谓的乾坤水火立极交换而生之道理，以"使水火既济，坎离乃能交合，乾坤乃能定位"（《卢氏临证实验录》），这就是后天返回先天之理。郑钦安认为："人活一口气，气者，阳也，火也，神也"（《医法圆通》），即精化气，气化阳，阳化火，火化神，这就是人有三宝精气神，如何才能使精气神团为一口气呢？卢铸之认为，"火为立极之本，气为团神之用，精为生气之质，应使精气神打成一片，使上下内外相通相照，水火之交换有力，乾坤之立极可稳"；况且"团结精气神归于阴阳协和之地，用火土以伏之缓之。缓伏者，缓正气，伏正阳，意在使精神魂魄封藏永固，为生生不息之本也"；以期达到"是不去邪而邪去，不治病而病除"，是遵古天得一以清，地得一以宁之意，亦举其一，万事皆可毕"；此乃"借古却病延年之旨圭"，并"可以继前圣之法启后来之明"（《卢氏临证实验录》）。

3. 病在阳者，扶阳抑阴；病在阴者，用阳化阴。这二句话与第一节内容是紧密相联的。卢氏认为，既然人身立命是以火立极的，那么当这个"极"出了问题，也就是阳气有了病，这个病包括本原不足与运行失常两个方面，但不管哪个方面，都需要振奋阳气，继而达到以火消阴，预防阴霾之产生和抑制损阳因素形成的作用，也就是所谓通过立极之法，使离照当空，阴霾自抑的内涵。此属直接扶阳法。正如卢铸之所说："人之生成，纯在天地之中，阴阳之内，五行之间，一切动静都随'阳'而转。业医者须识得《周易》所论'天行健，君子以自强不息'及《黄帝内经》'凡阴阳之要，阳密乃固''阳气者，若天与日，失其所则折寿而不彰'等奥义……实为养生治病之一大纲领也。"

病在阴者，用阳化阴。这句话受到很多人的疑问。卢氏研究认为：既然以火立极乃人身立命之本，除了阳气本身的虚和郁之外，很多时候干扰阳气运行的主要矛盾却来自阴分。这个"阴"包含阴霾和阴液两方面，对这两个阴分的病理，均可用阳化阴。若阳气为阴霾所困，问题的主要矛盾是"阴邪"，此时就应当调动阳气，化解阴霾；至于阴液不足的方面，既然人身立命是以火立极的，命门火乃人身的原动力，因此若需要对治阴液的不足，自然还是要振奋阳气，利用阳的作用帮助化生阴液，此即用阳化阴的另一层含义。正如卢铸之所说："阳气者，乃化生精血津液之本源，为人生立命之根本，阳气的盛衰存亡，决定其人生体魄的强弱与死生。无论外感六淫、内伤七情，或饮食劳伤、疫病等，皆可导致人生阳气受损而发为疾病。治病立法，必须重在扶阳气。"因而无论是阴霾扰动阳气，还是真阴的不足，都需要利用阳气的力量化解阴霾和化生真阴，如此则恢复离照当空、真阳得潜，则立极之火自然得到恢复，此即用阳化阴的内涵。

（二）引龙归海法的临床应用

1. 组成。制附片60g（先煎），淫羊藿20g，砂仁15g，肉桂12g，黄柏18g，炙甘草5g，生姜30g。

2. 法药解。卢氏认为：命门火"此火行于三焦，出入肝胆，听命于天君，所以它能够温百骸，养脏腑，充九窍，皆此火也"；且"火是万物之父，故曰天无此火不能生物，人非此火不能有生，此火一息，犹万物无父，故其肉衰而瘦，血衰而枯，骨衰而齿落，筋衰而肢倦，气衰而言微"；君相二火，一个居下是能够助太阳之气，一个居上能够助离火之明，使君相二火照耀中宫，中宫润泽而温暖，有利于坎离的交合，才能最终形成坎离既济之相。附子与黄柏相合，寒温并用，水火交融，使离火更得其明，使坎水更得其暖，乾坤两卦，自然配合有济。附子、黄柏与肉桂相合，能够使水土得温，木更畅旺，离火更明，相火得位，三焦之气就更能成雾、成沤、成渎，土得运化自然会四通八达，一切虚阳都能够冰消，龙雷之火才能够真正地藏，暴露之火才能真正地隐，抑郁之气才能消。淫羊藿与肉桂、附子相合，能够引坤土之气与水相合，入肾脏，环精室，上通天，中达地，下入水，能够使水火互动，乾坤返本，以使先天后天得立。砂仁能够使水中之阳随辛温之气达到两肾之间，与命门相合而归其极。再用姜与炙甘草，使火土有用，生津制水，使阴阳得理，气血得调，强健脾胃，使人体的脏腑、经络、肌腠、皮毛的气血往来有恒，交流无阻，运用有方，人身无病矣。

3. 红斑性狼疮案。某女，26岁，得红斑性狼疮6年，19岁发病，最后导致肾脏受损，出现蛋白尿，血压也高，使用了很多西医的控制办法也没有控制住，6年来病加剧了。她有一人典型的症状就是手心很烫，摸到玻璃上感觉很舒服，服上面处方后1个月，手心烫的症状就没有了，脸红且有斑的情况也逐渐变淡，最后竟消失了，蛋白尿由原来的（+++）变为（+），血压也正常了。降压药停用后，血压也正常了。经过系统治疗3个多月后，做一次免疫检查，免疫指标开始下降。治疗10个月后，所有指标全部恢复正常，而且该患者已经30多岁，结婚后还生一个儿子，并且很好。

（三）慢性肾衰的认识与治疗

1. 肾厥概论。所谓肾厥，类似西医的肾功能衰竭、尿毒症。中医认为肾属水脏，主持水之气化，气化不及，水毒存留，久之而形成肾厥。导致肾厥的根本原因，卢氏认为就是肾之坎中一阳不足。由于肾之坎中一阳不足，肾主持气化及司二便之功能失职，使肾的开阖失常。卢氏认为"坎中一阳"，不是西医解剖学上的肾，而是中医肾之阳气的功能状态。

由于肾不能够正常的开阖与气化，这就使得精微物质不能正常输布到各脏，浊物不能及时下输到膀胱而排出体外，这是形成肾厥的原因和机理。卢氏把它归结为"坎中一阳受损"。由于时间一长，水毒存留，最终就形成了西医所谓的肾功能衰竭、尿毒症。中医认识肾脏本身之病机，肾病以虚为多，治疗肾厥的方法多采用补的办法。卢氏认为只靠补的这种方法，去补肾、健脾、利湿，以及开鬼门等，到了肾病末期就很难发挥作用，也不能把污水浊毒排出体外。

卢氏倡导扶阳泻下法，即考虑到虚的一面，也考虑到瘀浊水毒实的一面。这种方法，即不伤正损阳，又能使患者体内的水毒瘀浊化解排出体外。所谓瘀浊水毒，实际上就是西医说的蛋白质之代谢产物，尿素氮增高。瘀浊水毒通过泻下排出体外，就可以降低西医检查的很多指标，如尿素氮、肌酐等，这些指标逐渐地下降，从而使肾功能恢复。

关于肾病的治疗，卢氏曾经与邹云翔老先生探讨过。他是前南京中医学院的院长，著有《中医肾病疗法》一书，在治疗肾病方面很有影响。卢氏当时提出用这种办法来解决慢性肾功能不全、肾功能衰竭甚至尿毒症。他觉得这样用药方法太猛，应该轻轻地用药去健脾除湿利水，慢慢地来。但是有时候患者的病程进展是很快的，可能在慢慢地治疗过程中患者就不行了。卢氏认为，治疗必须抓住立命之本才是主要的，他于1973年在南京学习时，就开始这样使用。这个方法卢氏一直在用，在成都的时候也一直在用，治疗了很多肾功能衰竭的患者。

应用扶阳泻下这个法则治疗肾厥，肾脏功能指标确实可以得到改善。西医学认为肾脏的肾小管、肾小球的病理改变是不可逆的。卢氏认为既然指标都能够下降，并下降至正常，就说明其是可逆的。其原因就是通过扶阳泻下，瘀浊水毒得到清除，使肾脏本体有了一个宽松的修复环境。在扶阳的作用下，激发了新的肾小球、肾小管生成，从而增强了肾的代偿功能，所以肾脏功能恢复，检查指标正常，肾病得以治愈。这也是中医学认为的"阳化气、阴成形""阳生阴长"的具体体现。

2. 案例。某女孩，15岁的中学生，先天性小肾（两个肾都很小）。一个肾只有正常肾的五分之一，还留有一些功能。另外一个肾更小，基本上丧失了功能。卢氏给他看病的时候，她已在北京某医院切掉了较小的小肾，仅保留了较大的肾。20世纪80年代初，西医还不能够肾移植。该女孩手术过后，其小便就完全控制不住了，形成了尿失禁。几年间，每天24小时都在排小便，有一点就会流出来。实际上这是她的肾主持小便的功能受到了损伤，但还没有形成肾厥。卢氏治疗就是扶坎中一阳。经过2个月的治疗，她的小便便控制得很好，全家很高兴。然后就离开成都回到了东北。结果到东北后又出现了问题，然后又回成都进行治疗。卢氏说这个病不可能一下就治愈，大约治了将近2年，每天一剂药，后来症状消失，情况好转。卢氏就是用四逆法这个框架解决的。这里还有一个关键问题，后来经西医检查，她的小肾已长得跟同龄人一样大，这在西医看来是不可思议的。由于他们家是部队的，后来她去当兵。卢氏说她有可能无法坚持新兵的3个月集训，但她却熬了下来。她现在已经30多岁，并结婚生小孩。像她这样的肾病，西医认为是无法逆转的，但经过扶阳泻下法治疗，却能逆转。这就是卢氏始终抓住扶助"坎中一阳"这个法则，最后用四逆法收功，系统治疗后得以痊愈。

3. 病案。患者是1995年5月17号开始诊治的，患慢性肾炎18年，当时的症状是恶心、呕吐、全身水肿、腰痛，起因是半个月前感冒后导致症状加剧，出现小便减少，全身性水肿。尿化验：蛋白（++++），红细胞（+++），白细胞（+）；肾功能化验：尿素氮19.63mmol/L，肌酐832umol/L。当时西医诊断为慢性肾炎合并尿毒症。西医建议做透析，他没有接受这个建议。当时的患者表现是面色苍白，脉洪、弦，脉很大，但是重按尺不及寸，舌苔黄、黑、厚腻，舌质少津。卢氏辨为肾厥，治疗采用扶阳泻下法，处方用药：制附片90g（先煎2个小时），大黄20g，芒硝15g，茯苓25g，泽泻15g，法半夏20g，砂仁15g，陈皮15g，炙甘草5g，生姜90g。患者服用3剂之后，自我感觉好一些，能吃少量的东西，大便在这3天当中每天排3~5次，排出来的都是黑酱色的大便。之后，就在这个方子的基础上做了调整，又服用7剂，服10剂后，小便就增加了，大便每天3~4次，粪便呈稀糊状的酱黄色，全身水肿逐渐减轻，呕吐减少，饮食增加，晚上能够睡6个小时，其他的症状也开始减轻。以后三诊在这个方的基础上做了进一步调整，服用20剂，身体水肿全部消退，恶心、呕吐消失，其他的症状均减轻，小便24小时达到2000mL，大便每天排2~3次，呈稀黄状，舌苔、舌质也开始好转，舌质淡、瘀气减轻，舌苔出现白腻苔，原来是黄黑、少津、厚腻的，现在润泽；脉象不洪弦，是脉沉细。尿常规检查：蛋白（+），白细胞（0~+++），肾功能检查：尿素12.3mmol/L，肌酐254.5μmol/L；1个月以后，肌酐数值下降的很显著。所以继续用扶阳泻下法，大黄15g，芒硝10g，附片用量增至120g，还根据当时患者的情况，增加了党参、黄芪、巴戟天、菟丝子、肉桂等，就以这些基本药物进行调整与加减。整个治疗过程中，患者就一直坚持服用这些药，又服用60多剂。在这个期间，还多次做尿常规检查，尿蛋白在（±~+）之间，肾功能检查：尿素6.3mmol/L，肌酐87μmol/L。这时肾功能恢复到正常，卢氏后来就改用扶阳添精法，其目的是把已经稳定的肾功能保持下来，以使肾脏功能得以完全恢复正常。

处方：制附片150g（先煎），白术15g，砂仁15g，巴戟天25g，益智仁30g，菟丝子20g，淫羊藿30g，炙甘草10g，生姜120g。

复诊：汤药一直沿用这些药物，患者又连续吃了100多剂，3个多月后，把上述药物打成粉，或者做成水丸，进行缓慢巩固治疗与善后。后来与患者失去了联系。因为患者比较多，无法走访患者。10年后，该患者陪家人来看病，他说这么多年，多次的检查尿常规、肾功能都是正常的，没有复发。

4. 机理探讨。对于肾厥的治疗，通过扶阳泻下，使西医检测指标下降，也就是水毒在体内的积聚、存留逐渐减少，不再生成这些东西，使尿量增加，尿常规检查才可逐渐恢复正常。使用扶阳泻下法，使水毒这些属实的代谢产物通过泻下排出体外，不再储存在体内，肾脏就不再继续受损。肾脏本身不再继续受损，有了一个宽松的修复环境，肾功能就可以逐渐恢复，肾精、肾气就得到恢复，临床症状会得到明显改善，甚至完全消除。

肾厥患者最典型的临床症状（如头疼）多是因为肾性高血压所导致的，如何降压？卢氏认为还是"扶坎中一阳"。又如失眠、全身疼痛、皮肤瘙痒、恶心呕吐、厌食、口臭、鼻出血、牙龈红肿等，这些大多数肾厥患者都可能出现的症状，其根本原因，都是由肾之坎中一阳不足导致的。

卢氏认为中医对肾功能衰竭、尿毒症的认识就有多种病名，如肾厥、肾风，或者按照症状来命名，多归属于呕逆、心悸、气喘、水肿、昏迷等。这说明，中医学里面对肾厥本身的认识，缺乏很系统的理解与阐述。

肾炎患者的尿素氮、肌酐等增多，病程往往都是慢长的。由于病程长，中医认为"久病，穷必及肾"，就是伤及肾之坎中一阳。由于肾之坎中一阳不足，导致肾的气化失职，瘀浊与水毒的存留，同时又造成肾脏损伤，并导致肾的开阖功能失常，从而使水毒储留在体内，不能排出体外，这就形成了尿毒症、形成肾厥。所以在治疗上，卢氏主张以温扶肾之坎中一阳，再辅以泻浊祛邪，使邪祛正才能得以扶助。所以就用附子去温扶先天坎中那一阳，使肾水沸腾，肾气化功能增强，加强了利尿的作用，以促使浊毒得以排泄。

卢氏在扶阳的前提下，应用大剂硝黄去峻下泻浊祛毒。采用攻逐泻下的方法，如果没有扶阳的前提，不可盲目去用，否则患者会有生命危险。但在这个扶阳前提下去运用，把血中的瘀浊与水毒通过肠道排出体外，这就减轻了肾本脏的过滤负荷。本来要从肾脏过滤代谢废物，现在却无法滤过，而堵在体内，为了让肾脏有一个宽松的修复环境，处方里还用了肉桂、茯苓、泽泻，目的是逐渐恢复肾主水的功能，起到利尿排浊的作用，再用参、芪以助附子益气扶正，这个益气就是益中，是使久用泻下峻药而不伤精、伤正。虽然硝黄用了几个月，而且是天天用，但患者却是一天天好起来。卢氏认为，这就是抓住了肾阳之根本没有放，虽然泻下排浊，但不伤精损正。再用砂仁去纳五脏之气归肾，即纳气归根。陈皮、炙甘草相合，行气和中，能够增强食欲，这样有助于恢复病者的体力。

肾厥患者的舌质、舌苔的变化是不一致的。即使是尿毒症患者，其舌质、舌苔也不一样，有的舌体胖大，舌苔始终润泽；有的舌体瘦，舌质是燥的。往往肾病患者在后期，多呈现出舌体变瘦，舌苔大都是以黄、黑、厚腻为多，由于患者之生机不行，发生阻滞，所以用扶阳泻下法把患者体内的秽浊之物排出体外，使胃肠中的浊气得以下降，从而不再上逆。这种舌苔的颜色，由黑色逐渐的变为常色，口中的气味，也就逐渐的减小。

关于肾厥的脉象，《黄帝内经》云："病肾脉来，如引葛，按之益坚，曰肾病。死肾脉来，发如夺索，譬如弹石，曰肾死。"死肾脉在指下，有一种夺索的感觉，实际上就是弦、洪的一种现象。不要认为这是阳盛、阳亢的表现，相反这是由于浊毒积滞化热所导致的。

《金匮要略·水气病脉证并治》云："脉得诸沉，当责有水，身体肿重。水病脉出者死。""脉出者死"就是夺索脉，就是这种弦而洪的脉，它好像要从寸口脉道中冲出来似的脉，出现这种脉可以认为是非常危险的，符合肾厥这个病的发展规律。所以古人认为，肾脉应当沉，沉为常脉。若出现脉如夺索、弹石者，就是死脉。肾厥的患者往往是瘀浊、水毒越重，就是西医讲的肌酐、尿素氮越高，其脉象越大、越洪，这是一种假象，往往重取就会有变化。所以病轻的，脉的洪、弦程度就相应的轻一些。这就与古人论述的脉象是相符合的。卢氏倡导这种扶阳泻下法，要使肾功能得到恢复，使患者的尿素、肌酐逐渐逐渐地降低到正常，脉象最终也会逐渐地恢复为沉缓或沉细的脉，这种脉象与肾病相一致。

卢氏行医 40 多年来，治疗多类肾厥类疾病，大多数疗效效果较好，这就是基于始终抓住坎中一阳，抓住这一点不放，不受其他干扰，只要一犹豫，就要走弯路，就会出现病情反复，最后驾驭不了。心中要有坚决定力，这个定力很重要。如果理解扶助人体之阳气是治病的根本，就能提高治疗肾厥的临床疗效。

二十五、傅文录应用附子的经验

傅文录（1960—），副主任医师，河南浚县人。曾经任职于河南省平舆县人民医院，从事中医内科临床工作 30 余年，自 2004 年起涉猎火神派学术思想之后，理论上推崇郑钦安阴阳至理学术精髓，临床上紧紧抓住阴阳辨证法则，辨识阴证，慧眼独居，感悟颇深。2014 年又学习于彭重善老师门下，潜心研究郑卢医学，收获颇丰，感悟到卢铸之医学三法治万病、脉法药一体论与治病次第三大特色，使中医学从汤头转换为以法的治疗思想，是中医学史上的一次革命，擅长应用扶阳医学系列处方，以三法治疗诸多疑难杂症多有奇效，总结出扶阳医学治病六字真言"祛邪、建中、填精"，为传承卢铸之扶阳医学之瑰宝，自编教材《扶阳医学传真录》《扶阳治病次第学》，受益者众多。

（一）对附子的认识与应用

1. 通行十二经。附子通行十二经的作用，是目前其他药物所没有的，这种独特的功效，与附子的辛热大毒密切相关，这种认识，是后世医家在多年的研究应用中，逐渐归纳总结出来的。如最早的《本经》中没有这样的记载，继后的张仲景《伤寒论》与《金匮要略》中，也没有单味记录附子这种功效的。到了元代，王好古在《汤液本草》中首次提出附子"通行诸经引用药"。王好古在临床上已经发现并应用附子这味"通经引经药"，这是最早开始记录附子"通经"的作用。之后，清代汪昂首次在《本草备要》中指出：附子"辛甘有毒，大热纯阳。其性浮而不沉，其用走而不守，通行十二经，无所不至"。即提出"通行十二经"之说。此后，同时代的张璐也指出附子"能通行十二经无所不至"（《本经逢源》），黄宫绣在《本草求真》中进一步指出，附子"通行十二经，无所不至，为补先天命门真火第一要剂"，把附子"通经"与"命火"相提并论；近代名家张山雷，则把附子通经助阳并说："为通行十二经纯阳之要药。"（《本草正义》）

附子通行十二经之说，我们应该怎样理解呢？火神派名家吴荣祖教授认为，所谓通行十二经，应指手足三阴三阳，外而皮肤肌肉，内而五脏六腑，筋脉骨髓，无所不赅，然附子药力通能达到。查阅历代本草诸书，一味药物能有如此广泛临床药理效应，实属不多，这是历代医药学家在长期临床实践中观察总结，并上升到理论而概括出附子这一特殊的药性。

在人体内与十二经密切相联系，唯独是三焦与命门，而附子之辛苦大温，"入三焦，命门"（《汤液本草》），善补命门真火，其性走而不守，由于其所具备的辛热走窜之特性，决定了其药性扶阳功用，能助命门而布三焦，可通达表里内外，经络脏腑，调整机体阴阳平衡，从而起到改善局部病理变化之积极作用。故此，吴荣祖教授在总结中说到："附子入命门、三焦，补下焦元阳，其性走而不守；鉴于命门真阳在人体阴阳平衡中的重要性，三焦通达内外，维系上下，又为命门之别使；附子——命门——三焦之联系，决定了中药附子施治于临床，其药理作用及适应证的广泛性，故前人谓附子通行十二经。"

附子通行十二经之说，若用附子为百药之长解说，则更容易理解与临床操纵。如已故当代名医何绍奇先生说："附子一物，可上可下，可攻可补，可寒可热，可行可止，可内可外，随其配伍之异而变化无穷，用之得当，疗效卓著，在群药中具有不可替代的作用，说它是'百病之长'则并不过分的。"这可能是附子通行十二经的最好注解。

2. 附子与阳气。火神派创始人郑钦安在《医理真传·卷二》中针对附子的解说，可谓是恰如其分，他说，"热不过附子，可知附子是一团烈火也……附子常能补坎（肾）中真阳，其阳为君火之种"，这就是郑钦安的"附子火种"说，即认为附子象引火的火种一样。火是人体的功能状态，郑钦安还指出："子不知人之所以立命者，在活一口气乎？气者，阳也。"（《医理真传·卷二》）也就是说，在人体身上之气，就是阳气，正如《黄帝内经》所说："阳化气"（《素问·阴阳应象大论》）。阳气我们虽然看不见，摸不着，但我们可以感受到的 37℃ 的体温，就是我们身体中之阳气。

阳气就像天上的太阳，能发出光和热量，万物生长靠太阳，人体生存靠阳气，如《素问·生气通天论》所说："阳气者，若天与日，失其所则折寿而不彰，故天运当以日光明。是故阳因而上，卫外者也。"火能生热，是阳气的形象和化身，阳气虽不可见，但可以通过火热而察知。人体内阳气之热在不断进行着燃烧，因为我们身体上的每一种活动，都是依靠阳热之气而转化为功能，只不过是在37℃左右的常温下缓慢地进行而已。活人有体温，死人就冰冷。所以，明代大医学家张景岳认为："凡万物之生由乎阳，万物之死亦由乎阳。非阳所死物也，阳来则生，阳去则死矣。"（《景岳全书·大宝论》）所以古人认为，阳气存则生，阳气散则死。但阳又不能孤立的存在，它不能脱离阴精而化生，就像火不能离开助火的燃料而存在一样。人体正常的阳气，在阴精消耗的同时，能使之不断得到补充，也就是正常的机体活动，虽然也消耗一定的物质和能量，但又能产生新的营养物质，不断补充消耗，这样维持动态平衡而不衰竭。这种有益于人体的阳气，就是《黄帝内经》中的"少火"（《素问·阴阳应象大论》）。

郑钦安认为"附子如同火种"，也就是我们所理解的附子如同点火之品。人禀先天之精而生，靠后天之本化生之精气，而促进先天精气之化生，从而生生不息。生生不息之源，来源于命门肾阳真火，这先天命门真阳之火，是与生俱来的，犹如海底火山，地心的核热，非一般火可比，非一般水可灭。而附子之助燃之性，只是充当点火激发角色，将如深藏海底的石油如肾中真阳点燃激发催旺，强壮生命命门之真阳程度。所以，明代大医学家张景岳说的好，附子"因其善走诸经，故日与酒同功"（《景岳全书》）。酒与附子同性，大家都喝过酒，酒入腹中之后，我们会有腹身温热感，但这些温热感会逐渐消失的。而附子的确有如酒性之作用，笔者发现，不少患者在大剂量服用附子剂的时候，都有程度不同的温热、热浪的感受，但减停用附子剂之后，这种温热感都会慢慢消失。附子如酒热之性，热性可祛身上风寒湿浊之邪，但人本身之阳虚体质，则难以在短时间内得以复原，这是因为人体命门真阳之火，乃人身生命之原动力，是不可能依靠附子之助燃而达到增添的。附子在这里可激发出人体原动力之潜能，助其功能阳之气化的作用，而生命之原动力非附子所能增添的。如果人体原动力能用药物补充的话，那么懂得医理养生之人，都可以达到轻松活过自然天年寿命，如《黄帝内经》所言"度百岁乃去"（《素问·上古天真论》）。可事实并非如此，在临床上我们发现，那些天生就阳气虚弱的人，无论我们怎么样应用以附子为主的方剂进行调治，虽然在服药期间，或是在服药之后，都会感觉到精神阳气旺盛，阳气虚弱症状减轻或改善，但即使其服很长时间的附子剂，也无法达到那些天生命门真阳强壮人的状态，只要停药，身体的阴邪还会卷土重来，其阴阳平衡还是很容易破坏，稍不注意养护，就会故态重现。就此而言，网上医家山水朗中认为，这些补药（主要指附子）并没有补到生命的原动力上。

3. 功效新认识。附子自《本经》有记录以来，张仲景是擅用附子的第一人，其应用附子治病的范围，已经大大超越了《本经》记载的病证范围。之后历代医学家对附子的研究与应用实践都在不断丰富和完善，特别是清代火神派开山鼻祖郑钦安，对附子的性味归经及功效主治有了更新的认识与突破。100 多年以来，火神派扶阳理论的支撑，人们对附子的研究与应用更加深刻，特别是近些年来，众多的火神派学习者，以及医者及患者大剂量服用附子剂的经验与总结，对附子这味倍受争议的药物，产生了诸多方面的新认识、新理解。因此，笔者认为，对于附子的性味归经及功效主治，主要从以下几方面予以重新认识。

（1）性味归经。附子味辛，凡是亲尝附子煎液的时候都会有这种辛辣之味。味甘是《本经》的认识，历代本草认识之中，部分已对甘味认同感产生分歧。《本经》中称其味甘，主要指其作用而言。温性是历代共识，并发展到大辛大热。苦味是客观存在的，而咸味是附子经盐炮制以后新增添的味道。有毒，有大毒，从《本经》到近代的附子毒性试验，都证明了附子有大毒，这也是客观事实。从以上可知，附子味辛甘，大热，有毒，炮制后味兼苦咸。综上所述，附子味辛甘，微苦兼咸，性大热，有毒。辛甘为阳，苦咸为阴，性热，附子乃是一味以阳热为主，兼有阴性之品。辛归肺，甘入脾，苦走心，咸进肾，其归心肺脾肾经。由于附子大辛大热有大毒，乃为辛热有毒之极，郑钦安认为："附子辛热能补先天之阳……热不过附子。"（《医理真传·卷二》）故而阳热之性，"火性迅发，无所不到"（《神农本草经读》），因而为"通行十二经纯阳之要药"（《本草正义》）。由于附子功效之阳性功用无处不在，故《名医别录》中又称其为"百药之长"。附子"通行十二经"与"百药之长"的称谓，在所有的药物性味归经之中，也是独一无二的。最后，我们可以将附子的性味归经归纳如下：附子，味辛甘，兼微苦而咸，性大热，有大毒。归心、肺、脾、肾经，特点是通行十二经，为百药之长。

（2）功效。附子的功效如下：

一是激发阳气。人体的阳气是与生俱来的，也就是说先天之精藏于肾，是父母构精封藏于此，通过命门肾阳真火而呈现于我们身体之中，乃是先天带来，以通体 37℃ 左右的体温让我们有温暖之意。正如张景岳云："凡通体之温，阳气也；一生之活者，阳气也；五官五脏之神明不测者，阳气也。"（《景岳全书·大宝论》）阳气是一种功能状态，看不见，摸不着，但我们实实在在可以感觉到它的存在。郑钦安把附子比喻为"火种"，起火做饭是要靠燃烧木材的，与附子配伍而用的药物，如同火种与燃材一样。每当火势不旺之时，我们可使火种能够发热强势，同时助燃的燃材却是根本，火势更旺、持续时间更久，"火种"之附子，只能是个助火之势，燃材之物的不断持久燃烧才是生命之火的根本。就像我们通体之温的活人，附子之火种才能激发火热之性，如果是个凉冷的死人，附子是无法把死人激活的。激发阳气，就如同我们饮酒一样，饮酒以后，我们会面红身热，但不久这种酒热之性就会慢慢退去，恢复我们身体的常态。

通过自身的体验，与大量服用附子剂的患者反馈信息，使我们可以得知：附子用之于人体先天精足，而由于后天寒气影响难于气化之人，可助之阳化，改善诸多不适症状，效若桴鼓。但若用之于精不足者，则附子效差，这也就是为什么都是服用附子剂之人，而效果却相差悬殊之根本。人之肾精，就好比地球深处的石油、煤与天然气，这些能源或埋藏于海底，或深埋于地下，如同肾精封藏于肾中一样，取出来以后，用火点燃才能燃烧。这就如同附子一样，火种只有借助人体之精，激发人体之精转化为阳气，是一种激发精之气化转化阳热功能过程，决不能替代人体本身之精。因此，附子的重要功能就是激发阳气，也可以理解为人体阳气升发过程中的一种强效激动剂、启动剂。

二是扶阳抑阴。阳气是一种功能状态，所谓的阳，就是指人体的一切活动，包括我们的呼吸、运动、思考、感觉系统等。阳气一方面能推动和激发人体所有脏腑经络进行正常的生理活动，另一方面以自身的运动来推动精、血和津液等有形物质的代谢。一旦人体的阳气布化不足，五脏六腑的功能就会低下，各种代谢废物就会在人体内堆积，因"阳化气，阴成形"（《黄帝内经》）。附子其性刚、辛温大热，功善阳化，故为阳药，可助人体之阳化。"人感阴寒之气，往往至手足一身之青黑而死，正感阴毒之深也。阴毒非阳毒不能祛，而阳毒非附子不胜任。以毒治毒，而毒不留，故一祛寒而阳回"（《本草新编》）。因此，附子具有扶阳抑阴之效，清代陈修园称其为"回阳救逆第一品药"，笔者称附子为"扶阳第一要药"，都是指附子扶阳抑阴之功效而言。

郑钦安在《医法圆通·卷二》中说："（人）有形之躯壳，皆是一团死机，全赖这一团真气运用于中，而死机遂转成生机。"其表明人身一团血肉之躯通体之阳也，全依仗一口阳气，我们才能有通体之温。"凡人一身全赖一团真火，其火欲绝，故病见纯阴，仲景深通造化之微，知附子之力能补先天欲绝之火种"（《医理真传·卷二》，可回人体欲绝之阳气。由于附子只能辅助、帮扶人体欲绝之真阳命火，因而称其为扶阳抑阴，特别是当人到了危急的状态，"阳痿则病，阳衰则危，阳亡则死"，且"生死关头，救阳为急"（李可老中医语），因而清代陈士铎说附子"其夺命之灵丹，回春之仙药也"（《本草新编》）。

三是引药达经，开通脉滞。近代名医张山雷认为："附子本是辛温大热，其性善走，故为通行十二经纯阳之要药，外则达皮毛而除表寒，里则达下元而温痼冷，彻内彻外，凡三焦经络，诸脏诸腑，果有真寒，无不可治。"（《本草正义》）这可以说是附子功善引药达经，开通脉滞之最好的角注。由于"附子无经不达，得其气而不必得其味，入于经而不必留于脏"（《本草新编》），因而"能引补气药以复散之元阳，引补血药以滋不足之真阴，引发散药开腠理，以逐在表之风寒，引温暖药达下焦，以祛在里之寒湿"（《本草备要》）。这已经把附子引药达经解释得淋漓尽致。

有我们理解有疑之时，陈士铎又解释说："夫人参得附子则直前，无坚不破；附子得人参则功成，血脉不伤。"（《本草新编》）又如"仲景八味丸附子为少阴之向导，其补自是地黄，后世因以附子为补，误矣！附子走而不守，取健悍走下之性以行地黄之滞，可致远"（《本草衍义补遗》）。这些功能，都是附子辛温大热之性，走窜不息之特点，而能引药达经。

郑钦安认为："人身立命，就是这一个火字，火即气，气有余便是火，气不足便是寒。"（《医理真传》）如果阳气过耗，或气损阳衰而阴寒过盛，导致阳虚而气化不及，不仅五脏六腑功能减退，还会导致血行滞缓或水液不化，津液不布，痰湿内生，脉络瘀滞，而这些病理产物痰浊、血瘀积聚都会阻滞脉络之畅通程度。即郑钦安所说的"阳气散漫，则阴邪立起"。而"附子一药，辛以润之，致津液，通气化，可使肾中五液蒸腾敷布"（李可老中医语），"阳化气，阴成形"（《黄帝内经》），有形之邪在附子阳气的推动之下，可使血行缓慢甚至停滞加速运行，把形成的病理产物瘀血、痰湿、食积等有形之邪，因阳布气施而有形之积滞散去。因此，附子辛热之性，开通脉滞之功效卓著。

四是伏火归肾。我们亲尝附子，都知道附子具有咸味，《黄帝内经》认为"咸味入肾"，这里把附子制成咸味，也就是用盐或胆巴浸泡固化附子，既能减附子毒性，又能防止附子变质腐败，同时还可避免损伤其火性，更有引药入肾之功，有利于助阳伏火。郑钦安认为："先天一水，在人身为肾，一点真阳，含于二阴之中，居于至阴之地，乃人立命之根，真种子也……且元气为人生阴阳之主宰，人生立命全在坎（肾）中一阳，万病皆损于一元阳气。"（《医理真传》）元气就是人体根本之气，这个气就是阴阳和合之气，正如《黄帝内经》所说："阴在内，阳为之守；阳在外，阴为之使……阴者，藏精而起亟也；阳者，卫外而为固也。"（《素问·阴阳应象大论》）肾中阴阳，封藏于肾，夫精者，人之本也。"阳化气，阴成形"（《黄帝内经》），此乃形成元气不断地释放，而助人气化之用。附子辛热苦咸，"辛甘发散为阳；酸苦涌泄为阴"（《素问·阴阳应象大论》），附子辛热能助坎中之真阳，苦咸之性入肾之中，所以，郑钦安称附子为"火种"也。人体命门真阳之火，封藏于肾中，就像海底的石油一样，也如同坎卦一样，一阳居于二阴之中，坎中之一阳，就是元气之火种，郑钦安认为附子"用药专在这先天立极真种子上"（《医理真传·卷四》），且"真火伏藏，命根永固，又得重生也"（《医理真传·卷二》），特别是郑钦安在《医理真传》附子甘草汤后面的伏火说，"附子即火也，热不过附子""今得附子而先天真火复兴"，真阳、命火只有潜藏于肾中，才能温养生气，才能让我们的命门真火旭旭而生，煦煦而养，如此我们温暖之生命才得以长久。

肾中真阳之气，如同水中之"真龙"，"真气也，天之体也。气虽在下，实无时而不发于上也"（《医理真传·卷一》）。由此表明，阳气命门真火，易动而升，易于升浮之性，在多种阴寒之邪迫使之下，往往形成"阴火上潮"；《黄帝内经》云："君火以明，相火以位"，生命生理之火，应该在自己的位置之上，才能发挥其生理功能，而一旦生理之火离开了它原有的位置，就成为"邪火"或是"阴火"。如同家中叛逆之孩子一样，我们只能用说服教育的方法，来对待他们的逆子行为，让他们改邪归正。所以说，附子辛咸之性，正是伏火归肾之性，能够引火归元而使命火永藏。正如《老子》十六章所说："夫物芸芸，各复归其根。归根曰静，静曰复命，复命曰常。"也就是说，肾火伏藏，生命之火不熄，人体生命之机处于一种良性循环的状态。

4. 药效与反应。药效反应是火神派最为关注的问题，郑钦安在《医法圆通》服药须知中，专门说到"阳药运行，阴邪化去"之药效反应，郑钦安列举得非常详细，而当代火神派医家所总结的药效反应，其内容更为丰富，大大超越了郑钦安所举内容。笔者在临证大剂应用附子过程中，发现附子的这种药效反应都很常见，唐步祺说："这是业医者除用药治病外的另一种功夫，颇为重要。"虽然有效及时的医患沟通，可以让患者"痛苦并快乐着"继服附子剂，疾病是可以继续地改善或恢复。但笔者总想换另一种思维去考虑这个问题，能否让患者"快乐着消除病痛之苦"呢？郑钦安认为"此道最微，理实无穷"，说明附子之"阳药运行，阴邪化去"之反应，是一个充满深奥玄妙的问题。为此，我们很有必要去深入浅出的研讨一下怎样化害为利的问题。

附子之所以产生"阳药运行，阴邪化去"之药效反应，这与附子的性味归经及主治功效，以及附子剂量大小和服用时间的长短显然有密切关系。附子大辛大热，味甘微苦而咸，有大毒，通行十二经，为百药之长，具有激发阳气，扶阳抑阴，引药达经，开通脉滞，伏火归肾之功效，这种作用功效特点，实有"推墙倒壁"之用，特别是附子大剂量应用之时，这种"推墙倒壁"之作用更加显著。与此同时，附子所产生"阳药运行，阴邪化去"本身，与其自身的性味也密切相关，如附子味辛，"辛走肺"，即附子上焦走肺经，肺主皮毛，当附子发挥作用时，就可以通过附子→肺→皮毛的途径，由里向外引邪而表现出来。所以当应用大剂量麻黄细辛附子汤时候，就可使肺脏之寒湿邪气从肺（咳嗽、吐痰）、皮毛（皮肤异常斑疹出现）排出，或者类似于感冒表现的特征而发泄出来。又如吃附子之后的腹泻反应，是临床上表现最多的一种反应，不管解释的多么完美，其内在实质与附子的苦咸之味密不可分，因"苦咸"为阴，并有"泻泄"之作用，这都是《黄帝内经》最早指出的，也就是说大剂量服用附子，其本身就有这种向下排出之功用，加之肺与大肠相表里，二者功用叠加之后，表现最多的就是腹泻反应。

由此可以看出，我们不能仅陶醉于郑钦安所说"阳药运行，阴邪化去"之解释，而应该冷静地思考在这种现象背后真实的作用机制，这样不仅有助于我们提高对附子功效的深层认识，更能避免这种"让痛苦并快乐着"尴尬的一面，让患者在舒舒服服之中把病邪消去，是不是应该是更高的追求呢？笔者在研究云南名家戴丽三老中医应用附子经验的时候，发现戴丽三老中医就非常重视这种附子的"药效反应"，常常是"顺势而治"，及时地化解这种药效反应，不仅减轻了患者反应痛苦，同时也加速了病情的恢复程度，可谓是上工之策，很值得我们借鉴。

"药不瞑眩，厥疾弗瘳"（《尚书·说命》），是附子药效反应中最为典型的表现，是临床上可遇而不可求的机遇，不仅患者症状表现特殊，往往这种反映过后，患者有"脱胎换骨"之感受，可见其身体变化对病情转折是多么的重要。这种"瞑眩"反应，我们如何把握与控制是值得思考的问题。笔者认为，在临床上附子的剂量，是产生这种"瞑眩"反应的关键，故而一般病情应避免产生，而顽症痼疾又须达到此种火候，是我们要掌握的两大原则。

5. 应用附子剂量。笔者在临床上应用制附子的剂量，小剂量附子为10~15g，中剂量附子为30g，大剂量附子为60~90g。对于大剂量附子来说，75g左右是个比较好的剂量，原因如下：一个是笔者的体会；另一个是国内有试验研究证实，这个剂量可达最佳的疗效，而且毒副作用小。当然，对于特殊的情况，如肿瘤类的疾病，为了控制病情我们也要加大制附子的用量。例如治疗癌症患者，有的患者一开始制附子剂量都用的比较大，同时边吃还要逐渐增加附子的剂量，一定要达到最佳剂量。如果制附子剂量已经很大，临床疗效并不理想时，应改为生附子，应用生附子一般从30g开始，也是采用逐渐加大剂量的方法以达到最佳效果。由于生附子毒性比较大，一般最大剂量为60~90g，就能达到临床治疗目的。但这要有一个过程，千万不能盲目应用大剂量生附子，一般患者是不用生附子的，制附子能达到治疗目的，尽量不用生附子，这完全是出于安全考虑。

制附子10g左右的剂量，一般走在上焦，正如《温病学》中讲，"治上焦如羽，非轻不举"，正是这个意思。治中焦者，一般制附子剂量是30g，《温病学》上讲的，"治中焦如衡，非平不安"，而30~45g制附子的剂量，是可以达到这个目的的。大剂量附子，笔者一般从60g开始，依据病情，逐渐增加到75g、90g、120g；也有情况来得比较急的，一开始就用比较大的剂量；大剂量附子应用，正如《温病学》所讲，"治下焦如权，非重不沉"。曾有一个肾病高度水肿患者，附子的最大剂量用到180g才慢慢起效。这样的重患者，小剂量是无法取效的。

6. 附子煎煮方法。附子煎煮是个非常重要的过程，一点都不能疏忽大意，因为"水能浮舟，亦能覆舟"（《金匮要略》）。笔者在用制附子15g以下剂量时，一律都是和原汤药一起煎药，不需要先煎，经这么多年的时间证明，是非常安全的，未有一例因不先煎药而出现副作用的。制附子应用的剂量比较大，为了安全起见，制附子应用 30g 剂量时，先煎 1 小时，若制附子用 60g 时，煎煮时间 2 个小时，100g 制附子先煎 3 个小时以上。如果是制附子合在一起煎煮剂量在 300g 以上时，煎药时间在 4 个小时，基本上没有什么毒副作用。

为了安全使用附子，我们近些年倡导用电子压力锅煮附子，自动定时在 2 小时，经这些年的临床观察，也是比较安全的。有一点要注意的是，夏季附子多剂同时煎好后，要注意冷藏保存，防止变质。

7. 附子应用指征。笔者多年体验，临床上应用附子有 2 个指征最为重要，第一个应用指征就是"舌淡、脉弱"，不管临床上任何疾病与病证，只要符合"舌淡、脉弱"这两条标准，就是应用附子的指征。这是因为舌脉一致性反映出"舌淡、脉弱"，就是典型的阳虚证的内外表现，故而临床上大举应用附子多有良效。即使是高热不退，只要在辨证中加用附子，也能取得良效。第二个应用指征，就是卢铸之医学的阳虚辨证法，即切脉左手尺脉至骨缺乏缓力神者，都是应用附子或附子法的指征。

所以说，做为一个真正的火神派扶阳医家，正如郑钦安所说："用姜附亦又究其虚实，相其阴阳，观其神色，当凉则凉，当热则热，何拘拘以姜附为咎哉？"

8. 服用附子后的反应。郑钦安在《医法圆通》服药须知中，详细地论述了凡服用附子方剂之后，常有"变动"者反应，用郑氏的话讲，"此道最微，理实无穷，学者当须细心求之"。要知道这些变动，有的是"药与病相攻者，病与药相拒者"，属于正常的药物反应，"岂即谓药不对症乎"？当然，在已出现服附子之剂后反应的情况，继续使用附子类方剂，确实存在一定的风险。因此，弄清楚服用附子后的反应，判断其是正常的还是异常的反应，是药效还是药误，病情是进还是退，这无疑是对一个合格火神派学者的考验。而郑钦安对此类反应的掌握可谓是胸有成竹，已成定见，确实可贵。

郑钦安认为这些"阳药运行，阴邪化去"之反应，并非人人都出现，可能只出现在某些人当中，或是服附子之剂的某个阶段之中。至于哪些人容易出现这些反映，郑钦安并未指出，依据笔者的经验来看，出现"阳药运行，阴邪化去"之反映的患者，多半是久病难愈之人，或是重病难以用常法常量治愈的时候，多是一些病情深重，三阴寒证过重之人，才有可能出现这些反映。笔者临床长期系统的进行观察研究，发现部分患者服用附子 30~60g 以上时，已出现的反应有腹痛、腹泻、全身性皮疹、眼睛肿痛、口角起泡、咽喉肿痛、疼痛加剧、咳嗽加重、鼻出血、小便灼热、呕吐痰饮、皮肤瘙痒异常、局部或全身水肿等症，这些反应随着据病进药或减停，均可逐渐消失，并无大碍。但有部分患者出现"药效反应"之后，全身反应比较剧烈，这时我们应积极顺势化解，以减少患者的药效反应与病痛，也是一个很重要的问题。

　　笔者认为，阳虚阴盛之人，均是"冰冻三尺，非一日之寒"。即然辛热之品进腹，必然要熔化阴寒凝聚之物，一定要出现体内的一些反应，如果没有反应反而证明药不敌邪，而只有在辛热之品熔化阴凝之物的时候，才是临床起效的反应。就如敌我双方在作战一样，只有枪炮声响起，最后才能决定敌我双方的胜负。如果没有激烈的战斗过程，是不可能决出胜负的。

　　服用附子之后，如何判断是药效反应还是毒副作用？二者在生死之间，笔者从临床中观察到有三个简单的指标可以参考。即服药之后二便、饮食及睡眠三方面的情况都比较好，这正是药效反应，反之则为毒副作用。

　　服用附子到什么程度是起效的标准呢？一般多认为视病情缓解、症状消退而定，难以确切地把握。郑钦安积累了多年的临床经验后，他在"服药须知"中提出了一个重要的判断原则，即"阳旺阴消，邪尽正复，方可予扶阳之品。"但临床上我们很难观察到此种情况的发生，原因可能是多方面的，笔者的感觉是经典的火神派扶阳医家出现这种情况较多，当代火神派医家出现的较少，这可能与我们配伍和用药习惯有密切的关系。附子应用千年之余，历代医家均谈附子回阳，但指出附子起效时反应的，郑钦安可以说是天下第一人。他说"此道最微，理实无穷"，必须仔细推敲、精深感悟，方能识得真机。笔者近些年来屡用大剂量附子，在附子运用方面积累了不少的体验，确实感到郑氏所说"理实无穷"，实在是至理也。

　　观察应用附子后的药效反应，是火神派扶阳医家的药外一种功夫，特别是预先告知其将要发生的反应，并且成竹在胸，是取得良好临床效果的关键。一个火神派扶阳医家一定要磨炼这种特殊本领，一定要越过这个门槛。

（二）郑卢扶阳医学特色

　　通过系统研究之后，总结出扶阳医学（郑卢扶阳医学）有三大特色：第一是三法治万病；第二是脉法药一体论；第三是治病次第论，它是纯正郑卢扶阳医学理论体系的核心，亦是传统火神派与扶阳医学的分水岭。

　　1. 三法治万病。"三法治万病"是指切脉表证应用桂枝法，切脉里证应用附子法，其他情况应用非附桂法。或许大家有所疑惑，之前背了那么多方子还会碰到"方不对症"的情况，扶阳医学只用三法就能应对所有疾病，是不是天方夜谭？这里需要说明的是，扶阳医学讲的"法"与临床背的"方"是有本质上区别的。"方"是由特定的药物组成，针对特定的病、舌、症、脉而用，为"专病专方"，它的"覆盖性"与"方向性"非常差。并且"方"很难变通，如果方子改变，它对应的症、病、舌、脉都会变化。如果病情能完全对应方剂适应证，专方就有较好的疗效。可实际临床应用时，经常要面临"为病找方"、方与症却又难以完全对上的难题。相对而言，"法"虽然也是由固定的药物组成，但确定的是疾病的治疗方向，在这个"方向"的指导与以人为本的前提下，结合病、症、舌、脉，统筹考虑一系列的处方来逐步解决问题。"方"针对的是单一的病症，而"法"则能把握框架下的一系列病症，二者区别明显。

"三法治万病"在临床上的切入点是脉诊。我们用手搭在患者的寸关尺上，若是出现浮脉或膀胱脉紧、肺脉紧，不论患者表现是何症状，全部当做表证用桂枝法应对；若是左手尺脉至骨上缺乏缓力神，不论患者表现是何症状，全部当做阳虚里证用附子法应对；如果表证里证均有，则用附子桂枝法应对；如果患者不适合用附子或桂枝，则用非附桂法应对。三法处方的基础组成是"君术楂草羊藿姜"，即君药、术（苍术或白术）、生姜、南山楂、淫羊藿、炙甘草。桂枝法的君药就是桂枝，附子法的君药就是附子，附桂法的君药则是附子加桂枝，非附桂法的君药则更加多变。其基础组方后把握的是治病的方向，具体的加减则可以根据病情来调整。所以说，扶阳医学三法治万病有坚实的理论基础，这与当今的专方治病思路是完全不一样的。很多学员在了解扶阳医学的深层内涵之前，都觉得这就是不可能的事情。而要学习真正纯粹的扶阳医学，一定要跳出过去"为病找方"的桎梏，把握"三法治万病"的核心思想与背后深刻的文化内涵。临床上不论是遇到何种病情病名，都能很快找到切入点与治疗思路，然后在"法"的框架下加减调整，自会取得不错的临床疗效。

2. 脉法药一体论。凡是学习中医的人都知道，中医学基础理论、治法、方剂、药物四大理论是分离的，即理、法、方、药这四方面是分离的，在临床上是相对独立的。因为有时人的自我感知跟"病"有可能是不一致、甚至相反，舌象与脉象在传统的理论基础下有时也是相悖的。每一个中医学传人，都要用自己的体验、自己的认知，把理、法、方、药结合自己的体悟，贯穿于临床并有效地应用于临床。

相对而言，扶阳医学的立足点在于切脉。因为脉是不以人的意志为转移的，阴阳之变化、情志之变化、外感与内伤、邪正交织等情况，都在脉下默默无闻地流淌着。通过三个手指头来感知脉的变化，结合人、病、证、舌的表现，就可以悉知疾病的来龙去脉，由此开出一套完整的处方。所以扶阳医学的理、法、方、药是一线贯穿、紧密联系着的，并且贴合当下的人与病的情况、符合患者的脉、病、证、舌，这就是脉法药一体论的核心内容。扶阳医学脉法药一体论的实践包含五个过程，即切脉、辨证、立法、遣药和处方。这五个进程是紧紧相连、环环相扣的。在以"人"为本的前提下，以切脉为立足点。切脉之后要辨阴阳，若切脉有表证，如切脉浮紧，表有寒证，就用桂枝法。或切脉左手尺脉有紧象，即里寒证，就用附子法。如果是切脉表里两寒证，那就应用附桂法。当法出来之后，在扶阳医学法的框架下进行基础处方的加减。比如双关脉浮，加白芷与天麻，促进左升以祛风气，用厚朴以助阳明右降。如果脉有滑滞象，有湿滞象，有濡滞象，有湿气，加上舌苔腻厚，则加陈皮、半夏、茯苓，叫做桂枝二陈法。这张处方吃上十天半个月，这个脉相表现可能就没有了。如果左手尺脉还缺乏缓力神，有紧滞象，这时当在上面的桂枝法里加附子，叫附子桂枝法。如果左手关脉依然浮着，肝脉有紧滞象，则需要加丁香或者吴茱萸等，以此类推。这样开出来的方子是完全符合脉象与症状的。亦可根据处方来反推患者的脉象与症状。避免了过去的理、法、方、药毫无关联的临床困境。

3. 治病次第论。扶阳医学治病次第论，也是目前其他学术流派所不具备的独特理论。次第的概念就是治病要有一个节奏，或是有一个明显的顺序。在治疗过程中，要循着疾病的自然发展经过，把握好疾病开始、中间与结束这个动态的过程。次第论总结为六字真言，即"祛邪、建中、填精"。临床上把脉、开方、用药都是围绕着这六字真言下功夫，再通过"三法治万病"与"脉法药一体论"来实现治疗目标。

（1）"有邪祛邪"。治病次第的第一步叫"有邪祛邪"，这里的"邪"有广义与狭义之分。狭义之邪，就是所有的表证。比如左手脉浮、紧、滞；右手脉浮、紧、滞；膀胱脉紧、滞，或者肺脉紧、滞等。这些都是外感邪气的表现，是应用桂枝法或是附桂法的指征。广义之邪，是"不当位"之邪。《黄帝内经》所说"当其位则正，非其位则邪"。比如扶阳医学常说的"离火不降"，就是离开了本位的"阳气"在局部产生的不适症状。如虚火引起的口腔溃疡、舌尖红，甚至心情烦躁、睡眠难安、抑郁等。当这些"火"尚未走在皮肤表面时，多用朱神法（如镇八方之法、镇静安神之法）来使潜降虚火。若是"火"已经从皮肤上露了出来，如痘痘、疖肿、痤疮，还有局部的红肿热痛，则需用发散的方法（四逆败毒法）将其散出。不论邪在哪个位置，切脉立法后，当发散则发散、当引邪归正则引下，其着重点在上焦。

（2）"建中或者理中"。治病次第的第二步叫"建中或者理中"。扶阳医学说的建中是在需要开表的情况下、走中焦的同时向外走；理中则是纯粹向里走。通过苍术与白术，来区分建中和理中。如果无汗，用苍术叫建中；有汗，用白术加淫羊藿叫理中，区分非常明确，其着重点在中焦。

（3）"益肾填精"。治病次第的第三步叫"益肾填精"。人有三宝精、气、神。精能化气，气能化阳，阳能化火，火能化神。精气的损伤，气化的减弱，阳气的不足，是我们生病的内在之关键环节。只有益肾填精，才能补充人体不断地消耗所带来的精气的损伤，达到预防疾病复发、长治久安的目的，其着重点在下焦。

从理论上来讲，填精是最后的收功步骤。可在临床实践中发现，现代很多人既有邪气干扰，又有正气的不足。尤其是中老年人和体质差的人，前期祛邪时间较长时，如果底气不足则起不到很好的疗效。于是我们在扶阳医学基础框架下，又提出了步步填精的方法，来压缩治疗时间，提高治疗效果。在祛邪阶段少填一点精，理中建中阶段再填一点精，到了最后再以填精为主。扶阳医学实现治病次第，就是把人体的整个治疗过程，看成一个系统的治疗工程。工程全部完成后，疾病治疗才能暂时告一段落。当你的治疗没有完成全部内容时，疾病一定是会反复发作的，甚至达不到预期的目的。按照次第学的顺序来"反复折腾"，有邪祛邪、然后建中理中、最后益肾填精，为临床预防疾病反复有重大的意义。

4. 朱茯神法临床应用策略。 当我们说到扶阳医学时，马上联想到的就是姜桂附一把火。《卢氏临证实验录》书里面方方都用姜桂附。但是仔细研究后就会发现，书中 120 个医案中有 30 个首诊应用的是非附桂法，其中又有 1/3 用的是朱茯神法。在《黄帝内经》时代已经有"上工守神"之说，且只有"粗工守形"。而卢铸之遵守的就是"上工守神"。什么是神？与患者一见面，首先看到的就是"神"。精神是否萎靡、目光是否清亮、举止是否合理等。对于当代人来讲，"魂不守舍"是常见问题，这就是朱茯神法的适应证。有时无须把脉就已经立好了"法"。姜桂附一把火是调整的气化，想让人体"上焦如雾，中焦如呕，下焦如渎，外焦如化"。而"神"的层面可以改变或者控制此四化，能够操纵有形之体的变化与功能的恢复。神的层面对物质层面有反馈性的调整作用。所以"上工守神"才是《黄帝内经》最为核心的内容，看起来什么都不治，却对治疗有极大的影响。要走上工之路，就要真正理解卢铸之当年看病的全部思路，不是上来就用姜桂附、非附桂法，尤其是朱茯神法，它在临床上有很广泛的应用价值。

（三）临床应用医案

1. 十年哮喘案。 吴某某，女，年龄，36 岁，河南省桐柏县人。2021 年 11 月 18 日就诊。病症：患者确诊为哮喘病 10 年余，平时不咳嗽，活动后即出现哮喘、气急、胸闷、憋气等，需喷西药后才能缓解，有时夜里睡眠中会因闷气而醒，而后出现气喘等，需喷西药后才再次入睡，已经 10 年余，曾经多地求治而效果不佳。目前检查肺部无异常但心电图缺血明显，睡眠与平卧还行，偶尔出现夜间憋醒而坐起来，偶尔咳嗽吐痰黄黏稠，吃饭胃口还行，但有胃酸与胃痛，大便每天 1 次，小便黄，出汗不多，手脚凉，冬天怕冷。月经正常（七天），未见异常与不适。舌诊：舌形大致为方形，舌质暗红伴紫色，舌尖部稍凹陷，舌根稍凹陷，舌面上散在团状云雾影，舌苔薄白。脉诊：右手脉浮细滑滞，沉取微弹指，寸滑滞、关滑滞，右尺行；左手脉有点浮，沉取滑滞欠缓，寸微洪，关稍洪，膀胱脉滑滞，左尺短弱稍滑。证属阴盛阳衰、气机不降、中焦壅滞，治宜扶阳抑阴、运化中宫、降气纳下，处方用药：

处方一：广紫菀 15g，石菖蒲 20g，苍术 15g，生姜 30g，炙甘草 5g，陈皮 15g，法半夏 20g，朱茯神 15g，桔梗 15g，杏仁 15g，黄芩 15g，木蝴蝶 20g，浙贝母 15g，苏子 15g，北沙参 20g。50～10 剂。

注1：开方诊完后，给予调气针治疗，并且打开双侧肩胛骨，患者感觉病情突然减轻大半，运动时哮喘也未发作，之后继续进行药物巩固治疗。

注2：每次月经来临时，云南白药胶囊4粒，每天3次，连续服用3~5天，直至月经结束。

处方二：丹参20g，檀香15g，三七15g，砂仁15g，百合15g，乌药15g，良姜15g，香附15g，五灵脂15g，生蒲黄15g，九香虫15g，瓦楞子15g。5剂。

处方三：朱茯神15g，柏子仁20g，远志15g，石菖蒲20g，良姜15g，肉桂15g，砂仁15g，炙甘草10g，广紫菀15g，浙贝母15g，瓜蒌壳15g，薤白15g，九香虫15g，瓦楞子15g，仙鹤草20g。10剂。

处方四：桂枝15g，苍术15g，生姜30g，炙甘草5g，小茴香20g，陈皮15g，法半夏20g，朱茯神15g，砂仁15g，石菖蒲20g，广紫菀15g，浙贝母15g，瓜蒌壳15g，薤白15g，仙鹤草20g。10剂。

处方五：桂枝15g，苍术15g，生姜30g，炙甘草10g，小茴香20g，青皮15g，法半夏20g，朱茯神15g，砂仁15g，吴茱萸10g，茵陈30g，瓜蒌壳15g，薤白15g，丹参20g，仙鹤草20g。10剂。

处方六：制川乌15g，制附片15g（前二味先煎1小时），生黄芪45g，党参30g，丹参20g，炙甘草5g，广紫菀15g，石菖蒲20g，鹿角片30g，水牛角40g，肉苁蓉20g，紫石英45g，杜仲15g，松节15g，狗脊15g。10剂。

处方七：党参30g，红参20g，生黄芪45g，阿胶15g，炮姜30g，肉桂20g，山萸肉40g，炙甘草5g，瓜蒌壳15g，薤白15g，丹参20g，鹿角片30g，生龙牡各30g，木蝴蝶20g。10剂。

随访（2022年5月10日）：其亲属来看病，告之患者已经恢复正常，即活动后没有哮喘。在吃药过程，由于春节前后感冒病情反复，电话问诊后又从头开始服药，服至2022年4月止，西药和中药都停止，目前一切正常，为继续巩固治疗，服以中成药。

2. 高血压病案。李某某，男，年龄，53岁，河南省浚县人。2022年2月27日就诊。病症：患者有高血压5年余，长年服用西药，期间血压波动比较大。上诊因睡眠不佳而服中药，服后睡眠显著改善，感觉身体温暖，饮食正常，大便每天1次，小便正常，汗出不多；舌诊：舌形稍有向左侧歪斜，胃区有反光点，舌淡红苔薄白，舌下静脉郁阻明显；脉诊：右手脉有点浮稍滑，沉取滑滞欠缓，肺脉滑滞，关滑滞欠缓，右尺可；左手脉有点浮，沉取细滑滞，心脉洪不匀，肝脉滑不缓，膀胱脉细滞滑不缓，左尺滑欠缓。证属血脉瘀滞、气血不畅，治宜温通血脉，按照次第进行，处方用药：

处方一：桂枝15g，苍术15g，生姜30g，炙甘草10g，南山楂20g，陈皮15g，法半夏20g，朱茯神15g，白芷15g，天麻15g，徐长卿15g，石菖蒲20g，刺五加 15g，川芎 15g，厚朴 20g。10 剂。

处方二：桂枝 15g，苍术 15g，生姜 30g，炙甘草 10g，小茴香 20g，青皮 15g，法半夏 20g，土茯苓 25g，吴茱萸 10g，茵陈 30g，刺五加 15g，川芎 15g，杜仲 15g，松节 15g。10 剂。

处方三：制附片 60g（先煎 2 小时），桂枝 25g，苍术 15g，生姜 50g，炙甘草 10g，陈皮 15g，法半夏 20g，土茯苓 25g，瓜蒌壳 15g，薤白 15g，丹参 15g，刺五加 15g，川芎 15g，党参 30g，生龙牡各 30g。10 剂。

处方四：制川乌 25g，制附片 30g（前二味先煎 2 小时），生黄芪 45g，党参 30g，益母草 20g，炙甘草 15g，天花粉 15g，瞿麦 15g，桃仁 15g，生薏苡仁 30g，酒大黄 15g，硫黄 30g，杜仲 15g，松节 15g，狗脊 15g。10 剂。主打处方一。

处方五：制附片 60g，制川乌 25g（前二味先煎 2 小时），筠姜 50g，炙甘草 10g，鹿角片 40g，龟板 20g，肉桂 20g，山萸肉 20g，瓜蒌皮 15g，薤白 15g，丹参 20g，党参 30g，生黄芪 45g，银杏叶 20g，红景天 30g。10 剂。主打处方二。

随访（2022 年 6 月 25 日）：患者来复诊，描述血压下午降到 110/70mmHg 左右，并有头晕现象，问其降压西药是否停用，得知西药全部停用后，其血压才能恢复到正常状态，然后再服用最后两个处方，交替使用二个月左右，最后改为中成药进行巩固治疗。

参考文献

［1］李时珍. 本草纲目（校点本上册）［M］. 北京：人民卫生出版社，1982.
［2］李志庸. 张景岳医学全书［M］. 北京：中国中医药出版社，1999.
［3］孙洽熙. 黄元御医学全书［M］. 北京：中国中医药出版社，1999.
［4］林慧光. 陈修园医学全书［M］. 北京：中国中医药出版社，1999.
［5］柳长华. 陈士铎医学全书［M］. 北京：中国中医药出版社，1999.
［6］吕志杰. 仲景方药古今应用［M］. 北京：中医古籍出版社，2000.
［7］郑钦安. 郑钦安医书阐释［M］. 唐步祺，阐释. 成都：四川出版集团·巴蜀书社，2004.
［8］汪昂. 本草备要［M］. 郑金生，整理. 北京：人民卫生出版社，2005.
［9］李可. 李可老中医急危重症疑难病经验专集［M］. 太原：山西科学技术出版社，2005.
［10］张存悌. 中医火神派探讨［M］. 北京：人民卫生出版社，2005.
［11］郑寿全. 郑钦安医学三书［M］. 太原：山西科学技术出版社，2006.
［12］顾观光. 神农本草经［M］. 杨鹏举，校注. 北京：学苑出版社，2007.
［13］傅文录. 火神派学习与临证实践［M］. 北京：学苑出版社，2008.
［14］吴昌国. 中医历代药论选［M］. 北京：中国中医药出版社，2008.
［15］范学文. 范中林六经辨证医案选［M］. 北京：学苑出版社，2008.
［16］潘远根. 古今名医药论［M］. 北京：人民军医出版社，2008.
［17］吴佩衡. 吴佩衡医案［M］. 吴生元，吴元坤，整理. 北京：人民军医出版，2009.
［18］刘力红，孙永章. 扶阳论坛·2［M］. 北京：中国中医药出版社，2009.
［19］傅文录. 火神派方药临证指要［M］. 北京：学苑出版社，2009.
［20］傅文录. 火神派当代医家验案集［M］. 北京：学苑出版社，2009.
［21］董洪涛. 选择中医［M］. 南宁：广西师范大学出版社，2010.
［22］戴丽三. 戴丽三医疗经验选［M］. 戴慧芬等，整理. 北京：人民军医出版社，2010.
［23］傅文录. 火神派扶阳第一要药——附子［M］. 北京：人民卫生出版社，2010.
［24］吴普. 神农本草经［M］. 孙星衍等，辑. 太原：山西科学技术出版社，2010.
［25］刘民叔著. 刘民叔医书合集［M］. 天津：天津科学技术出版社，2011.
［26］广东省中医院. 2011 年扶阳理论暨经方临床应用高级讲习班论文集［C］. 广州，2011.

［27］ 中华中医药学会. 2011 年首届国际扶阳论坛暨第四届全国扶阳论坛论文集［C］. 北京，2011.

［28］ 刘力红，孙永章. 扶阳论坛·3［M］. 北京：中国中医药出版社，2011.

［29］ 傅文录. 火神派扶阳临证备要［M］. 北京：化学工业出版社，2011.

［30］ 吴楚. 吴氏医案录全集［M］李鸿涛等，校注. 北京：中国中医药出版社，2011.

［31］ 傅文录. 火神派扶阳临证心悟［M］. 北京：化学工业出版社，2012.

［32］ 傅文录. 扶阳学讲义［M］. 北京：人民军医出版社，2012.

［33］ 傅文录. 扶阳要药论附子［M］. 北京：人民卫生出版社，2012.

［34］ 吕英. 一气元论与中医临床［M］. 太原：山西科学技术出版社，2012.

［35］ 卢崇汉. 扶阳论坛·5［M］. 北京：中国中医药出版社，2013.

［36］ 张世臣，李可主编. 中国附子［M］. 北京：中国中医药出版社，2013.

［37］ 颜芳. 实践中医之阴阳篇［M］. 北京：中国医药科技出版社，2014.

［38］ 朱跃兰. 扶阳派与有毒中药的应用［M］. 北京：人民卫生出版社，2014.

［39］ 雒晓东. 阳气为重、气化为用［M］. 北京：人民军医出版社，2014.

［40］ 巨邦科. 擅用乌附——曾辅民［M］. 北京：中国中医药出版社，2014.

［41］ 傅文录. 祝附子——祝味菊［M］. 北京：中国中医药出版社，2014.

［42］ 叶祖光. 中毒中药附子［M］. 北京：中国中医药出版社，2015.

［43］ 吴生元. 扶阳理论与临床实践［M］. 北京：人民卫生出版社，2016.

［44］ 吴文笛. 扶阳薪火［M］. 北京：中国中医药出版社，2016.

［45］ 彭重善. 郑钦安卢铸之医学讲授［M］. 北京：中国中医药出版社，2016.

［46］ 张宗祥. 李可学术思想临证实践［M］. 北京：中国医药科技出版社，2016.

［47］ 扬涛，李浩. 仲景温法与扶阳派［M］. 北京：科学出版社，2017.

［48］ 夏燕莉，周先健. 附子生产加工适宜技术［M］. 北京：中国医药科技出版社，2018.

［49］ 赵杰. 经方扶阳三十年［M］. 北京：中国中医药出版社，2019.

［50］ 王献民等. 扶阳显义录［M］. 北京：中国医药科技出版社，2019.

［51］ 傅文录. 郑钦安医学理法方药应用全解［M］. 郑州：河南科学核技术出版社，2020.

［52］ 吕英. 气一元论与中医临床参悟集［M］. 北京：中国中医药出版社，2020.

［53］ 卢崇汉. 扶阳论坛·7［M］. 北京：中国中医药出版社，2021.

［54］ 大医知识库［DB/OL］. www.dayi100.com.

［55］ 中国知网［DB/OL］. http：//www.cnki.net/.

彩色系列图片

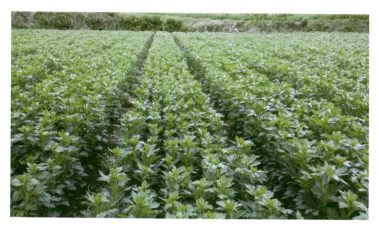

图 1-1　四川江油附子种植地

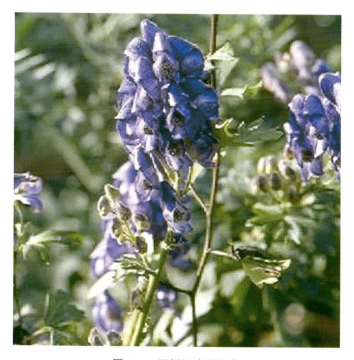

图 1-2　四川江油附子花

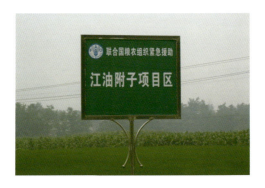

图 1-3 江油附子项目区

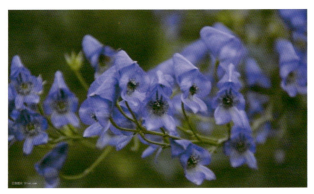

图 1-4 附子花形态

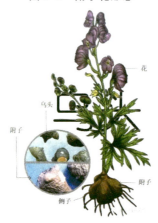

图 1-5 附子植物形态

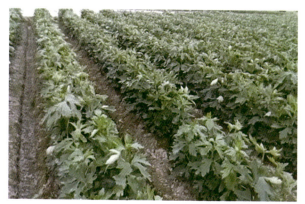

图1-6　栽种的畦距与株距

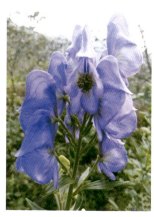

图1-7　附子花

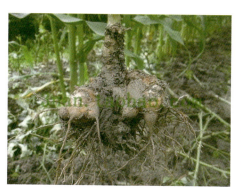

图1-8　附子全株

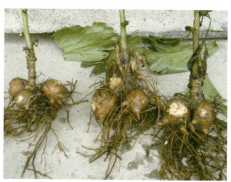

图1-9　去泥沙后附子全株

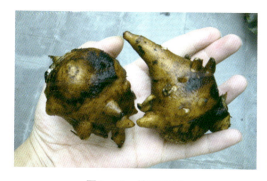

图1-10　摘下附子

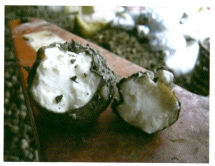

图1-11　川乌

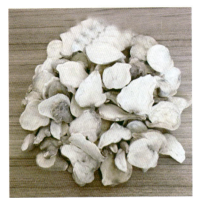
图 1-12　江油炮附片

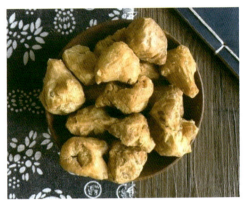
图 1-13　煨熔后的附子

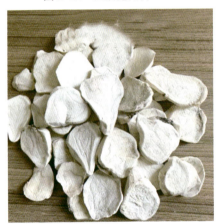
图 1-14　江油去皮生附片

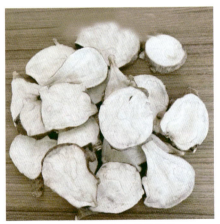
图 1-15　江油生附片精选

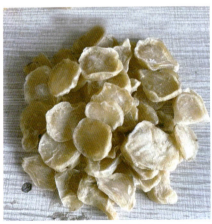
图 1-16　江油白附片选过 1.5 筛

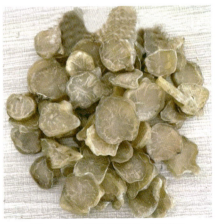
图 1-17　江油熟附片（新货）

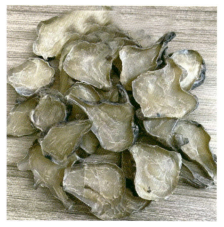

图 1-18　江油黑顺片（选货）

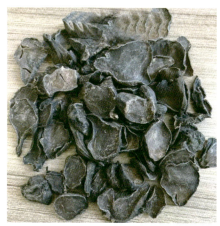

图 1-19　江油淡附片

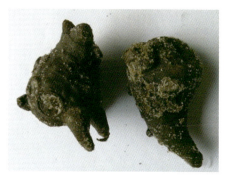

图 1-20　盐附子 1

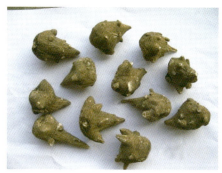

图 1-21　盐附子 2

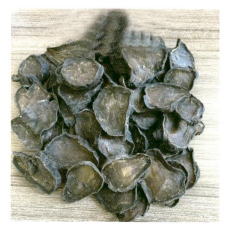

图 1-22　江油不麻口蒸附片

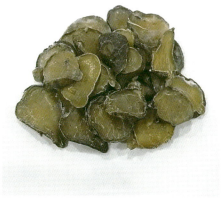

图 1-23　炮附片

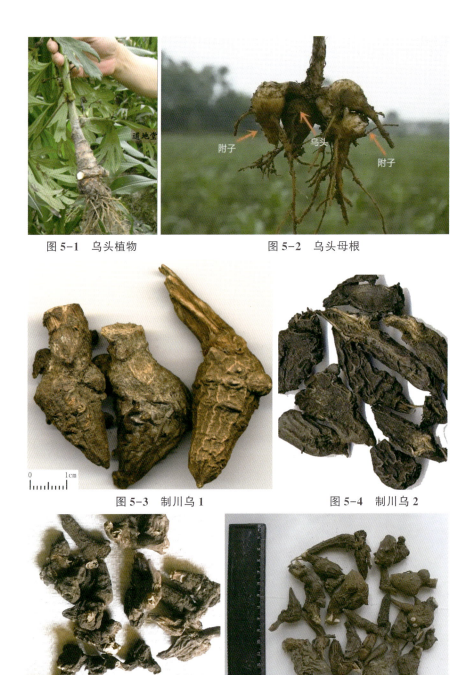

图 5-1 乌头植物　　　　　　图 5-2 乌头母根

图 5-3 制川乌 1　　　　　　图 5-4 制川乌 2

图 5-5 生草乌 1　　　　　　图 5-6 生草乌 2

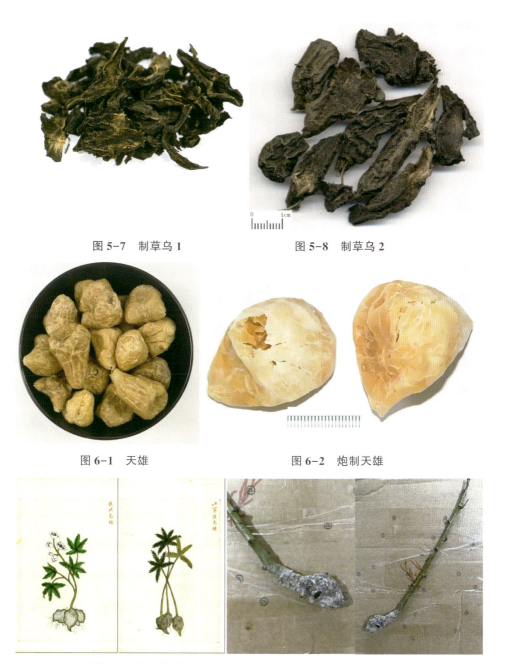

图 5-7　制草乌 1　　　　　　　　　图 5-8　制草乌 2

图 6-1　天雄　　　　　　　　　　图 6-2　炮制天雄

图 6-3　乌头植物画　　　图 6-4　天雄根部形态

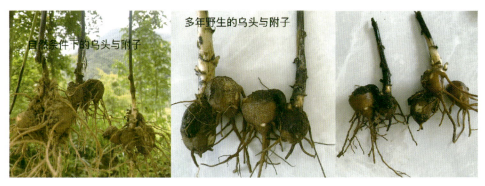

图 6-5　野生乌头与附子

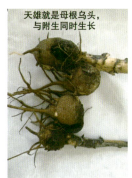

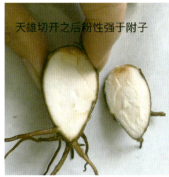

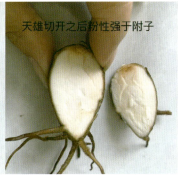

图 6-6　天雄与附子同时生长　　　　图 6-7　天雄粉性十足

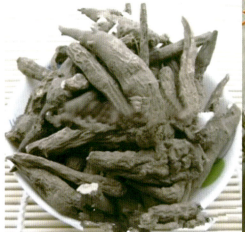

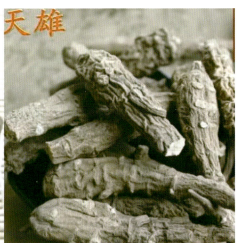

图 6-8　细而长的附子，也称为天雄